国家卫生健康委员会"十四五"规划教材

全 国 高 等 学 校 教 材

供八年制及"5+3"一体化临床医学等专业用

康复医学

Rehabilitation Medicine

主　　编　吴　毅　陈作兵

副 主 编　黄国志　许　涛　张立新

数 字 主 编　陈作兵　吴　毅

数字副主编　黄国志　许　涛　张立新

人民卫生出版社

·北 京·

图书在版编目（CIP）数据

康复医学 / 吴毅，陈作兵主编 . —北京：人民卫生出版社，2023.12

全国高等学校八年制及"5+3"一体化临床医学专业第四轮规划教材

ISBN 978-7-117-35741-8

Ⅰ. ①康… Ⅱ. ①吴… ②陈… Ⅲ. ①康复医学 – 高等学校 – 教材 Ⅳ. ①R49

中国国家版本馆 CIP 数据核字（2024）第 006718 号

人卫智网	www.ipmph.com	医学教育、学术、考试、健康，购书智慧智能综合服务平台
人卫官网	www.pmph.com	人卫官方资讯发布平台

康复医学
Kangfu Yixue

主　　编：吴　毅　　陈作兵
出版发行：人民卫生出版社（中继线 010-59780011）
地　　址：北京市朝阳区潘家园南里 19 号
邮　　编：100021
E - mail：pmph @ pmph.com
购书热线：010-59787592　010-59787584　010-65264830
印　　刷：三河市宏达印刷有限公司
经　　销：新华书店
开　　本：850×1168　1/16　　印张：24.5　　插页：1
字　　数：725 千字
版　　次：2023 年 12 月第 1 版
印　　次：2024 年 4 月第 1 次印刷
标准书号：ISBN 978-7-117-35741-8
定　　价：96.00 元

打击盗版举报电话：010-59787491　E-mail：WQ @ pmph.com
质量问题联系电话：010-59787234　E-mail：zhiliang @ pmph.com
数字融合服务电话：4001118166　E-mail：zengzhi @ pmph.com

融合教材阅读使用说明

融合教材即通过二维码等现代化信息技术,将纸书内容与数字资源融为一体的新形态教材。本套教材以融合教材形式出版,每本教材均配有特色的数字内容,读者在阅读纸书的同时,通过扫描书中的二维码,即可免费获取线上数字资源和相应的平台服务。

本教材包含以下数字资源类型

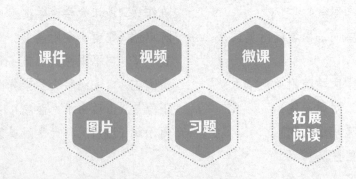

获取数字资源步骤

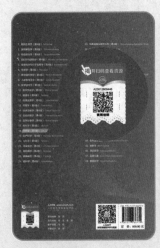 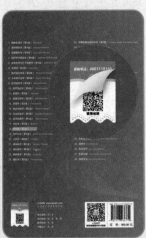 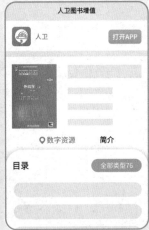 

①扫描封底红标二维码,获取图书"使用说明"。

②揭开红标,扫描绿标激活码注册/登录人卫账号获取数字资源。

③扫描书内二维码或封底绿标激活码随时查看数字资源。

④登录 zengzhi.ipmph.com 或下载应用体验更多功能和服务。

APP 及平台使用客服热线　　400-111-8166

读者信息反馈方式

欢迎登录"人卫e教"平台官网"medu.pmph.com",在首页注册登录(也可使用已有人卫平台账号直接登录),即可通过输入书名、书号或主编姓名等关键字,查询我社已出版教材,并可对该教材进行读者反馈、图书纠错、撰写书评以及分享资源等。

全国高等学校八年制及"5+3"一体化临床医学专业
第四轮规划教材　修订说明

为贯彻落实党的二十大精神,培养服务健康中国战略的复合型、创新型卓越拔尖医学人才,人卫社在传承 20 余年长学制临床医学专业规划教材基础上,启动新一轮规划教材的再版修订。

21 世纪伊始,人卫社在教育部、卫生部的领导和支持下,在吴阶平、裘法祖、吴孟超、陈灏珠、刘德培等院士和知名专家亲切关怀下,在全国高等医药教材建设研究会统筹规划与指导下,组织编写了全国首套适用于临床医学专业七年制的规划教材,探索长学制规划教材编写"新""深""精"的创新模式。

2004 年,为深入贯彻《教育部 国务院学位委员会关于增加八年制医学教育(医学博士学位)试办学校的通知》(教高函〔2004〕9 号)文件精神,人卫社率先启动编写八年制教材,并借鉴七年制教材编写经验,力争达到"更新""更深""更精"。第一轮教材共计 32 种,2005 年出版;第二轮教材增加到 37 种,2010 年出版;第三轮教材更新调整为 38 种,2015 年出版。第三轮教材有 28 种被评为"十二五"普通高等教育本科国家级规划教材,《眼科学》(第 3 版)荣获首届全国教材建设奖全国优秀教材二等奖。

2020 年 9 月,国务院办公厅印发《关于加快医学教育创新发展的指导意见》(国办发〔2020〕34号),提出要继续深化医教协同,进一步推进新医科建设、推动新时代医学教育创新发展,人卫社启动了第四轮长学制规划教材的修订。为了适应新时代,仍以八年制临床医学专业学生为主体,同时兼顾"5+3"一体化教学改革与发展的需要。

第四轮长学制规划教材秉承"精品育精英"的编写目标,主要特点如下:

1. 教材建设工作始终坚持以习近平新时代中国特色社会主义思想为指导,落实立德树人根本任务,并将《习近平新时代中国特色社会主义思想进课程教材指南》落实到教材中,统筹设计,系统安排,促进课程教材思政,体现党和国家意志,进一步提升课程教材铸魂育人价值。

2. 在国家卫生健康委员会、教育部的领导和支持下,由全国高等医药教材建设研究学组规划,全国高等学校八年制及"5+3"一体化临床医学专业第四届教材评审委员会审定,院士专家把关,全国医学院校知名教授编写,人民卫生出版社高质量出版。

3. 根据教育部临床长学制培养目标、国家卫生健康委员会行业要求、社会用人需求,在全国进行科学调研的基础上,借鉴国内外医学人才培养模式和教材建设经验,充分研究论证本专业人才素质要求、学科体系构成、课程体系设计和教材体系规划后,科学进行的,坚持"精品战略,质量第一",在注重"三基""五性"的基础上,强调"三高""三严",为八年制培养目标,即培养高素质、高水平、富有临床实践和科学创新能力的医学博士服务。

4. 教材编写修订工作从九个方面对内容作了更新：国家对高等教育提出的新要求；科技发展的趋势；医学发展趋势和健康的需求；医学精英教育的需求；思维模式的转变；以人为本的精神；继承发展的要求；统筹兼顾的要求；标准规范的要求。

5. 教材编写修订工作适应教学改革需要，完善学科体系建设，本轮新增《法医学》《口腔医学》《中医学》《康复医学》《卫生法》《全科医学概论》《麻醉学》《急诊医学》《医患沟通》《重症医学》。

6. 教材编写修订工作继续加强"立体化""数字化"建设。编写各学科配套教材"学习指导及习题集""实验指导/实习指导"。通过二维码实现纸数融合，提供有教学课件、习题、课程思政、中英文微课，以及视频案例精析(临床案例、手术案例、科研案例)、操作视频/动画、AR模型、高清彩图、扩展阅读等资源。

全国高等学校八年制及"5+3"一体化临床医学专业第四轮规划教材，均为国家卫生健康委员会"十四五"规划教材，以全国高等学校临床医学专业八年制及"5+3"一体化师生为主要目标读者，并可作为研究生、住院医师等相关人员的参考用书。

全套教材共48种，将于2023年12月陆续出版发行，数字内容也将同步上线。希望得到读者批评反馈。

全国高等学校八年制及"5+3"一体化临床医学专业
第四轮规划教材 序言

"青出于蓝而胜于蓝",新一轮青绿色的八年制临床医学教材出版了。手捧佳作,爱不释手,欣喜之余,感慨千百位科学家兼教育家大量心血和智慧倾注于此,万千名医学生将汲取丰富营养而茁壮成长,亿万个家庭解除病痛而健康受益,这不仅是知识的传授,更是精神的传承、使命的延续。

经过二十余年使用,三次修订改版,八年制临床医学教材得到了师生们的普遍认可,在广大读者中有口皆碑。这套教材将医学科学向纵深发展且多学科交叉渗透融于一体,同时切合了"环境 - 社会 - 心理 - 工程 - 生物"新的医学模式,秉持"更新、更深、更精"的编写追求,开展立体化建设、数字化建设以及体现中国特色的思政建设,服务于新时代我国复合型高层次医学人才的培养。

在本轮修订期间,我们党团结带领全国各族人民,进行了一场惊心动魄的抗疫大战,创造了人类同疾病斗争史上又一个英勇壮举!让我不由得想起毛主席《送瘟神二首》序言:"读六月三十日人民日报,余江县消灭了血吸虫,浮想联翩,夜不能寐,微风拂煦,旭日临窗,遥望南天,欣然命笔。"人民利益高于一切,把人民群众生命安全和身体健康挂在心头。我们要把伟大抗疫精神、祖国优秀文化传统融会于我们的教材里。

第四轮修订,我们编写队伍努力做到以下九个方面:

1. 符合国家对高等教育的新要求。全面贯彻党的教育方针,落实立德树人根本任务,培养德智体美劳全面发展的社会主义建设者和接班人。加强教材建设,推进思想政治教育一体化建设。

2. 符合医学发展趋势和健康需求。依照《"健康中国2030"规划纲要》,把健康中国建设落实到医学教育中,促进深入开展健康中国行动和爱国卫生运动,倡导文明健康生活方式。

3. 符合思维模式转变。二十一世纪是宏观文明与微观文明并进的世纪,而且是生命科学的世纪。系统生物学为生命科学的发展提供原始驱动力,学科交叉渗透综合为发展趋势。

4. 符合医药科技发展趋势。生物医学呈现系统整合/转型态势,酝酿新突破。基础与临床结合,转化医学成为热点。环境与健康关系的研究不断深入。中医药学守正创新成为国际社会共同的关注。

5. 符合医学精英教育的需求。恪守"精英出精品,精品育精英"的编写理念,保证"三高""三基""五性"的修订原则。强调人文和自然科学素养、科研素养、临床医学实践能力、自我发展能力和发展潜力以及正确的职业价值观。

6. 符合与时俱进的需求。新增十门学科教材。编写团队保持权威性、代表性和广泛性。编写内容上落实国家政策、紧随学科发展、拥抱科技进步、发挥融合优势,体现我国临床长学制办学经验和成果。

7. 符合以人为本的精神。以八年制临床医学学生为中心，努力做到优化文字：逻辑清晰，详略有方，重点突出，文字正确；优化图片：图文吻合，直观生动；优化表格：知识归纳，易懂易记；优化数字内容：网络拓展，多媒体表现。

8. 符合统筹兼顾的需求。注意不同专业、不同层次教材的区别与联系，加强学科间交叉内容协调。加强人文科学和社会科学教育内容。处理好主干教材与配套教材、数字资源的关系。

9. 符合标准规范的要求。教材编写符合《普通高等学校教材管理办法》等相关文件要求，教材内容符合国家标准，尽最大限度减少知识性错误，减少语法、标点符号等错误。

最后，衷心感谢全国一大批优秀的教学、科研和临床一线的教授们，你们继承和发扬了老一辈医学教育家优秀传统，以严谨治学的科学态度和无私奉献的敬业精神，积极参与第四轮教材的修订和建设工作。希望全国广大医药院校师生在使用过程中能够多提宝贵意见，反馈使用信息，以便这套教材能够与时俱进，历久弥新。

愿读者由此书山拾级，会当智海扬帆！

是为序。

中国工程院院士
中国医学科学院原院长　　刘德培
北京协和医学院原院长
二〇二三年三月

主 编 简 介

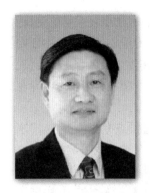

吴 毅

复旦大学附属华山医院康复医学科教授,主任医师,复旦大学上海医学院康复医学系主任,博士研究生导师。中国康复医学会第六届理事会常务理事、中国康复医学会脑功能检测与调控康复专业委员会主任委员、中国康复医学会康复工程与产业专业委员会副主任委员、中国医师协会康复医师分会常务委员、上海市第七届康复医学工程研究会副理事长、上海市医师协会康复医师分会前任会长、上海市医学会物理医学与康复学专科分会主任委员。

从事教学工作30余年。曾主编或参编康复专业教材、参考书、科普书10余部;担任多种医学期刊编委,包括《中华物理医学与康复杂志》副总编辑、《中国康复医学杂志》《康复学报》副主编、《中国运动医学杂志》《神经病学与神经康复学杂志》《中国临床神经科学杂志》编委等。发表学术文章200余篇,其中被SCI杂志收录40余篇。获得授权发明专利和实用新型专利10余项。曾获国家科技进步奖二等奖、中华医学科技奖二等奖、中国康复医学会科技进步奖一等奖、教育部科技进步奖二等奖、上海市科学技术奖二等奖、华夏医学科技奖二等奖等,获上海市五一劳动奖章、国家卫生健康委脑卒中防治工程委员会"突出贡献专家奖"、第八届上海康复医学会优秀领军人才等。

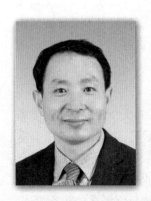

陈作兵

教授,主任医师,博士研究生导师。任中国康复医学会康养工作委员会主任委员,浙江省医师协会康复医师分会会长,浙江省医学会医养结合分会主任委员,浙江省住院医师规范化培训康复医学专业质量控制中心主任,浙江大学医学院附属第一医院副院长,浙江大学医学院康复医学研究中心主任,浙江大学康复医学学位点主任。

长期从事康复医学临床、科研、教学工作。近5年主持或参与国家自然科学基金、科技部重大专项、军委后勤部重大课题、浙江省科技重大科技专项"尖兵计划"等多项课题,在国际权威杂志发表高质量学术论文15篇。担任人民卫生出版社多部《康复医学》规划教材主编、副主编。以第一申请人获授权相关发明专利3项。积极从事康复医学科普宣教工作,结合"健康中国"战略,在《光明日报》《人民日报》《健康报》等发表康复相关评论性文章7篇,推广康复理念,在老年康复、脏器重症康复、医养结合、老龄化研究等领域有重要影响力。荣获"民进全国抗击新冠肺炎疫情先进个人"、中国康复医学会2022年度"最美康复科技工作者"、浙江省卫生系统"科技领军人才"等荣誉称号。

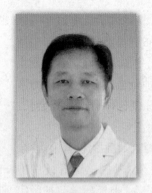

黄国志

主任医师,教授,医学博士,博士研究生导师,南方医科大学康复医学院院长。现任中国康复医学会常务理事、中国康复医学会康复教育专业委员会候任主任委员、广东省残疾人康复协会会长、中国康复医学会科普工作委员会名誉主任委员、中国康复医学会运动疗法专业委员会副主任委员、广东省医师协会康复医师专业委员会名誉主任委员等。

从事教学工作至今30余年。任国家一流本科专业建设点专业负责人、广东省特色专业负责人、省级一流课程负责人。获广东省教育教学成果奖二等奖1项,中国康复医学会教学成果奖二等奖1项,广东省住院医师规范化培训2020年度"优秀专业基地主任",先后荣获广东好医生、南方医科大学优秀教师、中国康复医学会科普先进个人等教学荣誉25项。

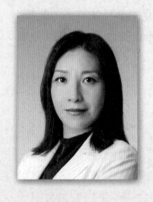

许　涛

医学博士,华中科技大学同济医学院附属同济医院康复医学科教授,主任医师,博士研究生导师。美国芝加哥康复中心、Kessler康复中心访问学者。现任中华医学会物理医学与康复学分会委员、中国残疾人康复协会康复教育专业委员会主任委员、中国康复医学会创伤专委会副主任委员等。

从事教学工作至今23年。培养博士生9名、硕士生22名。主持国家及省部级科研项目10余项(其中国基金4项),发表论文90余篇(SCI 16篇)。担任人民卫生出版社《康复医学》八年制教材、英文版教材及康复治疗系列教材《人体运动学》第3版副主编,《人体运动学》第2版及《康复医学》住院医师规范化培训教材第1、2版编者,主编专业指南及专著各1部,参编参译教材及专著多部。担任《中华物理医学与康复杂志》编委、《中国康复》责任编辑等。

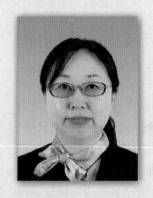

张立新

博士,教授,主任医师,博士研究生导师。现任中国医科大学附属盛京医院康复中心主任,中华物理医学与康复学分会神经康复学组委员,中国康复医学会电诊断专业委员会副主任委员,中国康复医学会脑功能检测与调控康复专业委员会常务委员,辽宁省康复医学会脑功能检测与调控康复专业委员会主任委员,辽宁省医师协会康复医师分会副会长,辽宁省医学会物理医学与康复学会常务委员,辽宁省康复医学会秘书长。《中华物理医学与康复杂志》编委。

从事教学工作20余年。承担国家级及省级课题4项,2018年获辽宁省科技进步奖三等奖(第三),被评为中国康复医学会2018年度优秀康复医师,2016年获得辽宁省自然科学学术成果奖一等奖(第一作者),副主编及参编多部康复医学教材及指南。

前　言

　　为适应我国高层次医学教育新模式发展的需要,全国高等医药教材建设研究会和原卫生部教材办公室编写出版了一套适用于临床医学八年制教学的教材。本次是第四轮修订,也是八年制《康复医学》教材的第1版。八年制临床医学教育旨在培养未来的医学精英,有别于五年制医学生的培养要求。尽管培养目标有所不同,教材的编写仍需体现教材的"三基"和"五性",在此基础上,也包括了"三高""三严"和"三特定"的原则。全体编委尽心竭力,努力编写出能够体现现代医学理念和康复理念、富于启发性和知识拓展性的康复医学教材。

　　在内容上,本教材全面介绍了康复医学的概论和相关基础知识,康复医学评定和治疗技术,神经系统疾病、肌肉骨骼系统常见病损、内科疾病和其他常见疾病的康复以及临床常见问题的康复评定与处理、康复医学科常用操作技术等。同时,教材在介绍康复医学基本技术和原则的基础上,增加康复医学新进展的内容,与康复医学研究的热点和重点领域相衔接,附列了推荐阅读供学生扩大知识面和进一步钻研学习。学生通过学习本教材,在重点掌握临床上常用的康复评定及康复治疗技术的同时,也能了解康复医学的前沿内容和发展方向,有助于后续进一步学习深造。

　　在布局上,我们也进行了创新。本教材以疾病为基础,与临床其他学科紧密衔接,涵盖了最新的康复理念和内容,加入了康复新技术、新理念和新方法。

　　此外,本教材在纸质教材的基础上,同时配有数字资源,内容涵盖 PPT 课件、视频案例精析、英文微课、课程思政和习题精要等,以图文并茂的形式,帮助学生理解教学内容,供授课教师参考。

　　本教材不仅适用于八年制学生,也适用于康复医学专业硕士和博士学位的医师、接受住院医师规范化培训和专科医师规范化培训的医师使用。

　　本教材的编委由来自全国承担八年制临床医学教育的院校并具有丰富临床、教学和科研经验的教授担任,感谢他们的辛勤付出。

　　尽管全体编写人员努力进行了撰写和审定,但由于水平、时间有限,不足之处在所难免。我们诚挚恳请广大读者和同道们不吝赐教,以便日后进行进一步完善。

吴　毅　　陈作兵

2023 年 12 月

目　录

第一篇　康复医学基础理念

第二篇　疾病及常见问题康复

第一篇
康复医学基础理念

第一章

康 复 概 论

【本章要点】

1. 康复是指通过各种措施,消除或减轻康复对象(病、伤、残者等)身心及社会功能障碍,使其功能达到或保持在最佳水平,促进其重返社会,提高生存质量。

2. 康复医学的对象包括各种原因引起的功能障碍者,各种原因引起的慢性病患者、亚健康人群,以及不断增加的老年人群。

3. 康复评定是康复治疗的基础,包括运动功能、感觉功能、心肺功能、言语语言功能、吞咽功能、心理与认知功能以及日常生活活动能力等方面。

4. 康复治疗是指通过各种有效的专科治疗手段,最大限度地改善病、伤、残者的功能障碍。其原则包括早期介入、综合实施、主动参与和全程干预。

5. 常用的康复治疗方法包括物理治疗、作业治疗、言语和吞咽训练、心理治疗、文体治疗、中国传统疗法、康复工程和康复护理。

第一节　康复及康复医学概念

一、康复

(一) 康复的概念

康复(rehabilitation)是指通过各种措施,消除或减轻康复对象(病、伤、残者等)身心及社会功能障碍,使其功能达到或保持在最佳水平,增强其生活自理能力,促进其重返社会,提高其生存质量。尽管有的病理变化无法消除,但经过康复,仍然可以使个体达到其最佳的生存状态。

(二) 康复的内涵

1. 康复的范畴　康复所采用的各种措施包括医学、工程、教育、社会、职业等一切手段,分别称为医疗康复(medical rehabilitation)、康复工程(rehabilitation engineering)、教育康复(educational rehabilitation)、社会康复(social rehabilitation)、职业康复(vocational rehabilitation),从而构成了全面康复(comprehensive rehabilitation)。

2. 康复的目的　康复以人为对象,针对的是病、伤、残者的功能障碍,其目的是提高局部及整体功能水平,提高生存质量(the quality of life),最终融入社会(social integration)。有些康复对象也许局部或系统功能无法恢复,但通过积极的康复仍然可以使其带着某些功能障碍而过着有意义的生活。

(三) 康复服务方式

世界卫生组织提出的康复服务方式有以下三种。

1. 机构康复(institution-based rehabilitation,IBR)　机构是指康复实施的实体和场所。康复对象在机构内接受的康复称为机构康复,包括:①综合医院中康复医学科开展的门诊和住院患者的康复,在临床相关学科开展的床边康复;②康复专门机构内开展的康复,如独立的康复医院(中心)、专科康复医院(中心)、康复门诊实施的康复等。其特点是具备了较为完善的康复设备,有经过正规培训的各类康复专业人员,开展康复治疗比较系统化和规范化,能针对病、伤、残患者的各种康复问题进行治疗。住院天数和机构床位数是机构康复的主要限制条件。

2. 社区康复（community-based rehabilitation, CBR） 社区是指具有一定人群和地域特征的特定范围。康复对象在社区内接受的康复称为社区康复,其特点是依靠社区资源,为本社区病、伤、残者(特别是恢复期和慢性期的对象)开展就地康复服务。社区康复是康复分级诊疗中基层首诊的基础。其强调的是发动社区、家庭和患者共同参与,以医疗、教育、社会及职业等全面康复为目标。受限于场地、设备和技术,一些病情较为复杂的患者需要转至上级医院或专科康复机构就诊。

3. 居家康复（home-base rehabilitation） 也称为上门康复服务（out-reaching rehabilitation service, ORS）,是指具有一定水平的康复专业人员,走出康复机构,到病、伤、残者家庭开展康复服务。居家康复的最大特点是康复对象在家庭中可享受到既往在康复机构内才可以享受到的康复服务,是实现康复全生命周期覆盖的保证。但由于现阶段康复专业人员数量不足限制了居家康复的全面开展,也因为场地受限而无法使用大型康复设备,因此康复内容也受到相应限制。

4. 三者关系 机构康复、社区康复、居家康复这三种服务并非平行,也不互相排斥,而是相辅相成,构成了一个完整的康复服务体系。没有有效的机构康复就难有良好的社区康复和居家康复;没有良好的社区康复和居家康复,机构康复只能为少数康复对象服务,也无法解决占人口 10% 左右功能障碍者的康复需求,而有效的医保政策是确保康复分级诊疗顺利运作的可靠保障。

二、康复医学

（一）康复医学的概念

康复医学（rehabilitation medicine）是临床医学的一个重要分支。临床上常将康复医学简称为康复,但两者不能等同。从学术上看,康复是一个事业,而康复医学是一个具体的专业或专科,具有自己的学科特点。简而言之,康复医学是以研究病、伤、残者功能障碍的预防、评定和治疗为主要任务,以改善病、伤、残者的躯体功能,提高生活自理能力,改善生存质量为目的的一个医学专科。自 20 世纪80 年代现代康复引入中国之际,康复医学科就已经与内科、外科、妇产科、儿科等临床学科并列为临床二级学科(临床医学为一级学科),可见其在临床学科中地位的重要性。

（二）康复医学的对象

康复医学的对象包括以下三个方面的人群。

1. 各种原因引起的功能障碍者。

2. 各种原因引起的慢性病患者、亚健康人群。

3. 不断增长的老年人群。

（三）康复医学的组成

康复医学包括康复预防、康复评定和康复治疗。

1. 康复预防 包括以下三方面。

（1）一级预防:预防各类病、伤、残的发生,是最有效的预防。所采取的措施包括宣传优生优育、加强遗传咨询、产前检查、孕期及围产期保健;适时预防接种;积极预防各类疾病;防止意外事故;早期干预并积极治疗各类疾病、慢性病、老年病;合理营养;合理用药;加强卫生宣教、注意精神卫生。

（2）二级预防:限制或逆转由身体结构损伤（impairment）造成的活动受限或残疾（disability）。所采取的措施包括早期发现病、伤、残,早期采取有效手段治疗病、伤、残;根据需求适时采取必要手术治疗各类疾患、改善或提高功能。

（3）三级预防:防止活动受限、避免残疾发展为参与受限或残障（handicap）,最大限度减少残疾或残障给个人、家庭和社会造成的影响。所采取的措施包括康复医学中常用的物理治疗、作业治疗、言语治疗、心理治疗以及假肢、支具、辅助器、轮椅等。此外,根据康复对象的需求,适时介入社会康复、教育康复、职业康复等,是康复对象重返家庭和社会的重要保障。

2. 康复评定 是康复治疗的基础,没有康复评定就无法规范地制订治疗计划、评价治疗效果。

康复评定与疾病的诊断并不相同。由于康复医学的对象是具有功能障碍的患者,治疗目的是最大限度地恢复、重建或代偿其功能,因此康复评定的重点不是寻找疾病的病因、作出疾病诊断,而是客观地、准确地评定功能障碍的种类和程度,并进一步推断其发展趋势、预后和转归,为制订规范且有针对性的康复治疗计划打下坚实的基础。康复评定一般贯穿于康复治疗的每一个时期。康复治疗方案也会根据中期康复评定的结果作相应调整,患者每个时期都能够得到有针对性的,与当时功能水平相符的康复治疗。康复评定内容包括运动功能、感觉功能、心肺功能、言语语言功能、吞咽功能、心理与认知功能和生活活动能力等方面(详见康复评定相关的具体章节)。

3. 康复治疗　是指通过各种有效的专科治疗手段,最大限度地改善病、伤、残者的功能障碍,涉及神经科、骨科、儿科、老年病、心肺、风湿、精神、疼痛、癌症康复等诸多方面。其治疗原则为:

（1）早期介入:早期是指康复治疗介入的时机。患者病情稳定后,应当早期介入康复治疗。甚至在抢救监护措施完善的监护室或重症病房内,康复治疗可以与临床救治同步进行。

（2）综合实施:康复治疗需要采取一切可以使用的有效方法,包括药物、非药物、中西医结合、主动参与和被动训练等。

（3）主动参与:在确保安全的前提下,应尽可能鼓励患者主动参与一切和功能恢复相关的康复治疗。

（4）全程干预:除了少数功能障碍,绝大多数功能障碍,尤其是神经系统病损或慢性疾病造成的功能障碍,需要长期的康复治疗。因此,康复在生命周期的全程覆盖日益受到关注。

（四）常用康复治疗方法

1. 物理治疗　通过主、被动运动训练,各种物理因子(如电、光、声、磁、冷、热、水、力等)来治疗疾病,恢复和重建功能的治疗方法。

2. 作业治疗　通过特殊的作业活动来治疗躯体和精神疾患,使患者日常生活能力达到最佳。

3. 言语和吞咽训练　通过训练,使患者借助于口语、书面语言、手势语来实现个体之间的交流。通过训练改善吞咽功能。

4. 心理治疗　运用心理治疗有关技术和理论,对心理障碍患者进行的治疗。

5. 文体治疗　应用文娱活动(如唱歌、跳舞、书法、绘画等)进行的治疗。

6. 中国传统疗法　包括推拿、针灸、传统运动、牵引、中药治疗等。

7. 康复工程　包括假肢、矫形器和辅具等。

8. 康复护理　针对患者功能障碍进行的护理工作,除了一般护理之外,还强调体位摆放、皮肤护理、进食训练、早期活动、神经源性膀胱和神经源性肠道的宣教等。

第二节　康复医学的发展

一、康复与康复医学的形成

（一）西方发展简史

康复的历史悠久,早在古罗马和希腊时代,人们就已经开始应用日光浴、空气浴及水疗治疗各种疾病。现代康复与康复医学的形成也经历了漫长的过程。20世纪20年代以前为初创期,20世纪20—40年代末是建立期,20世纪50—80年代为成熟期,20世纪80年代以后是发展壮大时期。世界大战促进了康复的发展。战争后,为了改善伤残人士的功能障碍,提高生活能力,产生了一门新的跨学科专业,这就是康复医学。因此,康复医学的产生和发展源于人们医学观念上的进步,从单纯注重病理变化转变到关注患者局部和整体功能的恢复与提高上,从而为患者伤病痊愈、回归社会工作打下良好基础。

（二）中国发展简史

我国古代已有使用针灸、热、磁等治疗的历史,1949年后国家成立了一些荣军疗养院、康复院等,制定了革命残疾军人的定级、抚恤和优待政策等。开办特殊学校、残疾人工厂和福利院。综合医院成立了物理治疗科、针灸按摩科,许多医院开设了物理治疗学课程。

我国在 20 世纪 80 年代初引进现代康复医学,其后原卫生部规定,二级以上医院必须建立康复医学科,并提出综合医院康复医学科需在康复医学理论指导下,应用功能评定和各种治疗手段,与相关临床科室密切合作,重点关注疾病的急性期、恢复早期有关躯体或内脏器官功能障碍,给患者提供早期的康复医学专业诊疗服务,同时也为其他有疑难功能障碍的患者提供相应的后期康复医学诊疗服务,并为所在社区的残疾人康复工作提供康复医学培训和技术指导。此外,还批准建立了一些独立的康复医院。

二、康复与康复医学发展的必然性

(一)社会和患者的需要

在医学取得巨大进展的今天,脑卒中等致残性疾病已经成为医疗的重要问题。这类患者在急性期得到及时救治,死亡率已经大大降低,绝大部分可以伴随不同程度的功能障碍存活很长时间。存活患者的生存质量的提高有赖于康复医学的发展。

(二)经济发展的必然结果

人口平均寿命的延长、全球老龄化、工业与交通日益发达,导致工伤和车祸致残人数增多,社会对康复的需求日益迫切。文体活动日益繁荣,难度较高或危险性大的文体活动中,也会导致受伤、致残需要康复,慢性病导致疾病相关的机体功能减退也需要康复。

(三)应对巨大自然灾害或战争

自然灾害和传染性疾病发生后都难以避免会造成较多的伤残者,因此需要康复介入,减轻伤残者的病损,改善其社会功能。如新型冠状病毒感染患者会影响肺功能、认知功能、味觉和嗅觉等,这些功能障碍可以通过康复治疗而得到一定程度的改善。战争也会造成许多伤残者,需要进行积极康复治疗。

(四)医学愈进步,康复需求愈大

随着医学进步,死亡率降低,致残率会显著提高。因此需要康复的有效介入,改善患者的日常生活能力,早日返回社会。

三、康复医学的发展趋势

(一)新技术应用于康复医学

在未来,随着科学技术的快速发展,康复医学必将引进和采用更多新技术。目前康复医学正在或已经引进的新的康复治疗技术包括脑机接口技术、机器人外骨骼技术、生物反馈技术、全息数字摄影技术、神经调控技术、微电子脉冲技术,VR(虚拟现实)技术、人工智能技术、富血小板血浆注射技术等。新的康复评定技术包括肌骨超声技术、近红外脑功能成像技术、生物芯片技术、生物传感技术、脑磁图等。这些新技术的应用,能更精准地进行针对性康复,更大程度地促进患者的功能恢复。

除此之外,信息技术的发展也必将促进远程康复、云康复的迅速发展,以进一步拓展康复的时空界限,让康复进入千家万户。

(二)"医康结合"的"大康复"医疗模式

从 2016 年 10 月 25 日,党中央、国务院发布了《"健康中国 2030"规划纲要》,为促进中国健康建设,提高人民健康水平,提出了"共建共享,国民健康",到 2022 年实施"十四五"规划,更细化了推动全社会"大康复"模式建立的细则。建设健全完善的康复科普体系,提高全民康复意识。同时也要加强社会公共服务建设,不断完善各级医院、社区的不同康复重点的发展,形成以各级医院为支撑、以社区为依托、以家庭为主,建立医院—社区—家庭的新型"医康结合"的"大康复"医疗模式,为康复医疗搭建一个广泛持久的跨界合作平台,使需要康复的人群既能得到医院专业背景的支撑及来自家人的陪护和润泽,也能得到社区的协调帮助。从疾病的预防与健康维护,到长期护理、康复促进等环节,得到全方位的照护。

第三节　康复医学团队

临床学科的工作模式已基本确定,通常是医师接诊患者,制定治疗方案,出具处方,内科主要经由护士执行医嘱,外科则进行手术治疗。而康复医学与临床学科略有不同,采用的是多专业协同工作的方式、共同组成康复治疗团队(teamwork)。

(一)工作模式

在康复治疗团队中首诊负责的是康复医师,其他成员包括物理治疗师、作业治疗师、言语治疗师、心理治疗师、假肢与矫形师、文体治疗师、康复护士和社会工作者等。这种模式较好地体现了以人为本、以患者为中心的服务模式,能更好地为患者提供服务。

(二)工作流程

当患者需要实施康复时,首先由康复医师接诊,对患者进行初步评定后,开出治疗方案(治疗医嘱);同时,康复医师还要根据患者存在的功能障碍及其程度开出康复治疗处方,将患者转介至康复科不同的治疗部门(如物理治疗、作业治疗、言语吞咽治疗等)。康复医学科内不同治疗部门的治疗师再依据医师的康复处方进行进一步评定,根据评定结果制定出适合每一位患者的具体康复方案,包括近期、远期康复目标,最终形成完整的康复治疗计划,再由各专业人员分头付诸实施。康复治疗过程中,定期召开治疗团队讨论会议,评价前期康复治疗的疗效、调整前期康复治疗方案。治疗结束时,需要再次召开治疗组会,对康复疗效进行总结,并为下一阶段治疗或出院后康复提出建议或意见。

(三)康复亚专科的建设

1. 发展以评定和治疗神经系统疾病后各项功能障碍康复为重点的神经康复专科,可与神经内、外科等学科联合以多学科诊疗团队(multi-disciplinary team,MDT)等多种模式开展工作。

2. 发展以评定和治疗骨骼肌肉系统疾病后各项功能障碍为重点的肌骨康复专科,可与骨科、手外科、运动医学科联合协作开展工作。

3. 在条件成熟的机构,可大力推进其他康复亚专科的形成和发展,如:心血管病康复专科、肺康复专科、儿科康复专科、疼痛康复专科、肿瘤康复专科等。

第四节　康复医学常见问题

康复医学常见问题包括康复医学针对的各类功能障碍,如运动功能障碍、感觉功能障碍、言语和构音功能障碍、吞咽功能障碍、认知功能障碍、二便障碍等(具体详见第二篇相关章节),也包括在康复过程中常见的与原发病相关的并发症(如吸入性肺炎、尿路感染、深静脉血栓形成、肺栓塞、压疮、癫痫发作、痉挛、异位骨化、直立性低血压、复杂性区域性疼痛综合征等)。针对上述康复医学常见问题的处理是康复医学团队最主要的工作内容。

第五节　"互联网+"康复

一、"互联网+"基本内涵

"互联网+"是指将大数据、云计算、移动互联网等信息技术应用到经济社会各个领域当中,所形成的依托互联网平台的经济社会发展新形态、新业态。并且,随着大数据、云计算、移动互联网、物联网等技术的迅速发展，"互联网 +"通过多种方式，不断地在各个行业领域中渗透融合，给各行各业带来极其深远的影响。

二、"互联网 +"康复医学及医疗服务

在医疗行业方面，早在 2015 年 9 月，国务院办公厅印发的《国务院办公厅关于推进分级诊疗制度建设的指导意见》中就提出要"发展基于互联网的医疗卫生服务，充分发挥互联网、大数据等信息技术手段在分级诊疗中的作用"。在这种大背景下，"互联网 +"与传统医疗业务深度融合后，形成的"互联网 +"医疗这一新型医疗模式便应运而生。为我国医疗资源配置优化，医疗服务模式创新，医疗服务效率的提升提供助力，也为患者提供了更为便捷、多样化的医疗服务。

康复医学是医疗服务的重要组成部分，随着人们生活水平的提高和社会的发展，对康复医疗服务的需求在数量和质量上都出现了迅速的增长，但目前的康复医疗服务的供给尚不足以覆盖这些人群的需求，服务缺口形势日渐严峻。与此同时，人才短缺、康复标准缺失、康复信息孤岛等一系列问题，也为康复医学的发展带来了重重阻碍。

在"互联网 +"的背景下，康复医学开始了互联网化，以期解决上述问题。目前我国"互联网 +"康复的模式还是以互联网为基础的康复云平台为主。对于康复机构来说，康复平台对内可以提供规范化康复诊疗、康复管理、康复培训以及标准化的康复质量控制等内容；对外则可以协助各个康复机构之间完成业务协同、优势资源共享；对于患者来说，康复平台除了利用互联网技术，通过语音或视频完成远程康复会诊之外，也可以通过科普文章、视频或是线上咨询来获得专业的健康资讯。并且，康复专业人员还可以通过物联网技术，远程监测患者的康复情况，协助患者完成家庭康复。从而构建以康复平台作为互联网枢纽的区域康复服务体系，为不同阶段、不同需求的患者提供同平台、同质的一体化康复服务。

三、可穿戴医疗设备在"互联网 +"康复中应用

在"互联网 +"康复的发展过程中，可穿戴医疗设备作为的网络入口，也起到了重要的作用。将可穿戴设备应用于"互联网 +"康复，能够更为便捷地帮助用户获得健康管理、疾病的监测、康复评估、康复治疗等服务。

其中，运动健康管理类的可穿戴设备是目前市场上较为热门的产品，主要满足人们的健康需求。可穿戴设备通过监测用户在运动过程中的身体数据，并传输至手机或运营商服务器，再经过数据分析对比后得出相应的结果报告，为用户提供运动分析、运动质量评分与运动建议等服务。目前市场上常见的产品形态主要是智能运动手环、智能运动鞋、智能鞋垫等。

在康复医疗方面，可穿戴设备可以通过提供长时间、实时的人体数据监测，或是利用可穿戴设备进行相应的康复评估，获取所需康复数据并传输到相应的服务平台，由康复专业人员进行查阅，实现用户居家康复的远程安全监控、康复诊断、康复评估；另一方面，康复专业人员在服务平台上对康复数据进行分析后，可以通过可穿戴设备辅助患者进行康复干预，为用户提供更为便捷的康复服务。

四、大数据、人工智能在"互联网 +"康复中应用

"互联网 +"康复要想有一个很好的发展，离不开大数据的支持。利用"互联网 +"平台可以收集整理用户的基本信息、健康状况等各个维度的信息，经过大数据的分析整理，构建不同年龄、性别等因素的不同层次的评估与干预体系，再将用户的数据与系统内的大数据进行比对、分析、判断，从而在一定程度上进行精确评估并提供相关建议，反馈给用户，让大数据能够更好地为用户进行服务。另一方面，平台所形成的医疗大数据也能够通过对数据的分析整合，分析疾病的病因，验证干预手段的疗效，为临床医疗的诊疗路径提供反馈。

此外，"互联网 +"康复还可以依托人工智能算法对上述的大数据进行更深入的总结分析，通过

对规范化的康复数据进行智能分析。对于康复专业人员,则可以提供康复诊断、评估方面的指导建议,协助用户进行评估治疗;对于患者,可以通过对康复数据的分析,提前发现疾病风险,从而早期预防。例如:在发病前,平台可以智能分析用户的身体数据、健康习惯,及时给予饮食、锻炼等方面的建议,帮助用户管理健康;在疾病的诊疗阶段,平台利用所收集的健康数据,智能分析诊断患者的疾病,为患者的就诊、疾病的评估和诊断提供参考依据;还可以智能监测疾病的康复进展,为用户的康复保驾护航。

（吴　毅　黄国志）

思考题

1. 请简述康复医学的概念和其针对的人群。
2. 请简述康复治疗的原则。

第二章

康复医学科工作制度和流程

【本章要点】

1. 康复医学团队包含康复医师、康复护士、物理治疗师、作业治疗师、言语治疗师、假肢矫形师、心理治疗师、传统康复治疗师及社会工作者等。

2. 多学科协作模式是团队成员间在分工基础上合作,通过最大化整合医疗资源,使患者得到整体化、全程化、专业化治疗的工作模式。

3. 康复医师的主要职责是进行正确的诊断、有效的介入治疗以及并发症的预防,组织其他成员共同制定康复计划。

4. 衡量医疗质量的三个指标之间的关系:基础质量是前提,环节质量是过程,终末质量是产出,三者环环相扣,缺一不可。

5. 根据康复的对象不同,康复医学科的工作流程被简单划分为康复病房工作流程、康复门诊工作流程和社区康复工作流程。

规范的康复医学科科室建设,严格的人员准入、培训和考核体系,详细的康复医学工作制度以及标准化工作流程,构成了建立高质量康复医疗服务的主要原动力。本章将主要从康复团队成员、工作方式、考核体系和工作流程等角度展开阐述。

第一节　康复医学科工作制度

在国内,临床医学采取的工作模式是分工模式,形式相对固定,基本上是医生根据患者的病情下医嘱,而医嘱的执行工作基本上都由护士来进行。然而按照传统的模式,存在多器官或多系统疾病,的患者就需要在多个科室、多个专家之间往返,这样不仅消耗了大量的人力和物力,还容易错过患者治疗的最佳时机。基于我国医学的发展需求,康复医学迫切需要一支能够提供优质服务、降低医疗成本、具有高素质及高技术水平的多学科专业人才队伍,即康复医学团队。

一、康复医学团队组成

自 18 世纪以来,康复医学团队不断地细化和丰富,逐步发展到包含有不同专业的多学科协作专业团队,包含康复医师、康复护士、物理治疗师、作业治疗师、言语治疗师、假肢矫形师、心理治疗师、传统康复治疗师及社会工作者等(图 2-1)。当需要其他科室的专家意见和技术时,康复医师会根据患者的具体情况适时调整康复计划和目标,调整专业人员组成结构。因而康复医学团队与临床医学团队相比,更具灵活性和高效性。

二、康复医学科多学科协作工作模式

与发达国家相比,我国康复团队成员之间协作意识较弱,临床工作效率低下,因而寻找一种能显著提高康复临床工作效率的策略尤为重要。

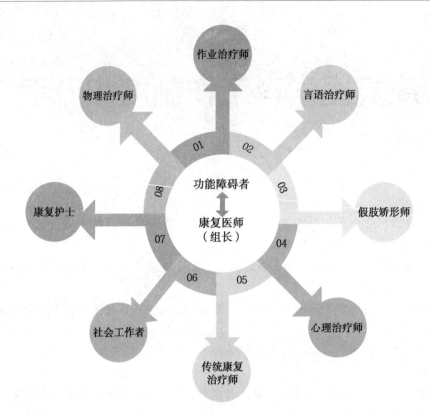

图 2-1　康复医学团队组成

　　20 世纪 70 年代,我国康复从业人员借鉴了国外"多学科协作"的理念,逐渐摸索出一种具有康复特色的新模式。多学科协作(multi-disciplinary treatment,MDT)模式是康复团队成员在分工基础上相互协作,通过相关学科的紧密合作以及医疗资源的最大化整合,共同制定患者个性化的康复目标和计划,使病、伤、残者发挥最大的康复潜能,进而将患者引向更好的康复结局的工作模式。目前临床上已广泛采取多学科协作工作模式,并取得了满意的效果。

三、康复医学工作质量和考核体系

　　在当今重大医疗质量安全事件频发、国内医疗质量安全形势十分严峻的情况下,新时期医院康复医学科的医疗质量管理工作往更高要求上靠拢成为新常态。

　　在康复医学科,基础质量管理指的是康复医学科用地建筑面积、理疗设备等要素的管理,是构成医疗质量的前提条件。环节质量管理包括病人就诊、检查、康复评估、康复治疗及出院宣教等全部医疗过程,是对医疗服务所有环节的管理。终末质量管理是通过诊断依据、入院指标、疗效标准、出院标准来评判每个病例的医疗质量,并通过对单病种的病例集合来评价康复治疗有效率以及康复患者的平均住院日、平均医疗费用等指标,以判定终末质量的优劣。由此可见,基础质量是前提,环节质量是过程,终末质量是产出,三者环环相扣,缺一不可(图 2-2)。

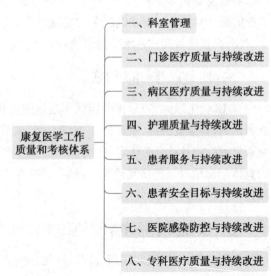

图 2-2　康复科医疗质量评价体系与考核标准框架

研究表明,目前我国大多数综合医院康复医学科的医疗质量评价仍然以终末质量评价为主,基础质量和环节质量管理未受到重视,这导致医疗服务体系结构和医疗服务过程中的薄弱环节可能难以被发现。基于生物 - 心理 - 社会模式的转变,新形势对医院提出了新要求:以结果为导向,重视过程指标,构建更加全面的评价指标体系,这有利于医院在未来的竞争中保持可持续发展。

第二节　康复医学工作流程

一、康复科各岗位职责及工作内涵

(一) 康复医师

康复医师的主要职责是对患者进行正确的诊断、有效的介入治疗以及并发症的预防,合理、及时地安排患者出入院,同时联合团队其他成员共同制订有效的康复计划。必要时康复医师需要进行相应的转诊,联系其他科室或者社区等,使患者尽可能获得最佳的康复结果。

(二) 康复护士

康复护士需要为康复患者提供基础护理使其保持舒适,督促患者进行功能锻炼,协调与沟通患者和康复团队其他成员之间的合作,并给予患者情感上的支持,赋予患者应对疾病状态的信心,最大程度地提高患者日后的独立生活能力。

(三) 物理治疗师

物理治疗师负责对患者进行躯体运动功能和感觉功能的评估,并针对评估结果制定循序渐进的个性化功能训练方案,适时运用物理方法(如声、光、电、热、磁等)和手法为患者实施治疗,帮助患者减轻身体障碍所带来的不适,恢复患者身体应有的功能,或发挥其康复最大潜能。

(四) 作业治疗师

作业治疗师负责对患者进行日常生活活动能力、感知觉、认知能力、职业能力及社会生活能力等进行评估,并制订兼顾趣味性和有效性的作业治疗计划,指导患者参与有选择性和目的性的各类活动,促进最大程度地恢复功能障碍,达到最大限度地恢复躯体、心理和社会需要方面的适应能力,使其尽早回归家庭、重返社会。

(五) 言语治疗师

言语治疗师针对患者的语言障碍、交流障碍、听力障碍及进食障碍进行正确的评估,制订个性化的训练计划,包括物理因子、手法介入、辅助器具、文字交流板等替代方式。

(六) 假肢矫形师

假肢矫形师负责评估和治疗因疾病或残疾(包括截肢)导致的人的身体和功能限制,为患者设计、安装和监测假肢和矫形器,帮助患者纠正生物力学、纠正或适应畸形、保护和支持损伤以减轻疼痛和提高行动能力。

(七) 传统康复治疗师

传统康复人员是指在中医学理论的指导下,运用中药疗法、针灸疗法、按摩疗法、熏洗疗法、气功疗法、运动疗法等各种中医药特有的康复方法进行治疗,以减轻患者功能障碍带来的影响,促进其重返社会的中医师或各类技术人员。

(八) 心理治疗师

心理治疗师通过进行心理咨询和心理测验,从而判定患者是否存在心理问题。若患者存在一定程度的心理问题,心理治疗师需要制定详细的心理康复方案,并实施心理治疗,包括引导患者养成良好的自我管理习惯、教导心理调节的方法、改善不利于适应社会的心理和行为,缩短患者的康复进程。

(九) 社会工作者

社会工作者负责传递与患者的管理密切相关政策和理念,如烟草管理方案、全民运动方案等。同时社会工作者还组织相关娱乐活动,大大丰富患者的生活、提高患者积极性。

二、康复医学科工作流程

康复的对象可简单概括为三类:第一类是病情相对较重或者病情较为复杂的患者,需要住院进行更详尽的检查和针对性治疗;第二类大多是功能障碍较轻或病情较为稳定的患者,不需要住院或者经过住院治疗后病情有所好转,可以采取门诊康复的形式继续接受治疗;第三类是残疾人或儿童、老年人、有功能障碍的慢性病患者等,这类患者通常需要接受长期康复治疗,多采取在社区进行康复的形式,从而节省治疗开销。康复医学科工作流程根据康复的对象不同也简单划分为康复病房工作流程、康复门诊工作流程和社区康复工作流程。

(一) 康复病房工作流程

康复医师在经过详细的病史询问、细致的体格检查等初步评估后确定住院患者的诊断,并组织康复团队成员参加康复评定会。在会议上各成员需共同讨论如何拟定和完善患者个性化的康复评定和治疗方案,最后由康复医师归纳总结,指派各专业人员分别实施,起到监督训练情况、指导训练动作、提供情感支持的作用。会后康复医师将组织进行多次"医、护、康"一体化查房,对治疗计划的执行结果进行评价、修改和补充。治疗结束后,需要再次召开康复评定会,分析住院患者的康复表现是否达到预期目标,总结康复效果,安排人员对患者进行健康宣教,并定期组织出院后随访(图2-3)。

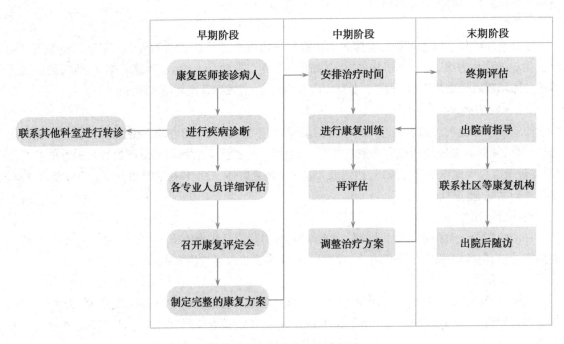

图2-3　康复病房工作流程图

(二) 康复门诊工作流程

在康复门诊过程中,门诊患者首先接触的是康复医师。康复医师同样需要通过问诊、查体、阅片等初步确定患者的诊断,当诊断未明时康复医师需要完善相关临床检查。待明确诊断后康复医师需判断患者有无康复禁忌证。若患者有康复禁忌证,康复医师则需视情况申请其他科室介入处理;若无,则康复医师可安排康复治疗师对接患者并为其进行评估与治疗(图2-4)。

(三) 社区康复工作流程

在社区康复工作流程中,社区工作人员首先需要在社区内对所有居民的基本情况进行普查,筛选出需要社区康复介入的残疾人、老年人和慢性病患者,开展预防接种、营养卫生、精神卫生等卫生宣传资料,并优先建立家庭医生签约服务,为其提供医疗、保健、康复服务。

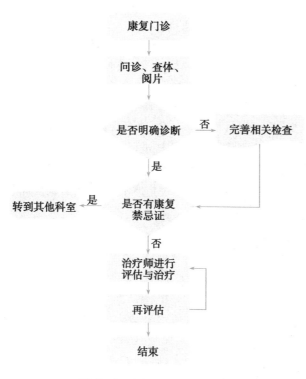

图2-4　康复门诊工作流程图

社区康复医师还会针对能够自主转移的患者安排康复治疗师提供门诊康复、职业康复和社会康复服务等,针对无法自主转移的患者将采取家庭病床模式,为患者提供居家医疗护理服务以及家庭康复治疗,并指导家属开展家庭康复训练。除此之外,社区工作人员会通过开展就业辅导、社会康复宣讲会等活动来协助解决患者的就业问题,促使其积极参与群众性文化生活,从而促使患者尽早重返社会(图2-5)。

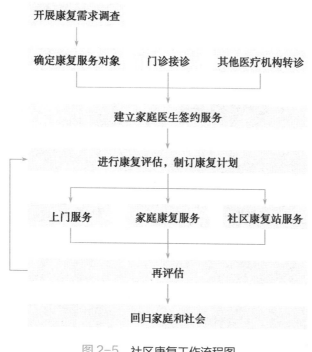

图2-5　社区康复工作流程图

(黄国志)

思考题

1. 康复医师工作的指导原则是什么?

2. 康复医学团队成员对患者的作用有哪些?

3. 患者,女,52 岁,进行性肩痛 1 月余,伴有肩关节各方向关节活动度受限,以肩外展和肩外旋受限最明显。疼痛明显,因此无法进行擦窗户等家务活动。

(1)若患者想要改善肩关节周围的疼痛和活动受限,应该寻求谁的帮助?

(2)患者在出现肩痛后继而出现了手指麻木的情况,为改善日常生活活动能力可以做些什么训练?

第三章
康复医学病史与体格检查

【本节要点】

1. 现病史主要包括发病时间、主要表现或症状、损伤部位、是否就医、诊疗经过、病情变化、目前状况及存在的功能障碍等。

2. 了解患者的生活居住环境对康复十分重要，应对患者家居设施、有无残障设施、家居及建筑障碍物、附近康复机构的距离等进行全面了解。

3. 骨骼肌肉系统评估包括视诊、触诊、叩诊、肌力评定、肌张力评定、关节活动范围、平衡功能评定以及步态分析等。

4. 神经系统评估主要包括 12 对脑神经功能评估、感觉功能评定等，感觉功能评定包括浅感觉检查、深感觉检查和复合感觉检查。

在康复医学科，接诊患者的首要步骤便是了解患者的病史并进行体格检查，有助于我们对疾病的鉴别、诊断，为患者的康复评定及制订康复计划提供依据。

第一节　康复医学病史

康复医学病史包括出生史、现病史、家族史、社会及教育背景和生活居住环境，不仅可以为疾病诊断提供依据，还可以了解患者的心理状态、社会性和依从性等情况。

一、出生史

出生史对于诊断先天异常性疾病、脑瘫等至关重要。在询问病史时应包括但不限于：患者母亲妊娠期间是否受到外界不利因素的影响（如创伤、宫内感染、使用药物、接触有害物质等）及身体状态，是否早产、双胎或多胎妊娠，分娩过程中及分娩后是否出现过胎儿窘迫、创伤、新生儿窒息等情况，还应询问出生时体重，婴儿期有无创伤、感染、传染病史及遗传因素等。

二、现病史

现病史可用来记录患者发病的整个过程，是了解患者疾病发生、发展、诊疗过程的重要信息，对疾病的诊断、治疗具有重要意义，还可以对患者的心理状态形成大致认识。

（一）起病情况及主要症状特点

不同的疾病有不同的起病特点，了解起病情况有助于同其他疾病相鉴别。脑卒中起病急，脑出血常在情绪激动、剧烈运动时发生，而脑梗死常发生在睡眠时或晨起后；脊髓损伤通常起病急，以车祸、高处跌落导致的损伤最多见，起病缓慢的脊髓损伤则要考虑肿瘤等脊髓占位病变；颈椎病、腰椎间盘突出起病缓慢，可持续数月至数年，急性腰痛常常发生于提重物或扭伤后，而慢性腰痛患者通常在日常生活中存在长期的动作及姿势问题。

不同症状也有不同的特点，即便是同一种症状在不同的疾病中也可有不同的表现，主要的症状特点包括出现的部位、性质、持续时间、程度、缓解或加剧因素。一般来说，腰椎间盘突出疼痛剧烈，可有多处压痛,可伴有一侧下肢麻痛感,腰椎小关节紊乱也表现为剧烈疼痛,但疼痛部位多局限,腰肌纤维炎则主要表现为钝痛,不能准确定位疼痛部位,劳累后加重,休息可缓解。

(二) 病因和诱因

病因是导致疾病发生的内在因素,如外伤、接触毒物、肿瘤、感染、遗传等,诱因是加重或者导致疾病发作的外在因素,如天气变化、情绪、环境变化等。

(三) 病情的发展

主要包括主要症状或功能障碍的变化、新的症状或功能障碍的出现。例如,有些脑卒中患者在发病时首先出现运动功能障碍,继之出现如言语功能障碍,提示可能的脑梗或出血范围扩大。又如腰椎间盘突出症患者,早期可仅表现出下背部疼痛的症状,随着髓核脱出并压迫神经根,继而出现下肢运动及感觉功能障碍。

(四) 诊疗经过

患者自发病以来所就诊的医疗机构、所行检查及结果、所接受的药物、康复治疗及疗效,都属于诊疗经过。要全面了解患者的药物使用情况,包括药物名称、剂量、使用时间、有无副作用及疗效等内容。对于肺部感染患者,了解其发热情况及抗生素使用情况对于患者的诊治至关重要。

(五) 一般情况

一般情况包括患者的精神状态、体力状态、睡眠情况、饮食情况、体重改变及大小便情况等。对于上肢功能障碍的患者,还应记录惯用手(右利手或左利手);小便情况对脊髓损伤伴神经源性膀胱的患者很重要,如尿量、时间、是否受控制、小便时有无便感等,记录入量与出量是神经源性膀胱患者康复重要的一环。

三、家族史

通过家族史可确定存在于家族中的遗传性疾病。对于患者家族成员、配偶、子女健康状况的了解可以为制订患者返回家庭、返回社会的康复计划提供参考。

四、社会及教育背景

社会及教育背景通常包括患者的家庭情况、工作学习情况及患者的教育情况。

(一) 家庭情况

了解患者近期是否发生家庭重大打击事件,了解患者的婚姻情况及生育情况,评估患者获得家庭成员支持的程度,协助医护人员为患者提供最大程度的支持。

(二) 工作或学习情况

对这部分内容的询问可确定患者的社会需求,了解患者康复的驱动力。此外,还应对患者的经济收入有基本了解。

(三) 教育情况

患者的教育水平可以为康复训练提供参考。除此之外,了解患者的受教育程度、学业情况,对于患者康复的目的、目标、康复程度具有较大意义。

五、生活居住环境

应对患者家居设施、有无残障设施、家居及建筑障碍物、所在地位置、附近康复机构的距离等进行全面了解。对患者工作场所也应进行相应了解,以便对患者重返社会进行评估及计划制订。

第二节　体格检查

体格检查一般在询问病史后进行,明确患者的阴性及阳性体征。在康复科,还应对患者进行功能障碍的评定,以指导后续康复治疗。

一、儿童生长指标

儿童生长常用指标主要有:身高、体重、头围、胸围、上臂围和皮下脂肪。

(一)身高和体重

身高指头部、脊柱和下肢长度的总和,3 岁以下儿童仰卧位测量的身高称为身长。体重为儿童各器官、系统、体液的总重,可反映儿童的生长与营养状况。

(二)头围和胸围

头围是经枕骨粗隆至眉弓上缘环绕一周的长度,在 2 岁内,头围的测量最有价值。胸围指平乳头下缘经肩胛骨下缘绕胸部一周的长度。

(三)上臂围和皮下脂肪

上臂围指经过肩峰与鹰嘴连线的中点绕臂一周的长度。一般采用测量腹部、上臂内侧的皮脂厚度来反映皮下脂肪情况。

二、视诊

视诊贯穿于大部分系统及器官的体格检查,是了解患者病情最直观最初始的一步,此部分主要介绍皮肤淋巴、头颅五官和泌尿系统的视诊。

(一)皮肤和淋巴

皮肤和皮下组织损伤通常见于意识障碍、外周血管疾病、感觉障碍、长期卧床或制动、长期佩戴支具的患者。尤其是患者接触硬质平面或支具处,注意有无变红变紫、色素沉着、水肿、损伤、渗出甚至溃疡,淋巴结有无水肿、凹陷。

(二)头部及五官

视诊头部的新发损伤或陈旧性瘢痕,注意有无凹陷、畸形。观察患者眼球运动情况及眼睑闭合情况,应预防眼睑闭合不全患者因润滑不足导致的角膜损伤。

(三)泌尿生殖系统

一些进行长期导尿的患者可能出现生殖器官的损伤,因此应检查男性患者阴茎皮肤、女性患者会阴区及尿道周围的黏膜,及时发现可能的损伤。

三、骨骼肌肉系统及神经系统评估

骨骼肌肉系统及神经系统评估是康复医学评估的重点,在本书第四章康复评定章节中有详细描述。

(一)骨骼肌肉系统评估

1. 视诊　观察皮肤颜色和色素变化,出汗情况异常或不对称出汗,毛发和指甲变化,有无脊柱侧凸、后凸、前弯畸形,有无关节畸形、肿胀、瘢痕,有无截肢、肢体缺损及肢体长度不对称,有无保护性姿势或异常步态,有无肌肉萎缩、肥大、断裂及肌肉颤动等情况。

2. 触诊　包括触诊四肢皮温是否正常、有无局部压痛、肿块,有无骨关节解剖位置的改变,有无肌腱滑囊的增粗及肿块,有无摩擦感,有无水肿。

3. 叩诊　骨骼肌肉系统的叩诊主要为脊柱叩击痛检查,包括直接叩击法和间接叩击法,以发现病变的椎体及位置。

(二)神经系统评估

1. 脑神经功能评估　包括嗅神经、视神经、动眼神经、滑车神经、展神经、三叉神经、面神经、前庭蜗神经、舌咽神经、迷走神经、副神经以及舌下神经的检查。

2. 感觉功能评定　包括浅感觉检查、深感觉检查、复合感觉检查。

四、心肺系统评估

(一)心血管系统评估

许多疾病或长期制动患者都会导致心血管系统的异常。对于长期制动、卧床的患者,应注意深静脉血栓的发生。

(二)肺功能评估

在评估肺功能时,应注意患者的呼吸频率、节律和幅度,询问并观察患者出现的咳嗽、咳痰、呼吸困难、呕吐、呃逆等情况。

五、功能评估

常进行的功能评估包括八个方面:认知功能、吞咽功能、感觉功能、言语功能、运动功能、日常生活活动能力、职业能力及环境评估。

(黄国志)

思考题

1. 现有一 62 岁男性,因"左侧肢体活动不利 2 个半月"入院,首次发病时入院行头颅 CT 示右侧额颞叶梗死。如果你是该患者的主管医生,要如何询问现病史?

2. 题干同题 1。请简述你将如何对该患者进行骨骼肌肉系统的查体。

3. 现有一 57 岁男性,因"右侧肢体活动不利 1 个月"入院,外院头颅 CT 示左侧基底节区脑出血,现神志清楚,生命体征平稳。

(1)请简述神经系统体格检查内容。

(2)请简述需要对患者进行的功能评估内容。

第四章
康复评定概述

【本章要点】

1. 运动功能评定包括肌力、肌张力、关节活动范围、平衡功能评定与步态分析等,感觉功能评定包括浅感觉、深感觉与复合感觉评定等。

2. 心肺康复中常用的运动功能评价方法为6分钟步行试验;而心肺运动试验可以客观量化地评估患者的心肺储备功能,可为心肺运动处方提供科学依据。

3. 言语语言功能评定包括失语症、构音障碍评定等,吞咽功能评定包括吞咽障碍筛查、吞咽器官功能检查、摄食-吞咽过程评定、吞咽造影或软式喉内镜检查等。

4. 心理功能评定采用结构化心理量表评估;认知功能评定常用神经心理测验方法,包括筛查法、特异性检查、标准化成套测验等。

5. 日常生活活动能力评定主要包括基本性日常生活活动能力评定和工具性日常生活活动能力评定。

第一节　运动功能评定

一、肌力评定

肌力(muscle strength)评定是指通过徒手或利用器械等方法判断受累部位肌群尽力收缩时产生的最大力量,是康复评定的基本内容之一,主要包括徒手肌力测试、等长肌力测试、等张肌力测试、等速肌力测试等方法。

(一)徒手肌力测试

徒手肌力测试(manual muscle test,MMT)是根据受累肌群的功能,选择不同的受检体位,分别在减重、抗重力、抗阻力条件下完成一定的动作,按动作产生关节活动范围和抗重力、抗阻力情况进行分级。因其简便易行,在临床中得到广泛应用。MMT通常采用6级分级法进行肌力分级,详见数字资源。

(二)等长肌力测试

等长肌力测试是采用各种测力计定量测定肌群等长收缩的能力,适用于3级以上肌力的检查。常用的方法包括握力测试、捏力测试、背部肌力测试、四肢肌力测试等。

(三)等张肌力测试

等张肌力测试是指测定肌群克服阻力进行等张收缩时做功的能力。测试时,被测肌群收缩,完成全关节活动范围的运动,所克服的阻力值不变。测出1次全关节活动范围的运动过程中所抵抗的最大阻力值为该关节运动的1次最大负荷量(1 repetitive maximum,1RM),完成10次规范的全关节活动范围运动所能抵抗的最大阻力值称为10RM。

(四)等速肌力测试

等速肌力测试需要借助特定的等速肌力测试仪,来测定整个运动过程中运动速度保持不变时的肌肉收缩力量。等速肌力测试可以记录不同运动速度下、不同关节活动范围内某个关节周围主动肌、拮抗肌的峰力矩、爆发力、耐力、功率、屈/伸比值等一系列数据,是公认的肌肉功能评定及肌肉力学特性研究的最佳方法。

二、肌张力评定

肌张力(muscle tone)是指肌肉组织在松弛状态下的紧张度,是维持身体各种姿势和正常活动的基础。根据身体所处的不同状态,肌张力可呈现为静止性肌张力、姿势性肌张力和运动性肌张力。

异常肌张力主要包括三类:肌张力增高(痉挛或强直)、肌张力低下(下运动神经元疾病或脑卒中软瘫期等)、肌张力障碍(扭转痉挛或手足徐动症等)。临床上常用改良 Ashworth 分级法(MAS)对肌张力增高情况进行康复评定,详见数字资源。

三、关节活动范围评定

关节活动范围(range of motion,ROM)是指关节活动时可达到的最大弧度,是衡量关节运动范围的尺度,又称为关节活动度。根据关节活动的动力来源不同,可分为主动关节活动度和被动关节活动度。

主动关节活动度(active range of motion,AROM)是人体自身的主动随意运动产生的运动弧,可用于评价受检者肌肉收缩力量对关节活动度的影响;被动关节活动度(passive range of motion,PROM)是通过外力或检查者的帮助而产生的运动弧,通常被动运动至终末时会产生一种关节囊内的、不受随意运动控制的运动,因此,同一患者测得的 PROM 常会略大于 AROM。ROM 的测量结果受多方面的影响,包括关节病变与结构异常、疼痛、肌肉痉挛、肌力不平衡、关节周围软组织瘢痕与粘连、运动控制障碍等。

临床上,ROM 的测量工具常用量角器、电子角度测量计等;皮尺一般用于特殊部位的测量,如脊柱活动度、手指活动度等。必要时,也可通过 X 线片或视频拍摄资料进行 ROM 的测量结果分析。临床上通常先测 AROM,后测 PROM;并进行双侧对比,以便分析 ROM 异常的原因,为 ROM 训练提供科学依据。

四、平衡功能评定

平衡(balance)功能是指身体保持一种姿势,在运动或受到外力干扰下,自动调整并维持姿势的能力,分为静态平衡和动态平衡。静态平衡是指人体维持坐位或站立位等特定姿势的能力;而动态平衡是指人体在完成特定动作的同时保持稳定姿势的能力,又分为自主动态平衡和他动动态平衡。

人体平衡的控制是一个复杂的过程,主要包括感觉输入、中枢整合和运动控制三个环节。在人体平衡功能的维持过程中,前庭系统、视觉调节系统、本体感觉系统、大脑平衡反射调节和小脑共济协调系统以及肌群力量等因素均起到了重要的作用。

平衡功能的评定方法包括主观评定和客观评定两个方面。主观评定常以观察法和量表的方式进行评定。观察法是指观察受检者是否可以保持坐位或站立位的静态平衡、自主动态平衡或他动动态平衡。量表法中,Berg 平衡量表信度和效度较好,广泛应用于康复实践中。客观评定大多采用平衡测试仪等进行定量的评定,可以获取静态平衡或动态平衡功能的量化数据,精确地动态评估患者平衡功能,指导平衡功能训练。

五、步态分析

步行是指通过双足的交互动作移动机体的人类特征性活动,步态是人类步行的行为特征,正常步态有赖于中枢神经系统、周围神经系统以及肌肉骨骼系统的协调工作。

步态分析(gait analysis)是研究步行规律的评定方法,旨在通过生物力学、运动学和电生理学等手段,揭示步态异常的关键环节和影响因素,从而指导步行训练和评估康复疗效。步态分析的方法分为三类:定性分析、半定量分析、定量分析。

(一)定性分析

定性分析主要采用观察法,包括在患者步行测试时,从前面、侧面和后面观察患者体态及姿势,着重观察患者步行节律、稳定性、流畅性、对称性、重心偏移情况、手臂摆动、诸关节姿态和角度、患者神态和表情、矫形器或助行器的使用情况等。观察顺序由远及近,通常从足、踝关节开始,依次评定膝关节、髋关节、骨盆及躯干;先矢状面,再冠状面;以单侧足跟首次着地作为评定的起点,随后按照步态周期的顺序观察。

(二)半定量分析

半定量的步态分析,通常采用6分钟步行试验以及计时“站立-行走”测试等方法进行检测和分析。

(三)定量分析

定量的步态分析通常采用光学运动分析系统、非光学运动分析系统、动态肌电图等专用设备进行步态特征及步态参数的采集和分析,可以测得步长、跨步长、步速、步频、关节角度等运动学分析指标,以及地面反作用力、力矩、动态表面肌电值等动力学分析(三维测力台)指标。

六、水中功能评定

(一)Alyn水中适应性测试量表

科学规范的水中功能评定是制订水中康复目标与水中治疗计划以及评定疗效进展的基础。患者进行水中运动治疗前,除了常规的陆上康复评定方法之外,还需要进行规范化的水中功能评价。

目前,Alyn水中适应性测试量表(Water Orientation Test of Alyn,WOTA)被认为是水中功能评定方面的“金标准”,是由以色列耶路撒冷Alyn医院的物理治疗师Ruthy Tirosh于1999年基于水中治疗领域的哈里维克(Halliwick)理念开发而成,分2个版本——WOTA1和WOTA2,其中,WOTA1版本专为无法听从口头指令的儿童设计,适用于4岁以下或存在认知功能障碍的患者;而WOTA2版本适用于能够理解并执行简单口令的患者。WOTA可以较好地评价患者在泳池中的心理适应能力和水中功能状况,评价结果可用于指导水中康复目标的制订和训练计划的调整。其中,WOTA2中文版的结构及条目分值表详见数字资源。量表各个条目的评分标准分为A、B、C、D四类。

(二)其他水中功能评定方法

1. Halliwick能力水平分级　进行水中运动治疗时,国际上也常采用Halliwick能力水平分级的方法对患者进行评定及分组管理。根据患者能力从低到高分配红、黄、绿三种颜色的标志物(如泳衣、泳帽、袖标等),通过颜色提示患者的功能水平以及所需监护的水平。

2. 水中独立性测试量表　水中独立性测试量表(Aquatic Independence Measure)共22项,可用于评价患者的水中适应性及初级的游泳能力。

第二节　感觉功能评定

感觉(sensation)是人脑对直接作用于感受器官的客观事物个别属性的感知,如大小、形状、颜色、硬度、湿度、温度、味道、气味、声音等的反映。感觉功能评定可分为浅感觉检查、深感觉检查、复合感觉检查。

一、浅感觉检查

浅感觉检查包括痛觉、触觉、温度觉的检查。

痛觉检查时,嘱咐患者闭目,用大头针的针尖轻刺被检部位皮肤,询问患者有无疼痛感觉,并进行两侧对比、近端和远端的对比,详细记录患者痛觉过敏、感觉减退、感觉丧失的范围。一般情况下,对于痛觉过敏的患者,要从正常部位向有感觉障碍的部位检查;对于痛觉减退的患者,要从感觉障碍的部位向感觉正常的部位检查,可以更加准确地测出感觉异常的范围。

触觉检查时,嘱咐患者闭目,用棉签轻触被检部位皮肤或黏膜,询问患者有无感觉,并进行两侧对比、近端和远端的对比,同时记录触觉减退或丧失的范围。

温度觉检查时,嘱咐患者闭目,用两只玻璃试管或金属容器分别装有 5~10℃的冷水和 40~50℃的热水,交替接触被检部位皮肤,询问患者有无冷热感觉,同时记录温度觉减退或丧失的范围。

二、深感觉检查

深感觉检查包括运动觉、位置觉、振动觉的检查。

运动觉检查时,嘱咐患者闭目,检查者轻轻夹住被检肢体的手指或足趾两侧,上下移动 5° 左右,询问患者其手指或足趾被动运动的方向。

位置觉检查时,嘱咐患者闭目,检查者将被检肢体摆成某一姿势,请患者描述该姿势或用对侧肢体模仿。

振动觉检查时,检查者将振动着的音叉柄置于患者的骨突起处,询问患者有无振动及持续时间,并进行两侧的对比。

三、复合感觉检查

复合感觉检查包括皮肤定位觉、两点辨别觉、实体觉、体表图形觉。这些感觉是大脑综合分析的结果,也称皮质感觉。

进行皮肤定位觉检查时,嘱咐患者闭目,检查者以手指或棉签轻触患者的皮肤,请患者说出或用手指指出被触及的部位。

进行两点辨别觉检查时,检查者以钝脚分规刺激患者皮肤上的两点,检查患者是否有能力辨别,再逐渐缩小双脚间距,直至患者感觉为一点为止,并测量实际间距,与健侧对比。两点辨别距离越小,越接近正常。

进行实体觉检查时,嘱咐患者闭目,检查者让患者用单手触摸辨别熟悉的物体(钢笔、钥匙、硬币等),说出物体的名称、大小、形状、硬度、轻重等,并进行双侧对比。怀疑患者存在实体觉障碍时,先测患侧,再与健侧对比。或者让患者睁眼,令其用单手伸进装有上述熟悉物体的布袋中,然后说出物体的属性和名称。

进行体表图形觉检查时,嘱咐患者闭目,检查者用笔或竹签在患者皮肤上画出方、圆或三角形图形,或写简单的数字,让患者分辨、描述,并与健侧对比。

第三节 心肺功能评定

一、6 分钟步行试验

6 分钟步行试验(six-minutes walking distance,6MWD)是临床上心肺康复中最常用的运动功能评价方法,通过测量患者 6 分钟内尽最大能力所完成的行走距离,初步评定患者的心肺储备功能。6MWD 属于亚极量运动试验,是一种相对安全、简便的测试方法。

测试前应向患者介绍 6MWD 的目的及方法,告诉患者可以选择适合自己的运动强度或步行速度,在一条长 30~50m 的走廊上尽可能沿直线快速走 6 分钟。如果病情需要,也可在测试过程中自行调整步行速度,可减慢步行速度或稍作停歇,最后测量其 6 分钟内行走的距离。如果患者在 6MWD

测试过程中出现疲乏、头晕、心绞痛、呼吸困难、出冷汗、面色苍白等症状时,则应停止试验。大多数患者在此试验中不能达到最大的运动量,而患者大多数的日常生活运动也属于亚极量的运动,因此6MWD的距离可以较好地反映患者日常生活活动的能力水平。

根据患者 6MWD 的步行距离划分为 4 个等级:1 级小于 300m,2 级为 300~374.9m,3 级为375~449.9m,4 级超过 450m;级别越低,心肺功能越差。因年龄、身高、体重和性别均可影响 6MWD的结果,故目前多推荐采用 6MWD 的绝对值变化量进行比较,而不是以每次的试验结果与正常值进行比较。

二、心肺运动试验

心肺运动试验(cardiopulmonary exercise testing,CPET)可以客观量化地评估患者的心肺储备功能,为临床开具心肺运动处方提供科学依据。CPET 结合运动与气体代谢测试技术,基于内呼吸与外呼吸耦联原理,通过肺通气、肺与血液中 O_2 和 CO_2 交换、O_2 和 CO_2 通过血液转运、毛细血管与周围肌肉组织进行 O_2 和 CO_2 交换四个过程完成。是一种客观评价运动时心肺储备功能的无创性检测方法。

CPET 可精确测定运动时的外呼吸状态即氧摄取量和二氧化碳排出量与内呼吸状态即氧耗量和二氧化碳生成量的异常,而这些异常在机体静息状态下不易被发现。由于运动需要心、肺、肌肉、神经、血液系统等脏器密切合作才能完成,因而 CPET 强调外呼吸和细胞呼吸偶联,即肺 - 心 - 骨骼肌的联系,是唯一将心与肺偶联、在运动中同时对心肺储备功能进行评价的科学工具。

CPET 的常用基础指标包括:运动心率、运动血压、峰值氧摄入量、二氧化碳生成量、通气量、每分通气量、潮气量、潮气末二氧化碳分压、主观劳累程度及呼吸困难和心绞痛症状等。由上述基础指标还可换算出延伸指标,如:无氧阈值、氧脉、呼吸交换率、心率储备等。

临床上也常采用代谢当量(Metabolic equivalents,METs)作为简易的心肺功能评价指标。METs是以安静、坐位时的能量消耗为基础,来表达各种活动相对于安静状态下的能量代谢水平。具体内容详见心肺康复章节。

第四节　言语语言功能评定

一、失语症评定

失语症是指优势大脑半球语言功能区受损而引起的获得性语言障碍,可出现自发讲话、听理解、复述、命名、阅读以及书写六个部分语言功能不同程度受损,是卒中后常见的功能障碍之一。失语症严重影响患者的交流能力,导致患者无法理解康复指令,难以配合功能训练,从而影响其整体预后。

（一）失语症筛查与分类

通过自发语、听理解、复述、命名、阅读和书写等表现可以进行失语症筛查,临床上通常采用经典的 Benson 失语症分类法进行分类,但有些患者不完全符合其中任何一种失语症分类,因而有些专家提倡根据患者具体语言障碍进行分类。

（二）标准失语症检查

标准失语症检查通常采用失语症专用量表进行详细的失语症评定,可确定失语症的严重程度。其中,中国康复研究中心汉语标准失语症检查量表具有良好的信度和效度,其总分可反映失语的严重程度,因而可作为失语症量化评估指标(表 4-1)。此外,还有波士顿诊断性失语症检查、西方失语症成套测验、日本标准失语症检查等多种失语症检查与评定方法。

NOTES

表 4-1　失语症严重程度分级

分级	临床表现
0 级	不能以言语进行实用性交流,且不能理解他人的言语
1 级	只能说极少量词汇;理解力需多次重复方能理解简单词汇
2 级	单词或短句表达,有明显语法错误;可理解简单常用内容
3 级	日常生活用语的理解与表达无明显困难
4 级	能较好地表达自己的意愿,不流畅;复杂谈话时理解有困难
5 级	极轻度障碍,很少被别人察觉,但患者自己常感到困难

二、构音障碍评定

构音障碍是指由于发音器官神经肌肉病变引起发音器官出现肌肉无力、肌张力异常、运动不协调等异常,导致的发音、共鸣、韵律等言语运动控制障碍,如重音、音量和音调异常。

临床上,构音障碍通常分为运动性构音障碍、器质性构音障碍和功能性构音障碍。运动性构音障碍是由于参与构音的肺、声带、软腭、舌、下颌、口唇的神经肌肉疾病所致的运动功能障碍引起的,又可分为弛缓型构音障碍、痉挛型构音障碍、运动过多型构音障碍、运动过少型构音障碍及混合型构音障碍等。器质性构音障碍是由于构音器官的形态异常,如先天性唇腭裂、巨舌症、齿列咬合异常、外伤等引起的。功能性构音障碍是指在无构音器官形态异常和运动机能异常的情况下,出现的固定状态的错误构音,目前机制不清,大部分病例可通过构音训练完全治愈。

构音障碍的评定方法包括构音器官功能检查和相关仪器检查。构音器官功能检查主要通过听患者说话时的声音特征、观察患者面部在安静及说话时的运动情况和呼吸状态、让患者做各种言语肌肉随意运动等方式,确定构音器官有无异常。汉化的中文版 Frenchay 评定法常用于指导临床诊断分型、疗效评定及预后判断。仪器检查包括鼻流量计检查、喉空气动力学检查、纤维喉镜或电子喉镜检查、电声门图检查、肌电图检测、电脑嗓音分析系统检查等。

第五节　吞咽功能评定

吞咽障碍是指口腔、咽喉、食管等吞咽器官结构或功能受损时,食物不能安全有效地经口腔输送到胃的过程。吞咽障碍常见的临床表现包括口水或食物从口中流出、或长时间含于口中不吞咽、咀嚼困难、进食或饮水时出现呛咳等。

按照有无解剖结构异常,吞咽障碍又可分为功能性吞咽障碍和结构性吞咽障碍。前者是由口咽、食管运动异常引起的,包括神经性吞咽障碍、脑卒中后吞咽障碍等;后者是由口腔、咽喉、食管等吞咽器官结构异常所引起的,常见于炎症、肿瘤、手术或外伤后。

通过吞咽障碍筛查,可以初步判断患者是否存在吞咽障碍及其风险程度。常用的筛查方法包括:反复唾液吞咽试验、饮水试验、进食评估问卷调查等。

吞咽器官功能检查包括口腔、咽喉、食管等形态学检查及相关吞咽肌运动检查等。摄食 - 吞咽过程评定可通过进食情况,唇、舌、咀嚼运动及食团运送情况、有无食物误吸或残留等内容评定摄食 - 吞咽过程中出现的吞咽障碍问题。必要时还可采用吞咽造影检查、软式喉内镜吞咽功能检查等专业仪器设备进行检测,可以更加直观、准确地评估口腔期、咽期和食管期的吞咽情况,了解吞咽气道保护功能完整性,对于吞咽障碍的诊断、干预手段的选择以及咽期吞咽障碍的管理具有十分重要的意义。

第六节　心理与认知功能评定

一、心理功能评定

心理功能评定是指应用心理测验的手段评定伤残后患者心理行为变化情况和心理特征,了解其心理障碍的性质与程度,掌握康复过程中心理行为的变化情况,研究其心理变化规律。

心理障碍的评定通常采用结构化心理量表评估,包括:智力测验、个性/人格测验、情绪的评定、应对方式评定、功能状态和生活质量评估、病理心理评估等。其中,情绪的评定通常采用贝克抑郁量表、贝克焦虑量表、汉密尔顿抑郁量表、汉密尔顿焦虑量表等,观察患者焦虑、抑郁的状态。残疾心理反应在不同疾病导致的残疾患者中表现不尽一致,详见各论的论述。

二、认知功能评定

认知是指人在对客观事物的认识过程中,对感觉输入信息的获取、编码、操作、提取和使用的过程,这一过程需要知觉、注意、记忆、思维、执行及语言等的参与。认知障碍泛指各种原因导致的认知功能损害,包括痴呆。认知障碍涉及知觉(包括失认、失用、视空间技能等)、注意、记忆、运算、思维、执行功能、信息加工速度以及语言等多个领域。

神经心理测验是诊断认知障碍的主要工具。用于认知功能评定的神经心理测验方法包括筛查法、特异性检查、标准化成套测验以及功能活动检查法。

临床上常用的认知功能筛查量表包括简明精神状态检查量表(MMSE)和蒙特利尔认知评估量表(MoCA)。特异性检查法可进一步明确诊断特定领域的认知障碍,例如,用于注意维持评定的划消测验、用于注意转移检查的连线测验、用于注意选择评定的 Stroop 测验等。标准化的成套测验可用于认知某一领域的系统评定,例如,洛文斯顿作业疗法用认知成套测验主要用于知觉功能的检查、韦氏成人记忆量表及 Rivermead 行为记忆测验常用于记忆障碍的检查、执行缺陷综合征行为学评价常用于执行功能障碍的评定等。成套测验多围绕特定领域认知功能的多个维度展开,可以为制定认知康复计划提供科学的依据。功能活动检查法则通过直接观察患者日常生活活动的表现,来评定相关领域的认知障碍对日常生活能力的影响及其严重程度。

第七节　生活活动能力评定

日常生活活动(activities of daily living,ADL)是指人们在独立生活中反复进行的、具有共同性的、最必要的基本活动,即进行衣、食、住、行、个人卫生等的基本动作和技巧。ADL 能力是指人们在 ADL 方面的能力。ADL 评定是康复患者功能评估的重要组成部分,是确立康复目标、制订康复计划、评估康复疗效的依据,是康复医疗中必不可少的重要步骤。ADL 评定主要分为基本性 ADL(basic ADL,BADL)评定和工具性 ADL(instrumental ADL,IADL)评定。

一、基本性日常生活活动能力评定

BADL 又称为躯体性 ADL(physical ADL,PADL),是指在每天生活中与穿衣、进食等自理活动以及与坐立、行走等身体活动相关的一些基本活动,一般指比较粗大的、无须利用工具的动作。BADL 评定的对象多为住院患者。国内外应用较多的 BADL 评定量表为 Barthel 指数量表、改良的 Barthel 指数量表、功能独立性评定量表等。

二、工具性日常生活活动能力评定

IADL 是指人们在家庭和社区独立生活中需要操作卫生和炊事用具、使用家庭电器以及常用工具的能力。IADL 反映比较精细的、人们在社区中独立生活所需要的、关键性的、较高级的技能,如家务、骑车、驾车、邮寄、休闲娱乐、工作情况等。IADL 评定的对象多为生活在社区的伤残者及老年人。国内外应用较多的 IADL 评定量表为功能活动问卷、Frenchay 活动量表、Rivermead 日常生活量表等。

(丛　芳)

思考题

1. 康复评定包括哪些主要内容?
2. 日常生活活动评定包括哪些主要内容?

第五章
康复治疗概述

扫码获取
数字内容

【本章要点】

1. 物理治疗包括物理因子治疗、运动治疗和手法治疗。

2. 作业治疗采用日常生活活动、生产劳动、休闲游戏、社会交往等作业活动进行训练。

3. 失语症治疗包括传统的言语语言治疗、音乐治疗、计算机辅助技术、虚拟现实技术、神经调节技术等。

4. 构音障碍治疗包括构音器官训练、发音语音与节奏训练、言语代偿训练等;吞咽障碍治疗包括基础训练、摄食训练、综合训练等。

5. 心理障碍治疗包括支持疗法、行为疗法、认知疗法、理智-情绪疗法等,认知障碍治疗包括认知训练、运动训练、神经调控技术、虚拟现实技术等。

第一节 物 理 治 疗

一、物理因子治疗

(一) 电疗法

电疗法按电流的频率不同又分为低频电、中频电和高频电疗法。

1. 低频电疗法 是指采用频率为 0~1 000Hz 的电流治疗疾病的方法,包括直流电疗法、直流电药物离子导入疗法、经颅直流电刺激疗法、神经肌肉电刺激疗法、功能性电刺激疗法、经皮神经电刺激疗法、感应电疗法、间动电疗法等。

2. 中频电疗法 是指采用频率为 1~100kHz 的电流治疗疾病的方法,包括音频电疗法、脉冲调制中频电疗法、干扰电疗法、音乐 - 电疗法等。

3. 高频电疗法 是指采用频率在 100kHz 以上的电流治疗疾病的方法,包括共鸣火花疗法、中波疗法、短波疗法、超短波疗法、分米波疗法、厘米波疗法、毫米波疗法等。

(二) 光疗法

光疗法又分为可见光疗法、红外线疗法、紫外线疗法和激光疗法等。可见光疗法包括红光、蓝紫光及多光谱疗法,红外线疗法包括长波红外线疗法和短波红外线疗法,紫外线疗法又分为长波紫外线疗法、中波紫外线疗法和短波紫外线疗法;康复治疗中常用的低能量激光疗法为半导体激光疗法。

(三) 声波疗法

声波疗法包括超声波疗法和体外冲击波疗法。

1. 超声波疗法 包括单纯的超声波疗法、超声波药物透入疗法、超声波 - 低中频电复合疗法、超声波雾化吸入疗法、聚焦超声波疗法等。

2. 体外冲击波疗法 根据体外冲击波波源传递方式的不同,体外冲击波疗法可分为发散式和聚焦式两种,目前广泛应用于肌骨疾病的康复治疗中。

(四) 磁疗法

磁场疗法包括交变磁场、脉动磁场、脉冲磁场疗法以及磁热振等复合磁场疗法,具有较好的消炎、消肿、镇痛、镇静等治疗作用。

重复经颅磁刺激详见非侵入性神经调控技术相关章节。

（五）传导热疗法

传导热疗法包括石蜡疗法、湿热袋敷疗法等，其中石蜡是传导热源的典型代表，具有热容量大、蓄热性能高、导热系数小、温热作用持久等优点，在临床上得到了广泛的应用。

（六）冷疗法

冷疗法包括冷敷疗法、冰按摩疗法、冷喷射疗法等。冷刺激作用于人体后可引起镇痛、消炎、消肿、止血等治疗作用，广泛应用于急性软组织损伤的治疗以及辅助消除剧烈运动或大强度运动后的疲劳。

（七）肌电生物反馈疗法

肌电生物反馈疗法又分为体表肌电生物反馈疗法和盆底肌电生物反馈疗法。治疗时，通过传感器采集患部骨骼肌的肌电信号，经过放大处理后，通过声、光、数码等显示患者局部肌张力的变化，再经过学习和训练，使患者学会随意控制患肌的收缩或放松。肌电生物反馈疗法常与神经肌肉电刺激技术或与患者的主动运动训练结合，以更好地促进患者功能障碍的恢复。

（八）间歇性气压疗法

临床上常用的间歇性气压疗法包括正压疗法、负压疗法、正负压疗法等，具有改善肢体血液循环、促进静脉淋巴回流、减轻肢体肿胀、预防血栓形成等治疗作用。

（九）振动疗法

振动疗法是指通过机械振动刺激，使人体产生适应性反应，临床上常用于改善局部血液循环，改善肌肉营养代谢，增强韧带、肌腱的弹性，消除运动后疲劳等。与音乐疗法联合的体感音乐振动疗法具有较好的放松作用，可有效地缓解患者的紧张情绪。

（十）牵引疗法

牵引疗法是指应用作用力和反作用力的原理，使一对方向相反的力作用于关节，使关节面发生分离、关节周围软组织受到牵拉，以改变骨结构之间的角度或力线，从而治疗疾病的康复治疗方法；常用于颈椎、腰椎间盘退变以及四肢关节活动度受限等的治疗。

二、运动治疗

（一）关节活动度训练

1. 被动关节活动度训练　指患者完全不用力、全靠外力来完成关节活动的运动训练方法。外力主要来自治疗师、患者健肢或各种康复训练器械。可用于增强瘫痪肢体本体感觉、刺激屈伸反射、放松痉挛肌肉、牵张挛缩或粘连的肌腱和韧带、维持和扩大关节活动范围等。

2. 主动-辅助关节活动度训练　指在外力的辅助下，患者主动收缩肌肉来完成关节活动的训练方式。助力可由治疗师、患者健肢、器械、引力或水的浮力等提供，有助于增大关节活动度、建立协调的动作模式。适用于可主动收缩肌肉但肌力相对较弱、不能独自完成全关节活动范围运动的患者。

3. 主动关节活动度训练　指通过患者的主动用力收缩完成关节活动的运动训练。既不需要助力，也不需要克服外来阻力。可用于改善和扩大关节活动度，改善和恢复肌肉功能和神经协调功能。适用于可主动收缩肌肉且肌力大于3级的患者。

4. 持续性关节被动运动训练　指利用专用器械使关节进行持续较长时间的缓慢被动运动的训练方法。训练前可根据患者情况预先设定关节活动范围、运动速度及持续被动运动时间等参数，使关节在一定活动范围内进行缓慢被动运动。

（二）肌力训练

肌力训练可分为等长收缩、等张收缩和等速训练三类。

等长收缩是肌力与阻力相等时的一种收缩形式,收缩时肌肉长度基本不变,不产生关节活动,又称为静力收缩;适用于需要增强肌力,而关节不能或不宜运动时。

等张收缩是肌力大于阻力时产生的加速度运动或小于阻力时产生的减速度运动,运动时肌张力基本恒定,但肌肉本身发生缩短或伸长,从而引起明显的关节运动,又称为动力收缩;根据肌肉等张收缩时的缩短和伸长情况,又可分为向心性收缩和离心性收缩;等张收缩适用于需要发展动态肌力和耐力的患者。

等速训练需要专门的装置,具备感应系统及反馈调节系统,可即时改变阻力大小,使之与肌力大小相匹配,从而使预定的角速度在整个运动环节中保持不变,可较好地达到增强肌力的目的。

(三) 牵张训练

牵张训练是使病理性缩短的软组织(肌腱、肌肉、韧带、关节囊等)延长的治疗方法。牵张训练可调整肌张力,缓解痉挛,减轻疼痛,防止肌力失衡;持续牵张可反射性地提高肌肉的兴奋性,有利于发挥更大的肌肉收缩力。牵张前应用放松技术、热疗或热敷可使肌肉放松;牵张力量应轻柔、缓慢、持续,达到一定力量并持续一定时间;牵张后应用冷疗或冷敷可减少牵张所致的肌肉酸痛。

(四) 平衡功能训练

平衡功能训练是指针对患者平衡障碍问题,进行提高坐位、站立和活动时平衡能力的锻炼方法。平衡障碍的关键环节包括:①本体感受器;②前庭系统;③视觉系统;④高级中枢对平衡信息的整合能力。

与平衡相关的生物力学因素包括支撑面、身体重心、稳定极限、摆动频率等。对患者进行平衡训练时应考虑:①坐位或站立的支撑面积;②由比较稳定至不稳定的体位顺序进行平衡训练,如跪坐位、半跪位、坐位、站立位等;③选择静态或动态训练的移动方式以及附加的运动模式;④对平衡干扰的预知性与干扰的力量大小、速度、方向及作用位置等。改变感官刺激的传入途径可改变平衡训练的难度。站立位平衡的运动对策包括踝对策、髋对策、跨步对策等。

(五) 步行功能训练

步行功能训练是指恢复独立或者辅助步行能力的锻炼方法。训练应以步态分析为依据,以异常步态的关键环节为训练重点,同时注重关节活动度、肌肉、平衡能力等训练,适当使用矫形器和步行辅助具等。

站立平衡是完成步行的必要基础,可根据患者的功能情况安排平行杠内的步行训练、使用助行器的步行训练、使用拐杖的步行训练、使用手杖的步行训练等。不同疾病的患者步行训练要点不同,详见各论。

(六) 水中运动治疗

水中运动治疗是指在水环境中进行的运动治疗,从单一关节的肌力训练、耐力训练、关节活动度训练到水中踏车、水中平衡训练、水中步行训练、水中跑步训练及适应性游泳等各种主动运动、手法治疗和器械训练等,均属于水中运动治疗的范畴。此外,水中运动治疗还包括一系列自成体系的现代水中康复治疗理念和训练方法,如哈里维克理念(Halliwick concept)、巴德拉格茨泳圈技术(Bad Ragaz ring method)、水中太极(AI CHI)训练、水中指压按摩(Watsu)技术等。丰富的训练技术使水中运动治疗广泛应用于运动损伤、骨科康复、神经康复、儿童康复、心肺康复、老年康复、孕产康复、体能训练或精神康复等领域。

(七) 神经发育疗法

1. Bobath 技术　是指通过抑制不正常的姿势、病理性反射或异常运动模式,尽可能诱发正常运动,可改善患者日常生活活动能力。具体途径包括:加强正常姿势控制、抑制异常病理反射和异常运动模式、控制痉挛等。Bobath 技术遵循人体发育的规律,制订针对运动功能障碍的训练方法,特别注重关键点的控制;利用各种反射促进或抑制肌肉张力和平衡反应,以增加运动功能;采用感觉刺激以促进肌张力的调整,应用反射性抑制模式控制肢体的张力。

2. Brunnstrom 技术　是指在中枢神经系统损伤早期,利用协同运动等病理运动模式和反射模式作为促进手段,再把这些运动模式逐步修正为功能性运动,以恢复运动控制能力的方法。遵循中枢神经损伤后恢复六阶段理论,在每一阶段进行针对性训练;具体可通过健侧抗阻随意运动引出患侧联合反射,使较弱的瘫痪侧肌肉发生收缩;使患者体验运动感觉,并与随意用力相结合,产生半随意运动;将训练动作应用于功能性活动中,以增强运动控制能力;利用各种感觉刺激增强治疗作用;训练患者主动参与随意用力,促进中枢神经系统功能重组。

3. 神经肌肉本体感觉促进技术(proprioceptive neuromuscular facilitation,PNF)　是指通过刺激人体本体感受器,激活和募集最大数量的运动肌纤维参与活动,以促进瘫痪肌肉收缩;通过调整感觉神经的兴奋性以改变肌张力、缓解肌痉挛。PNF 目的是改善日常生活活动功能,维持姿势和动态平衡,增加运动幅度,提高稳定性,增强肌力和肌肉耐力,协助放松,减轻疼痛,改善协调及运动控制能力。采用肢体、躯干和头部等多关节、多轴位的螺旋对角旋转的运动模式,通过本体感觉促进运动,并注重运动的控制。遵循运动功能发育顺序,利用反射活动维持机体的运动功能,通过感觉刺激和重复活动促进运动学习,通过有目的的活动促进功能活动的完成。

4. Rood 技术　是指利用温度觉、痛觉、触觉以及视、听、嗅觉等多种感觉刺激,调整感觉通路的兴奋性,增强感觉输入和运动控制。强调有控制的感觉刺激,根据人体的发育顺序,利用运动来诱发有目的的反应。治疗时应分析患者的肌肉与关节的功能状态,采用准确有效的手法治疗;了解各种促进与抑制的本体感觉刺激方法并适时使用。

5. 运动再学习技术　是把中枢神经系统损伤后运动功能恢复的训练视为一种再学习或重新学习的治疗方法。利用学习和动机的理论以及在人类运动科学和运动技能获得的研究结果,在强调患者主观参与和认知重要性的前提下,着重按照运动学习的信息加工理论和现代运动学习的方法,对患者进行再教育,以促进其运动功能的恢复。鼓励患者主动训练、反复强化,丰富环境、多感官刺激、节律性提醒,难度递增,重视反馈、动机策略。强调早期介入,采用任务特异性训练和目标导向性训练;从患者残存功能出发,针对患者的主要问题进行有针对性的学习或训练;运动学习要与日常生活的功能活动紧密联系等。

三、手法治疗

关节松动技术(joint mobilization)是治疗关节功能障碍,如僵硬、可逆性关节活动受限、关节疼痛的治疗技术,具有针对性强、见效快、患者依从性好等特点。关节松动技术的基本原理是利用关节的生理运动和附属运动作为治疗手段:生理运动是指关节在生理范围内完成的运动,如屈、伸、内收、外展、旋转等,可由患者主动完成或由治疗师辅助被动性完成;附属运动是指关节在自身及其周围组织允许范围内完成的运动,是维持关节正常活动不可缺少的一种运动,一般由治疗师辅助完成,如:使脊柱相邻椎体发生前后移位、旋转等。

目前,临床上应用广泛的 Maitland 关节松动技术可分为 4 级:① Ⅰ 级:治疗者在关节活动的起始端,小范围、节律性地来回推动关节;② Ⅱ 级:治疗者在关节活动允许范围内,大范围、节律性地来回推动关节,但不接触关节活动的起始端和终末端;③ Ⅲ 级:治疗者在关节活动允许范围内,大范围、节律性地来回推动关节,每次均接触到关节活动的终末端,并能感觉到关节周围软组织的紧张;④ Ⅳ 级:治疗者在关节活动的终末端,小范围、节律性地来回推动关节,每次均接触到关节活动的终末端,并能感觉到关节周围软组织的紧张。上述 4 级手法中,Ⅰ、Ⅱ 级用于治疗因疼痛引起的关节活动受限;Ⅲ 级用于治疗关节疼痛并伴有僵硬;Ⅳ 级用于治疗关节因周围组织粘连、挛缩而引起的关节活动受限。Maitland 关节松动技术的主要作用是缓解疼痛、改善关节活动度、增加本体感觉反馈等。

第二节 作业治疗

作业治疗是应用有目的、经过选择的作业活动,对躯体和心理功能障碍者以及丧失生活自理和劳动能力的伤残者进行治疗和训练,以增强躯体、心理、社会功能,恢复或改善其生活自理、学习和劳动能力,提高其生存质量的康复治疗方法。作业治疗通常采用日常生活活动、生产劳动、休闲游戏、社会交往等作业活动进行训练。

一、作业活动特点

(一)针对性

根据患者日常生活、家庭生活、社会和职业生活等方面的需要,选择有目的的活动进行治疗和训练,如日常生活活动训练、认知感知功能训练、上肢功能训练等,以改善患者躯体和心理方面的功能障碍。在患者功能失代偿的情况下,可借助于各种自助具和辅助器械来补偿其功能不足,或以创新方式完成日常生活和劳动,并进行环境的无障碍改造等。

(二)科学性

应在作业活动分析和功能评定的基础上,选择科学的作业活动与训练方案,以最大限度地提高患者的残存功能和能力。

(三)趣味性

作业活动内容应与患者日常生活或工作学习密切相关,符合患者兴趣和需求,活动方式在一定范围内可由患者自己选择。治疗环境的设施与气氛应接近于家庭、工作和社会环境,具有现实生活气息,以提高患者的兴趣和疗效。患者功能的改善和劳作的成果,又可进一步激励患者参与作业训练的热情。

(四)主动性

作业治疗中所采用的作业活动需要患者的主动参与,其治疗效果与患者主动参与的程度成正比。医生、治疗师、护士以及家属在作业治疗中只是起到部分监护和指导作用,应将他人的辅助或帮助降至最低限度。应根据患者的年龄、性别及残存功能情况,循序渐进地调整训练强度与活动时间。

二、治疗作用与原则

(一)治疗作用

1. **改善躯体功能** 通过功能性作业训练,可以改善手的精细动作与上肢的活动能力,如增大关节活动范围、增强肌力与耐力、改善协调性和平衡功能等。

2. **改善认知和感知功能** 通过认知、感知训练,有助于提高患者的注意力、记忆力、思维能力及感觉、知觉能力,增强定时、定向力、注意力、记忆力、表达力、理解力、判断力、计算力等。

3. **改善心理状态** 作业活动可提高生活兴趣,作业成品可增强自我价值感,某些作业活动可通过宣泄过激情绪达到心理平衡。通过参与各种作业活动或集体活动,有助于克服孤独感、恢复社会交往,促进回归社会。

4. **提高生活自理能力** 通过日常生活活动训练及自助具使用,可提高患者穿衣、进食、翻身、起坐、行走、如厕等生活自理能力以及家务处理能力。通过职业技能训练、生活和工作环境的改造,有利于患者恢复正常的生活和工作。

(二)治疗原则

在制定作业治疗方案时,治疗师应根据患者的文化与社会背景综合判断患者的愿望和要求,确定作业治疗目标和方法,以充分调动患者主观能动性和参与意识;根据患者的功能障碍情况确立作业治疗活动强度,可选择患者能够完成80%以上的作业活动,随着患者作业能力的提高逐渐增加作业难点;有针对性地利用患者残存的功能、借助辅助用具或适当进行环境改造等提高患者的自理能力,对于严重残疾最终无法恢复功能的患者,可以选择代偿或补偿训练使患者获得最大程度的生活自理。

第三节 言语与吞咽障碍治疗

一、失语症治疗

卧床的失语症患者可选择床旁言语语言治疗,当患者可离床时,应尽早去治疗室进行全面、强化的言语语言治疗,包括传统的言语语言治疗、音乐治疗、计算机辅助技术、虚拟现实技术以及神经调节技术等。

(一) 基于障碍的治疗

1. 传统的言语语言治疗 主要针对患者听、说、读、写、思维、推理等具体功能障碍表现进行针对性的治疗,多由专业的言语治疗师根据患者的障碍情况实施一对一的治疗,通过应用适当的、多途径的语言刺激以及重复的感觉刺激等最大限度地改善言语语言功能,扩大沟通能力,提高交流质量。代表性治疗方法有 Schuell 刺激疗法、图片沟通交流训练以及促进实用交流能力提高的训练等。

2. 音乐疗法 是指借助唱歌、演奏或欣赏音乐的方法训练失语症患者发音,提高呼吸控制能力,锻炼发音力量,协调音律及节律,使发音更清晰。

3. 计算机辅助技术 基于智能手机、个人数字助理、平板电脑和虚拟现实等计算机技术支持的言语治疗可实现多维度的感觉刺激及反馈,实施高强度、个体化治疗方案。

4. 非侵入性脑调控技术 经颅磁刺激具有高频(>5Hz)兴奋和低频(≤1Hz)抑制的双向调制、操作方便等优点;经颅直流电刺激是指采用一对表面电极向头皮施加微小电流(通常为 1~2mA),使电流从阳极流经皮质再流向阴极的治疗方法。

(二) 以功能为导向的治疗

提倡关注失语症患者的实际生活,提高日常生活交流的能力。具体干预方法包括补偿性训练、支持性谈话、对话治疗、情景治疗、E-mail 训练等,以提高患者的参与能力。

二、构音障碍治疗

(一) 构音器官训练

构音器官训练包括松弛训练、呼吸训练、下颌运动功能训练、口唇运动功能训练、舌运动功能训练、鼻咽腔闭锁功能训练(软腭训练)等。

(二) 发音训练

发音训练包括发音启动、发音延长、音量控制、音高控制及鼻音控制训练等。

(三) 语音训练

语音训练包括构音组合训练、句子组合训练等。构音障碍患者常表现为单辅音不正确,可把训练重点放在单音上,然后逐渐过渡到训练字、词、词组、语句朗读。

(四) 语言节奏训练

语言的节奏由音色、音量、音高、音长四个要素构成,其中任何一个要素在一定时间内有规律地交替出现就可形成节奏。与音色有关的节奏主要表现在押韵上,与音量有关的节奏主要表现在重音上,与音高有关的节奏主要表现在平仄和语调上,与音长有关的节奏主要表现在速度和停顿上。

(五) 言语代偿方法训练

重度构音障碍患者由于言语功能损害严重,即使经过言语治疗也难以进行言语交流。为使重症患者能进行社会交流,语言治疗师可根据每个患者的具体情况和未来交流的实际需要,选择设置替代言语交流的一些方法,如借助图画板、词板、句板等进行训练。

三、吞咽障碍治疗

(一)基础训练

1. 咽部冷刺激与空吞咽 操作时先将冰冻棉棒蘸少许水,轻轻刺激软腭、舌根及咽后壁,然后嘱患者做空吞咽动作。寒冷刺激能有效地强化吞咽反射,反复训练可诱发吞咽。

2. 声门闭锁训练 患者坐在椅子上,深吸气后屏气,同时双手掌撑向椅面,用力推压,此时胸廓固定、声门紧闭;之后突然松手,声门陡开,呼气发声;这样可以训练声门的闭锁功能、增强软腭肌力,有助于清除残留在咽部的食物。

(二)摄食训练

应注意选择适于患者进食的体位、食物形态及进食的一口量。

1. 体位 通常让患者取坐位或者躯干30°仰卧、颈部前屈位进行训练,实际操作中应因人而异、选择最佳体位。

2. 食物形态 食物形态应根据吞咽障碍的程度及部位,遵循先易后难的原则来选择。容易吞咽的食物特征为密度均一、有适当的黏性、不易松散、通过咽及食管时容易变形、不易在黏膜上残留,还要兼顾食物的色、香、味及温度等。

3. 一口量 是指摄食时最适于患者吞咽的每次入口量,正常人的每次入口量约为20ml。对患者进行训练时,如果一口量过多则易从口中漏出,或引起咽部残留导致误咽;反之,一口量过少,则会因刺激强度不够,难以诱发吞咽反射。一般从3~4ml小量开始,逐渐增加。进食训练的餐具应采用薄而小的匙子。另外,可利用空吞咽与交互吞咽、侧方吞咽、点头样吞咽等辅助吞咽动作,减少或避免误咽的发生。

(三)综合训练

除了口腔功能训练外,吞咽障碍患者还应进行与摄食有关的综合训练,包括:上肢摄食动作训练、辅助具的选择与使用、食物的调配、进食前后口腔卫生的保持等。此外,还包括进食环境的改造、经鼻饲管喂食、间歇性经口胃管喂食、神经肌肉电刺激治疗、表面肌电生物反馈训练、辅助器具口内矫治、球囊扩张术、肉毒毒素注射治疗、环咽肌切断术等。摄食吞咽障碍患者的康复训练需要包括医师、言语治疗师、物理治疗师、作业治疗师、护士、营养师等多学科的密切配合,才会取得满意的效果。

第四节 心理与认知障碍治疗

一、心理障碍治疗

心理障碍的康复是医学心理学和康复医学交叉的特殊领域,是指针对残疾和慢性健康问题等人群,通过心理干预,使其克服消极心理因素,发挥心理活动中的积极因素,唤起乐观积极情绪,调动主观能动性,发挥机体的代偿能力,使丧失的功能获得恢复或改善、心理创伤获得愈合、社会再适应能力获得恢复、生活质量获得提高。

心理障碍的治疗方法包括:精神支持疗法、行为疗法、认知疗法、理智-情绪疗法等。精神支持疗法应用广泛,是指治疗师合理地采用劝导、启发、鼓励、同情、支持、评理、说服、消除疑虑、提供保证等交流方法,帮助患者认识问题、改善心情、提高信心,从而促进身心健康;适用于伤残者焦虑抑郁、消极悲观时的心理治疗。行为疗法是以行为学理论为指导,按照一定的治疗程序来消除或纠正人们异常或不良行为的一种心理疗法,包括:自我调整疗法、松弛训练、生物反馈技术、运动疗法等。认知疗法是根据认知过程影响情感和行为的理论假设,通过认知和行为技术改变患者不良认知的一类心理治疗方法的总称;由治疗师和患者共同找出不良认知,并通过学习和训练矫正不良认知,使患者的认知更加接近现实,从而逐步排除心理障碍。理智-情绪疗法是在认知行为学理论基础上形成的,认为人类心理问题取决于其对周围事物的判断、推理、评价、假设和预期,情绪是认知的产物,心理障碍的根本原因是非理智、非逻辑的思维方式;心理障碍的原因是非理智思维,看问题极端、绝对化导致反复"心理挫败",应改变认知,学会用理性的思维方式分析、解决问题和制定计划。

二、认知障碍治疗

认知障碍是脑损伤后患者的主要障碍之一,认知障碍的程度及损害领域与脑损伤范围和部位密切相关。认知障碍治疗,是指系统地运用医学和治疗学手段改善认知功能和因认知损害而受到影响的日常活动;是在对患者脑-行为关系的损害评价基础上,围绕功能展开的治疗性活动体系,强化、重建既往已学会的行为模式,或建立新的认知活动模式及代偿机制以适应功能性的变化。

认知障碍治疗包括药物治疗、认知康复训练、运动训练、神经调控技术等。认知康复训练是脑损伤后认知功能再学习的过程,通常包括一对一人工训练、小组训练、计算机辅助训练以及远程认知康复训练等。运动训练可改善脑损伤患者的认知功能,具体包括有氧训练、平衡训练、双重任务训练以及音乐舞蹈治疗等。经颅磁刺激和经颅电刺激等神经调控技术可增强康复期适应性脑可塑性变化。虚拟现实与现实增强技术的应用使认知训练内容更加接近真实而更具实际意义,与现实功能训练融合并互动,可为认知障碍治疗开启更具现代感的训练途径。

(丛　芳)

思考题

1. 康复治疗包括哪些主要内容?
2. 运动治疗包括哪些主要内容?

第二篇
疾病及常见问题康复

第六章

神经系统疾病

第一节 脑 卒 中

扫码获取
数字内容

【本节要点】

1. 脑卒中是指突然发生的、由脑血管病变引起的局限性或全脑功能障碍,持续时间超过 24 小时或引起死亡的临床综合征。

2. 脑卒中在临床上表现为一过性或永久性脑功能障碍的症状和体征,常见的功能障碍包括运动、感觉、平衡、吞咽、言语、认知、二便功能障碍等。

3. 脑卒中患者的康复评定包括脑卒中严重程度评定、功能障碍性质和程度的评定、日常生活活动能力评定。

4. 脑卒中康复的基本原则包括选择合适的病例和早期康复时机,康复治疗贯穿于脑卒中治疗的全过程,做到循序渐进。

5. 脑卒中后常见的康复相关的临床问题包括肩痛、痉挛和挛缩、深静脉血栓形成、中枢神经痛等。处理这些问题时需要首先明确诊断,再进行相应的处理。

一、概述

(一) 定义

脑卒中(stroke)是指突然发生的、由脑血管病变引起的局限性或全脑功能障碍,持续时间超过 24 小时或引起死亡的临床综合征,临床上表现为一过性或永久性脑功能障碍的症状和体征,是一种突然起病的脑血液循环障碍性疾病,又称脑血管意外(cerebrovascular accident,CVA)。

(二) 流行病学

在国际上,脑卒中是危害人类生命与健康的最常见的疾病之一。全世界每年新发脑卒中约 1 500 万,每 2 秒新发 1 例脑卒中,每 6 秒有 1 例脑卒中死亡。全球每年有超 100 万脑出血新发病例。在美国和英国等发达国家,脑卒中是紧随心脏病和癌症之后,位列第三的死亡原因。据美国国家脑卒中学会报道,脑卒中幸存者中约 10% 能完全恢复;约 25% 只有较少的功能障碍;约 15% 在脑卒中后短期内死亡;约 14% 脑卒中幸存者在脑卒中发生后一年内会复发。

全球疾病负担工作组估算了卒中终生风险:全球为 24.9%,中国为 39.3%,中国已成为卒中终生风险最高和疾病负担最重的国家。根据《中国卒中报告 2019》显示,2018 年,中国居民脑血管病死亡率为 149.49/10 万,占我国居民总死亡率的 22%。其死亡率呈现男性高于女性、农村高于城市的特点。同时,农村居民的脑卒中发病率和患病率也显著高于城市居民。脑血管病已成为过早死亡和疾病负担的首位原因。脑血管病死亡率呈上升趋势的主要原因是人口老龄化。多年来,农村地区脑血管病死亡率均高于城市。此外,农村地区脑血管病的发病率和患病率也明显高于城市。我国脑血管病具有发病率高、死亡率高、致残率高、复发率高的特点。

(三) 危险因素

缺血性脑卒中的危险因素主要包括两大类,一类是不可改变的危险因素,如年龄、性别、种族和脑卒中家族史等。另一类是可以改变的危险因素,如高血压、既往短暂性脑缺血发作病史、房颤、糖尿病、吸烟、颈动脉硬化、大剂量雌激素治疗、心脏病、高凝状态、高脂血症、偏头痛、睡眠呼吸暂停综合征、卵圆孔未闭、肥胖和静态生活方式等。对可改变的危险因素做到早发现、早预防,可显著降低脑卒中的发病率。

(四)脑卒中分类

脑卒中可分为缺血性脑卒中和出血性脑卒中,缺血性脑卒中或称脑梗死(cerebral infarction),出血性脑卒中或称脑出血(cerebral hemorrhage)。

缺血性卒中最为常见,约占卒中的 85%~90%。其可根据部位或血供范围进行进一步分类。最常见的脑梗死类型为大脑中动脉(middle cerebral artery,MCA)区的大血管栓塞性卒中。腔隙性卒中与高血压最为相关。两个血管支配区边界的卒中("分水岭"梗死)更多见于低血压,常见于心脏手术过程中发生的低灌注或微栓子脱落。TOAST(Trail of Org10172 in Acute Stroke Treatment)分型是目前国际上公认的缺血性脑卒中分类标准,侧重于病因学分类。

脑出血约占卒中相关发病率和死亡率的 10%~15%,又可分为颅内出血和蛛网膜下腔出血(subarachnoid hemorrhage,SAH)。导致脑出血最常见的原因是高血压,也包括淀粉样血管病变、动静脉畸形或动脉瘤破裂。

二、解剖及病理生理

对神经解剖基础的理解有助于脑卒中定位、诊断和治疗方案制定。

(一)大脑皮层解剖

大脑分为额叶、顶叶、枕叶、颞叶和岛叶。额叶位于大脑的前部,向后延伸至中央沟(Rolando 沟),经由外侧裂和下外方的颞叶分界。中央沟前方是中央前回(初级运动皮层)。嗅球和嗅束走行于双侧额叶下方近半球间裂处。最前方的部位称为额极。顶叶经由中央沟与前方的额叶分界,但是与下外侧的颞叶之间无明显分界,经由顶枕沟与枕叶分界。中央沟的后方为中央后回(初级感觉皮层)。颞叶与顶叶或枕叶无明显分界,位于额叶下方,经由外侧裂分界。最前方的部位称为颞极。初级听觉皮层位于外侧裂附近,颞叶的内上部。枕叶与颞叶无明显分界。顶枕沟将枕叶与顶叶分界。最后方的部位称为枕极。枕叶的下方是小脑。初级视觉皮层位于枕叶。岛叶皮层被额叶皮层侧向覆盖其前缘,被顶叶皮层侧向覆盖其后缘。(图 6-1、图 6-2)

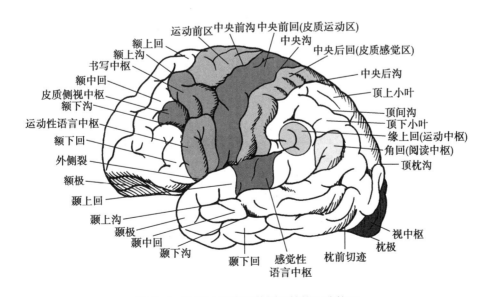

图 6-1　左侧大脑半球外侧面结构和功能区

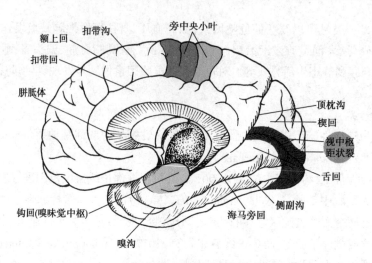

图 6-2　右侧大脑半球内侧面结构和功能区

　　脑干可分为中脑、脑桥和延髓。中脑将脑桥和小脑与丘脑和大脑半球相连。它包含大脑脚和介于第三和第四脑室间的导水管。脑桥将来自延髓的信息传递至更高的皮层区域，通过小脑中脚和小脑相连，其包含脑桥网状结构和呼吸中枢。延髓包含交叉纤维束在皮层和脊髓间传递信息，呼吸中枢、血管运动和心功能中枢也位于延髓，同时也控制着咳嗽、呕吐和吞咽过程。

　　小脑包括位于中线的小脑蚓部和两侧的小脑半球。最大的裂隙为初级裂，其分隔小脑前叶和小脑后叶。后外侧裂分隔小脑后叶和绒球小结叶。小脑扁桃体位于中线，其外侧为三个小脑脚：上脚（最内侧）、中脚（最外侧）和下脚（最下部）。

（二）大脑血管解剖

　　脑的动脉来源于颈内动脉和椎动脉（图 6-3）。以顶枕沟为界，大脑半球前 2/3 和部分间脑由颈内动脉分支供应，大脑半球后 1/3 及部分间脑、脑干和小脑由椎-基底动脉供应。所以可分为颈内动脉系统和椎-基底动脉系统，它们又都可以分为皮质支和中央支，前者供应大脑皮质及其深面的髓质，后者供应基底核、内囊和间脑等。

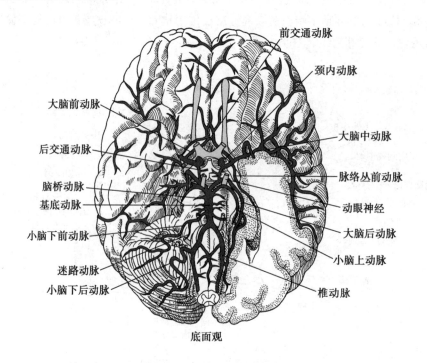

图 6-3　脑的动脉供应

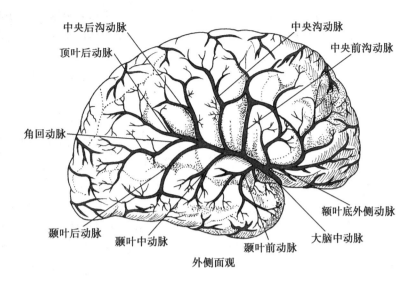

中央后沟动脉　　中央沟动脉
顶叶后动脉　　中央前沟动脉
角回动脉
额叶底外侧动脉
颞叶后动脉　颞叶中动脉　颞叶前动脉　大脑中动脉

外侧面观

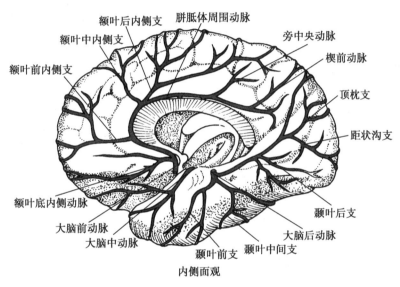

额叶后内侧支　胼胝体周围动脉
额叶中内侧支　　旁中央动脉
额叶前内侧支　　楔前动脉
顶枕支
距状沟支
颞叶后支
额叶底内侧动脉
大脑前动脉　　　大脑后动脉
大脑中动脉　颞叶前支　颞叶中间支

内侧面观

图 6-3(续)

　　Willis 环由前交通动脉、两侧大脑前动脉始段、两侧颈内动脉末段、两侧后交通动脉和两侧大脑后动脉始段吻合而成。大脑前动脉分出前交通动脉、Heubner 回返动脉、胼周动脉和内侧豆纹动脉。大脑中动脉分出外侧豆纹动脉,以及双侧大脑中动脉上、下和深穿支。基底动脉分出大脑后动脉,并由后交通动脉和双侧大脑后动脉吻合,从而形成 Willis 环(图 6-4)。脑干大部分血供由椎动脉供给,双侧椎动脉吻合成基底动脉,进一步分出脑桥支和延髓支。小脑后下动脉向延髓和脊髓丘脑束部分供血。小脑前下动脉向脑桥、面神经核和三叉神经脊束核及其纤维束、小脑下脚和小脑中脚,以及脊髓丘脑束供血。小脑的血供来自椎动脉和基底动脉的三个分支。

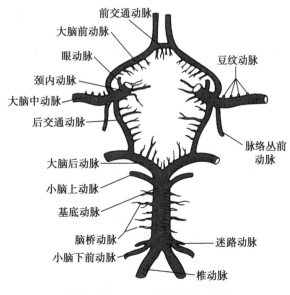

前交通动脉
大脑前动脉
眼动脉　　　　　　豆纹动脉
颈内动脉
大脑中动脉
后交通动脉
脉络丛前动脉
大脑后动脉
小脑上动脉
基底动脉
迷路动脉
脑桥动脉
小脑下前动脉
椎动脉

图 6-4　Willis 环的组成和分支

外侧延髓、小脑的下半部分和小脑蚓部的下半部分由小脑后下动脉供血。小脑前下动脉向介于小脑后下动脉和小脑上动脉供血区之间的脑桥下外侧、小脑中脚和小脑腹侧前带供血。小脑上动脉也向脑桥上外侧、小脑上脚和小脑半球上半部分供血。

三、临床诊治

(一)脑卒中的诊断

脑卒中的诊断包括病史采集、体格检查和辅助检查。应该及时和正确识别脑卒中的警示症状,包括急性局灶性神经系统症状(如无力、头晕或言语含糊)、精神状态改变或突发严重头痛。

用于脑卒中诊断的辅助检查包括头颅 CT、头颅 MRI、超声、血管造影等。头颅 CT 主要用于评估是否存在出血。在非出血性脑卒中的情况下,发病后数个小时内头颅 CT 可无明显异常,发病 24~48h 后梗死区域表现为低密度灶,第 3 或第 4 天时低密度灶更为明显。在出血性脑梗死中,表现为低密度水肿梗死区中存在高密度灶。在脑出血时,发病初期头颅 CT 即表现为高密度灶。头颅 MRI 能更敏感地检测出急性期的梗死灶,包括小的腔隙性梗死和颅后窝的梗死灶。弥散加权成像则是判断是否存在急性脑梗死的最敏感的检测序列,在症状出现数分钟后即能显示出阳性病灶。血管造影可用于诊断动脉瘤、血管畸形、动脉夹层、血管狭窄或闭塞,以及脉管炎。

(二)脑卒中的早期治疗

对脑卒中患者而言,急性期的治疗最为关键,急性期治疗及时与否,不仅影响患者功能障碍和预后,在病情严重的患者中还可能威胁生命。对脑卒中患者而言,只有度过了急性期,才能进入后续的康复期。

对急性期的脑卒中患者而言,首先需要保持生命体征稳定,其他的治疗包括补充等渗液体、预防误吸、预防癫痫发作、控制血糖、控制颅内压、控制体温等。

对于时间窗内的患者,若能进行溶栓治疗,可以改善患者的功能预后。溶栓治疗一般分为静脉内溶栓治疗、动脉内溶栓治疗和动脉机械取栓术。静脉注射组织型纤溶酶原激活剂(tissue plasminogen activator,tPA)是第一个被美国 FDA 批准用于治疗特定急性缺血性卒中患者的治疗。常用的药物是重组组织型纤溶酶原激活剂(recombinat tissue plasminogen activator,rtPA)阿替普酶。rtPA 治疗的适应证为年龄在 18 岁以上、症状出现时间少于 4.5 小时、存在中至重度神经功能缺损症状、头颅 CT 无明显出血表现,以及患者同意接受该治疗。rtPA 治疗的排除标准包括轻度神经功能缺损症状或短暂性脑缺血发作、头颅 CT 提示出血灶、经过降压治疗血压仍在 185/100mmHg 以上、患者正在接受抗凝治疗且血浆凝血酶原时间在 15 秒以上或 INR 大于 1.7、患者正在接受肝素治疗且时间小于 48 小时、患者正在接受华法林治疗等。但是随着目前研究的进展,关于 rtPA 治疗的时间窗也有所变化,但仍需要进一步的临床研究来评价治疗的风险获益比。

与静脉应用 rtPA 不同,脑卒中发生后 6 小时内仍可进行动脉溶栓。机械取栓的治疗时间窗是 24 小时。但是,机械取栓仅限于大血管栓塞性脑卒中尤其是颈动脉或大脑中动脉的病变。

抗血小板治疗的药物包括阿司匹林、阿司匹林/双嘧达莫和氯吡格雷,可有效减少非心源性脑卒中患者或短暂性脑缺血发作者再次卒中或发生其他心血管事件的风险。

对大脑半球的大面积脑梗死,可施行开颅减压术和/或部分脑组织切除术。较大的小脑梗死,尤其是影响到脑干功能或引起脑脊液循环阻塞的,可行颅后窝开颅减压和/或直接切除部分梗死的小脑,以解除脑干压迫。伴有脑积水或具有脑积水风险的患者应进行脑室引流。颈动脉狭窄超过 50% 的患者可根据具体情况考虑颈动脉内膜切除术。介入性治疗包括颅内外血管经皮腔内血管成形术及血管内支架置入等,其与溶栓治疗的结合已经越来越受到重视。

对蛛网膜下腔出血的患者的治疗包括卧床休息、进行心电监护、使用对乙酰氨基酚和可待因控制头痛、应用甘露醇减轻脑水肿、控制血压,避免用力、早期手术夹闭动脉瘤以降低再出血风险、应用尼莫地平减轻脑血管痉挛从而改善患者预后。

(三) 脑卒中特殊临床问题的处理

对脑卒中患者而言,在康复治疗期间还存在一些特殊的临床问题,对于这些临床问题是否能早期识别并进行有效干预,也在一定程度上影响着患者康复治疗的效果和其预后。

1. 肩痛　在脑卒中患者中,近80%的患者存在不同程度的偏瘫肩痛,会限制患者参与治疗并影响他们对治疗的耐受度。由于脑卒中后造成偏瘫肩痛的原因很多,因此需要对患者进行充分评估,包括肌肉骨骼的评估、痉挛评估,以及周围神经的评估。导致脑卒中患者偏瘫肩痛的常见原因包括肩关节半脱位、肩袖损伤、复杂性区域性疼痛综合征、粘连性关节囊炎、撞击综合征、臂丛神经损伤和肱二头肌肌腱炎。

(1) 肩关节半脱位:脑卒中患者由于存在偏瘫侧无力,容易造成患侧肩关节半脱位,表现为肩关节松弛,在肩峰与肱骨头之间可触到明显的凹陷,站立位肩关节 X 线检查有助于明确诊断。康复治疗包括肩关节处功能性电刺激和站立位时肩托的佩戴、白贴贴布固定、肌内效贴辅助增强。需要注意的是肩关节吊带并不能预防或纠正肩关节半脱位。早期促进肩关节周围肌肉尤其是冈上肌和三角肌的中束和后束的力量可以预防肩关节半脱位的出现。

(2) 肩袖损伤:脑卒中患者也容易出现肩袖损伤,表现为肩关节疼痛,查体可见外展试验(+)、落臂试验(+),可行肩关节 MRI 或肩袖 B 超来明确诊断。康复治疗包括物理因子治疗、局部注射治疗(如激素、富血小板血浆等)、物理治疗(关节松动及肌力)、降低肩袖内旋肌肉的肌张力。详见肩关节疾病章节。

(3) 复杂性区域疼痛综合征(complex regional pain syndrome,CRPS):脑卒中偏瘫患者若存在偏瘫侧肩痛同时伴有偏瘫侧手肿,需要考虑是否存在 CRPS。CRPS 可分为急性期、营养不良期和萎缩期。急性期患者表现为烧灼样疼痛、弥漫性肿胀或水肿、痛觉过敏和/或痛觉异常,手和手指血管舒缩运动的变化(毛发和指甲生长增加,温度过高或温度过低,出汗),此期持续 3~6 个月。营养不良期患者疼痛加剧并向近端蔓延、出现皮肤/肌肉萎缩、硬性水肿、对冷不敏感、脆甲/指甲萎缩、关节活动范围下降,皮肤颜色斑驳,骨质减少,此期也持续 3~6 个月。萎缩期患者疼痛减轻,但出现营养改变,表现为手和皮肤苍白发绀,外表光滑、发亮,感觉凉和干燥;骨质流失加剧伴肌肉无力和萎缩,肩和手的挛缩或屈曲畸形。根据临床表现、体格检查、X 线、三相骨扫描、肌电图和星状神经节阻滞有助于 CRPS 的诊断。康复治疗包括物理因子治疗(经皮神经电刺激、脱敏治疗、交替浴和超声等)、物理治疗(受累关节活动度训练和淋巴水肿手法引流)及口服药物治疗(皮质激素治疗、非甾体抗炎药、三环类抗抑郁药、双膦酸盐类药物和降钙素等),也可行关节内注射皮质类固醇、局部注射普鲁卡因和皮质类固醇、星状神经节阻滞和交感神经切除术等。

(4) 肱二头肌肌腱炎:表现为 Speed 征(+)、Yergason 征(+),可行腱鞘利多卡因注射明确诊断,治疗方案为局部利多卡因注射治疗。

(5) 粘连性关节囊炎、撞击综合征、周围神经损伤等其他肩关节损害见肩关节疾病章节。

2. 痉挛和挛缩　大多数脑卒中患者在运动功能恢复的过程中都会出现不同程度的肌张力增高,典型的表现是上肢屈肌痉挛模式和下肢伸肌痉挛模式,在发病后数天至数周内出现。未能及时处理的痉挛可导致挛缩的发生,挛缩或导致疼痛和皮肤破损,影响患者功能恢复。康复治疗包括抗痉挛体位摆放、牵伸、支具应用、系列石膏、电刺激、冲击波和冷疗等。口服药物治疗包括苯二氮䓬类药物、巴氯芬、丹曲林、可乐定和替扎尼定等。化学神经阻滞药物则包括肉毒毒素、苯酚/酒精局部注射。手术治疗包括鞘内巴氯芬泵、神经外科手术治疗等。详见痉挛章节。

3. 静脉血栓栓塞

(1) 深静脉血栓:是脑卒中后常见的并发症,也是康复医学科患者常见的急症之一,主要发生在下肢,其主要原因是瘫痪侧下肢缺乏足够的活动,失去了肌肉泵的作用。脑卒中患者若存在 D- 二聚体增高,则需要进一步完善深静脉血管 B 超明确诊断。若脑卒中患者进行抗凝风险评估后提示相对血栓风险较高,可预防性给予低分子量肝素皮下注射,康复治疗则需要增强下肢主被动活动训练、患肢抬高和着弹力袜、下肢气压治疗,以及下肢远端电刺激等预防深静脉血栓的发生。对已存在深静脉血栓的患者,可进行抗凝治疗,如患者存在治疗禁忌证,可穿戴梯度加压弹力袜。康复治疗早期予以患肢制动,其他肢体正常活动。血管 B 超检查提示 1 个月以上血栓体积无明显增加并且 D- 二聚体指标逐渐下降的,可在避免挤压血栓局部的前提下,恢复常规康复。如栓子较大,脱落风险较大,可考虑髂静脉滤器植入,预防栓子脱落回流,术后可继续进行常规康复治疗。

（2）肺栓塞:下肢深静脉血栓脱落,栓子可通过回流进入肺动脉造成肺栓塞,会导致突发呼吸困难、胸闷、急性心衰,甚至危及生命。肺 CTA 可以明确诊断。在生命体征监护下,定期复查 D- 二聚体,予以吸氧、抗凝治疗、早期制动等。

4. 中枢神经痛（central pain） 多发生在脑卒中累及感觉皮层、丘脑或脊髓丘脑束的患者,表现为偏身麻木和疼痛等。治疗主要以药物治疗为主,阿米替林和拉莫三嗪为一线治疗药物。去甲替林和其他三环类抗抑郁药与阿米替林相比,抗胆碱能不良反应更少。也可将普瑞巴林、加巴喷丁、卡马西平和苯妥英钠作为二线治疗药物。在慢性疼痛患者中,可进行多学科联合治疗,综合应用行为学、药物和物理因子治疗。常用的物理因子治疗包括经皮神经电刺激（transcutaneous electrical nerve stimulation,TENS）和神经调控（运动皮层的高频重复经颅磁刺激）,保守治疗无效时可行深部脑刺激（deep brain stimulation,DBS）治疗。

5. 神经源性膀胱和肠道 脑卒中患者在急性期内可存在二便功能障碍,可能随着病情改善而逐渐恢复。若患者存在便秘,首先进行生活方式的改变,如增加水分和膳食纤维的摄入、软化大便等,也可增加口服排便药物及纳肛药物辅助排便。如果确诊神经源性膀胱和肠道,则需要相应的康复评估及训练。神经源性膀胱和肠道的诊治详见神经源性膀胱和肠道章节。

6. 压疮 脑卒中患者发生压疮主要是由于保持一定位置时间过长,使局部皮肤受压时间过长,造成皮肤组织缺血坏死导致血液循环障碍。压疮出现后较难愈合,因此预防压疮比治疗更重要。在脑卒中患者中,应注意降低局部压力、定时翻身、应用气垫床、密切观察骨突部位皮肤以及营养支持,以预防压疮的发生。对已发生压疮的应及时解除压迫、伤口治疗、增加紫外线照射治疗和营养支持,并尽早进行离床活动、促进受压部位的血液循环。详见压疮章节。

7. 卒中后抑郁 卒中后抑郁的发生率约为 30%~60%,大部分的抑郁症患者常常哭泣、悲伤、沉默、自觉疲劳、失眠或睡眠过多、注意力和判断能力降低、有自责和自卑情结,严重情况下可能有自杀的念头。药物治疗包括三环或四环抗抑郁药（如多塞平）,5- 羟色胺再摄取抑制剂（如氟西汀）,康复治疗包括心理康复（个人和集体治疗）。

8. 卒中相关肺炎 脑卒中后由于活动减少,使得肺部功能下降,呼吸肌肌力减退导致肺部纤毛运动减弱,肺部的分泌物不容易排出。此外部分患者存在吞咽障碍,口腔分泌物会因为会厌功能不全而误吸入肺,从而造成肺部感染。因此,在脑卒中早期除了注意翻身拍背、体位排痰外,也需要定期复查感染指标,必要时肺部 CT 检查,必要时进行针对性治疗。对于存在吞咽障碍,并且反复存在肺部感染,短期无法拔出鼻胃管的患者,可拔出胃管改为间歇经口至食管管饲胃肠营养或胃造瘘饲,在减轻咽部异物刺激的同时,保证每日的营养摄入,也需要继续吞咽功能训练,在促进吞咽功能恢复的同时,减少肺炎的复发。

9. 癫痫 卒中后癫痫的发生率在不同文献报道中的差异很大。美国心脏协会（American Heart Association,AHA）和美国卒中协会（American Stroke Association,ASA）在 2016 年发布了成人卒中后康复治疗的指南,其中指出在卒中发生后早期（第一周）,据估计癫痫的发生率为 2%~23%,恢复期则增加至 3%~67%。脑出血患者更容易在早期发生癫痫,皮层受累的情况下癫痫发生风险更高。一旦癫痫发生,需要探查潜在诱因,以及考虑增加抗癫痫药物治疗。该指南认为预防性应用抗癫痫药物缺乏确凿的证据推荐,然而,若临床或电生理检查上存在癫痫,仍需要进行抗癫痫治疗。在蛛网膜下腔出血的患者中,迟发性癫痫的发生率介于 3%~7%,但是目前尚无共识是否需要即刻或后期使用抗癫痫药物。

10. 脑积水 动脉瘤性蛛网膜下腔出血的患者中,约 15%~87% 会发生急性脑积水。而恢复期需要进行分流术的脑积水患者的比例为 8.9%~48%。在急性期患者中,大部分会接受脑室外分流。但是对康复团队而言,仍然需要及时发现恢复期患者脑积水发生的危险因素,在精神和功能状态逐渐退化的患者中,完善相关影像学检查,并及时联系神经外科医生会诊协助诊治。

11. 胃肠道出血 在脑卒中患者中,由于应激或双联抗血小板治疗,存在胃肠道出血的可能,因此,在此类患者中,若出现顽固性呃逆或黑便,需考虑到胃肠道出血的可能,应完善粪隐血检查。在卒中治疗上,PPI 和氯吡格雷联合治疗并未被证实会增加心血管事件的风险。如果应用了联合治疗,基于 COGENT(Clopidogrel and the Optimization of Gastrointestinal Events Trial)研究的结果推荐应用奥美拉唑。

12. 脑卒中复发 在初始卒中或 TIA 发生后的 30 天内,脑卒中的复发率最高。因此,在急性期在院康复中,需要更积极地评估和密切监测。卒中二级预防最重要的危险因素是高血压。在绝大部分患者中,如果患者在卒中发生前已经开始降压治疗,那么应该在卒中后 24 小时后重启降压治疗。当怀疑在院康复的患者出现卒中复发时,首先需要完善 CT 检查以排除出血转化,明确是否需要神经外科急诊干预或对高颅压进行处理。排除上述情况之后,进一步完善 MRI 包括 DWI 来确定新发卒中。在没有新发卒中的情况下,需考虑假性卒中的可能性,需要及时排查是否存在感染和癫痫发作。

四、康复评定

康复评定在脑卒中的康复治疗中有不可替代的地位。完整的康复评定,有助于康复目标的确定和治疗方案的制定,能更好地促进患者功能恢复。

(一)脑损害严重程度评定

1. 脑卒中患者临床神经功能缺损程度评分 对脑卒中后患者功能障碍的综合粗略评定,包括意识、水平凝视功能、面瘫、言语、上肢肌力、手肌力、下肢肌力、步行能力这 8 大项。最高分 45 分,最低 0 分。0~15 分为轻型,16~30 分为中型,31~45 分为重型。分数越高,功能缺损程度越重。

2. 美国国立卫生研究院卒中量表(NIH Stroke Scale,NIHSS) NIHSS 是国际上公认的、使用频率最高的脑卒中评定量表,包含 11 项评定内容,意识水平、凝视、视野、面瘫、上肢运动、下肢运动、肢体共济失调、感觉、语言、构音障碍以及忽略。得分越低说明神经功能损害程度越轻,得分越高说明神经功能损害程度越重。

(二)运动功能评定

1. 肌力评定 徒手肌力评定分为 6 级(0~5 级),具体参见第一篇第四章中相关内容。

2. 肌张力评定 常用量表包括 Ashworth 量表和改良 Ashworth 量表,Ashworth 量表分 0~4 级,改良 Ashworth 量表在 Ashworth 量表的基础上增加了 1+ 级。这两个量表应用最为广泛,所测定的是被动活动阻力(神经成分和非神经成分之和),可在某种程度上反映非脊髓水平的肌张力障碍,但是这两个量表不强调速度依赖性。与之相对,Tardieu 量表比较不同速度牵伸关节时肌肉发生反应时的角度,符合经典的痉挛定义,能够区分挛缩和痉挛状态。其他常用的量表还包括 REPAS 量表、三倍痉挛状态量表等,详见痉挛状态章节。

3. Brunnstrom 运动功能评定 该评定将脑卒中偏瘫运动功能恢复分为 6 期,根据患者上肢、手和下肢肌张力与运动模式的变化来评定不同分期运动功能的恢复情况。1 期患者无随意运动;2 期患者开始出现共同运动;3 期患者的异常肌张力明显增高,可随意出现共同运动;4 期患者的异常肌张力开始下降,共同运动模式被打破,开始出现分离动作;5 期患者的肌张力逐渐恢复,并出现精细运动;6 期患者的运动能力接近正常水平,但运动速度和准确性比健侧差。

4. Fugl-Meyer 评定 主要包括肢体运动、平衡和感觉评分,以及关节被动活动度评分(包括运动和疼痛总评分)。肢体运动评分分为:上肢总积分 66 分,下肢总积分 34 分,总计 100 分。感觉评分:轻触觉 8 分,本体感觉 14 分。平衡评分:7 项 14 分。

5. 手臂动作调查测试（Action Research Arm Test，ARAT）　主要用于上肢功能的评价，其特点为简单、快速、可信度高。该量表包括四大部分：抓、握、捏和上肢粗大动作。共 19 小项，每小项 4 个等级（0~3 分），总分 60 分。分数越高，功能越好。

6. Wolf 运动功能量表（Wolf Motor Function Test，WMFT）　主要用于评定脑卒中上肢运动功能，该量表起源于 Emory 运动测试，经过改良形成目前的修订版本，由 15 个项目组成，1~6 为简单的关节运动，7~15 为复合功能动作。所有动作当场进行计时和动作质量打分（0~5 分，6 个分级）。分数越高，功能越好。该量表动作的设计由简单到复杂，包括近端和远端关节、评估动作完成的质量和速度，能反映出患者多重功能任务性训练的效果，通过对单关节运动、多关节运动和功能性活动计时及对运动质量的评估，可以定量评价患者上肢的运动能力，但是评定过程略复杂，需要较多时间。

7. Moberg 拾物试验（Moberg Pickup Test）　Moberg 提出对运动功能正常而感觉障碍的患者进行评价时用拾物试验。方法是将几种日常用品放在患者面前的盒子里，要求患者先睁眼用健手，再用患手将物品拾到盒子外，然后闭着眼做同样的动作，记录拾物需用时间和说出是什么物品。

8. 10 米步行测试　用于评价步行能力，记录步行 10m 所用时间，评价步行速度。

（三）感觉功能评定

1. 浅感觉评定　①痛觉评定：患者闭目，评定者用大头针的针尖轻刺患者皮肤，询问有无疼痛感觉，需双侧对比、近端和远端对比，记录感觉障碍的类型（痛觉过敏、痛觉减退或痛觉消失）与范围；②触觉评定：患者闭目，评定者用棉签轻触患者的皮肤，询问是否有感觉；③温度觉：患者闭目，评定者分别用装有冷水（5~10℃）和热水（40~50℃）的容器交替触碰患者皮肤，嘱其辨别。

2. 深感觉评定　①运动觉：患者闭目，评定者轻轻夹住患者的手指或足趾两侧，上下移动 5° 左右，嘱患者说出运动方向；②位置觉：患者闭目，评定者将其肢体置于某一姿势，嘱患者描述该姿势或嘱其用对侧肢体模仿；③振动觉：评定者将振动的音叉置于患者骨突起处，询问有无振动和振动持续时间，双侧对比。

3. 复合感觉评定　①皮肤定位觉：患者闭目，评定者用手指或棉签轻触患者皮肤，嘱患者表达出被触碰的部位；②两点辨别觉：评定者用钝角分规刺激皮肤上两点，评估患者是否有能力辨别，再逐渐缩小直至患者感觉为一点为止，测实际距离，并与健侧对比；③实体觉：患者闭目，评定者让患者单手触碰熟悉的物体（如钢笔、钥匙和硬币等），并说出所触碰物体的名称、大小、形状等，双手比较；④体表图形觉：患者闭目，评定者在其皮肤上画图形或写简单数字，嘱患者辨别。

（四）平衡功能评定

1. 三级平衡　三级平衡法是临床上常用的平衡评定法。Ⅰ级平衡是指在静态不借助外力的条件下，患者可以保持坐位或站立位平衡；Ⅱ级平衡是指在支撑面不动（坐位或站立位）条件下，患者身体的某个或几个部位运动时可以保持平衡；Ⅲ级平衡是指患者在存在外力作用或外来干扰的条件下，仍然可以保持坐位或站立位平衡。

2. Berg 平衡量表　该量表是脑卒中临床康复与研究中最常用的量表之一，一共有 14 项评测内容，包括：①坐至站；②无支撑站立；③足着地，无支撑坐；④站至坐；⑤床椅转移；⑥无支撑闭眼站立；⑦双脚并拢，无支撑站立；⑧上肢向前伸；⑨从地面拾物；⑩ 站立位转身向后看；⑪ 转体 360° ；⑫ 双脚交替踏台阶；⑬ 双足前后位，无支撑站立；⑭ 单腿站立。每项评分 0~4 分，满分 56 分，得分越高，平衡功能越好。

（五）吞咽功能评定

洼田饮水试验是吞咽功能的筛查评估量表，通过观察患者端坐位喝下 30ml 温开水时所需时间和呛咳情况。正常：1 级，5 秒之内；可疑：1 级，5 秒以上或 2 级；异常：3~5 级。其他量表包括多伦多床边吞咽筛查试验、床边吞咽评估、改良床边吞咽评估和功能性交流量表。多伦多床边吞咽筛查试验操作简单，耗时短，可在床边进行，可用于对急性期和恢复期的脑卒中患者进行筛查，灵敏度较高，包括4 个条目：饮水前的嗓音、舌的活动、Kidd 饮水试验和饮水试验后的嗓音。详见第一篇第四章康复评定概述。

（六）言语功能和构音功能评定

1. 西方失语症成套测试（Western Aphasia Battery，WAB）和**汉语失语成套测试**（Aphasia Battery of Chinese，ABC）　用于定量评估失语症类型及程度，评估内容全面、详细。分数越高，提示言语功能越好。但是该量表评定耗时较长。

2. 改良 Frenchay 构音障碍检测法　对构音器官功能性评定为主，判断构音障碍严重程度最佳。

（七）认知功能评定

1. 简易精神状态检查量表（Mini mental State Examination，MMSE）　认知功能障碍的初筛量表，用于后续成套认知评定量表的选择。得分越高，提示认知障碍越轻。

2. 蒙特利尔认知评估量表（Montreal Cognitive Assessment，MoCA）　与 MMSE 相比，更侧重于轻度认知障碍或血管性痴呆的筛查。分数越高，认知障碍越轻。

3. 洛文斯基认知成套测试　能更详细，全面地反映出特定认知阈的问题，但是耗时较长。分数越高，提示认知障碍越轻。

详见阿尔茨海默病一节。

（八）心肺功能评定

1. 6 分钟步行试验　详见第四章第三节。

2. 心肺运动试验　通过测定运动时的外呼吸状态即氧摄取量和二氧化碳排出量，与内呼吸的氧耗量和二氧化碳生成量通过循环相互偶联，以反映运动时心肺储备功能。

3. 台阶试验　通过在左右腿轮换上下台阶，简单测试心肺功能。该评定耗时 3 分钟，心率越快，提示心肺功能越差。

4. 简易肺功能评级　根据不同运动量下气喘程度分为 6 级。

详见呼吸系统疾病康复一节。

（九）日常生活活动能力评定

日常生活活动能力评定是脑卒中临床康复常用的功能评定，其方法主要有 Barthel 指数（Barthel index，BI）、改良 Barthel 指数（modified Barthel index，MBI）和功能活动问卷（Functional Activities Questionnaire，FAQ）。详见第一篇第四章康复评定概述。

（十）生存质量评定

生存质量（quality of Life，QOL）评定分为主观取向、客观取向和疾病相关的 QOL 三种，常用量表包括生活满意度量表、WHOQOL-100 量表和 SF-36 量表等。详见第一篇第四章康复评定概述。

五、康复治疗

脑卒中患者常见的功能障碍包括运动障碍、感觉障碍，可以合并有吞咽功能障碍、交流功能障碍、认知功能障碍、偏盲、疼痛和二便功能障碍等，严重者可以出现呼吸功能障碍、意识障碍甚至死亡。脑卒中康复主要针对上述功能问题进行相对应的处理，只有早期康复介入，采取综合有效的措施，并且注意循序渐进和患者主动参与，才能最大限度地减少中枢神经病变对功能产生的影响，为提高脑卒中患者的生存质量创造条件。

（一）康复目标与时机

采用一切有效的措施预防脑卒中后可能发生的并发症，如压疮、坠积性肺炎或误吸、泌尿系统感染、深静脉血栓形成等。改善患者受损的功能（如感觉、运动、言语、认知和吞咽等），提高患者的日常生活活动能力和社会参与能力，提高脑卒中患者的生存质量。

循证医学研究表明，早期康复有助于改善脑卒中患者受损的功能，减轻残疾的程度，提高其生存质量。《中国脑卒中康复治疗指南（2011 版）》中建议的早期康复是指"患者早期在医院急诊室或神经内科的常规治疗及早期康复治疗，经急性期规范治疗，生命体征平稳，神经系统症状不再进展 48 小时后"，"多在发病后 14 天内开始。"

脑卒中康复是一个长期的过程,病程较长的脑卒中患者仍可以从康复中获益,但其效果较早期康复者差。对伴有严重的合并症或并发症的患者,如血压过高、严重精神障碍、严重感染、急性冠脉综合征或心功能不全、严重肝肾功能损害、糖尿病酮症酸中毒等,应在治疗原发病的同时,积极治疗合并症或并发症,待患者病情稳定 48 小时后,方可逐渐恢复康复治疗。康复介入时机的切入点并非完全从发病时间考虑,更需要考虑患者病情是否稳定。

（二）基本原则

脑卒中患者的康复治疗包括如下原则:

1. 选择合适的患者和早期康复时机。

2. 康复治疗计划建立在康复评定的基础上,由康复治疗小组共同制订,并在其实施过程中根据患者的实际功能障碍的程度进行实时调整。

3. 康复治疗贯穿于脑卒中治疗的全过程,遵循个体化和循序渐进的原则。

4. 综合康复治疗要与日常生活活动和健康教育相结合,需要脑卒中患者的主动参与及家属的配合。

5. 积极防治并发症,做好脑卒中的二级预防。

（三）急性期康复治疗

脑卒中急性期通常是指发病后的 1~2 周,此期患者从患侧肢体无主动活动到肌张力开始逐渐增加,并逐渐出现较弱的屈肌的共同运动,相当于 Brunnstrom 分期 1~2 期。康复治疗是在神经内科或神经外科常规治疗(包括原发病、合并症治疗和其他对症治疗)的基础上,在患者病情稳定 48 小时后开始治疗。本期的康复目标是通过被动活动和主动参与,促进偏瘫侧肢体肌张力的恢复和主动活动的出现,以及肢体正确摆放和体位转移(如翻身和坐位转移等),预防可能出现的压疮、关节肿胀、下肢深静脉血栓形成、泌尿系统和呼吸道感染等并发症。通过偏瘫侧各种感觉刺激和床边康复治疗(如吞咽功能训练、发音器官的训练、呼吸功能训练和心肺康复训练等),从而促进脑卒中患者受损功能的改善。同时,也应该积极控制相关的危险因素(如高血压、糖尿病、高脂血症和房颤等),做好脑卒中的二级预防。

1. 体位摆放　定时翻身(2 小时一次)是预防压疮的重要手段,开始以被动为主,待治疗师指导翻身要领后,在确保安全的前提下尽可能以主动活动为主。为增加偏瘫侧的感觉刺激,多主张偏瘫侧卧位,适量健侧卧位,尽可能减少仰卧位(预防坠积性肺炎),要避免半卧位(减缓屈肌张力增高)。

（1）偏瘫侧卧位:偏瘫侧上肢应呈肩关节前屈 90°、伸肘、掌心向上;偏瘫侧下肢呈伸髋、膝稍屈、踝背屈 90°,健侧肢体放在舒适的位置。

（2）仰卧位:应在偏瘫侧肩胛骨和骨盆下放置薄垫,以避免肩胛骨和髋关节的后缩,偏瘫侧上肢呈肩关节稍外展、伸肘、伸腕、伸指、掌心向下;偏瘫侧下肢呈屈髋、屈膝、足踝在床面上(必要时给予一定的支持或帮助)或伸髋、伸膝、踝背屈 90°　(足底可放支持物或置丁字鞋,避免跟腱挛缩及髋外旋畸形,痉挛期除外),健侧肢体可放置在舒适的位置。

（3）健侧卧位:用垫枕等支撑偏瘫侧上肢和下肢,肩关节呈屈曲 90°,伸肘、伸腕、伸指、掌心向下;下肢呈迈步状(屈髋、屈膝、踝背屈 90°),注意患足不可悬空。

2. 偏瘫肢体被动活动　本期多数脑卒中患者肢体主动活动不能或很弱,肌张力低。为了保持关节活动度,预防关节肿胀和僵硬,促进偏瘫侧肢体主动活动的出现,以被动活动偏瘫肢体为主。活动顺序从近端关节到远端关节,一般每天 2~3 次,每次 5 分钟以上。在训练过程中,一般嘱患者头转向偏瘫侧,通过视觉反馈和治疗师言语刺激,有助于患者的主动参与。被动活动宜在无痛或少痛范围内进行,避免造成软组织损伤或增加关节磨损。在被动活动肩关节时,偏瘫侧肱骨应呈外旋位,即手掌向上(仰卧位),避免肩部撞击造成软组织损伤引起疼痛。在进行肩关节被动活动或平时改变体位时,不能过度牵拉患侧肩关节,避免肩袖肌的损伤,加重肩关节的疼痛,从而影响康复进程。

3. **床上活动** 床上训练的内容如下：

（1）促进腹式呼吸：脑卒中患者卧床后腹肌收缩活动与张力明显降低，表现为胸式呼吸，仰卧位时胸廓向上，向外牵拉，胸骨和肋骨异常抬高。因此治疗师需促进其肋部向下、向内运动，被动恢复胸廓正常位置，从而有利于纠正胸式呼吸变为腹式呼吸。

（2）Bobath 握手上举：患者双手叉握上举，偏瘫侧拇指置于健侧拇指掌指关节上方（Bobath 握手），在健侧上肢的帮助下，完成双上肢伸肘，肩关节前屈上举运动。

（3）翻身：患者向偏瘫侧翻身呈患侧卧位，步骤如下：双手交叉、伸肘、肩前屈 90°，健侧下肢屈膝、屈髋、足踩在床面上，头转向偏瘫侧，健侧上肢带动偏瘫侧上肢向偏瘫侧转动，带动躯干向偏瘫侧转，同时健侧足踏在床面用力使骨盆和下肢转向偏瘫侧；患者向健侧翻身呈健侧卧，动作要领同前，偏瘫侧下肢的起始位需在他人帮助下完成，健侧卧的肢体摆放同前。

（4）桥式运动：患者仰卧位，上肢放于体侧，在治疗师的辅助下双下肢屈髋、屈膝，足平踏于床面，伸髋使臀部抬离床面，维持该姿势并酌情持续 5~10 秒。

4. **运动想象** 运动想象疗法可以用于脑卒中恢复的任何阶段，因为该疗法实施并不依赖患者的残存运动功能，而是在想象中执行一个或一系列具体动作（不产生肢体活动），但要求患者存在较完整的认知功能。

5. **言语治疗** 对于急性期脑卒中患者，仍以卧床为主，如果此时患者已经能够耐受集中训练30min 左右，则可开始床边言语训练，此阶段的训练主要在言语治疗师的指导下在床旁进行。根据言语评估的结果，针对患者听、说、读、写等具体功能障碍进行针对性的训练。利用多种语言刺激以及重复的感觉刺激等，最大程度改善患者的言语语言功能，增强其沟通能力，提高交流质量。可选择的治疗方式包括 Schuell 刺激促进法、阻断去除法、程序学习法和脱抑制法。根据患者所存在的具体的功能障碍，选择适当的训练内容。

6. **吞咽治疗** 此期的吞咽治疗也在床边进行，包括口部运动训练以加强唇、舌、下颌运动及面部肌群的力量和协调性，利用冷冻的棉签反复刺激患者的软腭和咽后壁来改善咽反射，加强声门闭锁训练等，为后续进一步的吞咽训练做准备。

7. **物理因子治疗** 局部机械性刺激（如用手在相应肌肉表面拍打）、功能性电刺激、电子生物反馈和局部气压治疗等，可以使瘫痪肌肉通过被动引发收缩和放松，逐步改善肌张力及运动功能。音乐疗法能够辅助改善焦虑和抑郁，促进功能恢复。经颅磁刺激能够改变大脑皮质神经细胞的膜电位，产生感应电流，影响脑内代谢和神经电活动，促进神经重塑。经颅直流电刺激可通过调节神经网络发挥作用，通过阳极和阴极刺激不同的脑功能区，提高或降低神经元的兴奋性，从而进一步引起大脑功能性的改变，达到治疗效果。神经调控治疗可以贯穿在神经康复的每一个时期，并且可以根据每一个时期神经功能恢复的特征进行个性化的治疗。

8. **中国传统治疗** 包括推拿和针灸等。推拿通过深浅感觉刺激，有助于局部肌肉的收缩和血液循环，促进患侧肢体功能的改善。针灸通过调整机体内环境，给神经肌肉创造条件，促进神经功能的恢复，改善肢体功能。

能否开展早期康复取决于患者能否得到早期的诊断和及时的治疗。过去，由于人们对脑卒中早期表现的认识不足，容易错过早期治疗的最佳时机，也就谈不上早期康复了。近年来，随着脑卒中的知识普及，脑卒中的早期诊断和治疗的概率有所提高，使得康复的早期介入成为可能。

（四）稳定期康复治疗

1. **稳定早期康复治疗** 脑卒中稳定早期（亚急性期）是指发病后的 3~4 周，患者从患侧肢体弱的屈肌（伸肌）共同运动到痉挛明显、能主动活动患肢，但肌肉活动均为共同运动，Brunnstrom 分期大约在 2~3 期。本期康复治疗的目标除了预防常见并发症和脑卒中复发外，还包括抑制肌痉挛、促进分离动作出现、加强患侧肢体主动运动并与日常生活活动能力训练相结合，训练过程中需注意减轻偏瘫肢体肌痉挛，避免强化异常运动模式（上肢屈肌痉挛模式，下肢伸肌痉挛模式）。同时也需要针对患者其他功能障碍配合相应的康复治疗。

（1）床上与床边活动

1）上肢上举运动：内容同急性期，此期训练幅度更大，偏瘫侧主动参与更多。

2）床边坐与床边站：在侧卧的基础上逐渐转为床边坐位（双脚不悬空），开始练习该动作时应在治疗师的帮助和指导下完成。床边站时，治疗师应站在患者的偏瘫侧，并给予偏瘫侧膝关节一定的控制，防止膝关节无力屈曲或膝关节过伸的出现，要求患者在坐 - 站转移过程中，双下肢应同时负重，避免重心偏向一侧。

3）双下肢交替屈伸活动：休息时应该避免足底刺激，防止跟腱短缩与足下垂。

4）桥式运动：基本动作同前，时间可延长，可以单侧下肢完成，每组数量可以增加。

（2）坐位活动

1）坐位平衡训练：通过重心（左、右、前、后）转移进行坐位躯干运动控制能力训练，开始训练时应有治疗师在偏瘫侧给予帮助指导，酌情逐步减少支持，并过渡到日常生活活动中。

2）患侧上肢负重：偏瘫侧上肢于体侧伸肘、腕背伸 90°、伸指，掌心压于坐位平面，重心略偏向患侧使患侧上肢负重。可用健手控制维持伸肘姿势。

3）上肢活动：双侧上肢或偏瘫侧上肢肩肘关节活动（包括肩胛骨的活动），双手中线活动并与日常生活活动相结合。

4）下肢活动：双侧下肢或偏瘫侧下肢的髋关节、膝关节各个方向的活动，双足交替或患足踝背屈运动。

（3）站立活动

1）站立平衡训练：通过重心转移，进行站立位下肢和躯干运动控制能力训练。开始应该由治疗师在偏瘫侧给予髋关节和膝关节的支持，并根据患侧下肢恢复情况酌情逐渐减少支持，注意在站立起始位双下肢应该同时负重。

2）单腿站立：健腿屈髋屈膝，足踏在矮凳上，偏瘫腿伸直负重，其髋膝部从有支持逐步过渡到无支持。

3）上下台阶运动：患者面对台阶，健手握住台阶扶手，健足踏在台阶下方，偏瘫足踏在一阶台阶上，随后将健腿上一台阶，使健足与偏瘫足在同一台阶上，站稳后再将健腿下一台阶回到起始位，根据患者的体力和患侧股四头肌力量等情况，酌情增加运动次数和时间。

（4）减重步行训练：在偏瘫侧下肢尚无法适应单腿支撑时，可以进行减重步行训练。训练中通过给予外部支撑减少下肢负重，通过使患者下肢尽早负重，为双下肢提供对称的重心转移，重复进行完整的步行周期训练，也可以增加训练的安全性。通过减重训练能够显著减少膝关节及髋关节的压力性磨损或意外损伤，为其后的下肢功能恢复提供更好的条件。

（5）机器人辅助下训练：在患者能够适应站立体位并能遵嘱的前提下，可借助机器人减重系统调整患者在动力平台上的负重程度，并通过与腿部或足部相连的驱动装置带动患者步行，不但可提高步行能力，也可保证训练中步态的对称性。

（6）平行杠内行走：在患者偏瘫侧下肢能够适应单腿支撑的前提下可进行平行杠内行走，为了避免偏瘫侧伸髋不充分、膝过伸或膝无力，治疗师应在偏瘫侧给予帮助或指导，如果患侧踝关节背屈不充分，可穿戴踝足矫形器，预防可能出现的偏瘫步态。

（7）室内行走与户外活动：在患者能较平稳地进行双侧下肢交替运动的情况下，可优先进行室内步行训练，可加用手杖增加行走时稳定性。需要注意如患者存在足内翻或膝过伸情况，需通过支具控制（或通过对应肌力训练重建膝踝肌力平衡），才可进行进一步的步行训练。上下楼梯训练的原则是上楼梯时健腿先上，下楼梯时患腿先下，治疗师可在偏瘫侧给予适当的帮助指导。在患者体力和患侧下肢运动控制能力较好的情况下，可行户外活动，注意开始时必须有治疗师陪同。

（8）强制性运动疗法（constraint-induced movement therapy，CIMT）：主要用于脑卒中患者上肢功能

的恢复。经典的强制性运动包含三部分:重复的任务训练、以提高日常生活能力为目的的适应性任务训练以及对于健侧肢体的持续性限制。治疗中要求患者在清醒时间的90%限制健侧上肢的活动,同时进行每天6小时的训练,维持2~3周。一般建议在患者手及上肢可以较轻松地发起分离运动时,开始进行强制性运动训练。

(9)物理因子治疗:重点是诱发偏瘫侧上肢伸肌运动和偏瘫侧下肢屈肌运动,包括伸肘、伸腕、伸指、屈膝和踝背屈运动。常用方法有功能性电刺激、电子生物反馈和低中频电刺激治疗等。

(10)中国传统疗法:同急性期康复。

(11)作业治疗:根据患者的功能状况选择个体化的作业活动,以提高患者日常生活活动能力和适应社会的生活能力。作业训练一般包括:

1)日常生活活动能力训练:日常生活活动能力的水平是反映康复效果和患者能否回归社会的重要指标,基本的日常生活活动(如步行、转移、进食、个人卫生、更衣、洗澡、如厕等)和应用性日常生活活动(做家务、使用交通工具、认知与交流等)都应包括在内。

2)运动性功能活动:通过相应的功能活动增加患者的肌力、肌耐力、平衡与协调能力和关节活动范围。

3)辅助用具使用训练:为了充分利用和发挥现有功能,可配置辅助支具,有助于提高患者的功能活动能力。

(12)言语训练:此期的言语训练仍需要根据患者的失语症分类进行针对性训练,此期治疗可在言语治疗室内进行。在急性期训练的基础上,可进一步增加音乐疗法、计算机辅助训练等,也可根据患者的需求设置场景进行场景训练。以期进一步提高其交流能力。

(13)吞咽训练:此期的吞咽训练可以继续按照急性期的方案进行,根据患者吞咽评估的结果,在安全的情况下可开始尝试摄食训练,开展摄食训练时需要注意患者的体位,教导患者注意选择合适的进食姿势改善或消除吞咽误吸,选择合适性状和质地的食物,通过调整一口量和进食速度以及结合一些吞咽辅助手法来确保摄食训练安全高效地开展。也可根据患者的吞咽评估结果,必要时开展吞咽电刺激、球囊扩张训练等。

(14)步行架与轮椅的应用:对于年龄较大、步行能力相对较差者,为了确保安全,可使用步行架以增加支撑面,提高行走的稳定性。若下肢偏瘫程度严重,无独立行走能力者可用轮椅代步,以扩大患者的活动范围。

2. 稳定中期康复治疗　脑卒中稳定中期一般是指发病后的4~12周,此期患者从患肢肌肉痉挛明显、能主动活动患肢但肌肉活动均为共同运动到肌肉痉挛减轻、开始出现选择性肌肉活动,相当于Brunnstrom分期3~4期。该期康复治疗的目标是加强协调性和促进分离动作为主,并结合日常生活活动训练进行上肢和下肢实用功能的强化性训练,同时要注意肌张力的异常增高并及时处理。脑卒中患者运动功能训练的重点应放在正常运动模式和运动控制能力的恢复上。相当一部分偏瘫患者的运动障碍与其感觉缺失有关,因此,改善各种感觉功能的康复训练对运动功能恢复十分重要。

(1)上肢和手的治疗性活动:偏瘫上肢和手功能的恢复较偏瘫侧下肢相对滞后,这可能与脑损伤的部位和上肢功能相对较精细、复杂有关。上肢和手是人体进行功能互动必需的功能结构,尽管健侧上肢和手在一定程度上可起到代偿作用,但是偏瘫侧上肢和手的功能缺失或屈曲挛缩仍然对患者的日常生活活动有相当大的影响。因此,在康复治疗中,应当重视患侧手臂的功能训练。在日常生活活动中,不能忽略偏瘫侧上肢和手。酌情选用强制性运动疗法,以提高偏瘫侧上肢和手的实用功能。

在进行偏瘫侧上肢功能性活动前,必须先降低该肢体的屈肌张力,常用的方法为反射性抑制模式(reflex inhibition pattern, RIP)。患者仰卧位,被动使其肩关节稍外展,伸肘,前臂旋后,腕背伸,伸指,并使拇指外展。通过缓慢、持续牵伸屈肌,可以明显降低上肢屈肌的张力,但效果持续时间短。为了保持上肢较为正常的肌张力,可重复使用该方法。另外,主动或被动地进行肩胛骨的前伸运动也可以达到降低上肢屈肌张力的目的。患手远端指尖关节的被动后伸、患手部的冰疗、前臂伸肌的功能性电刺激或电子生物反馈均有助于缓解过高的屈肌张力,改善手的主动活动,尤其是伸腕和伸指活动。在进行上述的功能性活动中,可逐步增加上肢和手的运动控制能力训练(如将肢体维持在某一个位置上或快上慢下的离心控制运动等)和协调性训练,为以后的日常生活活动打好基础。在进行上肢和手的运动控制能力训练时,为了防止共同运动或异常运动模式的出现,治疗师可以用手给予一定的帮助,以便引导其朝向正确的运动方向。

在偏瘫侧上肢和手的治疗性活动中,尤其是在运动控制能力的训练中,应该重视"由近及远,由粗到细"的恢复规律,近端关节的主动控制能力直接影响到该肢体远端关节的功能恢复。从肌肉骨骼角度分析,近端控制差、关节不稳定,限制了远端肌肉的发力。从神经功能分析,近端关节控制佳,需要调动的脑区就相对较少,从而可以调用更多脑区去控制远端活动;而近端控制差则需要调动更多的脑区进行控制,从而减少了远端可调用的脑区。因此强化近端控制是手功能改善的基础。

(2)下肢的治疗性活动:当偏瘫侧下肢肌张力增高和主动运动控制能力差时,常先处理肌张力的异常,再进行有关的功能性活动(以主动活动为主,必要时可给予适当的帮助,尤其是膝关节的控制)。卧位降低下肢肌张力的方法包括:腰椎旋转、偏瘫侧躯干肌的持续牵伸和跟腱持续牵拉。下肢的运动控制能力训练可以在屈髋屈膝位、屈髋伸膝位进行。屈髋屈膝位进行偏瘫侧下肢主要关节的主动运动控制训练,可以指压第1和第2跖骨间肌,以促进踝背屈功能的恢复;患足的跟部在健腿的膝、胫骨前、内踝上进行有节律的、随意的选择性运动。该运动是下肢运动控制能力训练的重要内容,同时可以作为评定训练疗效的客观证据。由于下肢肌张力增高以伸肌为主,因此,在使用推拿、针灸等方法时,应以促进下肢的屈肌功能恢复为主。

下肢的功能除负重外,更重要的是步行,人们通过步行可以更好地参与日常生活、家庭生活和社区生活。如果患者存在踝背屈无力或明显足内翻,影响其步行,可应用白贴限制内翻,运动贴增强腓骨长短肌,踝足矫形器(ankle foot orthoses,AFO)或动态踝足辅具来辅助患足在摆动相接近中立位,以利于行走,休息时可将其去除。对于老年体弱者,可根据具体情况,选择手杖或步行架。如果患者脑损伤较严重,同时合并有感觉和认知功能障碍,也会影响肢体运动功能恢复,此期若仍无法行走,可使用轮椅以增加患者活动范围,在患者出院前需要教会患者及其家属如何进行床椅转移和轮椅的使用,尤其是刹车的使用。

(3)作业性治疗活动:针对患者功能情况选择合适的功能活动内容,如穿衣、画图、使用交通通信工具等。

(4)言语和吞咽训练:可参照稳定中期的方案继续执行。

(5)认知功能训练:认知功能训练需与其他功能训练同步进行,具体参见阿尔茨海默病一节。

3. 稳定后期康复治疗　脑卒中稳定后期一般指发病后4~6个月,此期患者大多数肌肉活动为分离性的,能主动活动,从不受肢体共同运动影响到肢体肌肉痉挛消失,分离运动平稳,协调性良好,但速度较慢,相当于Brunnstrom分期5~6期。本期的康复治疗的目标是抑制痉挛,进一步纠正异常运动模式,改善运动控制能力,促进精细运动,提高运动速度和实用性步行能力,掌握日常生活活动技能,提高生活质量。

(1)上肢和手的功能训练:综合应用神经肌肉促进技术,抑制共同运动,促进分离运动,提高运动速度,促进手的精细活动。

(2)下肢功能训练:抑制痉挛,促进下肢运动的协调性,增加步态训练的难度,提高实用性步行能力。

(3)日常生活活动能力训练:根据患者和家属的实际需要,继续强化日常生活活动能力训练。

(4)言语训练:在前期言语治疗的基础上,增加日常生活相关内容,以适应日后的日常生活。

(5)认知功能训练:按照前期方案继续进行。

(6)心理治疗:鼓励和心理疏导。尤其是针对4~6个月功能恢复仍较小的患者,加强患者对康复治疗的信心,以保证康复治疗的顺利进行。

（7）支具和矫形器的应用：一般患者运动功能的大部分恢复是在6个月内，在此期，若预计患者肢体功能不能有较大改善，并且仍存在较大日常生活活动能力限制的，可予以适配支具，如手部支具、踝足矫形器、膝关节支具和助行器等，以提高患者独立生活能力。

（五）恢复期康复治疗

脑卒中恢复期是指脑损伤导致的功能障碍经过各种治疗，受损的功能在相当长的时间内不会有明显改善的时期。临床上有的患者在发病后6~12个月，但多数在发病后1~2年。导致脑卒中遗留功能障碍的主要原因包括脑损伤严重、未及时进行早期治疗、未及时进行规范化的康复治疗（如治疗方法或功能训练指导不合理而导致误用综合征等）、危险因素（高血压、高血糖、高脂血症等）控制不理想导致原发病加重或再发等。主要表现为患侧上肢运动功能，尤其是手功能障碍、失语、构音障碍、面瘫、吞咽障碍、步行困难（足内翻下垂、膝过伸等）、大小便失禁、血管性痴呆等。

此期康复治疗的目的在于强化残存和现有功能，即代偿性功能训练，包括矫形器、步行架和轮椅等的应用，以及环境改造和必要的职业技能训练，以适应日常生活的需要。同时注意防止异常肌张力和挛缩的进一步加重，必要时继续进行上肢的自我牵伸以及下肢斜板牵伸跟腱等。避免废用综合征、骨质疏松和其他并发症的发生，帮助患者下床活动和进行适当的户外活动，注意多与患者交流，必要时给其心理辅导，激发患者主动参与的意识，发挥家庭和社会作用。

（六）脑卒中康复相关治疗技术

1. 手法治疗及功能训练理念 运动障碍康复的经典治疗方案旨在提高运动控制和协调能力，强调重复具体的运动来学习感觉对于运动控制的重要性，以及发展基本动作和姿势的必要性。现简述常用的治疗手法：

（1）本体感觉神经肌肉促通法：即PNF技术，使用螺旋和对角线的组合运动。目的是促进运动模式的优化，相对于传统技术强化个体肌群，该法能获得更好的相关功能的恢复。

（2）Bobath法/神经发育技术：目的是促进张力正常化，抑制运动的原始模式，促进自发的、随意的反应，以及随后的正常运动模式，是最为常用的治疗方法之一。

（3）Brunnstrom方法/运动治疗：是在训练中使用原始的协同模式，通过中枢易化来提高运动控制能力。

（4）感觉运动法/Rood法：主要通过皮肤感觉运动刺激，改善肌张力，提高主动运动能力。

（5）运动再学习：把中枢神经系统损伤后运动功能的恢复训练视为一种再学习或再训练过程。为了较好促进脑功能重组，需要多次反复的动作训练，使患者充分体验每一个简单动作到每一组复杂动作的正常运动感觉和所需力度，从而较好地掌握和提高运动控制能力，促进多肌群的协调运动。

（6）镜像治疗：基本原则是利用镜子为受损肢体建立反射性错觉，借此"欺骗"大脑，认为运动已经可以进行。将患肢置于镜子之后，位于对侧肢体在镜中成像之处。

（7）手法淋巴引流：通过轻柔的引流手法，促进脑卒中后肿胀上肢的恢复，并且减轻局部疼痛。

2. 常见用康复设备

（1）减重跑台训练：在患者下肢功能不能满足步行但有较好的站立能力时，可在减重的情况下进行跑台上的步行训练，增加感觉输入，提前训练步态习惯及发力模式，为步行训练打好基础。

（2）功能性电刺激：在患者有部分功能的情况下，为完成某些特定姿势而进行电刺激，以促进局部肌肉的收缩，如下肢背屈的功能性电刺激，辅助足下垂患者矫正偏瘫步态，也有上肢功能性电刺激。

（3）肌电生物反馈：通过各种感官反馈配合低频电刺激治疗，促进肌肉力量的恢复。

（4）康复机器人训练：以数个功能训练的模式为基础，通过人工智能，帮助患者选择并完成特定功能训练，但是功能训练的选择相对有限。

3. 神经调控技术 神经调控技术是利用侵入性或非侵入性技术、采用物理性（光、磁、电、超声）或化学性手段调控大脑特定区域，以达到调节大脑皮层神经元活动的技术。经颅磁刺激、经颅直流电刺激、经皮迷走神经电刺激及脑计算机接口技术是近年来快速发展的代表性无创性脑刺激技术,因其可以促进或抑制大脑皮质的兴奋性,已被广泛应用于脑卒中后各种功能障碍的康复。

（1）经颅磁刺激（transcranial magnetic stimulation,TMS）：是一种利用脉冲磁场作用于大脑皮质,产生感应电流改变皮层神经细胞动作电位,从而影响脑内代谢的和神经电活动的生物刺激技术。TMS 主要刺激模式有单脉冲（single-pulse TMS,spTMS）、双脉冲（paired TMS,pTMS）和重复经颅磁刺激（repetitive TMS,rTMS）。单脉冲和双脉冲主要用于评估单个脑区兴奋性和脑区间相关性。

1）单脉冲 TMS：可以在一定程度上预测脑卒中后患者运动功能障碍的预后。脑卒中后患者运动诱发电位可表现为缺失、波幅降低或波形异常、潜伏期和中枢运动传导时间延长等。脑卒中病人早期运动诱发电位（motor evoked potential ,MEP）的改变可以在一定程度上反映其预后情况,运动诱发电位表现正常者,其神经功能损伤较小,恢复较好;而运动诱发电位异常者则预后相对较差。

2）双脉冲 TMS：可以探究脑区之间的功能关系,或者外周神经与中枢对应区域的关系强度,从而绘制简单脑网络,判断脑卒中患者各脑区间纤维束的完整性,判断预后。

3）rTMS：即重复经颅磁刺激,一般而言,频率≤1Hz 的为低频磁刺激,用以抑制大脑皮质的兴奋性;频率≥5hz 为高频磁刺激,可以增加大脑的兴奋性。目前根据大脑半球间竞争模型,两半球间的平衡在脑卒中后被打破。健侧半球兴奋性增强,患侧半球的兴奋性降低,同时健侧半球对患侧半球的抑制相对会增加。目前大多数研究表明,急性期患者,使用低频刺激健侧大脑,相对安全;恢复期患者使用高频刺激患侧大脑可能更有效;同时进行健侧半球低频刺激和患侧半球高频刺激较单侧治疗疗效更佳。但是也有文献指出大脑非经典恢复模式患者可能并不适合单纯使用低频刺激健侧大脑或高频刺激患侧大脑。rTMS 除了应用于促进运动功能恢复,还应用于改善吞咽障碍、言语功能障碍、疼痛和痉挛状态等。

（2）经颅直流电刺激（transcranial direct current stimulation,tDCS）：是利用低强度、恒定的微弱电流（1~2mA）作用于大脑皮质,通过改变神经元膜电位的电荷分布,促其去极化或超极化,从而影响大脑皮质神经细胞兴奋性,最终调控大脑功能。tDCS 治疗设备通常有恒定电流刺激器、电极片及输出装置等部件组成。参考电极通常置于对侧眶上、肩上或颅外其他部位,电流从阳极流向阴极,并形成一个电流环路。电流在穿过颅骨作用于大脑皮质过程中,电流强度发生了衰减,故其疗效与电极片尺寸、极性、刺激部位、电流强度、电流密度、刺激时间、被刺激组织性质等多方面因素有关。大尺寸刺激电极会影响聚焦性,小尺寸则容易在电极边缘产生拟电场。目前对于 tDCS 的治疗机制尚不能解释,通常认为是一个多因素、多机制互相作用的结果。目前临床研究中主要用于言语、吞咽、认知等功能障碍康复。

（3）经皮迷走神经电刺激（transcutaneous vagus nerve stimulation,tVNS）：可通过刺激促使迷走神经兴奋,调节其相对应的功能,包括睡眠、肌张力和免疫功能等。

（4）脑 - 计算机接口训练：以运动想象为基础,通过脑电采集分析提取某一任务态脑电的特征性波形,进行匹配此波形的重复想象强化,促进大脑中特定区域的激活。主要用于手功能障碍患者。

六、预后

脑卒中预后的判断对患者而言意义重大,对康复医师而言,需要根据现有的评估结果指导患者、其家属及治疗团队进行康复计划制定和对未来进行预判。在预后判断上,常见评估包括：NIHSS 评分、Barthel 指数（Barthel index,BI）、改良 Rankin 量表（Modified Rankin Scale,MRS）和格拉斯哥结局量表（Glasgow Outcome Scale,GOS）。

NIHSS 评分≥16 分的患者中,死亡和重度功能障碍的可能性更高,而在评分≤6 分的患者中,良好恢复的可能性更高。在 NIHSS 评分介于 7~10 分之间的患者中,46% 恢复良好;评分介于 11~15 分的患者,23% 恢复良好。根据患者初始表现估计总体死亡率和功能恢复水平的可能性。NIHSS 评分介于 0~7 分者,30 天死亡率是 4.2%,评分介于 8~13 分者为 13.9%,评分介于 14~21 分者为 31.6%,评分介于 22~42 分者为 53.5%。即使在轻度脑卒中患者中,10 年死亡率也达 32%,与年龄和性别匹配的人群相比,相对风险为 1.7。

(一)致残危险因素

在过去的几十年里,随着脑卒中死亡率的下降,伴有残损和残疾的脑卒中后幸存者人数增加。每年约有 300 000~400 000 的脑卒中幸存者。50% 伴有偏瘫,30% 的患者没有辅助不能行走,26% 的患者存在日常生活活动能力依赖,19% 的患者伴有失语,35% 的患者有抑郁症状,26% 的患者生活在护理院中。

致残的危险因素包括:严重卒中、意识水平下降、糖尿病、心脏病、心电图异常、老年、医疗介入或康复介入延迟、双侧病变、既往脑卒中病史或有功能性残疾、坐位平衡差、完全性失语或认知障碍、严重的忽略、感觉和视觉异常、失禁 >2 周。

(二)患者重返工作的负面危险因素

如果患者康复出院时 Barthel 指数低、住院康复时间长、失语或既往酗酒,那么患者重返工作岗位的可能性较低。

(三)恢复时间窗

在缺血性卒中患者中,18.5% 重度功能障碍患者达到功能独立(MRS 评分 <3 分)的中位时间为 18 个月。在某些情况下的患者可通过持续努力(如运动想象、强制性运动、脑计算机接口、神经调控技术等)重获功能改善。在言语障碍方面,有研究提示卒中后言语功能稳定的时间在轻度失语患者中为 2 周,中度失语症患者中为 6 周,重度失语症患者中则为 10 周。在吞咽障碍方面,虽然发病率高,但是仅有 5.7% 的患者需要长期管饲饮食,一般而言,1/3 患者的在康复出院时拔除置管,而 75% 可在 1 年时拔除置管。在视空间忽略方面,约有 30% 的患者在发病 3 个月后仍会存在忽略。

(吴　毅)

思考题

请简述脑卒中后常见的功能障碍,并简述针对运动功能障碍的评定。

第二节　创伤性颅脑损伤

扫码获取
数字内容

【本节要点】

1. 创伤性颅脑损伤也称为脑外伤,有暂时性或永久性的运动、感觉、认知等神经功能障碍,严重者持续性植物状态甚至死亡。

2. 脑外伤的康复评定特别重要。幸存者在整个生命周期都需要定期进行康复评定,并根据康复评定结果给予相应康复干预。

3. 脑外伤密切相关的并发症有外伤后癫痫、神经内分泌功能紊乱、异位骨化、深静脉血栓等,是影响脑外伤康复结局的不利因素,需要早发现、早治疗。

4. 脑外伤康复的基本原则是早期介入、全面康复、循序渐进、个体化治疗和持之以恒。针对急性期、恢复期和后遗症期,制定相应的康复目标。

5. 脑外伤的康复常常需要多个学科的合作和衔接,脑外伤的康复也是一个长期的过程,需要社会和家庭的关注和大力支持。

一、概述

(一) 定义

创伤性颅脑损伤(traumatic brain injury,TBI)也常称为脑外伤,指外力直接或者间接作用于头部,导致头皮、颅骨、脑膜、脑血管和脑组织发生机械性损伤,从而引起暂时性或永久性的神经功能障碍,如运动、感觉、认知、知觉、语言、精神心理等多种功能障碍,严重者持续性植物状态甚至死亡。

(二) 流行病学

在全球范围内,每年约有5 000万人遭受TBI。过去30年里,我国没有全国性TBI流行病学调查结果。20世纪80年代,国内部分地区少量大规模流行病学调查提示TBI每年发生率远低于欧美国家。数据差距大的原因可能在于国内数据统计不完整,比如轻型TBI和偏远地区未到医疗机构就诊的TBI未能纳入统计。随着急救医学的发展,中国TBI的死亡率逐年降低,但遗留有功能障碍的TBI患者总体数量在增多。

(三) 危险因素

常见的TBI原因是道路交通事故、坠落、跌倒、暴力、运动损伤、工矿事故和自然灾害等。不同年龄阶段损伤因素的占比有所不同。新生儿颅脑损伤主要由产伤引起;跌倒和虐待是婴幼儿TBI的主要原因;意外伤害和机动车事故是学龄儿童TBI的主要原因;暴力和冒险行为是青少年TBI的主要原因;青壮年TBI的原因多见于交通事故、工矿事故和高处坠落;而老年人则多见于跌倒。战争时期,TBI多因火器伤、爆炸伤等造成。安全教育、交通立法、环境改造等措施可以一定程度预防TBI的发生。

尽管在TBI的预防、救治和相关基础研究方面取得了许多进展,但TBI依然具有很高的致残率和致死率,给家庭和社会造成巨大负担。

二、解剖及病理生理

(一) 解剖

根据颅脑解剖部位,TBI可分为头皮损伤、颅骨损伤与脑损伤,三者可合并存在,也可单独出现。本节内容以介绍脑损伤为主。TBI的临床症状和体征与损伤部位及大脑的解剖结构特点密切相关。如嗅神经和视神经是在前颅底穿行的神经,前颅底骨折,累及了筛板,损伤嗅神经,可导致嗅觉的减退甚至丧失。累及视神经,可导致视力的下降。脑室系统由左右侧脑室、第三脑室、中脑导水管和第四脑室所组成,脑脊液主要由左、右两侧脑室脉络丛所产生,经室间孔到第三脑室,再经中脑导水管到第四脑室,由第四脑室的正中孔和外侧孔到脑和脊髓外的蛛网膜下隙,脑外伤导致脑脊液循环通路受阻时可发生梗阻性脑积水。

(二) 病理生理

TBI的常用术语可以一定程度反映脑损伤的病理生理机制。如直接损伤,指暴力直接作用于头部引起的损伤,例如钝器直接击伤头部造成的脑挫伤。而间接损伤,指暴力作用于身体其他部位,然后传导至头部所造成的脑损伤,例如挥鞭伤,外力作用于躯干造成的脑损伤。原发性脑损伤指外力作用于头部时立即发生的脑损伤,撞击的剪切力对脑实质的直接破坏。继发性脑损伤指受伤一定时间后,在原发性损伤基础上出现的脑病变,导致病情进行性加重的脑损伤。机制包括:①缺血、兴奋性细胞毒性损害、细胞能量耗竭,甚至凋亡。②继发性大脑肿胀。③继发性轴索损伤。④继发炎症反应和退行性改变。弥漫性损伤指广泛的大脑损害,如弥漫性轴索损伤。

(三) TBI康复机制

目前认为,TBI患者功能的恢复与脑的可塑性(plasticity)有关,脑的可塑性表现在短期功能的改变和长期结构的改变,主要机制如下:

1. 突触可塑性　是指突触连接在形态和功能上的更新及改变;突触数目的增加或减少;突触传

递效应的增强或减弱。

2. 神经轴突芽生　当神经元的轴突损伤后,受损轴突的残端向靶组织或神经元延伸,或损伤区邻近的正常神经元轴突侧支芽生,向靶组织或其他神经元延伸,形成新的突触,实现神经再支配。神经轴突芽生是中枢神经系统可塑性的重要形态学基础。

3. 潜伏通路的启用　潜伏通路是指在正常情况下对某一功能不起主要作用或没有发挥作用,处于备用状态,而一旦主要通路无效时才承担主要功能的神经通路。1917 年,Ogden R 在偏瘫猴中实验性证明,皮质的运动局部损伤后,经过适当的训练,周围的皮质可以表达损伤皮质的功能,当把周围皮质切除后,损伤皮质功能的表达又会消失。

外界丰富的环境、干细胞移植、物理因子、神经营养因子、脑保护性药物、基因治疗和社会心理因素有促进中枢神经重塑的作用。康复治疗决定着神经塑造的方向和程度。

对 TBI 患者进行准确的康复评定后,根据评定结果制定和实施个体化的治疗,可以促进患者功能恢复,但盲目康复训练可导致"误用综合征",例如,训练强度过大,造成肌肉疲劳,加重肢体的痉挛。

三、临床诊治

根据患者受伤经过,临床症状和体征,结合影像学检查,TBI 的诊断较易确立。头部 X 线片和头部 CT 是急性期诊断脑外伤的主要检查手段。头部 MRI 对脑组织结构显像优于 CT,可用于病情稳定后判断受伤范围和估计预后。

按照解剖结构来分,TBI 分为脑损伤、颅骨损伤和头皮损伤;按损伤的性质不同,可分为脑震荡、脑挫裂伤、弥漫性轴索损伤、脑干损伤及颅内血肿等;按照病情的表现不同,又可以分为轻、中、重三型。临床上一般按损伤的性质来分,不同性质的 TBI,早期的临床表现和治疗措施有所不同。

(一) TBI 的诊断和早期治疗

1. 脑震荡

诊断:①伤后立即发生短暂的意识障碍,表现为昏迷或者神志恍惚。持续时间一般不超过半小时。②逆行性遗忘,不能记忆伤时或伤前的情况。③部分患者可能伴有自主神经和脑干功能紊乱,受伤当时立即出现皮肤苍白、出冷汗、瞳孔改变、血压下降、脉搏微弱及体温降低等。症状随意识好转而好转。④感觉头部"昏沉""不清醒""头痛",随时间推移逐渐减轻。头晕头痛可因震动或体位变换而加剧。持续加剧的头痛常表示病情的恶化。⑤病理征和腱反射无异常。⑥ CT 检查颅内无异常发现。⑦如果做腰椎穿刺,脑脊液检查无红细胞。

早期治疗:一般休息 1~3 周,不可过度使用脑力和体力,若患者感觉良好可逐渐起床活动,对于伤后头痛、呕吐明显、颅内压力增高患者,可以采用脱水疗法。可用镇静、镇痛药物对症治疗,但需密切观察病情,必要时复查头颅 CT,以防漏诊迟发性颅内血肿。在排除颅内病情变化的基础上,有条件可行高压氧治疗。

传统观念认为脑震荡仅仅是中枢神经系统暂时的功能障碍,并无可见的器质性损害,但确有部分脑震荡患者遗留有长期的认知、情感和躯体症状,症状的轻重与脑震荡的程度不成比例,所以有人主张不使用"脑震荡"这一诊断名称,而统称为轻度颅脑损伤。

2. 脑挫裂伤

诊断:①伤后立即发生意识障碍,持续时间长短不一,有数分钟至数小时、数日、数月乃至迁延性昏迷,昏迷时间与脑损伤程度相关。②可能有头痛、恶心、呕吐等颅内压增高的表现。③生命体征有可能发生改变。④可能会出现神经系统局灶症状和体征,如瘫痪,失语等。⑤ CT 扫描能清楚显示脑挫裂伤的部位、范围和程度。

早期治疗:脑挫裂伤患者早期病情变化较大,应有专人护理,有条件者应送入重症监护病房,密切观察其意识、瞳孔、生命体征和肢体活动变化,必要时应作颅内压监测,并及时复查头颅 CT,决定是否手术治疗。

3. 弥漫性轴索损伤

诊断:①伤后通常立即昏迷,而且昏迷程度深、持续时间长,一般无中间意识清醒(或好转)期。②CT可显示脑组织撕裂出血或正常,占位效应常轻微,中线移位不明显。③MRI可显示两侧大脑半球白质、胼胝体、基底节区和脑干上端背外侧等区域多发性点、片状出血灶。

早期治疗:包括呼吸道管理、吸氧、低温、药物等。治疗过程中若病情变化应及时复查头颅CT,如发现颅内血肿或严重的水肿,需立即手术清除血肿或行减压术。

4. 脑干损伤

诊断:①伤后立即出现典型的脑干症状,如意识、呼吸、循环、脑神经、运动、感觉等异常。②CT示脑干内点、片状出血,表现为点片状高密度影,周围脑池狭窄或消失。③病理检查可发现脑干神经组织结构紊乱、轴突断裂、挫伤或软化。④由于听觉传导通路在脑干中广泛分布,所以脑干听觉诱发电位检查能了解脑干功能。

早期治疗:治疗方法与脑挫裂伤和弥漫性轴索损伤相似。

单纯的原发性脑干损伤少见,常常与脑挫裂伤或颅内血肿同时存在,症状交错,就诊较晚者更难鉴别究竟是原发损害还是继发损害。

近年来对上述的弥漫性轴索损伤、原发性脑干损伤和脑震荡的关系有一些新的见解,不少人认为原发性脑干损伤是最重的弥漫性轴索损伤,致死率和致残率很高,而脑震荡则是最轻的一类。

5. 颅内血肿

按症状出现时间分为急性血肿(3天内),亚急性血肿(4~21天)和慢性血肿(22天以上),按部位则分为硬脑膜外血肿、硬脑膜下血肿和脑内血肿。

（1）硬膜外血肿

诊断:①伤后当时清醒,之后昏迷或出现有中间清醒期的意识障碍过程。②CT扫描显示硬膜外血肿,表现为颅骨内板与硬脑膜之间的双凸透镜形或弓形高密度影,可能并存脑挫裂伤、脑水肿及中线移位等情况。

早期治疗:①手术治疗,清除血肿。②非手术治疗,伤后无明显意识障碍,病情稳定者,可在密切观察病情的前提下采用非手术治疗。

（2）硬膜下血肿:急性和亚急性硬脑膜下血肿的出血来源主要是脑皮质血管。慢性硬膜下血肿好发于老年人,多有轻微头部外伤史。部分患者无外伤,可能与营养不良、维生素缺乏、硬脑膜出血性或血管性疾病等相关。

诊断:①急性或亚急性硬膜下血肿,有较重的头部外伤史,伤后即有意识障碍,并逐渐加重,或出现中间清醒期伴有颅内压增高的症状。②CT扫描表现为脑表面新月形、高密度、混杂密度或等密度影,多伴有脑挫裂伤或脑组织受压。③慢性硬膜下血肿容易误诊、漏诊。凡老年人出现智力和精神异常,或局灶症状和体征,特别是曾经有过轻度头部受伤史者,应考虑慢性硬膜下血肿的可能。

早期治疗:急性和亚急性硬膜下血肿的治疗与硬膜外血肿相似。慢性硬膜下血肿患者凡有明显症状者也应选择手术治疗。

（3）脑内血肿

诊断:病史、体征结合CT扫描证实脑内血肿的存在。

早期治疗:脑内血肿的治疗与硬膜下血肿相同,对少数脑深部血肿,如果颅内压显著增高、病情急性加重,也应考虑手术。

6. 蛛网膜下腔出血(subarachnoid hemorrhage,SAH)

诊断:①典型临床表现为剧烈头痛、恶心、呕吐,伴或不伴局灶体征。②绝大多数病例发病后数小时内出现脑膜刺激征,以颈强直最明显。③部分患者,尤其是老年患者头痛、脑膜刺激征等临床表现常不典型,而精神症状较明显。④CT表现为蛛网膜下腔内高密度影。

早期治疗:密切观察病情变化,根据病情选择手术或者非手术治疗。尼莫地平对细胞内钙平衡的调节能预防SAH后脑缺血细胞死亡。

7. 火器性颅脑损伤

诊断:根据病史和临床表现,一般可明确诊断。X线片和CT检查可了解损伤部位和范围、有无颅骨骨折、骨碎片和异物的分布以及有无颅内血肿等。

早期治疗:主要是急救和早期清创。

(二)并发症治疗

TBI的并发症是影响预后的重要因素,本节主要介绍与TBI密切相关的四个特殊并发症。

1. 外伤后癫痫　外伤后癫痫按其发作的时间,分为早期癫痫和晚期癫痫。早期癫痫发生于伤后7天内,晚期癫痫发生于伤后7天以后,早期癫痫多与脑挫裂伤、凹陷性骨折、急性脑水肿、蛛网膜下腔出血和颅内血肿等有关,晚期癫痫多由脑组织瘢痕、陈旧性凹陷性骨折压迫、脑脓肿、颅内异物、慢性硬膜下血肿等引起。外伤后癫痫的发作,潜伏期是不恒定的,大部分是在外伤后第1年内。外伤后癫痫发病率远高于一般人群的发病率。

诊断:①有2次以上典型癫痫发作。②脑电图出现特异性癫痫发作波或长程脑电图监测出现特异性癫痫发作波。③有明确的颅脑外伤史,影像学检查有明确颅脑损伤的表现。④颅脑损伤部位与癫痫发作类型有关联性。

预防:前瞻性随机对照试验未证实预防性使用抗癫痫药能预防发作。治疗性抗癫痫药通常在迟发性痫性发作后开始使用。

药物治疗:倾向于选用卡马西平(部分性发作)和丙戊酸(全身性大发作)。苯巴比妥和苯妥英镇静效果较强,对认知功能有影响,使用较少。所有抗癫痫药都有一定程度的镇静作用和认知功能影响,二代抗癫痫药,如加巴喷丁、拉莫三嗪和左乙拉西坦对认知功能的不良反应较少,可作为外伤后癫痫的辅助用药。

停药:2年内未发作可考虑停药。停药后有再发的风险。

外科治疗:对药物难以控制的难治性癫痫,内侧颞叶切除术和大脑皮质切除术可减少癫痫发作,同时生活质量和社会功能也有显著提高。迷走神经刺激术也可作为12岁以上难治性部分发作性癫痫患者的辅助治疗。

2. 坠积性肺炎　重度TBI患者昏迷后,会出现长期卧床的情况,翻身频率明显降低,咳嗽反射和吞咽反射明显减弱,误吸风险高,支气管黏膜-纤毛清除能力下降,气道内分泌物不易排出。另外,肺受重力作用的影响,产生肺淤血、肺水肿,使侵入肺的致病菌易于繁殖。坠积性肺炎对常用抗菌药物不敏感,治疗效果欠佳,但针对危险因素可采取有效措施防止其发生。

诊断:①坠积性肺炎不一定有其他肺炎常见的发热、咳痰、呼吸困难等典型症状及体征。②实验室检查一般为白细胞增多,中性粒细胞比例升高,痰培养阳性。③CT和胸部X线片常显示双肺底和双肺下叶不规则小片状密度增高影,边缘模糊,密度不均匀。

治疗:①注意痰液引流,痰液不易咳出的患者应给予吸痰及体位引流排痰。②注意评定吞咽功能,防止误吸,保持口腔清洁。③注意房间通风,加强营养支持治疗。④一旦确诊,合理选择抗生素、祛痰药。⑤病情严重的患者给予吸氧、吸痰,对气管插管、气管切开的患者加强气道管理,进行有效吸痰、湿化气道。⑥加强对原有基础疾病如糖尿病的治疗。⑦医院管理层面,需重视坠积性肺炎的危害,提高院内感染管理水平。

3. 异位骨化　是指在骨骼以外的软组织内形成成熟的板层骨。异位骨化在TBI中发生率较高,昏迷时间大于2周、制动、肢体痉挛状态或受累肢体肌张力增高、相关的长骨骨折、压疮、水肿等危险因素与异位骨化的发生有关,伤后3~4周是发生异位骨化风险较高的时间。

诊断:①有疼痛和受累部位的关节活动度受限,部分患者还可见局部肿胀、红斑、关节热感、肌卫现象、低热。②诊断性检验:血清碱性磷酸酶可能是最早发现异位骨化且花费最少的方法,但特异性不高。③骨扫描是早期诊断异位骨化的敏感检查。④伤后3周到2个月X线检查有助于确认成熟期异位骨化。

预防:①关节活动度(range of motion,ROM)训练。但活动过程中注意不要强力活动,避免出现继发性损伤现象。②控制痉挛状态。③非甾体抗炎药。

治疗:①双膦酸盐类和NSAID(尤其吲哚美辛)用于早期异位骨化治疗,并预防术后复发,但疗效未得到确切证实。②ROM训练预防和治疗进展期异位骨化,预防关节强直。③手术切除异位骨化的指征应以改善功能为目标(如清洁问题、ADL、转移),手术切除需延迟12~18个月,待异位骨化成熟后进行。

4. 神经内分泌功能紊乱　生长激素和促性激素缺乏是TBI后最常见的垂体前叶激素障碍,其次是促肾上腺皮质激素和促甲状腺激素异常,最显著的后叶激素障碍是尿崩症。在TBI患者中,许多垂体激素功能不足的症状和体征可能被认为是脑外伤后的神经系统问题,包括无力、疲劳、认知障碍、体力下降和抑郁。

诊断:①激素功能不足的特征性症状包括体重增加、皮肤和头发的改变、性功能障碍和闭经。②相关激素的实验室检查。

治疗:①尿崩症和肾上腺皮质激素缺乏应当在确诊后尽早进行,否则可能会出现严重的临床后果。②根据相关激素的实验室检查结果给予相应处理。③闭经可能是短暂的,可能与外伤应激相关,在无其他内分泌激素异常的情况下,持久性闭经需要进一步评估,必要时进行激素替代治疗。④脑外伤后,需要激素替代治疗的大部分患者可能需要终身治疗。但随着时间推移,有些患者病情可能会改善,对激素的需求可能在发病或应激期间发生改变,因此需要定期进行再评定。

5. 其他常见并发症　TBI其他常见并发症如痉挛、深静脉血栓(deep vein thrombosis,DVT)、自主神经过反射、压疮、神经源性肠道和膀胱等问题的诊治详见第二篇第一章第三节,第六章第三节和第四节。

另外,大多数TBI损伤为交通事故所致,所以复合伤发生率高。最常见的复合伤是四肢骨折、颌面伤,其次是胸、腹部损伤,在诊断和治疗中要特别注意。

四、康复评定

在对TBI患者进行康复治疗之前,必须首先要对各种功能障碍进行准确评定,了解患者功能障碍的存在及其程度,以此为依据制订出合理的康复方案,并初步判断预后。

(一)一般情况评定

1. 基本情况　生命体征,饮食营养状况、睡眠和大小便等。

2. 病史、发病情况,早期治疗情况。

3. 辅助检查结果　如X线、CT、MRI等。

4. 并发症,合并症。

5. 用药情况。

(二)意识状态的评定

TBI昏迷患者早期处于闭眼状态,部分患者逐渐能睁眼,出现睡眠-觉醒周期,但不能理解其周围事物,处于有觉醒但无觉知的状态,目前"无反应觉醒综合征"(unresponsive wakefulness syndrome,UWS)被推荐取代"植物状态"一词。部分病人的觉知能力会逐渐恢复,适宜的治疗会帮助患者苏醒。行为观察是发现严重脑损伤患者意识状态的主要手段。其中格拉斯哥量表(Glasgow Coma Scale,GCS),改良昏迷恢复量表(Coma Recovery Scale-Revised,CRS-R)应用较多。Four(Four Outline of Unresponsiveness)量表、SMART(Sensory Modality Assessment and Rehabilitation Technique)量表、中国持续性植物状态量表等也有应用。

1. 格拉斯哥昏迷量表(GCS)　国际上普遍采用GCS来判断急性损伤期患者的意识情况。GCS总分15分,其中睁眼反应4分、言语反应5分、运动反应6分。根据GCS评分,TBI分为四型:①轻型:GCS 13~15分。②中型:GCS 9~12分。③重型:GCS 3~8分。④特重型:GCS 3~5分。分数越低表示意识越差、损伤越重,预后也较差。

2. 改良昏迷恢复量表(CRS-R) CRS-R 由美国 JFK 康复医学中心提出,它提供包括听觉、视觉、语言、运动、交流和觉醒 6 个方面的信息,共 23 个项目,总评分在 0~23 分。该量表有利于鉴别 UWS 和的最小意识状态(minimally conscious state,MCS)。最小意识状态是植物状态和觉醒之间的状态,指患者仍有严重意识障碍,但存在部分意识,预后较植物状态好。

(三)认知功能评定

认知功能主要涉及记忆、注意、理解、思维、推理等,属于大脑皮质的高级活动范畴。TBI 如果造成大脑皮质广泛受损,则可能导致全面智能减退,称为外伤性痴呆。认知功能的准确评定能够及时发现认知问题,帮助制定正确的康复方案,将认知功能障碍对肢体功能训练和日常生活能力(ADL)产生的不利影响降到最低程度。

1. 筛查法 简易精神状态检查量表(Mini-Mental State Examination,MMSE)是最常用的认知功能障碍筛查量表。

2. 特异性检查法 在大致检出患者存在认知障碍后,还需要对认知障碍进行特异性诊断,通过评定明确患者属于哪一种特殊类型的认知障碍。成套测验由各种单项测验组成,每一个具体检查项目均可以看作是独立的特异性临床检查。分别检查记忆力、注意力、思维推理能力和执行能力。单项的特异性临床检查结果异常,仅仅能说明某种认知功能存在的缺陷。

3. 成套测验法 成套测验用来全面评定主要的脑功能,筛查量表也属于成套测验,TBI 常用的认知功能成套测验主要有长谷川痴呆量表(Hasegawa Dementia Scale,HDS)、韦氏成人智力量表(Wechsler Adult Intelligence Scale,WAIS)、神经行为认知状态检查表(Neurobehavioral Cognitive State Exam,NCSE)、蒙特利尔认知评定量表(Montreal Cognitive Assessment,MoCA)、洛文斯顿作业认知评定成套试验(Loewenstein Occupational Therapy Cognitive Assessment,LOTCA)等。以 LOTCA 为例,通过检查结果可了解 TBI 患者在定向、命名、失认、失用、单侧忽略、视空间组织、推理能力、思维运作、注意力等方面的能力。认知功能具体评定方法请参阅第四章第六节。

(四)行为障碍评定

TBI 患者常有如下典型的行为障碍:

1. 发作性失控 发作性失控多见于颞叶内部损伤,发作时脑电图有阵发异常,表现为无诱因、无预谋、无计划地突然发作,直接作用于最近的人或物,如打破家具、向人吐唾沫、抓伤他人,以及其他狂乱行为等。发作时间短,发作后有自责感。

2. 额叶攻击行为 额叶攻击行为又称脱抑制攻击行为,因额叶受损引起,特点是对细小的诱因或挫折发生过度的反应,其行为直接针对诱因,最常见的是间歇性的激惹,并逐步升级为一种完全与诱因不相称的反应。

3. 负性行为障碍 负性行为障碍常为额叶和脑干部位受损的结果,特点是精神运动迟滞,感情淡漠,动机缺失,患者往往不愿动、嗜睡,即使是日常生活中最简单、最常规的活动也完成得十分困难。

4. 激越 许多 TBI 患者早期表现出躁动不安,包括认知混乱、极度情感不稳定、运动与活动过度、身体或言语性攻击。

(五)知觉功能障碍的评定

知觉障碍属于认知功能障碍的范畴,为了叙述的方便,将知觉障碍的评定单独列出。根据 TBI 损伤的部位和严重程度,分为基本感觉障碍(如视觉敏感度降低)和感觉的感知处理障碍(如视觉空间感知受损等)。TBI 可导致所有类型的知觉障碍。常见的如躯体失认,单侧忽略,左右分辨障碍,手指失认,疾病失认,空间定位障碍,地形失定向,结构性失用,穿衣失用等。成套测验量表也涵盖了部分知觉功能评定内容,具体评定方法请参阅康复评定相关书籍。

(六)其他功能障碍评定

TBI 的运动功能评定、感觉功能评定、语言功能评定、吞咽功能评定、心理状态评定、膀胱及直肠功能评定、ADL 评定及职业能力评定与脑卒中所致的相关障碍评定相似。具体评定方法请参阅脑卒中康复和康复评定章节。

五、康复治疗

TBI 康复治疗的基本原则是早期介入、全面康复、循序渐进、个体化治疗和持之以恒。针对急性期、恢复期和后遗症期,制定相应的康复目标,鼓励家属和照顾者积极参与患者的康复治疗。系统的、规范的康复治疗以及良好的家庭与社会支持对 TBI 患者的预后有较大的益处。

(一)急性期康复治疗

TBI 急性期康复是否介入、何时介入仍有争议。一般认为,TBI 经过急救处理,生命体征平稳后的早期阶段应该介入。当患者仍在 ICU 时,可以请康复医师会诊,帮助急性 TBI 患者预防并发症,协助选择药物,使镇静药减少到最小。急性期的康复治疗主要目标是维持生命体征平稳,促进意识恢复,预防各种并发症。

1. 促醒治疗　通过听觉、视觉、触觉、运动觉等多种刺激,促进患者苏醒。家属应当积极配合,观察患者对刺激的反应,如面部表情、脉搏、呼吸、睁眼等变化。

1)听觉刺激,播放患者受伤前喜爱、熟悉的音乐和节目。家属经常呼唤患者的姓名,时常在患者耳边说话、讲述患者感兴趣的话题。

2)视觉刺激,使用变换的灯光照射患者头面部,在患者病情稳定的情况下,将床摇起,使患者可以看到病房里来往的人员,让患者注视亲人、朋友的相片,或是熟悉的物品。

3)触觉刺激,嘱家属经常抚摸患者头面部、体表,或梳头、洗脸、擦身,可同时结合语言抚慰,也可以将患者熟悉的物品带来,让患者抚摸。

4)运动觉刺激,每天被动活动患者四肢关节。

5)体位刺激,在床上或者椅子里滚动、摇摆,或从卧位到坐位、到站位。此项刺激前和刺激过程中注意监测患者的血压,如有条件也可监测颅内压。根据患者耐受程度调整刺激幅度和强度。

6)高压氧疗法,高压氧治疗使血液循环系统携带更多的氧气到病损脑细胞,使得颅脑组织部位氧分压和氧气储存量明显增加,增加氧气的有效弥散距离,减轻脑水肿,降低颅内压,促进觉醒状态。

7)物理因子治疗,主要包括经颅磁刺激,经颅直流电,周围神经刺激如正中神经电刺激、迷走神经电刺激,或者侵入性的脊髓电刺激,深部脑电刺激等。

8)中国传统疗法,在中医理论的指导下,采用针灸、推拿、中药治疗等,达到行气、活血、祛瘀,开窍、醒脑的目的。

2. 防治肌肉痉挛及关节僵直　定时变换体位,被动活动关节,牵拉易于缩短的肌群与软组织,必要时应用矫形器固定关节于功能位,良肢位摆放。对神志清醒者,可通过放松训练、心理暗示或肌电生物反馈法,使骨骼肌放松。避免让患者在歪斜的姿势下用力做动作。另外,处理好疼痛、二便、精神睡眠等因素,也有利于防治肌肉痉挛及关节僵直。

3. 激越治疗

1)环境改变、医护人员或家庭成员的行为方式改变,可使患者的激越得到控制。

2)使用地板床,可免除患者的约束,除非患者可能给自身或他人带来危险,否则不使用约束装备。如果使用,也须用最小约束,不能用约束装备取代地板床、一对一看护,或其他环境干预措施。

3)药物治疗,药物可选用抗精神病药、受体拮抗药、抗癫痫药(心境稳定剂)及抗抑郁药等。治疗原则是首先改善环境,然后考虑药物治疗,药物选用认知损害程度最小的药物。

4. 防治各种并发症

1)防治肺部感染:定时翻身与拍背,指导体位排痰引流。

2)防治静脉血栓:抬高患肢、关节活动或者对于尚未发生静脉血栓的卧床患者采用间歇性充气加压。

3）防治压疮：避免局部组织长期受压,避免搬运患者的时候生拉硬拽,保持患者的床单干燥、整洁、没有鳞屑,保持患者皮肤清洁、干燥,定时为患者翻身拍背,以及按摩受压的部位,保证患者营养摄入。

4）防治异位骨化：一旦怀疑异位骨化发生,应停止被动活动,主动活动应限制在无痛的范围内,不当的治疗会使骨化加重。可采用非甾体抗炎药物尽早治疗。原则上应避免早期对受累局部进行热疗、超声波,防止过度牵拉,避免造成新的损伤和组织内出血。

5）防治泌尿道感染和尿潴留等(详见第六章第四节)。

5. 改善功能　根据康复评定的结果,结合患者的耐受能力,在相对安全的前提下给予运动、语言、认知和吞咽等功能训练。

注意事项:TBI急性期内,患者病情变化较快,并发症多,如果患者意识障碍加重、生命体征不稳定、神经系统症状体征进展,一定密切观察是否有病情恶化。TBI急性期康复治疗中,积极沟通的多学科治疗至关重要。

(二)恢复期康复治疗

TBI急性期结束后即进入恢复期,时间一般为伤后2年内。恢复期患者病情相对稳定,发病后6个月内是康复治疗和功能恢复的最佳时期,但6个月后功能仍可进一步恢复。恢复期康复治疗应根据各种功能障碍采取综合治疗方法,最大限度地恢复患者的运动、感觉、认知知觉、语言、吞咽等功能,提高生活自理能力,改善生活质量。

1. 运动疗法　TBI恢复期的运动治疗主要目的是训练姿势控制、肢体运动功能、平衡能力及各种转移能力。主要采用神经发育疗法,包括Brunnstrom技术、Rood技术、Bobath技术、神经肌肉本体促进技术以及运动再学习技术等。研究表明运动疗法还能够改善TBI患者的认知功能和心理状态。

2. 认知知觉功能训练　TBI引起的认知知觉障碍往往会对康复训练造成很大的影响,因此应给予重视,尽早处理并贯穿康复治疗的全过程。认知疗法包括知觉、注意力、记忆力、思维及解决问题能力等方面训练。知觉训练包括听觉、视觉、失认、失用等训练,训练过程中引导患者体验成功的喜悦,提高其治疗积极性。具体方法详见第一篇第五章第四节。

3. 作业治疗　作业治疗包括改善记忆力、注意力等认知功能训练,也包括肢体功能、日常生活活动能力训练。TBI患者由于精神、情绪异常、行为失控、加上肢体运动功能障碍等原因,不能自我料理日常生活,作业治疗可从身心两方面促进其生活的独立和工作的回归,对改善TBI患者生活质量有着特殊的意义。作业治疗具体方法详见第一篇第五章第二节。

4. 语言治疗　TBI导致的语言障碍多种多样,构音障碍、言语失用和认知-语言水平上的障碍比较多见,特点是损伤程度重,失语和构音障碍常同时存在,治疗难度大。TBI早期多表现为言语错乱。语言训练的时机为患者病情稳定、意识清楚、能配合时。语言治疗具体方法详见第一篇第五章第三节。

5. 吞咽功能训练　吞咽功能障碍可导致TBI患者食欲下降、出现营养供应不足而影响康复进程。此外,吞咽障碍还可引起误吸、呛咳及吸入性肺炎等并发症。早期吞咽功能训练是促进患者康复的重要手段。治疗方法主要包括食物调整、胃肠营养、Mendelsohn方法、冷刺激咽部、舌肌训练、咽收缩练习、直接摄食训练及吞咽障碍治疗仪等。吞咽功能训练具体方法详见第一篇第五章第三节。

6. 物理因子治疗　在TBI的康复治疗中可根据患者不同时期的临床表现及并发症选择温热疗法、冷疗、功能性电刺激、低频脉冲电疗法、超声波治疗、高频电疗、磁疗、光疗、水疗、经颅磁刺激、经颅直流电等物理因子治疗。需严格评估适应证和禁忌证。例如,对外伤后癫痫患者应该禁止使用高频率、高强度的经颅磁刺激,避免诱发癫痫。但低频率的经颅磁刺激是可以的,因为低频率的经颅磁刺激对TBI认知和情绪障碍有改善作用,诱发癫痫的风险相对较小。

7. 中国传统疗法　中药、针灸等中国传统疗法能够改善大脑皮质的血液循环和脑组织的摄氧代谢能力,减轻脑水肿,保护损伤的脑组织。运用于TBI促醒,改善认知、语言、吞咽、运动等多种功能障碍。

8. 康复工程　康复工程是实现康复疗效非常重要的举措。比较简单的器具有腕关节背伸位固定板,各类自助器具,如更衣类自助器具及梳洗修饰类自助器具等,手杖,踝足矫形器,轮椅等。这些器具可以保护关节功能,防止关节挛缩,或者代偿、替代和补偿 TBI 患者的部分功能障碍。近年来,康复机器人的研究和应用成为康复工程的热点。

康复机器人主要可分为四类:①辅助型机器人,能替代人完成某项任务。②假肢型,代替人肢体功能。③治疗型机器人,指一类新兴的交互式机器人,例如计算机辅助训练、虚拟现实技术,能用来支持和增强临床中的康复训练,协助康复治疗和评定。

康复工程除了外在的辅助器具,还有一些可以植入身体内,通过代替受损的中枢神经系统来发挥作用,比如脑机接口,目前的技术已经达到对瘫痪患者机械臂进行操控的水平,还能重建视觉和听觉。随着科技的发展,康复工程可望更好地应用于 TBI 患者的运动、感觉、认知以及语言等多方面功能障碍的康复评定、治疗以及进行远程康复评定和训练。

(三)后遗症期的康复治疗

后遗症期一般是指发病二年以上,部分患者经过前期康复治疗,仍存在部分功能障碍,如偏瘫、痉挛、关节畸形等运动功能障碍,认知障碍,语言障碍等,这些功能障碍常停留在某一水平或进行性加重。

后遗症期康复目标:进一步改善和提高患者的运动、语言、认知功能,学会使用新的方法来代偿不能恢复的功能;增强患者在各种环境中的独立和适应能力,争取最大限度地生活自理,回归家庭和社会。

1. 维持和强化康复训练　脑外伤康复是一个长期的过程,患者出院后,为了维持或促进功能的进步,至少防止功能的退化,最好继续社区和家庭的康复训练,坚持定期随访。家属注意提醒和督促 TBI 患者坚持治疗。目前国内一些医疗机构建立了脑外伤慢病连续性健康管理服务项目,也是帮助 TBI 后遗症期患者维持和强化康复训练的方式。

2. 功能代偿　TBI 后遗症期要逐渐让患者接受和面对功能不全状况,加强健侧肢体功能训练及矫形器和辅助器具的使用,以增强其代偿功能。增强患者在各种环境中的独立和适应能力。

3. 强化职业训练　TBI 患者大部分是青壮年,现实中很多患者即使在功能恢复后仍无法重返工作岗位。因此,当患者的运动功能、认知功能等基本恢复后,应进行一些有针对性的职业能力训练。具体内容包括患者个体能力的评定、就业环境的评定、技能训练等,可在模拟环境中进行训练。为满足某些工作的特殊需要,可为患侧的上下肢装配支具,以利于重返工作岗位。

4. 心理疗法　康复计划成功与否,除了外力帮助,还有赖于患者的内在动力,很大程度上受到患者的决心、情绪等心理因素影响。心理康复的目的在于防止身心残疾及社会某种环境问题妨碍康复的进行,培养患者对社会生活的适应性。

患者家属要从患者思维、情绪变化中发现其积极和消极因素,采用说服、解释、启发、鼓励、对比等方法,调动患者的积极性,提高其战胜伤残的信心。

5. 康复宣教　中重度 TBI 患者的康复往往是长期甚至终生的,因此必须有患者家人的参与,通过对患者及家属的教育和指导,使其掌握一些日常的、不复杂的训练技巧,为 TBI 患者进行日常的康复训练,这是长期康复最现实、最可靠的方法。

注意事项:后遗症期 TBI 患者残留的各种功能障碍恢复较慢,会导致焦虑、抑郁等不良情绪。因此,应积极争取家庭的配合,尽早开始制定家庭康复训练方案,从易到难,循序渐进,坚持不懈,才可以达到理想的康复效果。

6. 其他　TBI 康复的热点治疗技术还有干细胞移植等,但目前干细胞移植面临多个困难,例如,在宿主体内存活能力差,尤其在损伤程度严重时,其存活率更低。另外,干细胞移植介入的时间、方式尚需要进一步研究。

六、预后

根据格拉斯哥结局量表,按照是否恢复工作、学习、生活自理来评定,TBI患者的结局分为恢复良好、轻度残疾、重度残疾、植物状态和死亡5个等级。

(一)预后预测

1. 格拉斯哥昏迷评分(Glasgow Coma Scale,GCS) GCS是临床实践和研究中最为常用、受到公认的预测工具。TBI后24小时或72小时的GCS评分结果与预后有很大的相关性,以72小时GCS评分更有价值。GCS评分3~8分的重型TBI患者遗留较多的功能障碍,死亡率、植物生存和重度残疾的比率均明显高于GCS评分9~15分者。

2. 创伤后遗忘(post traumatic amnesia,PTA) PTA持续时间是颅脑损伤后记忆丧失到连续记忆恢复所需的时间,与最终结局高度相关,PTA持续大于14天则出现中度或严重残疾的可能性更大。

3. 残疾分级评分(Disability Rating Scale,DRS) 系列DRS评分反映的早期恢复比率也能预测最终结局。DRS包括有8个项目4个大类:①唤醒、意识和反应力。②自理活动的认知能力。③对他人的依赖性。④社会心理适应力。DRS测定时间为受伤后的前3天,每天1次。以后每周1次,连续3周。再以后每2周1次,至受伤后16周。DRS评分20分以下者有望改善和提高生活质量。

4. 神经电生理检查 神经电生理检查可揭示CT、MRI、血管造影等难以显示的异常情况,可用于早期评估神经状态及预测结局。但体感诱发电位(somatosensory evoked potentials,SEP)等指标会受到外周神经损伤和镇静药物的影响,评定时需要综合考虑,不能用作结局预测的唯一依据。运动诱发电位(motor evoked potential,MEP)是刺激运动皮质在对侧靶肌记录到的肌肉运动复合电位,检查运动神经从皮质到肌肉的传递、传导通路的整体同步性和完整性。MEP的潜伏期延长和波幅降低越明显,运动功能恢复相对较差。

5. 影像学检查 CT及MRI检查结果正常并不能排除脑外伤,但CT和MRI提示的颅内血肿厚度、部位、中线移位距离、蛛网膜下腔出血(SAH)情况等方面对预后有一定预测作用。

最新的神经影像学技术对于创伤后大脑结构及功能的变化更为敏感。单光子发射CT(SPECT)、正电子发射断层扫描(PET)和功能磁共振成像(fMRI)都可以测量局部脑血流灌注,有助于识别功能缺损区域,另一种以磁共振成像技术为基础的磁共振波谱(MRS),检测和量化某些脑代谢物,例如,可以测定胆碱水平、谷氨酸等特定病理生理标志物,如果与GCS量表结合分析,可高度预测6个月及12个月后格拉斯哥结局量表的评分。

来自Glasgow和其他主要脑外伤中心的研究结果强有力提示大部分神经恢复发生在急性脑损伤后6个月内。然而恢复期最长可持续多长时间仍有很多争议。一些研究者认为神经恢复大约持续1年,然而也有一些研究者声称恢复能延长至伤后2年或更久。然而,有一点已经很明确,某些领域的功能障碍恢复比其他领域要快。例如,身体能力和功能技巧如转移功能常常在伤后3个月内恢复,而注意力、信息处理速度、记忆力和执行指令功能的缺损可以持续到受伤后10年。受伤前的医疗和心理因素也可能影响预后。例如,既往有脑外伤史或神经功能缺损可减缓恢复过程。此外,如果受伤前存在认知或行为异常,恢复缓慢或者不完全恢复的可能性更大。人口社会学因素,包括教育、年龄和受伤前的就业状况也会影响患者的康复结局。

对于TBI恢复过程来讲不存在最后终点,患者能不断地去学习解决特殊功能问题的新技能。通过不断学习和适应,认知功能和其他功能会有所恢复。

(二)影响预后的因素

TBI患者的预后受到多种因素的影响,同样的病情,可能有不同的康复结局,在预后判断时需引起注意。以下因素与预后密切相关。

1. 年龄 老年TBI患者预后差的根本原因在于器官老化造成心、肺、肾功能衰退,在治疗过程中,易出现器官衰竭或功能障碍。老年患者因体质较弱,反应性差而易发生感染等并发症,又因再生能力差,受损组织的功能恢复困难。因此,TBI患者随年龄的增大,病死率趋于上升。而年轻患者,尤其是青少年,机体再生能力强,即使是很危重的患者,经积极抢救,往往仍可取得良好效果。

2. 多发伤 TBI患者在受伤时,往往伴有胸、腹、肢体或骨盆等部位损伤,严重TBI患者因意识障碍,往往难以提供病史,因而会给检查带来困难,造成多发伤漏诊。多发伤可对受外伤损害的脑产生负影响,尤其是出现低血压或缺氧时影响更甚。在头颅CT检查之前,一般应确保气道通畅,血压平衡,明确是否有多发伤存在,以作相应处理。脊柱、肢体或骨盆的损伤,可增加TBI患者死亡风险。

3. 早期缺氧和低血压 TBI早期,患者可因意识障碍、排痰困难致呼吸道不畅;或因颅底骨折出血流入鼻、咽部,致呼吸困难;还可因脑损伤后中枢性呼吸功能不全造成缺氧。早期缺氧是引起预后不良的显著因素之一。低血压可致脑缺血、缺氧,同样可导致预后不良的结局。

4. 并发症 严重TBI患者并发症的发生率相当高,对患者的预后有不同程度的影响。

(1)高热:严重TBI后,患者反应力差,抵抗力弱,极易感染而产生高热,或因中枢性高热而影响预后。高热可加重体内负氮平衡,使机体抵抗力进一步下降,在急性期,还可使脑水肿加重或持续不消退,颅内高压难以缓解甚至加剧。

(2)消化道应激性溃疡:为TBI最常见的并发症之一,与下丘脑中自主神经功能紊乱有关。部分患者因顽固性、难治性消化道溃疡而死亡。

(3)脑积水:脑积水易发生于伤后较长时间昏迷的TBI患者,常需行脑脊液分流手术,也有少数患者可自愈。可表现为高颅内压性脑积水,也可是正常颅内压性脑积水,后者因发病隐匿,病程缓慢,易被忽视。伴有脑积水的患者,颅内体液代谢失衡,可影响脑组织的内环境,使颅内高压难以缓解,延缓康复进程。

其他并发症如外伤后癫痫,深静脉血栓,异位骨化等,也是很重要的影响TBI预后的不良因素。

5. 营养状况 TBI患者可出现高代谢、负氮平衡、体重下降、肌肉消瘦、免疫功能降低等继发反应。营养治疗是一种对颅脑外伤患者重要的辅助治疗,可纠正微量营养素的不足,保证氨基酸代谢平衡,防止高血糖的出现,改善血管的通透性以及体内细胞因子和激素水平,从而提高患者的应激能力。

(三)总结

TBI是一种死亡率高、致残率高的神经系统伤病。常见原因为意外事故,因此,加强交通安全、生产安全、运动安全教育,提高全社会的防范意识,可以一定程度预防TBI的发生。如果TBI发生,应及时送入医院救治。通过药物和/或手术等综合的临床治疗,尽快稳定生命体征,防治继发性损伤。TBI康复治疗必须尽早开始,预防性康复措施应该完全融入TBI急性期的治疗之中,最大限度预防继发性功能障碍的发生。家属应尽早参与康复计划,并对TBI康复的长期性和艰巨性有清醒的认识,康复专业人员需要帮助TBI家属熟悉患者的功能障碍情况,学会为患者提供帮助的技能。当患者出院后,患者和家属还需继续得到康复专业人员的指导和支持。此外,整个社会也应为患者回归家庭和社会创造条件。

总之,系统规范的临床治疗和康复治疗以及良好的家庭与社会支持对TBI患者的预后有较大的影响。

(何 竟)

思考题

1. 脑外伤康复的诊疗思路是什么?

2. 脑外伤的康复评定主要包括哪些内容?你认为哪种功能障碍对肢体功能训练和日常生活能力的不利影响最大?

扫码获取
数字内容

第三节 脊 髓 损 伤

【本节要点】

1. 脊髓损伤是指由于脊髓受到外伤或疾病等因素的作用,引起受损平面以下的运动、感觉和自主神经功能障碍。

2. 脊髓休克结束后,损伤水平以下运动感觉完全丧失,包括骶尾部($S_{4\sim5}$)的运动和感觉全部丧失,称为完全性脊髓损伤。

3. 不完全性脊髓损伤有几种特殊类型:中央束综合征、半切综合征、前束综合征、后束综合征、圆锥综合征、马尾综合征、脊髓震荡。

4. 脊髓损伤神经学分类国际标准评定内容包括感觉平面、运动平面、神经损伤平面、肛门深部压觉、肛门自主收缩、神经损伤平面、ASIA 残损分级。

5. 脊髓损伤急性期康复目标为预防和处理并发症;稳定期康复目标是获得最大程度的功能独立;恢复期康复目标为回归家庭、回归社会。

一、概述

(一)定义

脊髓损伤(spinal cord injury,SCI)是指由于脊髓受到外伤或疾病等因素的作用,引起受损平面以下的运动、感觉和自主神经功能障碍。根据损伤原因分为外伤性 SCI(traumatic spinal cord injury,tSCI)和非外伤性 SCI。

外伤性 SCI 最常见的原因包括交通伤、暴力损伤、高处跌落等造成的骨折、脱臼、挫伤等;非外伤性 SCI 常见的原因包括脊柱退行性病变、运动神经元病、脊柱炎性脊髓病、感染性和炎症性疾病、肿瘤性疾病、血管畸形、毒性/代谢性疾病、先天性/发育性疾病脊柱裂等。

颈髓损伤造成上肢、躯干、下肢及盆腔脏器的功能损害时称四肢瘫;胸段以下脊髓损伤造成躯干、下肢及盆腔脏器功能障碍而未累及上肢时称截瘫。截瘫包括马尾和圆锥损伤,但不包括骶丛病变和椎管外周围神经损伤。

(二)流行病学

美国早在 20 世纪 70 年代初步建立了美国国立脊髓损伤统计中心,之后日、澳、英、德等国也逐步完善全国性脊柱脊髓损伤登记系统。我国各地区间医疗水平、人口分布和经济条件差异较大,目前仍没有全国范围内脊髓损伤的流行病学调查结果。一项中国创伤性脊髓损伤流行病学和疾病经济负担的系统评价显示我国 SCI 年患病率为 37 人次/100 万[95%CI(21,53)],平均年龄范围 34.7~54.4 岁,男性高于女性。汽车碰撞和高空坠落是 SCI 的主要原因。

二、解剖及病理生理

(一)解剖基础

1. **脊柱** 人体脊柱由 33 块椎骨构成,脊柱承载体重,连接身体各部的运动,并为脊髓提供保护。

2. **脊髓** 脊髓上端在枕骨大孔水平与延髓相连,下端形成脊髓圆锥,终止于第一腰椎下缘或第二腰椎上缘水平。脊髓自腰膨大向下逐渐细削,第 3、4、5 骶节和尾节组成脊髓圆锥。圆锥末梢的椎管内聚集了第 2 腰节至尾节 10 对腰骶尾神经根,称为马尾神经。

3. **脊柱和脊髓的关系** 在 3 个月的胎儿,脊髓与脊柱尚等长,以后脊椎生长快,脊髓生长慢,由此导致脊髓和脊柱的长度不一致。成年人 $C_1\sim C_4$ 脊髓节段平相应同序数椎骨,$C_5\sim T_4$ 脊髓节段比相应颈、胸椎高出一个椎骨,$T_5\sim T_8$ 脊髓节段比相应的胸椎高出两个椎骨,$T_9\sim T_{12}$ 脊髓节段比相应的胸椎高出三个椎骨,整个腰髓节段相当于第 10~11 胸椎水平,整个骶髓节段相当于第 12 胸椎和第 1 腰椎水平。

4. 皮节和肌节　皮节(dermatome)指每个脊髓节段或神经根内的感觉神经元轴突所支配的一定的皮肤区域。绝大多数的皮节是由2~3个神经后根重叠支配,单一神经后根损伤时感觉障碍不明显,只有2个以上后根损伤才出现分布区的感觉障碍。肌节(myotome)指每个脊髓节段神经的运动神经(根)轴突所支配的一组肌群。临床常选用身体两侧各自28个皮节的感觉关键点和10对肌节(C_5~T_1,L_2~S_1)对应的关键肌进行感觉功能和运动功能的检查,对脊髓神经损伤的定位和病情变化评估有重要价值。

5. 灰质和白质　灰质在左、右两侧各分出前角、后角及侧角。灰质前角内含运动神经细胞,主要司躯干和四肢的运动支配;后角内含传递痛、温觉和部分触觉的第Ⅱ级感觉神经细胞,为感觉信息的中转站;C_8~L_2的侧角为脊髓的交感神经中枢,支配和调节血管、内脏及腺体的功能;S_2~S_4的侧角为脊髓副交感神经中枢,发出纤维支配膀胱、直肠和性腺的活动。

灰质的周围有白质包绕,白质分为前索、侧索和后索三个部分,神经条索进一步分为神经束。上行神经纤维束将躯干和四肢的痛温觉、精细触觉和深感觉传至大脑皮质感觉中枢进行加工和整合,主要有薄束和楔束、脊髓小脑束、脊髓丘脑束。下行神经纤维束将大脑皮质运动区、红核、前庭核、脑干网状结构及上丘的冲动传至脊髓前角或侧角,继而支配躯干肌和四肢肌,参与锥体束和锥体外系的形成,与肌肉的随意运动、姿势和平衡有关。主要有皮质脊髓束、红核脊髓束、前庭脊髓束、网状脊髓束、顶盖脊髓束。

6. 血液供应　脊髓动脉系统是由椎动脉发出的位于脊髓腹侧正中部的脊髓前动脉、脊髓背外侧沟的两条脊髓后动脉及脊髓各节段相对应的节段动脉和根动脉所构成。在脊髓的中胸段即T_4~T_8节段,血液供应相对较差,因通常仅由一条来自大约T_7节段水平的根动脉供血,其管径细,此区的吻合网也欠丰富,故此处最易在低灌注和单个动脉梗死时受累。下胸段和腰段脊髓包括T_9~T_{12}节段及腰膨大的供血,由单支最粗大的前根动脉(称为根大动脉)和较大的后根动脉(称为大后根动脉)等供血。脊髓骶部、圆锥和马尾则是由小的低节段的根动脉供血。脊髓的静脉在脊髓表面形成静脉丛及6条主要回流通道,分别位于前正中裂、后正中沟和前、外侧沟的相应部位。在脊髓内几乎无静脉吻合。

（二）病理生理

脊髓组织遭受机械性外力损伤后瞬间引起的组织损害,称为原发性损伤,由此继发的一系列病理因素参与的组织进行性、自毁性破坏过程称为继发性损伤。原发性损伤包括持续性压迫、短暂性压迫、牵拉和挫裂伤或横断伤。继发性损伤的发病机制涉及神经性休克、呼吸衰竭、自主神经功能障碍,以及血管损伤(包括出血和局部缺血)、水肿、炎症、兴奋性毒性、离子稳态失衡和细胞凋亡及坏死等。

外伤性SCI早期病理生理变化:损伤后3小时灰质出现出血点;6~10小时出血灶逐步扩大,白质出现水肿,胶质细胞浸润;12小时神经轴突开始退变,神经细胞逐步坏死;组织水肿24~48小时以后逐渐消退,形成不可逆的坏死。晚期会出现瘢痕增生、囊肿、硬膜粘连、炎症、神经胶质化等。

三、临床诊治

（一）临床表现

根据损伤的部位、程度和并发症不同,脊髓损伤的临床症状和体征是不同的。

1. 症状

（1）运动能力下降:表现为下肢或四肢有不同程度的肌力下降或丧失,高位脊髓受损伤可导致呼吸肌肉瘫痪,出现脱机困难等。

（2）感觉异常:表现为躯体有不同程度的麻、痛、感觉减弱或丧失,部分患者有异常疼痛和幻觉痛。

（3）肠道、膀胱功能障碍:表现为便秘、大便失禁等肠道并发症,以及尿频、尿急、急迫性尿失禁、尿潴留等一系列排尿功能障碍。

（4）自主神经功能障碍:包括血压和心率调控异常、排汗和体温调节异常等。

（5）性和生殖功能受影响：包括不同程度的性功能和生育功能障碍。

（6）常见合并症和并发症包括骨折、感染、自主神经反射异常、直立性低血压、深静脉血栓形成、低钠血症、骨质疏松与异位骨化、痉挛、压疮、疼痛等，患者可出现相应的症状。

2. 体征　肌力减弱或消失、肌张力和腱反射异常、出现病理反射、感觉异常、皮肤破损或压疮、肢体肿胀或畸形、步态和姿势异常等等。外伤者可能有脊柱压痛和叩痛，脊髓炎症者和血管病等可有相应的脊柱体征。

3. 完全性脊髓损伤（complete lesions）　脊髓休克结束后，损伤水平以下运动感觉完全丧失，包括骶尾部（S_{4-5}）的运动（肛门外括约肌自主收缩）和感觉（肛门皮肤黏膜交界处的感觉和肛门深部的感觉）全部丧失，称为完全性脊髓损伤。

4. 不完全性脊髓损伤（incomplete lesions）　损伤水平以下包括骶尾部（S_{4-5}）的运动（肛门外括约肌自主收缩）或感觉（肛门皮肤黏膜交界处的感觉和肛门深部的感觉）存在或两者都存在，称为不完全性脊髓损伤。不完全性脊髓损伤有几种特殊类型。

（1）中央束综合征（central cord syndrome）：血管损伤时，脊髓中央先开始发生损害，再向外周扩散。上肢的运动神经偏于脊髓的中央，而下肢的运动神经偏于脊髓的外周，造成上肢神经受累重于下肢。常见于颈脊髓血管损伤。

（2）半切综合征（brown-sequard syndrome）：只损伤脊髓半侧，由于痛温觉神经在脊髓发生交叉，因而造成损伤同侧肢体本体感觉和运动丧失，对侧痛温觉丧失。常见于刀伤或枪伤。

（3）前束综合征（anterior cord syndrome）：脊髓前部损伤，造成损伤平面以下运动和痛温觉丧失，而本体感觉存在。

（4）后束综合征（posterior cord syndrome）：脊髓后部损伤，造成损伤平面以下本体感觉丧失，而运动和痛温觉存在。

（5）圆锥综合征（conus medullaris syndrome）：脊髓骶段的圆锥损伤和椎管内的神经根损伤，可引起膀胱、肠道和下肢反射消失。偶尔可以保留骶段反射。

（6）马尾综合征（cauda equina syndrome）：椎管内腰骶神经根损伤，可引起膀胱、肠道及下肢反射消失。马尾损伤后神经功能的恢复有可能需要 2 年左右的时间。

（7）脊髓震荡（spinal concussion）：指暂时性和可逆性脊髓或马尾神经生理功能丧失，可见于只有单纯性压缩性骨折，甚至放射线检查阴性的患者。脊髓并没有机械性压迫，也没有解剖上的损害。另一种假设认为，脊髓功能丧失是由于短时间压力波所致，缓慢的恢复过程提示反应性脊髓水肿的消退。此型患者可见反射亢进，但没有肌肉痉挛。

5. 神经根逃逸　指完全性颈髓或腰髓损伤患者，损伤平面之上脊髓神经根损伤逐步恢复，从而出现神经损伤平面"下移"的假象。

（二）辅助检查

1. 影像学检查

（1）X 线检查是疑有脊柱骨折时最常用、快捷的方法，X 线片可以显示椎体及附件有无骨折或脱位、关节有无绞锁、椎管内有无碎骨片等，但对一些无明显移位的骨折可能漏诊。

（2）CT 对骨折敏感性较 X 线高，尤其是头颈连接处和颈胸连接处。多处损伤患者行脊椎 CT 检查时可以同时行头颅及胸腹部 CT 检查。

（3）MRI 可以清楚地从矢状面和冠状面了解脊柱、脊髓损伤程度。但心脏起搏器等体内金属及一些生命支持设备可能与 MRI 检查不兼容。椎体骨折急性期发生骨髓水肿，在 MRI 上呈长 T_1 长 T_2 信号。脊髓损伤晚期，MRI 可显示局部脊髓空洞形成，呈长 T_1 长 T_2 囊样影，以及不同程度的脊髓萎缩、蛛网膜粘连等。脊髓震荡多无阳性发现。大部分无放射影像异常的脊髓损伤（spinal cord injury without radiographic abnormality，SCIWORA）可以通过 MRI 检查发现脊髓损伤的证据。

（4）针对非外伤性脊髓病变如脊柱感染性及脊髓脱髓鞘病变、脊髓血管畸形、脊髓梗死、脊柱肿瘤等,还可以选择其他特异性的影像学检查。

2. 血、脑脊液标本的实验室检查是诊断非外伤性脊髓病变的重要方法。

3. 临床神经电生理检查技术能够客观评定脊髓的功能,常用的检查技术有体感诱发电位(somatosensory evoked potentials,SEPs)、运动诱发电位(motor evoked potential,MEPs)、针极肌电图、神经传导检测和神经反射(F波、H反射、阴部神经反射等)。

（三）诊断与鉴别诊断

外伤性SCI者有明确的脊柱外伤史、手术史,有相应的临床表现,影像学检查有椎骨骨折、脱位和脊髓损伤等,诊断依据明确。非外伤性SCI病因复杂多样,进展迅速,可伴随发热和神经功能缺损在内的其他症状,常需要多学科会诊协作进行诊疗。

（四）外伤性脊髓损伤的临床处理

1. 院前急救

（1）迅速了解病史和病情评估:迅速询问病史,监测患者的生命体征,并快速判断有无SCI的存在。及时有效的现场抢救与转送是提高SCI患者存活率乃至生命质量的关键。

（2）优先抢救生命:高处跌落或车祸损伤时常合并颅脑或胸腹脏器等危及生命的器官损伤。医务人员在事故现场迅速保持气道通畅、建立静脉通道和足够的循环容量。若有伤口,应紧急包扎,有脑脊液漏要加厚包扎。放置胃管引流胃内容物,留置尿管防治尿潴留。

（3）搬动和转运:怀疑SCI时应立即制动,制动固定后立即将患者转运至该地区有条件和技术处理脊髓损伤的医院救治。制动体位有两种:①为防止脊髓二次损伤,使患者保持受伤时的姿势制动、搬运;②使患者保持平卧位制动、搬运。

（4）颈髓、脑干及上胸髓损伤常伴有急性颈髓损伤综合征(acute cervical cord syndrome)(神经源性休克),即低血压、心动过缓及低体温的三联征(收缩期血压<70mmHg,脉搏每分钟≤40次,体温在34℃以下)。抢救现场应注意保温,发生低血压及心动过缓时,要使用Trendelenburg体位,必要时使用阿托品。

2. 院内救护　院内救护的首要目标是建立血流动力学的稳定性。患者病情稳定时,要通过查体和辅助检查对神经功能状态和脊柱稳定性进行全面评估,制定治疗方案。

3. 外科治疗　脊柱临床稳定性的定义是脊柱在生理负荷下防止椎体移位,避免损伤或刺激脊髓或神经根以及生理结构改变引起畸形或疼痛的能力。脊柱不稳定即是丧失在正常生理负荷下限制椎体移位的能力。评估脊柱稳定性应用广泛的方法包括脊柱稳定性评估检查表系统和Denis三柱理论系统(后者只适用于胸腰椎和腰椎,不适用于颈椎)。对于脊柱不稳者,无论脊髓休克是否已经结束,均可考虑进行紧急手术。

手术治疗目的包括脱位复位、神经减压,以及脊柱固定。手术指征包括:①脊柱骨折-脱位有关节突交锁者;②脊柱骨折复位不满意,或仍有脊柱不稳定因素存在者;③影像学显示有碎骨片突入椎管内压迫脊髓者;④截瘫平面不断上升,提示椎管内有活动性出血者。

（五）药物治疗

（1）tSCI早期的药物治疗的核心是减轻脊髓损伤后的继发损害,但目前尚无确认有效的药物。目前临床上常用的药物包括类固醇激素、神经节苷脂、啡肽类物质拮抗药、渗透性利尿药、东莨菪碱等。大剂量甲泼尼龙由于缺乏循证学依据,目前已不再建议将其作为标准疗法。

（2）针对不同病因导致的非外伤性SCI,药物治疗方法不同,包括抗生素、甲泼尼龙、免疫球蛋白、环磷酰胺、利妥昔单抗、硫唑嘌呤等。

（六）高压氧治疗

高压氧(hyperbaric oxygen,HBO)可提高脊髓的血氧含量及血氧分压,迅速纠正脊髓损伤部位的缺氧状态,从而促进神经功能的恢复,生命体征平稳后即可进行高压氧治疗。

四、康复评定

根据 2001 年 WHO 的《国际功能、残疾和健康分类》(International Classification of Functioning, Disability and Health, ICF)标准,应从结构功能损伤(运动、感觉及括约肌功能障碍等),生活自理能力受限和参与社会活动的限制三个层次描述脊髓损伤患者的健康状况。

(一)神经损伤

美国脊柱损伤协会(American Spinal Injury Association, ASIA)在 1982 年首次提出脊髓损伤神经功能分类标准,并被美国脊椎损伤委员会和国际脊髓学会(International Spinal Cord Society, ISCoS)共同推荐为国际标准。脊髓损伤神经学分类国际标准(International Standards for Neurological Classification of Spinal Cord Injury, ISNCSCI)及其检查表多次修订,2019 年 4 月 15 日 ASIA 发表该检查表的最新修订版本。

1. 感觉功能

(1)感觉评分(sensory subscores):关键点是容易定位的骨性解剖标志点,包括身体左右侧 28 对皮节关键点($C_2 \sim S_{4-5}$)。每个关键点要检查轻触觉和针刺觉(锐/钝区分)。检查轻触觉使用棉棒末端的细丝触碰皮肤,接触范围不超过 1cm。针刺觉(锐/钝区分)常用打开的一次性安全大头针的两端检查:尖端检查锐觉,圆端检查钝觉。

感觉正常(与面颊部感觉一致)得 2 分,感觉改变(部分减弱或感觉变化,包括感觉过敏)得 1 分,感觉缺失得 0 分。每种感觉一侧最高为 56 分,左右两侧最高共 112 分。两种感觉得分之和最高达 224 分。分数越高表示感觉越接近正常。因周围神经损伤或皮肤异常等所致的非脊髓损伤所致感觉缺失可用 0^*、1^*、NT^* 标注。患者无法区分锐性和钝性感觉者(包括触碰时无感觉者)为 0 分。

(2)感觉平面(sensory level, SL):感觉平面为针刺觉和轻触觉两者的最低正常皮节。检查结果将产生 4 个感觉平面:R,轻触觉;R,针刺觉;L,轻触觉;L,针刺觉。所有平面中最高者为单个感觉平面。若身体一侧 C_2 至 S_{4-5} 轻触觉和针刺觉均正常,则该侧感觉平面应记录为"INT",即"完整",而不是 S_5。

(3)肛门深部压觉(deep anal pressure, DAP):DAP 由阴部神经 S_{4-5} 的躯体感觉部分支配,检查者拇指和示指末节对肛门直肠壁施压,而不采用其他更剧烈的方法。对于 S_{4-5} 水平已经存在轻触觉或针刺觉的患者,则 DAP 检查不是必需的,因为患者已经可以判定为感觉不完全损伤。但仍然推荐在完成检查表时完成此项检查。

2. 运动功能

(1)运动平面(motor level, ML):通过检查 10 对肌节($C_5 \sim T_1$、$L_2 \sim S_1$)对应的关键肌确定运动平面。推荐每块肌肉按照从上到下的顺序检查,检查时使用标准的仰卧位及标准的肌肉固定方法。肌肉的肌力分为 6 级。肌力为 3 级及以上的最低关键肌代表运动平面,前提是该平面以上的关键肌的肌力必须为 5 级。身体左右两侧可以不同,二者中的最高者为单个运动平面。

许多因素可以抑制患者充分用力,如疼痛、体位、关节挛缩、肌张力过高或废用等,任何上述或其他原因妨碍肌力检查时,该肌肉的肌力应记录为"NT"。对于那些临床应用徒手肌力检查法无法检查的肌节,如 $C_1 \sim C_4$、$T_2 \sim L_1$ 及 $S_2 \sim S_5$,运动平面可参考感觉平面来确定。如果这些节段的感觉是正常的,推测其运动功能也正常。

针对非脊髓损伤因素所导致的肌力减退,如伴有脑外伤、周围神经损伤、四肢骨折等相关损伤时,可用 0^*、1^*、2^*、3^*、4^* 和 NT^* 标注肌力。

(2)运动评分(motor subscores):将肌力作为分值,如测得肌力为 1 级则评 1 分,5 级则评 5 分。双侧上肢相加最高 50 分,双侧下肢相加最高 50 分,共 100 分。评分越高表示肌肉功能越佳。

（3）非关键肌的检查：2013版国际标准明确了非关键肌的检查对象为AIS分级B级的残存非关键肌功能的患者，用于区分AIS是B级还是C级，但不用于确定运动平面或运动评分。非关键肌包括膈肌、三角肌、指伸肌、髋内收肌及腘绳肌等，肌力分为无、减弱或正常。检查结果可记录在检查表评注部分。

（4）肛门自主收缩（voluntary anal contraction，VAC）：肛门外括约肌由S_{2-4}阴部神经的躯体运动部分支配。检查应在检查者手指能重复感受到自主收缩的基础上，将结果分为存在和缺失。给患者的指令应为"像阻止排便运动一样挤压我的手指"。若VAC存在，则为运动不完全损伤。要注意将VAC与反射性肛门收缩鉴别。

3. 神经损伤平面（neurological level of injury，NLI） NLI指具有正常感觉功能的皮节平面和肌肉力量能抗重力的肌节平面中的最低者，必须满足该节段的感觉正常和肌力≥3级的同时上一节段感觉运动功能均正常这两个条件。NLI主要以运动损伤平面为依据，但T_2~L_1节段的运动损伤平面难以确定，故主要以感觉损伤平面来确定。

（二）损伤程度分级

1. ASIA残损分级（ASIA Impairment Scale，AIS） AIS用于对残损程度进行分级评定（表6-1）。

表6-1　ASIA残损分级

级别	程度	临床表现
A	完全损伤	鞍区S_{4-5}无任何感觉和运动功能保留
B	不完全感觉损伤	神经平面以下包括S_{4-5}无运动但有感觉功能保留，且身体任何一侧运动平面以下无3个节段以上的运动功能保留
C	不完全运动损伤	神经平面*以下有运动功能保留，且单个神经损伤平面以下超过一半的关键肌肌力小于3级（0~2级）
D	不完全运动损伤	神经平面*以下有运动功能保留，且单个神经损伤平面以下至少有一半的关键肌肌力大于或等于3级
E	正常	检查所有节段的感觉和运动功能均正常，且患者既往有神经功能障碍，则分级为E。既往无SCI者不能评为E级

注：*如患者需要评为C级或D级，即不完全运动损伤，则需要满足下列条件之一：①肛门括约肌自主收缩；②鞍区感觉保留，同时身体一侧运动平面以下有3个节段以上的运动功能保留。允许根据运动平面以下非关键肌是否保留运动功能来确定运动损伤完全与否（确定ASIA残损分级为B级还是C级）。当根据平面以下运动功能保留的程度来区分ASIA残损分级为B级或C级的时候，需要使用的平面为身体一侧的运动平面；而区分C级和D级的时候，使用的平面为单个神经平面。

2. 部分保留带（zone of partial perseveration，ZPP） ZPP指感觉和运动平面以下保留部分神经支配的皮节和肌节。应按左侧和右侧以及感觉和运动分别记录。根据2019版检查表，ZPP不再仅适用于完全性损伤的患者，只要S_{4-5}节段无感觉功能或无运动功能，就可将保留部分神经支配的最远端感觉平面作为该侧的感觉ZPP或运动ZPP。若骶段感觉功能保留或存在肛门括约肌自主收缩，则需标记"NA"。ZPP中不包括非关键肌。

（三）脊髓休克

脊髓休克（spinal shock）指脊髓受到外力作用后短时间内损伤平面以下的脊髓神经功能完全消失。持续时间一般为数小时至数周，偶有数月之久。表现为横断面以下脊髓节段支配的骨骼肌紧张性降低或消失，外周血管扩张，血压下降，发汗反射消失，膀胱充盈，直肠内粪积聚，表明躯体及内脏反射减退或消失。脊髓休克期所有神经反射全部消失，但并不意味着完全损伤，在此期间无法对损害程度作出正确评估，必须脊髓休克结束后才能正确评估神经损伤水平及程度。

球(海绵体)反射指刺激男性阴茎头或女性阴蒂时引起肛门括约肌反射性收缩。极少数正常人以及圆锥损伤患者不出现球(海绵体)反射。直接刺激肛门引起直肠肌肉收缩称为肛门反射。这两种反射出现,以及损伤平面以下出现感觉、运动、腱反射或肌张力升高与痉挛均提示脊髓休克已经结束。

（四）自主神经功能障碍

ASIA 和 ISCoS 共同推荐使用《脊髓损伤后残存自主神经功能载录国际标准》描述脊髓损伤对特定器官系统功能的影响。该自主神经功能标准包括有一般自主神经功能、膀胱、肠道和性功能四个部分,旨在帮助临床医生和研究人员更好鉴别和描述脊髓损伤患者潜在的自主神经功能障碍和影响。

（五）步行运动指数（ambulatory motor index，AMI）

通过评定髋屈肌、髋外展肌、髋伸肌、膝伸肌、膝屈肌 5 个肌群的肌力,对截瘫病人步行能力进行预测。

（六）其他

对痉挛、日常生活活动能力（activities of daily living，ADL）、生存质量（quality of life，QOL）的评定请查阅相关章节。可用脊髓损伤功能独立性评测（spinal cord independence measure，SCIM）和四肢瘫功能指数（quadriplegic index of function，QIF）来评定独立生活能力。

五、康复治疗

（一）急性期

急性期,即伤后 3~4 周,因脊柱稳定性重建时间过短,尚不完全稳定或刚刚稳定,因此在康复治疗前,必须对脊柱稳定性进行详细的评估,包括脊柱骨折类型、手术方式与内固定材料性质、外固定以及患者病情状况、病程长短等内容。应定期进行脊柱骨折部位的影像学检查,观察骨折复位及内固定情况。患者生命体征和病情基本平稳、脊柱稳定即可开始康复训练。急性期主要采取床边训练的方法,康复目的为预防和处理并发症、防止废用综合征,促进肌力和感觉的恢复。训练内容包括以下几个方面。

1. 良肢位摆放和体位变换　四肢关节应放于功能位,必要时使用夹板或康复支具来保持肢体处于功能位。每 2 小时翻身一次,预防压疮。

2. 关节被动运动　防止关节挛缩和僵直。

3. 肌力训练　针对四肢、躯干残存肌力进行肌力和耐力训练。肌力 1 级时采用低频电刺激、被动运动等,肌力 2 级时可以采用助力运动、主动运动;肌力达 3 级时,采用主动运动、生物反馈等。

4. 呼吸及排痰训练　对颈髓损伤呼吸肌无力的患者应训练其腹式呼吸,咳嗽、咳痰能力以及进行体位排痰训练,促进呼吸功能的恢复。

5. 早期坐起和站立训练　对脊柱稳定性良好者应早期(伤后或术后 1 周左右)开始坐起或站立训练。直立性低血压者需适应性训练。坐起和站立时要穿戴矫形器或腰围。

6. 二便的处理　SCI 急诊处理可留置尿管,保持尿路通畅。在伤后 1 周,即可酌情进行间歇导尿。便秘的患者首先要改变饮食结构,改变大便性状,其次可用润滑剂、缓泻剂与灌肠等方法处理。

7. 中医传统疗法　中药方剂、针灸、推拿等中医学治疗手段在治疗顽固性便秘、尿潴留、尿失禁、患者酸麻胀痛、痉挛等方面效果显著。

8. 心理康复　SCI 是一个灾难性事件,导致很多器官功能的失能和功能障碍。SCI 患者及其家人几乎均有不同程度的心理障碍,在脊髓损伤后早期即可启动心理康复工作,帮助患者接受和配合治疗,实现更大程度地提高躯体功能和生活质量,重返社会。建议心理康复干预贯穿整个康复过程。

（二）稳定期

稳定期,即受伤后 1~6 个月左右,此期患者脊柱重建了稳定性,脊髓损伤病理生理进入稳定的阶段。此期康复目标是通过康复训练获得最大程度的功能独立。与此同时,急性期的康复很多治疗仍需继续进行,如良肢位摆放、关节被动活动、呼吸训练等。

1. 运动功能

（1）肌力训练：完全性截瘫患者肌力训练的重点是肩和肩胛带的肌肉，包括上肢支撑力训练、肱三头肌和肱二头肌训练和握力训练，为应用轮椅、拐或助行器做准备。对使用低靠背轮椅者，还需要进行腰背肌的训练。对不完全性脊髓损伤患者应加强对肌力残留的肌肉的训练。可配合物理因子治疗和中医传统疗法，有助于增强肌力，延缓肌肉萎缩。

（2）牵伸训练：牵伸腘绳肌使患者直腿抬高大于 90°，以实现独立长腿坐。牵伸内收肌避免患者因内收肌痉挛而造成会阴部清洁困难。牵伸跟腱防止跟腱挛缩，以利于步行训练。与此同时，电刺激治疗、水疗等也被用于肌肉痉挛的治疗。严重肢体痉挛可以采用肉毒毒素注射治疗。

（3）平衡训练：平衡训练包括坐位平衡、双膝跪位平衡、站立平衡等，训练应由易到难、由静态到动态。

2. 感觉功能　感觉训练包括触觉、深感觉、实体觉等各种感觉训练。还应进行感觉刺激识别及功能性感觉再训练，可配合 Rood 技术进一步增强感觉训练效果。经皮神经电刺激、针灸治疗等对改善感觉障碍也有一定帮助。

3. 心肺功能　从腹式呼吸开始，逐步过渡到膈肌抗阻训练，同时应进行胸锁乳突肌及斜方肌抗阻训练以补偿胸式呼吸。病情允许的条件下，每天进行中等强度有氧运动可提高心肺功能。

4. 移动能力

（1）转移训练：转移训练包括床与轮椅之间的转移、轮椅与坐便器之间的转移、轮椅与汽车之间的转移及轮椅与地之间的转移等。在转移训练时可以借助辅助器具，如滑板等。

（2）轮椅训练：伤后 2~3 个月患者脊柱稳定性良好，坐位训练已完成，可独立坐 15 分钟以上时，开始进行轮椅训练。

（3）步行训练：完全性 SCI 患者步行的基本条件是上肢有足够的支撑力和控制力，不完全性脊髓损伤者，则要根据残留肌力的情况确定步行能力。步行训练分为平行杠内步行训练和拐杖步行训练。减重下跑步机上训练可以显著提高不完全损伤的 SCI 患者的行走能力。

根据神经损伤平面和损伤程度佩戴适当的下肢步行矫形器为很多截瘫患者站立步行所必需，比如髋膝踝足矫形器（HKAFO）、膝踝足矫形器（KAFO）、踝足矫形器（AFO）等。随着康复工程技术的快速发展，已可以使 C_5 平面以下 SCI 患者通过装配新型的站立架或 ARGO 来帮助站立或短距离行走。可穿戴机器外骨骼（wearable robotic exoskeleton，WRE）、截瘫行走架、脑机接口（brain computer interface，BCI）等技术也为 SCI 患者步态重建提供更多的支持。

5. ADL 能力　吃饭、梳洗、穿衣等日常生活活动应尽早过渡到轮椅上进行。ADL 训练应与手功能训练结合进行，可选择的治疗活动包括基础性日常生活活动和工具性日常生活活动。

6. 肠道、膀胱功能　具体评估和治疗请查阅相关章节。

7. 生育功能　脊髓损伤对女性的生育能力影响较小，患者仍可怀孕生育。但男性患者很难恢复自然的生育能力。辅助生殖技术的发展和应用为 SCI 患者及其家庭带来了福音。

（三）恢复期

脊髓损伤恢复期的治疗可能持续 1~3 年不等，在经过漫长的疾病生涯后，患者会逐渐减少对医学治疗的关注，随之更多地关注经济收入、生存技能、社会交往、继续教育、婚姻、生育及如何重建生活等问题。此期的康复主要以帮助患者回归家庭、回归社会为目标。

1. 家庭和环境改造　家庭、学校、工作场所和社区的无障碍环境对 SCI 患者非常重要，轮椅使用者回家之前要对家庭环境评估，主要家庭区域包括主入口、浴室、卧室和厨房。家庭必须留有 SCI 患者发生危急情况的紧急出口。

2. 驾驶训练　驾驶汽车能增加 SCI 患者的移动性和生活质量。大部分 SCI 患者经过训练后可驾驶特定改装过的汽车。只有 $C_{1~4}$ 神经损伤平面的患者和其他严重功能障碍的患者无法驾驶。

3. 职业康复　职业康复是为患者获得并保持适当的职业并使其参与或重新参与社会生活而进

行帮助的过程。职业康复的工作过程包括职业评定、职业计划、就业准备和就业安置。

4. 文体疗法　文体疗法是采用体育运动项目和娱乐项目作为手段对患者进行治疗的一种疗法。强化残存功能,把文化和体育运动引入康复训练之中,可提高患者的身体功能,促进患者改善不良的心理状态,大大缩短住院时间。

5. 社会康复　社会康复是社会工作者从社会的角度,运用社会工作方法帮助患者补偿自身缺陷,克服环境障碍,采取各种有效的措施为其创造一种适合其生存、发展、实现自身价值的环境,使他们平等地参与社会生活、分享社会发展成果的专业活动。

6. 上肢重建术　功能性的上肢外科重建术一般延迟至受伤后 1 年后进行,从而给靶肌肉的神经恢复留下充足的时间。三角肌或肱二头肌至肱三头肌转移术,主要提高手臂的稳定性和实现高举过头。功能改善可见于进食、修饰、减压和书写中。肱桡肌至桡侧腕短伸肌转移后的功能改善包括捡拾物体、进食、修饰、书写和打字。

7. 脊髓损伤的神经修复与再生技术　脊髓损伤的治疗仍然是世界性难题,尽管从神经保护策略、神经再生策略、细胞 / 分子策略、基因治疗等方面已开展了很多研究,但在这些基础上还需要大量的工作来验证各种疗法的安全性和有效性。

六、并发症

(一) 自主神经反射异常

自主神经反射异常(autonomic dysreflexia, AD)多发生于 T_6 或以上的脊髓损伤患者中,损伤平面以下的有害刺激触发、引起不受脊髓上位中枢抑制的、突发的反射性交感神经活动,导致严重的血管收缩和其他自主反应。症状包括剧烈头痛、高血压、大汗和皮肤血管扩张,面部、颈部及肩膀皮肤充血、鼻塞、瞳孔扩大、心动过缓。高血压可导致脑出血、癫痫、心肌缺血,甚至死亡。最常见于膀胱过度充盈、粪便填塞、嵌甲、阵痛和分娩、外科手术、性高潮等。

治疗措施:①患者取坐位,松开紧的衣服或护具;②监测血压、心率和脉搏;③尽快找出和消除诱因;④收缩压高于 150mmHg,可选择药物降压。

(二) 直立性低血压

从仰卧位到直立位 3 分钟内,收缩压下降至少 20mmHg,或舒张压下降至少 10mmHg,伴有或不伴有临床症状,可诊断为直立性低血压。可能的原因包括:①脊髓损伤后交感神经传出通路中断导致的血压调节功能发生障碍;②站立位血液在下肢淤积使回心血量减少;③长期卧床造成的心脏的低做功状态,导致心脏收缩力下降;④与升压激素水平降低有关。

预防措施:①避免血管舒张的因素、利尿剂、长期卧床及突然的体位改变、排便或排尿时用力过猛、膀胱排空过快等;②增加液体摄入量,补充丢失的血容量;③改变膀胱管理方法。

治疗措施:①发作时立即平卧或半卧位;②睡觉时上半身抬高 10°~20°;③少食多餐;④水盐补充;⑤体位训练;⑥腹带、弹力袜、下肢气压助动;⑦臂力训练、等长收缩握力训练;⑧非药物治疗无效,加血管阻力药物,如米多君、麻黄碱等。

(三) 肺部感染

颈髓及上胸髓脊髓损伤后膈肌、肋间肌及腹肌肌力下降可导致清除呼吸道分泌物能力下降,患者容易发生肺部感染。吸入性肺炎容易发生在 SCI 合并脑外伤,意识障碍的患者。临床表现包括发热、咳嗽、呼吸道分泌物增加、呼吸困难等典型症状。此外,损伤节段较高或损伤更完全的 SCI 患者可能快速进展为呼吸衰竭。

治疗措施:积极进行抗感染治疗,同时需要完善病原学检查和药敏试验,规范使用抗生素。其他措施包括体位引流、呼吸锻炼、胸部物理治疗、应用弹性腹带以及疫苗接种等。

(四) 尿路感染(urinary tract infection, UTI)

脊髓损伤患者尿路感染发病率高,尿路是败血症的最常见病源,并且有较高的死亡率(15%)。有症状的尿路感染表现为发热、自主神经反射异常、痉挛状态增加、尿失禁、尿频或排尿困难,需要立即使用抗生素治疗以避免败血症和其他并发症。对于无症状的尿路感染一般不做治疗。

（五）深静脉血栓形成

由于长期卧床,静脉血流缓慢,或血液黏滞性高,SCI 患者容易发生深静脉血栓形成（deep vein thrombosis,DVT）。表现有肢体肿胀,皮肤颜色改变,疼痛及压痛,以及体温升高和脉率加速等全身症状。彩色多普勒超声是诊断 DVT 的首选方法,D- 二聚体检测是具有敏感性而缺乏特异性的,结果阴性多可排除 DVT。

预防措施:①定时变化体位;②定时做瘫痪肢体主动或被动运动;③穿弹力袜或弹力绷带;④纠正高凝状态;⑤必要时预防性应用抗凝药物。

早期 DVT 的治疗措施:①抗凝治疗可以降低肺栓塞发生率和病死率;②必要时还可进行溶栓治疗、手术取栓或置入下腔静脉滤器;③患肢抬高并绝对卧床一段时间;④停止功能训练及气压治疗、肌电生物反馈、按摩等;⑤可用湿热敷缓解痉挛,减轻疼痛,协助侧支循环,改善局部症状。

（六）低钠血症

低钠血症是急性 SCI 常见并发症,发生机制还不明确。急剧出现的低钠血症常有明显神经系统症状,血钠 <125mmol/L 时可有恶心、不适;血钠 115~125mmol/L 时则出现头痛、乏力及感觉迟钝;血钠水平再低者可出现生命危险。

1. 抗利尿激素分泌异常综合征（syndrome of inappropriate antidiuretic hormone secretion,SIADH） 表现为多尿、高尿钠、低血钠等症状,SIADH 的一线治疗是限水,必要时可予以补充氯化钠制剂。托伐普坦是一种新型口服非肽类选择性血管升压素受体 -2 拮抗剂,治疗低钠血症疗效显著,但要避免血钠升高过快引起神经脱髓鞘改变、脑水肿等。

2. 脑盐消耗综合征（cerebral salt wasting syndrome,CSWS） 临床表现与 SIADH 很相似,SIADH 通常表现为中高容量状态,而 CSWS 通常表现为低容量状态。其处理必须大量补液扩充血容量,在此基础上再补充丢失的钠盐。

（七）骨质疏松与异位骨化

骨质疏松的发病机制可能与神经因素和废用退化有关,骨质疏松会增加下肢骨折的风险。异位骨化通常指在软组织中形成骨组织,发病机制不明,治疗措施包括应用消炎止痛药和其他药物、冷敷,避免过度用力挤捏瘫痪的肢体。若骨化限制关节活动则需手术摘除。

（八）痉挛

痉挛状态对 SCI 患者的影响具有两面性:一方面肌张力增加会引起疼痛、活动性下降、挛缩等,另一方面,肌张力增加可促进站立和转移,还可能促进静脉回流,减少 DVT 和直立性低血压的发生。具体评估和治疗请查阅相关章节。

（九）压疮

脊髓损伤后引起压疮主要的原因是局部组织遭受持续性垂直压力,特别在身体骨骼凸出处,如长期卧床或坐轮椅、夹板内衬垫放置不当、石膏内不平整或有渣屑等、局部长时间承受压迫等。患者全身营养物质缺乏,肌肉组织萎缩,受压处缺乏有效保护,例如长期发热及恶病质等也是导致压疮产生的病因之一。压疮的评估和治疗请查阅相关章节。

（十）疼痛

脊髓损伤后神经病理性疼痛可为自发性和刺激诱发性,定位往往不准,患者常描述为烧灼痛、刺痛或电击痛。感觉过敏较常见。神经病理性疼痛的评估和治疗请查阅相关章节。

七、预后

（一）首次对脊髓神经损伤评估

首次对脊髓损伤进行神经损伤评估是预测功能结果的关键。损伤后 72 小时至 1 周骶尾部感觉的保留（S_{4-5}），尤其是针刺觉的保留，是预后改善的最重要预测因素。

在初始 AIS 分级为完全损伤（A 级）的个体中，基于脊髓损伤平面对功能恢复情况的大体预期见表 6-2 和表 6-3。这些预期所基于的假设是：体健且积极的个体在发生无并发症的完全性 SCI 后，接受了恰当的康复干预。

表 6-2　不同平面损伤 1 年后的功能性结局预测

日常生活活动	C_1~C_4	C_5	C_6	C_7	C_8~T_1
进食	依赖	装配适合的设备后独立	装配或 W/O 适配设备独立	独立	独立
修饰	依赖	配备设备后极少量辅助	部分帮助下适配设备独立	适配设备独立	独立
上肢穿衣	依赖	需要帮助	独立	独立	独立
下肢穿衣	依赖	依赖	需要帮助	部分帮助下适配设备独立	通常独立
洗澡	依赖	依赖	部分帮助下设备独立	部分帮助下设备独立	设备独立
床上转移	依赖	帮助	帮助	部分帮助下独立	独立
重心转移	电动轮椅独立，手动轮椅依赖	帮助，除非使用电动轮椅	独立	独立	独立
转移	依赖	最大帮助	部分帮助，水平面独立	非水平面独立	独立
轮椅推进	电动轮椅独立，手动轮椅依赖	电动轮椅独立，手动轮椅在水平地面部分帮助独立	手动轮椅独立在水平地面，且车轮涂辅料	独立，除了限制和不平坦地面	独立
驾驶	无法	改造后独立	改造后独立	手控车或改装车	手控车或改装车

表 6-3　完全截瘫患者的潜在后果

日常生活活动	T_{2-9}	T_{10}~L_2	L_3~S_5
ADL（梳洗，喂食，穿衣，洗澡）	独立	独立	独立
卧室/浴室	独立	独立	独立
转移	独立	独立	独立
步行	框架内站立，倾斜台或轮椅站立	带矫形器室内步行	可能社区步行
矫形器	只为训练，双侧 KAFO，前臂拐杖或助行器	尝试室外 KAFOs 步行，利用前臂拐杖	可能 KAFO 或 KAFOs，利用手杖/拐杖

初始 AIS 分级为 B 级的患者中，54% 能够恢复到 C 级或 D 级。初始分级为 C 级或 D 级的患者中，86% 的患者恢复了有用的运动功能（如行走）。所有初始分级为 D 级者，住院到康复出院时都能行走。中央束综合征患者通常在日常生活活动的独立性和膀胱和肠道功能恢复方面预后良好。半切综合征患者有良好的功能预后，75% 的患者在康复出院后能够独立进行活动，近 70% 的患者能够独立完成

功能技能和日常生活活动。前束综合征患者肌肉恢复的机会只有 10%~20%,即使有部分恢复,肌肉力量和协调性较差,因此下床活动机会较低。

2011 年《柳叶刀》上发表了一个准确预测 tSCI 后独立行走结果的临床预测标准,需综合考虑年龄(<65 岁还是≥65 岁)、股四头肌运动评分、腓肠肌运动评分,以及 L_3 和 S_1 皮节的轻触觉评分。该预测标准在区分独立步行者、依赖步行者和不依赖步行者方面具有出色的辨别能力。

（二）神经电生理诊断

脊髓神经轴突的完整性和功能可以用电生理记录来检测,例如体感诱发电位(SEPs)和运动诱发电位(MEPs)。基于诱发反应的潜伏期和振幅,可以对损伤的严重程度和预后进行分析。有研究表明,所有经初始检测具备 MEPs 的患者的肌力均恢复到 3 级以上,MEPs 高度预示着步行能力。虽然 SEPs 和行走结果之间有很强的联系,但是 SEPs 并没有增加额外的预后准确性。

（三）心肺管理

美国神经外科医生协会关于 SCI 心肺复苏的三级推荐建议在急性颈 SCI 后的前 7 天将平均动脉压(mean arterial pressure,MAP)维持在 85~90mmHg,认为较高的 MAP 值与 AIS 分级 A 级、B 级或 C 级患者的神经功能改善呈正相关,但与 D 级患者无关。但给予升压药与患者更大的并发症风险相关,应注意治疗持续时间。

（四）影像学特征

MRI 是用来分类损伤严重程度和评估预后的不可或缺的工具。在 T_2 加权像上,脊髓内出血 >1cm 以及纵向信号变化 >3cm 表明预后不良。正常的初始 MRI 通常与完全康复有关。新的成像技术(扩散加权成像和弥散加权成像、功能性磁共振成像等)可以提供比传统 MRI 更详细的可视化损伤影像,在诊断和预后评估方面有很好的前景。

（五）病因和年龄

1. **病因** 非创伤性 SCI 患者可以获得与 tSCI 患者相同的功能增益率。

2. **年龄** 老年 SCI 患者并发症的发生率和严重程度增加,可能会延迟或限制脊髓损伤的恢复。此外,已有的合并症,如退行性关节疾病、心脏和 / 或肺疾病、周围神经疾病和脑血管疾病,可能进一步增加老年人活动减少的可能性。

（六）手术干预时机

2012 年报道的一项急性 SCI 的手术时机试验研究表明,SCI 后 24 小时内的减压手术是安全的,并且在 6 个月的随访中与 AIS 提高至少 2 个等级相关。这项研究的结果支持早期手术干预对脊髓损伤的有益作用。

（七）脑脊液生物标志物

与初始 AIS 分级相比,生物标志物浓度与神经系统预后有更强的相关性。这些生物标志物包括神经丝蛋白、胶质纤维酸性蛋白、触珠蛋白、血清白蛋白前体和转铁蛋白等等。但是,从脊髓损伤患者中获取脑脊液样本既痛苦又有较大的感染风险,导致目前研究脑脊液生物标志物存在障碍。

（许　涛）

思考题

1. 简述脊髓休克的定义和临床意义。
2. 简述神经损伤平面的定义和临床意义。

第四节　帕金森病

【本节要点】

1. 帕金森病是一种常见于中老年的神经系统变性疾病,临床上以静止性震颤、肌强直、运动迟缓和姿势平衡障碍为显著特征。

2. 帕金森病康复评定包括:帕金森病分期和疾病严重程度评定,躯体运动功能、吞咽功能、言语认知、精神情绪、睡眠情况、日常生活活动能力的评定。

3. 帕金森病康复治疗应因人而异,需根据帕金森病患者疾病严重程度及存在的各种功能障碍类型和程度,制订个体化康复目标和针对性康复治疗措施。

4. 帕金森病的运动治疗主要是针对四大运动障碍的康复训练,其原则是抑制异常运动模式,充分利用视听反馈,让患者积极主动参与治疗。

5. 可采用双重任务训练、外提示策略训练进行针对性康复。励-协夫曼语音治疗对于言语功能康复有效,生物反馈技术和神经调控技术可用于帕金森病治疗。

一、概述

帕金森病(Parkinson disease,PD)又名震颤麻痹(paralysis agitans),由英国医师 James Parkinson(1817 年)首先描述,是一种常见于中老年的神经系统变性疾病,临床上以静止性震颤、肌强直、运动迟缓和姿势平衡障碍为显著特征,同时还伴随睡眠障碍、嗅觉障碍、自主神经功能障碍、认知和精神情绪障碍等非运动症状的临床表现。本病起病缓慢,逐渐进展。流行病学调查研究显示欧美国家 60 岁以上 PD 患病率达到 1%,80 岁以上超过 4%,我国汉族 50 岁及以上人群的 PD 平均患病率 3.88%,回族人群 PD 患病率 1.22%。据估计,至 2030 年,中国 PD 患者人数将达 494 万,占全球 PD 总数一半。

二、发病机制、病理和生化改变

(一)病因和发病机制

病因和发病机制至今尚不十分清楚,年龄增高是 PD 的一个促发因素,遗传因素在 PD 的发病中占有重要地位,已克隆到 PD 的致病基因有 *PARK1—PARK21*,约占 5%~10%。环境中与 1- 甲基 -4- 苯基 -1,2,3,6- 四氢吡啶(MPTP)分子结构相类似的工业或农业毒素如杀虫剂、除草剂、鱼藤酮、异喹啉类化合物等可能与 PD 的病因有关。目前公认的是 PD 是遗传易感性、环境毒素和衰老几种因素共同作用的结果,而黑质多巴胺(dopamine,DA)能神经元变性死亡则与氧化应激、线粒体功能缺陷、蛋白酶体功能异常关系更为密切,也和免疫反应、细胞凋亡、兴奋性氨基酸毒性、胶质细胞增生和炎症反应等多种复杂机制有关。

(二)病理改变

PD 的主要病理改变是黑质致密部多巴胺能神经元丢失和路易小体(Lewy body)形成。同时蓝斑的去甲肾上腺素(noradrenaline,NA)能神经元,脑干的中缝核 5- 羟色胺(5-hydroxytryptamine,5-HT)能神经元、苍白球壳核、尾状核及丘脑底核也有较明显的改变。

(三)生化改变

PD 最显著的生物化学特征是脑内多巴胺含量减少。多巴胺和乙酰胆碱(acetylcholine,Ach)是纹状体内两种最重要的神经递质,功能相互拮抗,维持两者之间的平衡对于基底节环路活动起着重要的调节作用。PD 时由于黑质多巴胺能神经元变性、丢失,纹状体多巴胺含量显著降低,乙酰胆碱系统功能相对亢进,产生震颤、肌强直、运动减少等运动症状。近年来还发现中脑 - 边缘系统和中脑 - 皮质系统的多巴胺含量亦显著减少,这些部位的多巴胺缺乏是 PD 患者产生智能减退、行为情感异常、言语混乱等高级神经活动障碍的生化基础。但是在疾病过程中或晚期还会出现多种非多巴胺能的非运动症状,包括抑郁、淡漠焦虑、幻觉、睡眠障碍、性功能障碍、多汗、流涎、疼痛、便秘等,使用复方左旋多巴治疗无效,这些可能与乙酰胆碱、去甲肾上腺素、5-羟色胺、γ-氨基丁酸、谷氨酸等神经递质紊乱有关。

三、临床诊治

(一)帕金森病临床症状

多见于 50 岁以后发病,起病缓慢,逐渐进展,包括运动系统症状和非运动系统症状两大类,运动症状最为突出,常从一个肢体起病,经过一段时间后再扩展到另一侧,呈"N"型进展(表 6-4)。

表 6-4　帕金森病相关的运动和非运动症状

运动症状	非运动症状
震颤:静止性震颤,拇指与示指呈"搓丸样"动作	感觉障碍:嗅觉减退或缺失,肢体麻木、疼痛,疲劳
肌强直:呈"铅管样"或"齿轮样"肌强直,前倾前屈姿势	睡眠障碍:快速动眼期睡眠行为异常,白天嗜睡,夜间失眠,部分"不安腿综合征"
运动迟缓:运动减少、动作迟缓、笨拙,面具脸,写字过小征,起床、翻身困难	精神认知障碍:抑郁、焦虑、认知障碍乃至痴呆,以及幻觉(多见幻视)
姿势步态异常:联带运动减少,步距小,行动慢,"慌张步态""冻结步态"	自主神经功能异常:便秘、多汗、皮脂溢、直立性低血压、排尿和性功能障碍

(二)帕金森病诊断要点

1. 中老年发病。
2. 缓慢进展性病程。
3. 四项主征(静止性震颤、肌强直、运动迟缓、姿势步态异常)中必备运动迟缓一项,其余三项至少具备其中之一。
4. 偏侧起病,对左旋多巴治疗敏感。

(三)帕金森病药物治疗

1. 常用帕金森病药物　见表 6-5。

表 6-5　常用抗帕金森病药物

类 别	药物名称
复方左旋多巴制剂	复方左旋多巴
多巴胺受体(DR)激动剂	普拉克索、吡贝地尔、罗匹尼罗、罗替高汀
MAO-B 抑制剂	司来吉兰、雷沙吉兰、沙芬酰胺、唑尼沙胺
COMT 抑制剂	恩他卡朋、托卡朋、奥匹卡朋、恩他卡朋双多巴片
NMDA 拮抗剂	金刚烷胺
抗胆碱能药物	苯海索

2. 帕金森病药物治疗原则

(1)药物治疗方案强调个体化的特点,不同患者的用药选择需要综合考虑患者的疾病特点和疾病严重程度、发病年龄、就业状况、有无认知障碍、有无共病、药物可能的不良反应、患者的意愿、经济承受能力等因素。

(2)复方左旋多巴是目前治疗 PD 的"金标准"药物。

(3)PD 的药物治疗时应坚持"细水长流、不求全效"的用药原则,药物均须从小量开始、缓慢增量。进行"剂量滴定",以达到用最小有效剂量维持最佳效果。当单药治疗不能维持疗效时,可考虑联合用药,但应权衡利弊。

(4)对于早发型 PD 患者,应尽可能首选非左旋多巴类药物,疗效不佳可加用或换用左旋多巴类药物治疗。晚发型 PD 患者或伴有智能障碍的患者可考虑首选左旋多巴类药物治疗。

(5)早期 PD 药物治疗一般多以单药治疗,也可小剂量两种药物联用(体现多靶点),力求疗效最佳,维持时间更长,而运动并发症发生率更低。中晚期尤其是晚期 PD 患者多是多种药物联用,改善运动症状同时需要妥善处理运动并发症(运动波动和异动症)和非运动症状。少动危象是 PD 患者出现的一种严重运动障碍,表现为长时间不能动,可能由于纹状体多巴胺耗竭所致。青年帕金森患者容易发生动眼危象(为一种以两眼球发作性向上窜动为特征的眼肌不自主运动)。治疗主要是给予足量的多巴胺制剂。

(四)手术治疗

深部脑刺激术(deep brain stimulation,DBS)是一种有效的手术治疗方法,可显著改善 PD 患者的运动症状,如震颤、强直、运动迟缓和异动症等,提高患者的生命质量。目前 DBS 靶点主要包括苍白球内侧部、丘脑底核和丘脑腹中间核。手术须严格掌握适应证,非原发性 PD 的帕金森叠加综合征患者是手术的禁忌证。

四、康复评定

(一)基于 ICF 分类的帕金森病康复流程

PD 引起的功能障碍包括原发性功能障碍和继发性功能障碍。原发性功能障碍有:①运动障碍:运动迟缓,动作启动及执行困难,姿势步态异常,冻结,震颤,强直;②感觉异常和疼痛;③自主神经功能紊乱:直立性低血压,便秘;④认知障碍:任务转换困难;⑤行为及情感障碍:抑郁、焦虑、精神症状如幻觉;⑥胃肠功能障碍:吞咽困难,便秘;⑦膀胱功能障碍;⑧性功能障碍。继发性功能障碍包括肌肉萎缩、骨质疏松、心肺功能下降、脊柱后凸、周围循环障碍、压疮等。

应该基于《国际功能、残疾和健康分类》(International Classification of Functioning,Disability and Health,ICF)框架对 PD 患者功能障碍进行全面描述和记录。2018 年《帕金森病康复中国专家共识》提出"ICF 框架下的帕金森病康复流程",从三个维度(身体功能与结构、个体完成任务或动作的能力和参与家庭及社会活动的能力)结合个体因素和环境因素相互作用,对 PD 患者进行功能障碍的分析和评定,针对患者的功能障碍制订客观和个体化的康复目标及计划(图 6-5)。

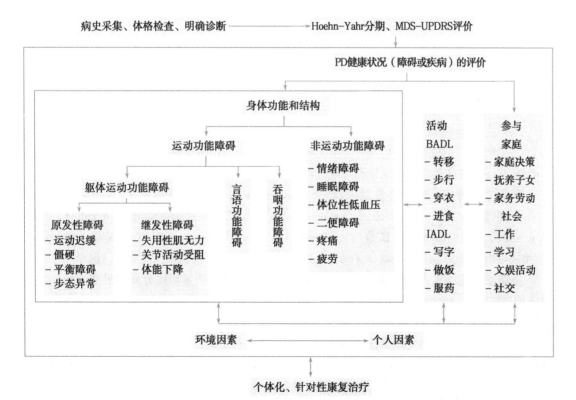

图 6-5 基于 ICF 分类的 PD 康复流程图

（二）疾病严重程度的评定

1. Hoehn-Yahr（H-Y）分期　H-Y 分期被推荐作为疾病进展和疾病严重程度的评定方法,该量表根据帕金森病患者的症状和严重程度分 5 期:H-Y 1~2.5 期为早期阶段,单侧或者双侧受累,姿势平衡功能正常;中期 H-Y 3~4 期,姿势平衡受累,生活能自理或者部分自理;H-Y 5 期是晚期,生活完全不能自理,大部分卧床(表6-6)。

表6-6　Hoehn-Yahr 分期

分期	残疾特征
1	单侧疾病
1.5	单侧 + 躯干受累
2	双侧疾病,无平衡障碍
2.5	双侧患病,有轻度平衡障碍,但可自行恢复
3	轻中度双侧疾病,有姿势平衡障碍,独立生活
4	严重残疾,仍可独自行走或站立
5	无帮助时只能坐轮椅或卧床

2. 统一帕金森病评定量表（Unified-Parkinson Disease Rating Scale,UPDRS）　是监测 PD 疾病进展,评估治疗效果的综合评估工具,以及作为临床分型的重要依据。UPDRS 包括四大部分:第一部分(评价日常生活中的非运动症状),第二部分(评价日常生活中的运动症状),第三部分(运动功能检查)和第四部分(评价运动并发症)。其中,第一部分又分为ⅠA与ⅠB,共 13 个问题,ⅠA 部分着重评价复杂行为,由评分者完成(共 6 个问题)。ⅠB 部分包含 7 个非运动症状对日常生活影响的问题,是患者自评问卷,由患者填写,照料者可协助。UPDRS 中非运动症状 13 项,0~52 分;日常生活活动 13 项,0~52 分;运动检查 16 类 33 项,0~132 分;运动并发症 3 类 6 项,0~24 分。得分越高,功能损害程度越重(详见数字资源)。

（三）躯体运动功能障碍的评定

从平衡功能、步行功能、转移能力、体能、跌倒风险、姿势稳定性和作业能力来进行躯体运动功能评定。由于药物的摄入,一天中不同时间段 PD 患者的功能状态差异较大,建议在 PD 患者功能状态好时(开期)进行问卷调查和使用工具评定,在运动受限时(关期)进行肢体运动功能评估。开、关期运动均受限及开、关期存在肢体功能差异的,建议两期都评估,评定时要记录 PD 患者是处于"开期"还是"关期"。

1. UPDRS Ⅲ　应用 UPDRS 第三部分运动功能检查分量表相应的条目,对运动迟缓、僵硬、姿势平衡障碍、步态异常和手功能活动障碍等进行评定。

2. 平衡功能评定　包括推放试验（Push and Release Test）、Berg 平衡量表（Berg Balance Scale,BBS）、活动平衡信心（Activity Balance Confidence,ABC）、改良帕金森病活动量表（modified Parkinson Activity Scale,M-PAS）、5 次坐立试验（Five Times Sitto Stand Performance,FTSTS）、简易平衡评定系统测试（Mini-balance Evaluation Systems Test,Mini-BES Test）等方法,根据临床需要进行选择。

3. 姿势稳定性评定　姿势稳定性评定是帕金森病患者病情严重程度分期的重要指标。包括功能性前伸试验（Functional Reach Test,FRT）和后拉试验（Pull Test）。后拉试验是最方便和常用的测定方法,进行测定时注意:①患者直立、睁眼、双脚自然分开状态。②需告知患者即将发生的操作,并告知患者尽量保持平衡、避免摔倒,但可以后退一步。③进行 2 次后拉,第一次后拉为演示性质,向患者说明操作,让患者有所准备,力度较轻一点,不计入评分。第二次后拉应快速、有力,力度要足以让患者后退一步。④检查者要准备接住要跌倒的患者,但需要留有足够的空间让患者后退和姿势的自我恢复。⑤患者后退步数,后退 2 步及 2 步以内视为正常,3 步及 3 步以上为不正常。

4. 步行能力和转移能力评定　包括 10m 步行试验（10-m Walk Test，10MWT）、6 分钟步行试验（6-minute Walking Test，6MWT）、起立 - 行走计时（Timed "Up and Go"，TUG）、快速转身试验（Rapid Turns）、M-PAS、动态步态指数（Dynamic Gait Index，DGI）、功能性步态评估（Functional Gait Assessment，FGA）、新冻结步态问卷（New Freezing of Gait Questionnaire，NFOG-Q）等。

起立 - 行走计时测试对于评定 PD 患者步行能力和转移能力简单方便，测定时要求患者用一张有扶手的椅子（椅子座高约 45cm，扶手高约 20cm）起立，步行至在离座椅 3m 远的地面标识处后转身后走回到椅子前，再转身坐下，靠在椅背上。测试者记录患者背部离开椅背到再次坐下所用的时间（以秒为单位）以及在完成测试过程中出现可能会摔倒的危险性。评分标准：<10 秒，可自由活动；<20 秒，大部分可独立活动；20~29 秒，活动不稳定；>30 秒，存在活动障碍。1 分：正常；2 分：非常轻微异常；3 分：轻度异常；4 分：中度异常；5 分：重度异常。

5. 手功能评定　采用简易上肢功能检查（Simple Test for Evaluating Hand Function，STEF）、WOLF 上肢运动功能测试、Jebson-Taylor 手功能测试或 ARAT 上肢动作实验对手的功能活动进行评定。

6. 日常生活活动能力或作业能力评定　包括基本日常能力（basic activities of daily living，BADL）和工具性日常能力（instrumental activities of daily living，IADL）两部分，BADL 国内常用 Barthel 指数（BI）或改良 Barthel 指数（MBI）。IADL 评定量表包括自己乘车、购物、做家务、洗衣、做饭、打电话、理财、服药 8 个条目。

（四）言语功能评定

PD 患者言语问题主要是构音障碍和交际障碍。常用改良 Frenchay 构音障碍评定法（modified Frenchay Dysarthria Assessment，mFDA）进行评定。Frenchay 构音障碍评定法的检查包括反射、呼吸、唇、颌、软腭、喉、舌和言语 8 个项目，每个结果都设定了 5 个（a、b、c、d、e）级别的评分标准及影响因素，包括听力、视力、语言、情绪和体位等。a 为正常，e 为严重损伤。

（五）吞咽功能评定

包括吞咽障碍筛查、临床评定和仪器评定。对于存在症状波动的患者，应在"开期"进行检查。

常用饮水试验（Water Swallowing Test，WST）或反复唾液吞咽测试（Repetitive Saliva Swallowing Test，RSST）进行快速筛查。中文版吞咽障碍问卷（the Chinese version of the Swallowing Disturbance Questionnaire，SDQ-C）、慕尼黑帕金森病吞咽障碍测试（Munich Dysphgia Test-Parkinson Disease，MDT-PD）、帕金森病的吞咽临床评估（the Swallowing Clinical Assessment Score in Parkinson Disease，SCAS-PD）也是用来筛查 PD 患者的吞咽障碍有效的问卷工具。

临床评定包括病史回顾和临床检查。在回顾患者吞咽困难的病史时，应从功能层面（吞咽、进食速度）、活动水平（避免个人认为吞咽困难的食物）和参与水平（与他人一起进食）询问具体问题及其进展情况观察自发饮用情况（水、咖啡、茶）。临床吞咽检查包括：①脑神经全面检查；②"空吞咽"测试；③指令和 / 或反射性咳嗽测试；④各种食物和液体稠度的吞咽评价；⑤检查影响吞咽效率和安全性降低的体征或症状。

当临床评估提示患者存在吞咽障碍时，应进行仪器检查以评估吞咽具体情况。电视 X 线透视吞咽功能检查（VFSS）或纤维光学内窥镜吞咽功能检查（FEES）作为一线诊断工具（详见第四章第五节）。

吞咽障碍常与流涎并存，采用 UPDRS- Ⅱ第 2 项唾液和流涎进行评定，也可帕金森病流涎临床量表（Sialorrhea Clinical Scale for Parkinson disease，SCS-PD）或流涎严重程度和频率量表（Drooling severity and frequency scale，DSFS）对流涎严重程度进行评定。

（六）认知功能评定

包括注意、记忆、逻辑思维、判断和执行能力评定，常用评定方法有：简易智力状态检查量表（Mini-Mental State Examination，MMSE）；蒙特利尔认知测试（Montreal Cognitive Assessment，MoCA）；帕金森病认知结局量表（Scales for Outcomes in Parkinson disease-Cognition，SCOPA-COG）和帕金森认

知评定量表（Parkinson Disease-Cognitive Rating Scale，PD-CRS）等量表。

（七）精神情绪评定

应用贝克抑郁量表（Beck Depression Inventory，BDI）、贝克焦虑量表（Beck Anxiety Inventory，BAI）、汉密尔顿抑郁量表（Hamilton Depression Scale，HAMD）、汉密尔顿焦虑量表（Hamilton Anxiety Scale，HAMA），以及医院焦虑和抑郁量表等进行评定。

（八）睡眠障碍评定

采用匹兹堡睡眠质量指数（Pittsburgh Sleep Quality Index，PSQI）、帕金森病睡眠量表（Parkinson Disease Sleep Scale，PDSS）、快动眼睡眠行为障碍量表（Rapid-eye-movement Sleep Behavior Disorder Questionnaire，RBDQ）等。

（九）参与能力和生活质量评定

采用帕金森病生活质量问卷 -39（Parkinson Disease Questionnaire，PDQ-39）和健康状况调查简表（Medical Out comes Study Health Survey Short Form-36 Item，SF-36）进行评定。

（十）自主神经功能评定

有关自主神经功能评定，MDS 推荐自主神经量表 SCOPA-AUT，PD 非运动症状问卷（Nonmotor Symptoms Questionnaire，NMSQ），非运动症状量表（Nonmotor Symptoms Scale，NMSS）。直立倾斜试验（Head-up Tilt Table Test，HUTT）可提高直立性低血压的诊断灵敏度。

五、康复治疗

康复治疗虽然不能改变疾病本身的结局，但通过指导正确的锻炼方式，保持良好的肌肉灵活性和耐力，可延缓疾病发展，提高生活自理能力，延长生活自理的时间。

（一）康复治疗原则

康复治疗应因人而异，需根据 PD 患者疾病严重程度及存在的各种功能障碍类型和程度，制定个体化康复目标和针对性康复治疗措施，必须注意 ICF 所包含的所有因素。对于早期患者，以自我管理和促进积极主动的生活方式为主，鼓励参加体育运动，如健走、太极拳、瑜伽、骑自行车、舞蹈等，适度进行有氧训练（如活动平板等）、抗阻训练以及双重任务训练，改善体能，减少白天静坐，推迟活动受限的发生。对于中期患者，以主动功能训练，维持或提高活动能力和预防跌倒为主，尤其是平衡、步态和上肢功活动训练；可采用心理提示、外部提示和认知运动策略。对于晚期患者，以维持心肺等重要器官功能为主，同时避免压疮、关节挛缩和静脉血栓等并发症，及时进行床上或轮椅上的体位变换，以及辅助下的主动运动训练。

（二）康复护理要点

对 PD 患者科学的护理对维持患者的生活质量十分重要，应针对运动症状和非运动症状进行综合护理。

1. **药物护理**　向患者普及抗 PD 药物的用法和注意事项等，从而有利于规范药物使用，避免药物不良反应的发生。

2. **饮食护理**　进行营养膳食指导，定制针对性的饮食方案如适当低蛋白饮食，增加粗纤维食物改善患者便秘症状；要定时进行吞咽障碍筛查，及时发现吞咽困难，以预防吸入性肺炎和营养不良的发生。

3. **心理护理**　及时评估患者的心理状态，予以积极引导，调节患者的负面情绪，提高患者生活质量。

4. **康复护理**　对患者和家属进行康复宣教，鼓励患者坐位时尽量保持腰部挺直，不要长时间团坐在软沙发内；睡硬板床，以减轻挛缩，改善床上运动。督促患者进行康复训练，以维持患者良好的运动功能，提高患者的自理能力。指导患者进行胸廓扩张训练、呼吸训练、腹式呼吸训练，预防肺不张与肺炎。建议患者家庭尽量去掉房间内的地毯和垫子，防止患者被绊倒；卫生间尽量无障碍，墙壁上安装把手等。

（三）躯体运动功能的康复治疗

PD 的运动治疗主要针对其四大运动障碍,即震颤、肌强直、运动迟缓和姿势步态异常的康复,以及由此产生的继发性功能障碍的预防。其原则是抑制异常运动模式,充分利用视听反馈,让患者积极主动参与治疗,避免疲劳及抗阻运动。

1. 运动疗法

（1）松弛训练:常用深呼吸法和想象放松法,使全身肌肉松弛。本体感觉神经肌肉促进技术（proprioceptive neuromuscular facilitation,PNF）,具有松弛肌强直作用,还能克服因少动带来的损伤效应。进行有节奏的躯干旋转和推拿按摩等方法改善僵硬的肌群。

（2）维持和改善关节活动度（range of motion,ROM）训练:要进行头颈部、肩部、躯干与四肢各个关节全范围的主动或被动活动,牵伸缩短的、张力高的屈肌,维持正常关节活动度。重点是屈曲肌群的牵伸和胸廓的扩张运动,股四头肌与髋伸肌的等长练习。

（3）姿势训练:重点为通过活动伸肌,改善 PD 特殊姿势。可利用姿势镜让患者通过视觉对照镜子自我矫正,上肢通过 PNF 法的对角屈曲运动模式(肩屈曲、外展、外旋),促进上躯干伸展,纠正脊柱后凸。下肢通过 PNF 法的对角伸展运动模式(髋伸展、外展、内旋)来纠正髋、膝关节屈曲姿势。

（4）平衡训练:PD 患者因重心转移困难而难以维持坐位、跪位及站立位平衡。训练时重点是控制重心和稳定极限的训练,应有意识地在以上 3 种体位下做前、后、左、右重心转移训练,如可以训练患者在走廊行走、U 型转弯、在椅子上转过身、爬楼梯、单脚站立、从椅子上站起来等。同时应给予强化核心肌力训练,包括躯干、腹肌以及腰背肌的训练,以加速改善患者平衡协调能力和步行能力及日常生活活动能力。太极、舞蹈都可以改善患者的下肢肌肉力量、平衡能力和步行速度,但对于存在明显平衡障碍、跌倒风险高的患者谨慎选择。

（5）步态训练:大多数 PD 患者都有步态障碍,轻者表现为拖步,走路抬不起脚,同时上肢不摆臂,没有协同动作。严重者表现为小碎步前冲、转弯和过门槛困难。同时,病人在起步和行进中,常常会出现"冻结现象"。训练的重点在于矫正躯干前倾姿势,改善由于追赶身体重心所致的慌张步态。强调步态重塑和运动控制的再学习,可以帮助克服姿势不稳的问题。其关键是要抬高脚和跨步要大。锻炼时最好有其他人在场,可以随时提醒和改正异常的姿势。教会患者步行时双眼直视前方、身体直立,起步时足尖要尽量抬高,先足跟着地再足尖着地,跨步要尽量慢而大,大步直线行走,配合上肢节律摆动。转弯时转较大弧度的圈而非旋转,以避免失去平衡及姿势稳定,从而减少跌倒的风险。对于冻结步态患者,可通过让患者处于易诱发冻结的环境中,如狭小的空间、设置障碍物等,鼓励患者适应这种环境,减少冻结发生;当在步行起步有冻结感时,告知患者遇到这种情况,不要着急,可以采用下列方法:首先将足跟着地,全身直立站好。在获得平衡之后,再开始步行,必须切记行走时先以足跟着地,足趾背屈,然后足尖着地。训练时可以在脚的前方每一步的位置摆放一块高 10~15cm 的障碍物,做脚跨越障碍物的行走锻炼。

还可以借助跑步机、下肢康复机器人等康复设备进行步态矫正训练。

（6）转移训练:包括床上活动、转移训练,如椅子上站起、坐下,从床上起来、躺下、翻身等。

（7）手功能活动:以提高日常生活活动能力为核心,练习手和手臂的运动技能,进行够取、抓握和操控物体训练,提高活动的速度、稳定性、协调性和准确性。训练方法包括牵张上肢的 ROM 活动;精细动作协调与训练,如应用彩色木栓或小球进行手的精巧度训练;手动自行车或摇椅训练交互运动;辅助性或代偿性设备的应用,如尼龙搭带、升高的便桶、抓杆、有手柄的餐具或钥匙等的应用训练。

2. 作业治疗　作业治疗的重点是使患者在家庭和社区中能够从事有意义的活动和角色。帮助患者保持生活自理、工作和娱乐能力,最大程度提高生活质量。要注意激发患者的兴趣,增加关节活动范围,如橡皮泥、编织、磨砂板等增加关节活动范围、改善手功能,要进行如站立、行走、穿衣、洗漱、进食、大小便和写字等日常生活技能的训练。

3. 特殊康复训练方法

（1）双重任务训练：在进行平衡和步行时增加双任务，如谈话、手持物品，或把头从左转向右看墙上的东西，并说看到什么。但对于 PD 中晚期患者，应尽量避免或减少双重任务，防止跌倒。

（2）外部提示策略训练：利用视觉、听觉、本体觉或触觉等外部提示，帮助患者启动运动或促使运动继续进行，有助于改善起步困难和冻结步态。听觉提示是根据音乐节奏或者节拍器的节律行走，或喊如"一二一、一二一"这样的口令，引导患者步行。视觉提示主要为类似斑马线的线条、人行道的瓷砖或地板图案等，让患者练习跨步，控制步长和步速，避免小碎步和慌张步态。也可采用步态辅助设备如拐杖或助步车为患者运动提供稳定支持。

4. 生物反馈训练
包括肌电、呼吸、皮阻、心率变异性等多项生理指标的生物反馈训练，可改善肌肉僵硬、失眠、情绪障碍等；盆底肌生物反馈训练可改善患者二便功能障碍和性功能。

5. 虚拟现实技术
可以通过虚拟现实技术（VR），对 PD 患者进行虚拟日常生活训练，如抛接物体、虚拟视觉跟踪训练、步行训练等，能有效增加反馈信息，提高患者生活质量并预防危险的发生。

（四）言语功能训练

包括呼吸训练、发声训练和调音训练和励-协夫曼语音治疗。重点针对言语产出的呼吸系统（腹式和胸式呼吸）、发声系统（声带和喉）和调音系统（唇、舌、齿、下颌和软腭等）进行训练，改善音强、音调和音质，以改善言语清晰度。近年来歌唱治疗被证实能够在一定程度上改善 PD 患者言语障碍，可以提高言语清晰度和声强，延长元音持续发音时间，增加最大呼吸压，改善韵律等。有研究表明，多人合唱的干预方式可能对语音发声结果更有益。

励-协夫曼语音治疗（Lee Silverman voice treatment，LSVT）是在 20 世纪 80 年代发展起来的一项技术，主要针对 PD 的言语障碍进行康复治疗。它的主要目标是增加发声的音量，改善发声运动中的感知反馈能力，重新调整与发声有关的感觉运动系统，被认为是针对 PD 特异且有效的语音治疗技术。LSVT 通过对声带和喉部的控制训练，及延长元音最大持续发声时间训练，改善音强、音调和音质。LSVT 的训练内容包括三个方面：①发音时长。患者被要求延长发音时长，即深呼吸来尽可能长时间发单元音。②发音频率范围。患者被要求扩大自己的发音频率范围，即提高自己发声的最高频率或者音高，然后再降低发声的最低频率或音高。③语句训练。选择 10 个左右日常用语来进行训练。通过这些训练，患者的发声音量可以得到显著改善，并且还可以延长发音时长、增加发声基频变化。

PD 患者胸部肌肉动作迟缓及协调性下降，导致呼吸协调性降低，呼吸功能障碍是 PD 后期的重要功能障碍，是导致患者死亡的重要原因。改善呼吸功能的训练方法有缩唇呼吸法、按时呼吸法、呼吸肌训练等。呼吸肌训练包括深吸气和深呼气训练（如吹气球），可以增大胸廓扩展度，提高肺活量；腹部加压训练可以训练呼吸肌肉力量，提高腹式呼吸能力，提高呼吸功能；呼吸体操锻炼膈肌及肋间肌等呼吸辅助肌，可进一步改善呼吸功能。

（五）吞咽功能康复治疗

PD 患者吞咽障碍的患病率为 40%~95%，研究表明所有 PD 患者都会在病程某个阶段出现吞咽障碍，然而由于 PD 病程进展缓慢且患者会下意识采取饮食调整和代偿方式，即使出现吞咽困难、体重减轻、脱水和营养不良的体征，患者可能仍不能意识到自己有吞咽障碍。因此应在病程早期进行患者和照顾者教育、饮食调整和餐食补偿，以维持足够的营养并避免非意愿性体重减轻。

吞咽障碍康复治疗方法包括传统物理治疗、呼吸训练、气道保护训练、代偿技术、电刺激治疗等（详见第五章第三节）。重点进行唇、舌和下颌的运动功能训练以及头、颈及肩关节活动范围训练，这些训练可帮助患者加快吞咽启动。用力吞咽法、门德尔森吞咽手法、用力憋气练习和假声练习增强声带内收能力训练都可采用。轻度吞咽障碍患者改变食物性状如使用增稠剂；吞咽疲劳者减少一口量；口中不咽或吞咽启动慢者，连续多次吞咽；流涎的患者，提醒充分闭合口唇和增加吞咽唾液的频率，重度流涎可采用唾液腺肉毒毒素注射方法。

建立在视觉反馈机制的基础上的视频辅助吞咽治疗和呼气肌肉强度训练(expiratory muscle strength training,EMST)被认为是改善 PD 患者吞咽障碍的有效训练手段,能够提高吞咽的运动和协调能力,改善气道保护和咳嗽功能,减少误吸风险。LSVT 改善嗓音的同时,能够改善 PD 患者口咽期的食物运送时间并减少咽部残留。对于吞咽障碍较重且有明显误吸风险或摄食不足的患者,建议尽早采取管饲法以避免出现严重的并发症,短期选择鼻胃管喂养,长期推荐经皮内镜下胃造瘘喂养。

(六)认知障碍康复治疗

认知康复常采用多模态认知干预方法和以目标为导向的认知康复。常用认知刺激疗法(cognitive stimulation therapy,CST)和认知训练(cognitive training,CT)两种方法。认知刺激疗法是指以小组形式开展的一些带有娱乐性质的非特异性认知活动,包括讨论时事、词语联想、自然娱乐、使用物品等多个主题,以刺激认知功能;认知训练是以提高或保持认知能力为直接目标,针对特定认知功能域进行标准化训练,在结构化任务上进行指导练习,改善相应的认知功能,或者增加脑的认知储备,传统认知训练方法主要以纸张卡片为主,采用基本技能训练、功能训练、作业训练以及与思维训练相结合等方法。计算机辅助认知康复(computer-assisted cognitive rehabilitation,CACR)技术具有针对性强、题材丰富、选择性高、时间精确、训练标准化和结果反馈及时等优势,近年来广泛地应用于认知康复。

音乐治疗可以改善 PD 患者的认知和精神情绪障碍,提高患者社会参与性及情绪稳定性。音乐治疗的方式包括被动聆听式和主动参与式两类,其中主动式音乐治疗是患者通过参与音乐行为(如演奏、演唱等)来达到治疗与康复的目的。无论音乐干预方式如何,根据患者的年龄、个性和喜好等制定个性化音乐方案能为患者提供最佳效果。治疗性音乐的曲目分类有多种方法,选曲应因病因人而异,推荐节奏感较强的乐曲。

(七)心理康复治疗

主要采用认知行为治疗(cognitive behavior therapy,CBT)、运动疗法和非侵入性神经调控技术治疗。CBT 可采用团体 CBT 方法治疗。rTMS 采用高频刺激左背外侧前额叶(1eft dorsolateral prefrontal cortex,L-DLPFC)治疗模式。tDCS 治疗采用阳极置于 L-DLPFC 区、阴极置于对侧眶上区部位的模式。

(八)非侵入性神经调控技术

非侵入性神经调控技术常用的是重复经颅磁刺激(rTMS)和经颅直流电刺激(tDCS),对于 PD 的治疗具有积极的作用,可改善患者的运动症状、言语清晰度、工作记忆和执行功能等;缓解抑郁、疼痛和失眠等。针对运动症状的治疗,刺激部位常选用 M1 和 SMA 区;针对情绪障碍、认知障碍的治疗,刺激部位一般是 L-DLPFC。但刺激模式、刺激强度、治疗时间等仍需更多的临床研究以提供充分的循证证据。

六、预后

PD 是一种缓慢进展的神经系统变性疾病,生存期 10~30 年,病初如能得到及时诊断和正确治疗,多数患者病后数年内能够维持正常工作和较好的生活质量。在疾病晚期,由于严重的肌强直、全身僵硬导致卧床。本病的死亡原因主要是肺炎、骨折等各种并发症。

(张巧俊)

思考题

1. PD 患者的功能障碍有哪些?
2. 请简述 PD 运动障碍的康复治疗原则。

扫码获取
数字内容

第五节　周围神经病

【本节要点】

1. 周围神经是指嗅、视神经以外的脑神经和脊神经。

2. 周围神经损伤后功能障碍可见：运动、感觉、反射功能和自主神经功能障碍，疼痛是一个重要的临床症状。

3. 周围神经损伤的三种病理形式：沃勒变性、轴索变性和节段性脱髓鞘。

4. 周围神经损伤的临床治疗，首先明确诊断，开展病因治疗，其次对症治疗，同步开展康复治疗。

5. 早期康复以床边康复多见，减轻神经水肿，促进神经再生、预防并发症。稳定期康复以综合运动疗法多见，促进神经再生，提高运动感觉功能，提高 ADL。

一、概述

周围神经疾病（peripheral neuropathy）临床上十分常见，常引起运动、感觉等功能障碍，影响生活质量。积极、适当的康复治疗，有助于促进神经修复与再生，改善功能障碍，预防或减轻并发症，提高生活质量。

（一）定义

周围神经（peripheral nerve）是指嗅、视神经以外的脑神经和脊神经。多数周围神经为混合神经，包含感觉纤维、运动纤维及自主神经纤维。

周围神经疾病（peripheral neuropathy）是指周围运动、感觉和自主神经的结构损伤和功能障碍。损伤后的典型表现可见：运动、感觉、反射和自主神经功能障碍，疼痛是一个重要的临床症状。

本章节主要阐述的脑神经疾病包括有：三叉神经痛、特发性面神经麻痹（又称 Bell 麻痹）和面肌痉挛；本章节主要阐述的脊神经疾病包括有：单神经病（如尺神经麻痹、桡神经麻痹、正中神经麻痹和腓总神经麻痹）、臂丛神经痛、多数性单神经病（如糖尿病性周围神经病）、多发性神经病（如末梢神经炎）和急性脱髓鞘性多发性神经病（如吉兰 - 巴雷综合征）和慢性炎症性脱髓鞘多发性神经病。

（二）流行病学

周围神经疾病临床上多见，引起周围神经疾病的原因可见：维生素缺乏、感染、外伤、中毒、压迫、缺血、代谢障碍、免疫变性等等。上肢神经损伤较下肢神经损伤多见，占四肢神经损伤的 60%~70%。骨、关节损伤可伴发周围神经损伤，如肱骨干骨折可伴有桡神经损伤，肘关节脱位可有正中神经与尺神经损伤，腓骨颈骨折可伴有腓总神经损伤等。

二、解剖及病理生理

（一）解剖

神经细胞由胞体与突起（树突和轴突）两部分组成。运动神经细胞的胞体位于脑干运动神经核和脊髓灰质前角。感觉神经细胞的胞体位于脑神经的感觉神经节和脊神经后根神经节。自主神经细胞的胞体在自主神经节。三种神经细胞的突起构成周围神经纤维。周围神经纤维可分为有髓鞘和无髓鞘两种。脑神经和脊神经多属有髓鞘神经纤维，自主神经属于无髓鞘神经纤维。

有髓鞘纤维有轴突、髓鞘（施万细胞）和郎飞结等结构，对神经的再生起着重要的作用。无髓鞘纤维是由数个轴突包裹在一个施万细胞内，没有髓鞘环绕。众多神经纤维集合成神经束，再集合组成神经干，神经束和神经干的外周包以结缔组织膜，前者称为神经束膜，后者称为神经外膜。神经束膜进入神经束内各神经纤维之间成为神经内膜。周围神经（包括神经干、神经束）的供血来自相应的动脉分支，经神经外膜进入神经干，穿过神经束膜进入神经束。

（二）病理生理

周围神经的冲动传导在两种神经纤维上有显著区别：无髓鞘纤维的传导是沿着神经纤维连续依

次进行,有髓鞘纤维则沿着郎飞结跳跃式传递。

1. 周围神经受损时,主要表现为三种病理形式

(1)沃勒变性(Wallerian degeneration):周围神经纤维轴突损伤断裂,纤维远端的轴突和髓鞘变性。神经断端远侧的髓鞘与神经纤维肿胀和碎裂,髓鞘碎裂小片被施万细胞或巨噬细胞吞噬。断裂神经近端的变性损伤有限。神经细胞胞体肿大,细胞核移向边缘,尼氏小体溶解。一般周围神经断裂约 3 个月,远端的髓鞘和神经纤维将完全消失。

(2)轴突变性(axonal degeneration):神经元胞体蛋白质合成障碍或轴浆运输阻滞,远端轴突出现轴突变性,继而髓鞘碎裂,若向远端蔓延,可导致运动终板变性。

(3)节段性脱髓鞘(segmental degeneration):神经纤维局限性髓鞘破坏,轴突基本正常,神经传导速度可减慢。病变呈斑点状。

2. 不同的周围神经疾病的具体病理表现

(1)三叉神经痛的病理主要表现为三叉神经节细胞浆中出现空泡,轴突不规则增生、肥厚、扭曲或消失,髓鞘明显增厚、瓦解,多数纤维有节段性脱髓鞘改变。

(2)特发性面神经麻痹(Bell 麻痹)的病理主要表现为面神经水肿,髓鞘肿胀、脱失,晚期可有不同程度的轴突变性,以茎乳孔和面神经管内的部分尤为显著。

(3)糖尿病性周围神经病的病理改变可表现为有髓纤维丧失和节段性脱髓鞘,反复的髓鞘脱失和再生形成葱球样改变。

(4)多发性神经病的病理改变主要是周围神经的节段性脱髓鞘和轴突变性或两者兼有,少数病例可伴有神经肌肉连接点的改变。周围神经的病变远端最重或自远端开始向近端蔓延。

(5)急性炎症性脱髓鞘性多发性神经病,吉兰 - 巴雷综合征(Guillain-Barre syndrome,GBS)为典型病变,病理改变是水肿、充血、局部血管周围淋巴细胞、单核巨噬细胞浸润,神经纤维节段性脱髓鞘和轴突变性。恢复过程中髓鞘可恢复,淋巴细胞浸润可持续存在。

三、临床诊治

(一)临床特征

1. 临床共同特征

(1)运动功能障碍:弛缓性瘫痪、肌张力降低、肌肉萎缩。

(2)感觉功能障碍:感觉障碍的性质和范围,包括疼痛、感觉减退或消失、感觉过敏,主观有麻木感、自发疼痛、感觉障碍分布呈现局灶性、弥漫性、远端 - 近端感觉分布梯度改变等。

(3)反射功能障碍:腱反射减弱或消失。

(4)自主神经功能障碍:皮肤发红或发绀,皮温低,无汗、少汗或多汗,指(趾)甲粗糙变脆等、血压波动、心律改变等。

2. 临床表现特异性

(1)三叉神经痛:疼痛剧烈骤然发生,仅局限于三叉神经感觉支配区内。发作时病人常紧按患部,可致局部皮肤粗糙,眉毛脱落,发作时可伴不断咀嚼动作,严重者同侧面部肌肉出现反射性抽搐,称"痛性抽搐"。每次发作数秒钟至 1~2 分钟即骤然停止,间歇期正常。发作每日数次至 1 分钟多次,周期性,持续数周、数月或更长,可自行缓解。病程初期发作较少,间歇期较长。随病程进展,间歇期逐渐缩短。疼痛常自一侧的上颌支(第 2 支)或下颌支(第 3 支)开始,随病程进展可影响其他分支。眼支起病、先后或同时发生两侧三叉神经痛现象极少见。病人面部可见"触发点",即某个区域特别敏感,易触发疼痛,如上下唇、鼻翼外侧、舌侧缘等。三叉神经皮下分支穿出骨孔处,可见压痛点。发作期间面部的机械刺激,如说话、进食、洗脸、剃须、刷牙、打呵欠,甚至微风拂面皆可诱发疼痛。

(2)Bell 麻痹:任何年龄均可发病,以 20~40 岁多见,男性略多。绝大多数为一侧性,双侧者少见。常急性起病,表现为口角歪斜、流涎、讲话漏风,吹口哨或发笑时尤为明显,48 小时内达到高峰。起病

前几天可见同侧耳后、耳内、乳突区或面部的轻度疼痛。体格检查可见患侧面部表情肌瘫痪、额纹消失、眼裂扩大、鼻唇沟变浅、口角下垂及面部牵向健侧。面部肌肉运动时,因健侧面部的收缩牵引,上述体征更为明显。患侧闭目时露出角膜下的白色巩膜,称 Bell 现象。鼓气和吹口哨时,因患侧口唇不能闭合而漏气。进食时,食物常滞留于病侧的齿颊间隙内,并常有口水自该侧淌下。泪点随下睑而外翻,使泪液不能正常吸收而致外溢。

（3）面肌痉挛:多见于中老年人,女性多发。表现为阵发性、快速不规律的面肌抽动,多限于一侧,两侧受累较少。起病从眼轮匝肌的轻微抽动开始,逐渐向口角、整个面肌扩展,重者睁眼困难。每次抽动数秒至数分钟。精神紧张、疲劳和自主运动时加重,睡眠时消失,不伴疼痛。神经系统检查无其他阳性体征。晚期可见面肌轻度无力和萎缩。

（4）尺神经损伤:典型表现为屈腕、手向桡侧偏斜,各指不能分开或合并,小指不能运动,拇指不能内收,手部精细动作障碍。小鱼际肌、部分大鱼际肌和骨间肌萎缩。伸肌过度收缩,掌指关节过伸,远端指关节屈曲呈"爪形手"。感觉障碍分布在手掌及手背的尺侧,整个小指和无名指的尺侧一半。不完全损伤可见烧灼样疼痛。

（5）桡神经损伤:最突出表现为腕下垂,腕及手指不能伸直,拇指不能伸直外展,拇指背侧及第一、第二掌骨间隙背侧皮肤感觉障碍。病损部位不同,临床表现不同。高位（如腋部）损伤时,产生完全性麻痹,上肢诸伸肌皆瘫痪,肘关节、腕关节及掌指关节皆不能伸直,前臂旋前位不能屈曲肘关节;在肱骨中 1/3 受损时,肱三头肌功能完好,余诸伸肌瘫痪;病损在肱骨下端或前臂上 1/3 时,肱三头肌、肱桡肌、旋后肌和伸腕肌功能保存;于前臂中 1/3 以下病损时,仅有伸指功能丧失而无腕下垂;如病损位于腕关节,无桡神经麻痹的运动症状。桡神经麻痹的感觉障碍仅见于前臂外侧及拇、示指桡侧区。

（6）正中神经损伤:正中神经在上臂受损时会发生完全性麻痹,表现为前臂不能旋前,腕不能外展及屈曲,拇、示、中指不能屈曲,拇指不能对掌、外展及屈曲;肌肉萎缩以大鱼际肌最明显,手掌变平,拇指紧靠示指,呈"猿手"样;感觉障碍分布于手掌桡侧,桡侧三指和无名指的桡侧一半。

（7）腓总神经损伤:腓骨肌及胫骨前肌群的瘫痪和萎缩,患足不能背屈和外展、翘趾及伸足外翻,足下垂呈马蹄内翻足、跨阈步态。感觉障碍分布于小腿前外侧和足背,包括第一趾间隙。跟腱反射不受影响。

（8）坐骨神经痛:可见原发性或者继发性损伤。临床表现为坐骨神经通路上的疼痛综合征。一般单侧多见,根性疼痛可见腰背部酸痛、僵硬,典型表型为疼痛自一侧腰部向同侧的臀部、大腿后部、腘窝、小腿外侧和足背部放射,烧灼样或者刀割样疼痛,咳嗽、喷嚏时加重。干性疼痛主要表现坐骨神经行程压痛点显著,如腰椎旁、臀部、腘窝及腓肠肌等处的压痛点压痛显著,腰部疼痛不明显。

（9）臂丛神经痛:肩区疼痛,可累及背部、颈部和上肢,间歇性或者持续性疼痛,呈烧灼、针刺、酸胀疼痛,活动或牵拉疼痛加剧。患肢可出现感觉减退或过敏,后期出现肌肉萎缩,严重者出现皮肤变薄、局部肿胀等,疼痛多在 1~2 周内消失,功能多在 6~8 周内恢复。

（10）糖尿病性周围神经病的临床表现可分为以下几种综合征

1）糖尿病眼肌麻痹:多累及动眼神经或展神经。

2）痛性胸腰神经根病:累及肢体或躯干的急性单神经病。

3）快速进展、痛性、非对称性以运动为主的多数性单神经病。

4）对称性近端无力和萎缩,经常伴有疼痛和感觉缺失。

5）对称性远端感觉性神经病:最常见,足和下肢为重,慢性进展。

6）自主神经病:可见心血管系统问题、消化系统、泌尿生殖系统障碍,严重时可致死。

（11）末梢神经炎:又称多发性神经病,四肢远端对称性或者非对称性运动、感觉及自主神经功能障碍。受累肢体远端出现针刺、蚁走、烧灼感、触痛等感觉异常。同时或稍后出现肢体远端对称性深浅感觉减退或缺失,呈或长或短的手套-袜套样分布。

运动障碍:肢体远端对称性无力,轻重不等,可为轻瘫以至全瘫。肌张力低下,腱反射减弱或消失。可见上下肢肌肉萎缩、垂腕、垂足、肢体挛缩及畸形。

自主神经功能障碍：是周围神经损伤一个严重和潜在致命的功能障碍，如心律失常、极度高血压、直立性低血压、发汗、尿潴留、雷诺综合征等，肢体末端皮肤对称性菲薄、光亮或脱屑、变冷、苍白或青紫、汗多或无汗、指（趾）甲粗糙、松脆，甚至溃烂，部分可见严重心动过缓以及心搏骤停可能。

其他的自主神经功能紊乱包括：无力性肠梗阻、低钠血症、支气管黏膜功能缺陷等，一般较多的发生在急性进展和呼吸衰竭的患者，需特别注意观察。

上述症状通常同时出现，呈四肢远端对称性分布，由远端向近段扩展。

（12）吉兰-巴雷综合征（GBS）的临床特点

1）可发生于任何年龄，我国北方以儿童较多，男女发病率相似。

2）全年均可发病，多数患者起病前 1~3 周有呼吸道或胃肠道感染的症状，包括空肠弯曲菌、巨细胞病毒、肺炎支原体或其他病原菌感染，疫苗接种，手术，器官移植等。

3）急性起病，病情多在 2 周左右达到高峰。

4）弛缓性瘫痪，腱反射减弱或消失，病理反射阴性。首发症状常为四肢远端对称性无力，很快加重并向近端发展，或自近端开始向远端发展，可涉及躯干和脑神经，严重者因肋间肌和膈肌受累导致呼吸麻痹。肌肉萎缩初期不明显，后期肢体远端出现。感觉障碍一般比运动障碍为轻，表现为肢体远端感觉异常和手套-袜套样感觉减退，也可无感觉障碍。某些患者疼痛可很明显，肌肉可有压痛，尤其是腓肠肌的压痛。脑神经损害以双侧面神经麻痹最常见，其次为舌咽和迷走神经麻痹，表现为面瘫、声音嘶哑、吞咽困难。动眼、外展、舌下、三叉神经的损害较为少见；偶见视神经盘水肿。自主神经功能损害有出汗、皮肤潮红、手足肿胀、营养障碍、心动过速等症状。罕见括约肌功能障碍，血压降低。多数病例病情迅速发展，约 3~15 天内达高峰，90% 以上患者的病情在四周内停止进展，但其余仍可继续加重。约 1~2 个月后开始恢复。

（二）辅助检查

1. 神经电生理检查　包括神经传导速度、针电极肌电图和特殊检查等，检查结果也需要考虑干扰因素，比如肢体温度、叠加的局灶性病变等。

（1）神经传导速度检查：分为运动神经传导检查、感觉神经传导检查和混合神经传导检查三种基本类型，来评价从刺激点到记录点之间运动、感觉及混合神经轴索和髓鞘的功能状态，其中也包括脊髓前角细胞、后根神经节和远端周围神经的功能状态的评定。周围神经病可出现神经传导速度、潜伏期、波幅的变化，传导异常或传导阻滞，结合查体情况，定性周围神经和神经根损伤的范围与程度。

（2）针电极肌电图检查：单纯脱髓鞘病变一般正常。使用针电极记录肌肉放松时产生的自发电位（spontaneous activity）、肌肉主动收缩时运动单位电位（motor unit action potentials，MUAPs）变化，当肌肉失神经支配或者肌肉发生病变，运动单位电位会变化，合并运动神经传导速度检查可以用于评价运动单位的功能状态。

（3）特殊检查：包括 H 反射、F 波、瞬目反射、重复电刺激、单纤维肌电图、诱发电位等，主要用来评价脑神经、周围神经近端部分和神经肌肉等部位病变。如吉兰-巴雷综合征，常见异常神经传导类型有 H 反射消失、F 波延长或消失等，皆需要结合神经传导速度检查与病人情况进行综合判定。

2. 实验室检查　包括脑脊液检查、血常规和血生化检查、免疫学检查、基因检测等。

脑脊液检查：急性炎症性脱髓鞘性多发性神经病发病第 1 周内脑脊液检查可正常。第 2 周后可出现蛋白增高，细胞数正常或接近正常的蛋白-细胞分离现象，此为本病特征，发病后第 3 周最为明显。脑脊液压力多正常。少数病例脑脊液无变化。臂丛神经炎患者脑脊液检查可发现蛋白和细胞的轻度增高，可见寡克隆带。

血清免疫学：GBS 谱系疾病血清可检测到抗神经节苷脂抗体，抗神经节苷脂抗体主要包括 IgM 抗体和 IgG 抗体，IgG 抗体对诊断有明确意义，而 IgM M 抗体不具有特异性，其作用局限。

3. 影像学检查　三叉神经痛若考虑脑桥周围血管对三叉神经后根的压迫，磁共振断层血管成像

（magnetic resonance tomographic angiography，MRTA），可清晰显示脑桥小脑角池内的脑神经出脑干段与责任血管的关系。

4. 肌肉活检　采用肌肉活检，通过病理来明确疾病的性质。

（三）诊断与鉴别诊断

周围神经病的诊断需要收集病史、体格检查和必要的辅助检查。神经传导速度测定可发现尚未出现症状或体征的早期周围神经病，也是判断预后和疗效的客观指标，并有助于鉴别肌源性或神经源性肌萎缩。神经活组织检查利用光学和电子显微镜，结合免疫组织化学染色等辅助诊断。分子生物学的基因检测使人们对周围神经病的认识有了提高，然而周围神经病的诊断仍有相当困难。

引起周围神经疾病的原因呈现多样性：感染、免疫、外伤、中毒、代谢、营养、劳损、挤压和遗传等等，需要结合患者的现病史、既往史、生活接触史等进行判断。

典型的临床症状和体征也是进行诊断和鉴别诊断的重要内容。①原发性三叉神经痛，根据疼痛发作部位、性质、触发点的存在，神经系统检查有无阳性体征，结合起病年龄，不难作出诊断。早期易误认为牙痛，一部分患者已多次拔牙而不能使疼痛缓解。副鼻窦炎、偏头痛、下颌关节炎、舌咽神经痛等也应与三叉神经痛相鉴别。②糖尿病导致的多数性单神经病主要是明确糖尿病诊断，要注意餐后血糖的检测，糖耐量异常的患者也可出现神经病变，在排除其他病因的时候可确立诊断。③多发性神经病根据肢体远端呈手套-袜套样感觉障碍，弛缓性瘫痪，自主神经障碍及肌电图和神经传导速度的改变，不难作出诊断。④急性炎症性脱髓鞘性多发性神经根神经病的诊断标准：常有前驱感染史，呈急性起病，进行性加重，多在2周左右达高峰；对称性肢体和延髓支配肌肉、面部肌肉无力，重症者可有呼吸肌无力，四肢腱反射减低或消失；可伴轻度感觉异常和自主神经功能障碍；脑脊液出现蛋白—细胞分离现象；电生理检查提示远端运动神经传导潜伏期延长、传导速度减慢、F波异常、传导阻滞、异常波形离散等；病程有自限性。

（四）临床处理

周围神经病的治疗，首先明确诊断开展病因治疗；其次对症治疗，如应用止痛药物以及促进神经机能恢复的药物如维生素B族等。同时积极开展康复治疗，康复评定和治疗是重要的干预措施，有助于预防肌肉挛缩和关节畸形，提高生活自理能力和社会适应能力。

1. 病因治疗　尽管相当一部分周围神经病患者找不到确切的病因，但随着医学的发展，检查手段的增多，大部分周围神经病都有明确的病因，不同病因采用不同治疗方法。对于多发性神经病，如铅中毒应立即脱离中毒环境，阻止毒物继续进入体内，应用特殊解毒剂治疗。异烟肼中毒立即停药，加大输液量、利尿、通便外，大剂量维生素B_6应用。酒精中毒者，戒酒，应用大剂量维生素肌内注射。糖尿病性神经病变应控制血糖。结缔组织疾病及变态反应性疾病可应用皮质类固醇治疗。感染原因需要积极抗感染处理。因营养缺乏及代谢障碍所致者，应积极治疗原发疾病。因放射性治疗或者化学治疗导致，由于原始治疗的持续，只能通过周围神经营养、改善循环治疗，疗效一般较为局限。

2. 药物治疗　针对病理和原发疾病进行处理。①镇痛药：常用的非甾体类抗炎药；抗惊厥剂、三环类抗抑郁药、5-羟色胺和去甲肾上腺素再摄取抑制剂用于治疗神经性疼痛；其他如阿片类镇静剂、局部外用药物等；②肌松药：巴氯芬、盐酸乙哌立松等；③神经营养药：胞磷胆碱钠、奥拉西坦、甲钴胺等；④扩张血管和改善血管药：麦角碱衍生物尼麦角林片、钙通道阻滞剂尼莫地平等；⑤调节自主神经药：常用的B族维生素，以及小剂量镇静、抗焦虑、抑郁药物等。卡马西平是治疗原发性三叉神经痛的首选治疗药物；类固醇皮质激素可用于治疗Bell麻痹促进局部炎症、水肿消退；东莨菪碱、氟哌啶醇改善眩晕；急性期应给予足量B族维生素、维生素C、辅酶Q10和高能量易消化饮食，对吞咽困难者应及早鼻饲饮食。

3. 免疫调节和血浆置换　急性期在无免疫球蛋白过敏或先天性IgA缺乏症等禁忌情况下，可采用静脉注射免疫球蛋白IgG。急性期无严重感染、血液病、心律失常等禁忌证的可用血浆置换，发病两周后治疗无效。血浆置换和免疫球蛋白不必联合应用，联合应用并不增效。免疫治疗还包括单克隆抗体治疗、细胞因子治疗和免疫调节剂治疗。

激素治疗：国外的多项临床试验结果显示应用糖皮质激素治疗 GBS 无明确疗效。

4. 神经阻滞疗法　适于药物治疗无效或有明显副作用、拒绝手术治疗或不适于手术治疗者。方法是取无水酒精或其他化学药物如甘油、维生素 B_{12} 加等直接注入三叉神经分支或半月神经节内，使之发生凝固性坏死，阻断神经传导，可使局部感觉丧失而获止痛效果。阻滞疗法简易安全，但疗效不持久。

5. 半月神经节射频热凝治疗　用于长期用药无效或无法耐受者。射频通过机体时电磁波能转为热能，产生热效应和热电凝。可选择性破坏三叉神经痛觉纤维，基本不损害触觉纤维达到止痛作用。

6. 手术减压治疗　主要适用于药物和神经阻滞治疗无效者。对血管压迫所致三叉神经痛和坐骨神经痛效果较好。手术治疗可能失败、易复发、可伴有并发症。

7. 神经移植术　周围神经外伤离断后，产生缺损较大，经过两段端充分游离亦不能对合时，需要采用自体神经段移植。移植物首选是自体神经，如腓肠神经移植、健侧颈 7 神经移位术等，也有采用异体神经移植、异种神经移植，需关注免疫排斥问题。

8. 支持治疗　GBS 主要死亡原因之一是呼吸肌麻痹。需密切观察呼吸，保持呼吸道通畅。有呼吸衰竭和气道分泌物过多者应及早气管切开，必要时用呼吸机机械通气支持治疗。周围神经损伤导致的吞咽困难，会影响患者的营养状态，必要时采用胃肠管，开展营养支持。

四、康复评定

周围神经病的临床症状与解剖部位相关，康复评定具有重要作用。

1. 脑神经　动眼神经、滑车神经、展神经、副神经、舌下神经是运动性神经，三叉神经、面神经、舌咽神经、迷走神经是混合性神经。

（1）动眼神经：上睑下垂，眼球向内、上、下方向活动受限。

（2）滑车神经：眼球向下及外展运动减弱。

（3）展神经：眼球向外侧运动受限而呈内斜视，常伴复视。

（4）三叉神经：三叉神经半月节以上损伤时可出现患侧头面部皮肤及舌、口、鼻腔黏膜的一般感觉丧失，角膜反射消失，患侧咀嚼肌瘫痪，张口时下颌偏向患侧。三叉神经半月节以下受损时可出现患侧睑裂以上皮肤感觉障碍，角膜反射消失；上颌神经损伤时可致患侧下睑及上唇皮肤、上颌牙齿、牙龈及硬腭黏膜的感觉障碍；下颌神经受损时可致患侧下颌牙齿、牙龈及舌前 2/3 和下颌皮肤的一般感觉障碍，并有患侧咀嚼肌的运动障碍。

（5）面神经：表现为同侧颜面肌肉完全瘫痪。额肌麻痹可致不能皱眉，眉毛较健侧低，眼裂变大，额纹变浅或消失。眼轮匝肌麻痹时可引起眼睑闭合无力，当用力闭眼时眼球向外上方转动，巩膜暴露。颊肌瘫痪时引起闭嘴时口角下垂，鼓腮漏气，鼻唇沟变浅，不能吹口哨，食物残存于颊部与牙龈之间，面瘫恢复期可出现患侧的联带运动或过度运动。

（6）前庭蜗神经：听神经可行纯音测试、言语测试、听性脑干反应（auditory brainstem response，*ABR*）、耳声发射、声导抗测试等检查。前庭功能可行外耳道冷热水灌注的变温试验、转椅旋转试验等检查。

（7）舌咽神经：舌后 1/3 味觉消失，舌根及咽峡区痛觉消失，咽肌收缩力弱，泌涎障碍。

（8）迷走神经：主干损伤时表现为心率加快、恶心、呕吐、呼吸深慢等，由于咽喉肌瘫痪，可出现声音嘶哑、语言困难、吞咽障碍等。

（9）副神经：一侧损伤时，导致该侧胸锁乳突肌瘫痪，头无力转向对侧，斜方肌瘫痪肩部下垂，抬肩无力；双侧损害时，病人头颈后仰及前屈无力。

（10）舌下神经：舌下神经的中枢性损害引起对侧中枢性舌下神经麻痹，舌肌无萎缩，常伴有偏瘫,多见于脑血管意外。周围性舌下神经麻痹时,舌显著萎缩。舌下神经核的进行性变性疾病还可伴有肌肉震颤。

2. 脊神经   连接于脊髓,分布在躯干、腹侧面和四肢的肌肉中,主管颈部以下的感觉和运动。

(1)臂丛神经:由 $C_{5\sim8}$ 与 T_1 神经根组成,多由工伤、交通事故,或产伤等原因引起的一种周围神经损伤。受伤后患者上肢功能部分或完全丧失,遗留终身残疾。

1)上臂丛神经根(颈 5~7)损伤:肩关节不能外展与上举,肘关节不能屈曲,腕关节虽能屈伸但肌力减弱,前臂旋转亦有障碍,手指活动尚属正常,上肢伸面感觉大部分缺失。三角肌、冈上下肌、肩胛提肌、大小菱形肌、桡侧腕屈肌、旋前圆肌、肱桡肌、旋后肌等出现瘫痪或部分瘫痪。

2)下臂丛神经根(颈 8~胸 1)损伤:手的功能丧失或发生严重障碍,肩、肘、腕关节活动尚好,患侧常出现 Horner 征。手内肌全部萎缩,骨间肌尤其明显,手指不能屈伸或有严重障碍,拇指不能掌侧外展,前臂及手部尺侧皮肤感觉缺失。尺侧腕屈肌、指深浅屈肌、大小鱼际肌群、全部蚓状肌与骨间肌出现瘫痪。而肱三头肌、前臂伸肌群部分瘫痪。

3)全臂丛损伤:早期整个上肢呈迟缓性麻痹,各关节不能主动运动,但被动运动正常。由于斜方肌受副神经支配,耸肩运动可存在。上肢感觉除臂内侧因肋间臂神经来自第 2 肋间神经尚存在外,其余全部丧失。上肢腱反射全部消失,温度略低,肢体远端肿胀。Horner 征阳性。晚期上肢肌肉显著萎缩,各关节常因关节囊挛缩而致被动活动受限,尤以肩关节与指关节严重。

4)臂丛神经干损伤:①上干损伤:其临床症状与体征和上臂丛神经根损伤相似。②中干损伤:独立损伤极少见,但可见于健侧颈 7 神经根移位修复术切断颈 7 神经根或中干时。仅有示、中指指腹麻木,伸肌群肌力减弱等,可在 2 周后逐渐恢复。③下干损伤:其临床症状与体征和下臂丛神经根损伤类同。

5)臂丛神经束损伤:①外侧束损伤:肘关节不能屈,或虽能屈(肱桡肌代偿)但肱二头肌麻痹;前臂能旋前但旋前圆肌麻痹,腕关节能屈但桡侧腕屈肌麻痹,上肢的其他关节活动尚属正常。前臂桡侧缘感觉缺失。肱二头肌、桡侧腕屈肌、旋前圆肌与胸大肌锁骨部瘫痪,肩关节与手部诸关节的运动尚属正常。②内侧束损伤:手内部肌与前臂屈指肌全部瘫痪,手指不能屈伸(掌指关节能伸直),拇指不能掌侧外展,不能对掌、对指,手无功能。前臂内侧及手部尺侧感觉消失。手呈扁平手和爪形手畸形。肩、肘关节功能正常。内侧束损伤和颈 8 胸 1 神经根损伤表现类似,但后者常有胸大肌(胸肋部)、肱三头肌、前臂伸肌群麻痹,前者则无此现象。③后束损伤:肩关节不能外展,上臂不能旋内,肘与腕关节不能背伸,掌指关节不能伸直,拇指不能伸直和桡侧外展,肩外侧、前臂背面和手背桡侧半的感觉障碍或丧失。

(2)腓总神经损伤:腓总神经是坐骨神经的两大终支之一,位置在沿腘窝上外缘经股二头肌内缘下行,由腰 4~5 和骶 1~2 脊神经前支的纤维组成。小腿伸肌群的胫前肌,踇长、短伸肌,趾长、短伸肌,和腓骨长、短肌等肌肉出现瘫痪,可造成足下垂、内翻。感觉:小腿前外侧及足背区域感觉丧失。

3. 周围神经疾病的康复评定   还包括如下内容:

(1)运动功能的检查和评定:肌力、关节活动度、肌张力、反射、畸形、肌肉萎缩、肿胀疼痛程度以及范围,容积、周径。

(2)感觉功能评定,感觉检查不同感觉神经有其特定的支配区,但有交叉支配现象。

(3)疼痛评分:简式 McGill 疼痛问卷。

(4)反射检查:肱二头肌肌腱反射、肱三头肌肌腱反射、肱桡肌反射、膝反射、踝反射等,双侧比较。

(5)自主神经功能评定:发汗检查等。

(6)ADL 能力评定:日常生活能力和社会参与能力评定包括 FIM 量表、改良 Barthel 指数、SF-36 健康调查问卷等。

(7)其他可能涉及的评定量表,如:

肺功能评定:由于较重的一部分患者常常累及支配呼吸的周围神经,因此肺部功能评定尤为重要,可于康复训练前及训练后12周检查与评定:①膈肌肌电,采用食管电极分别记录最大自主呼吸下的膈肌肌电(最大膈肌肌电)和平静呼吸时的膈肌肌电;②肺功能,采用肺功能仪测定用力肺活量(forced vital capacity,FVC)、第1秒用力呼气量(FEV_1)、第1秒用力呼气量占肺活量比率(FEV_1/FVC);③氧利用率,采用心电监护仪记录静息状态下血氧饱和度(SaO_2)及运动中最大心率(跑步机上患者能承受的最高速率行走时达到的心率峰值,按次/min计算);④呼吸力学,采用呼吸力学监测仪记录气道峰压、呼吸压力、气道阻力及平均气道压;

Hughes评分:0分:健康;1分:症状轻微,奔跑不受限;2分:奔跑受限,但行走>5m,不需辅助;3分:行走>5m,但需要辅助行走;4分:躺在床上或轮椅;5分:需要辅助呼吸;6分:死亡。本评分是目前公认的GBS专业的评定量表,为患者一般情况的评定,主要涉及步行能力为主的运动功能。

疲劳评定:采用疲劳严重度量表(Fatigue Severity Scale,FSS)。

还可包括睡眠、情绪、心脏功能、吞咽功能、二便功能等多方面的评定。

五、康复治疗

康复治疗的目的是防治并发症,预防肌肉肌腱挛缩、关节僵硬,促进受损神经再生、增强肌力、恢复运动与感觉功能,最终恢复患者的生活和工作能力。

(一)急性期康复

急性周围神经损伤患者病情稳定后24~48小时内进行康复介入。急性期康复需要针对疾病的原发病因和病理进行干预,康复训练可床边训练为主,主要目标是消除和减轻神经炎症和水肿,促进神经再生、预防减轻并发症、改善症状和功能。康复训练内容包括以下几个方面。

1. 受累肢体各关节功能位的保持和预防畸形　周围神经损伤后,由于神经修复所需的时间很长,容易发生关节挛缩。早期应将关节固定于功能位,可选用石膏托、矫形器、毛巾、三角巾等将受累肢体关节保持在功能位。

2. 预防深静脉血栓形成　深静脉血栓一般发生在病后的4~6天,应用低分子量肝素、肝素等抗凝药物,穿弹力袜被推荐作为卧床的患者预防措施之一。

3. 受累肢体肿胀　抬高患肢,弹力绷带包扎,无禁忌情况下作轻柔的向心性按摩、被动活动和冰敷等。

4. 受累肢体各关节的主被动运动　由于肿胀、疼痛、不良肢位、肌力不平衡等因素,周围神经损伤后常易出现关节挛缩和畸形,受累肢体各关节早期应作无痛范围内全关节活动范围的被动运动。若受损较轻,肢体存在主动运动,则进行主动运动训练,可通过刺激相应运动皮质及脊髓前角细胞,促进轴突再生。

5. 肌力训练　肌肉失神经支配之后肌纤维萎缩会即刻启动,在无禁忌的情况下,尽快开展肌力训练。注意运动量不能过大,尤其是在神经创伤、神经和肌腱缝合术后。

6. 感觉障碍康复　感觉障碍训练,包括痛觉的脱敏治疗、感觉刺激治疗、浅感觉训练、本体觉训练。

7. 物理因子治疗

(1)温热疗法:早期应用短波、微波透热疗法(无热或微热量,每天1~2次),可以消除炎症、促进水肿吸收,有利于神经再生。应用热敷、蜡疗、红外线照射等,可改善局部血液循环、缓解疼痛、松解粘连、促进水肿吸收。治疗时要注意温度适宜,尤其是有感觉障碍和局部循环差时,容易发生烫伤。若病人感觉丧失,或治疗部位机体内有金属固定物时,应选脉冲短波或脉冲微波治疗。

(2)激光疗法:常用氦-氖激光(10~20mW)或半导体激光(200~300mW)照射病损部位或沿神经走向选取穴位照射,每部位照射5~10分钟,有消炎、促进神经再生的作用。

(3)水疗:用温水浸浴、旋涡浴,可以缓解肌肉紧张,促进局部循环,松解粘连。在水中进行被动运动和主动运动,可防止肌肉挛缩。水的浮力有助于瘫痪肌肉的运动,水的阻力使在水中的运动速度较慢,防止运动损伤发生。

8. 体位变换　对卧床患者应定时变换体位以预防压疮,无禁忌情况下,一般每2小时翻身一次。

9. 呼吸训练　气管切开和机械通气患者应进行腹式呼吸,咳嗽、咳痰能力以及进行体位排痰训练。气管切开患者有时会出现致命性的出血、感染、局部组织坏死、乳糜池瘘等,应做好气道管理。

10. ADL 训练　预防长期卧床并发症,严重周围神经损伤患者19%~50% 并发直立性低血压,因此在电动起立床训练或坐位平衡功能训练时应进行血压、心率监测、观察患者反应。

（二）稳定期康复治疗

稳定期指周围神经损伤早期水肿消退,此期康复治疗的重点是促进神经再生,保持肌肉质量、增强肌力和促进感觉功能恢复。

1. 运动疗法　部分周围神经损伤患者对疲劳特别敏感,应严格控制运动量。

（1）改善和维持关节活动度训练:为防止关节出现挛缩和畸形,稳定期受累肢体继续无痛范围内做各关节全范围被动运动。注意神经吻合术后的患者,术后2~3周内避免进行牵拉神经的运动。

（2）被动运动:肌肉萎缩周围神经病损后,当受累肌肉完全瘫痪、肌力为0级、强度 - 时间曲线检查为完全失神经支配曲线、肌电图检查无任何动作电位或只有极少的动作电位时,应采取措施以防止、延缓、减轻失神经肌肉萎缩,维持肌肉质量,期待神经再支配。康复措施有按摩、被动运动等。但应该注意不能过度牵拉和按压完全瘫痪的肌肉。可配合神经肌肉电刺激（neuromuscular electrical stimulation, NMES）进行治疗。

（3）肌力训练:当神经再生进入肌肉内,肌电图检查出现较多的动作电位时,就应开始增强肌力的训练,以促进运动功能的恢复。根据病损神经和肌肉瘫痪程度,编排训练方法,运动量由助力运动→主动运动→抗阻运动顺序渐进,动作应缓慢,范围应尽量大。运动疗法与温热疗法、水疗配合效果更佳。①当肌力为1~2级时,使用助力运动。方法有:治疗师帮助病人做;病人健侧肢体辅助患侧肢体运动;可借助滑轮悬吊带、滑板、水的浮力等减轻重力运动。②当肌力为2~3级时,采用范围较大的助力运动、主动运动,逐渐减少辅助力量,但应避免肌肉过度疲劳。③当肌力增至3~4级时,就进行抗阻运动,同时进行速度、耐力、协调性和平衡性的训练。多用哑铃、沙袋、弹簧、橡皮条,也可用组合器械来抗阻负重。方法有:渐进抗阻运动、短暂最大负载等长收缩练习、等速练习。原则是大重量、少重复。

2. 呼吸训练　周围神经损伤患者若存在肺功能降低、咳嗽排痰无力,应指导其进行呼吸功能评估及训练。①腹式呼吸训练 - 根据患者情况取仰卧位或半卧位、坐位,让患者一手置于上腹部（剑突下）,掌握膈肌和腹部的活动,另一手置于胸部,掌握上胸及辅助呼吸肌的活动。患者经鼻腔深呼吸,同时隆起腹部而使胸廓运动保持最小,呼气时腹肌和手同时下压腹腔,增加腹内压,上抬膈肌,每日2次,每次10~25分钟;②缩唇呼吸训练 - 患者闭唇经鼻吸入气体后,缩唇吹口哨样缓慢呼气,吸气与呼气的时间比为1∶2至1∶5,呼吸频率每分钟<20次;③咳嗽呼吸训练 - 患者在床上取坐位或半卧位,稍向前弯腰,手放在剑突下,深吸一口气,短暂闭气1秒,再用爆发力咳嗽,把痰液排出。

3. 移动能力训练

（1）转移训练:包括帮助下转移和独立转移。转移训练包括床与轮椅转移、轮椅与坐便器转移、轮椅与汽车座椅转移及轮椅与地之间的转移等。

（2）轮椅训练:包括向前驱动、向后驱动、左右转训练、前轮翘起行走和旋转训练、上斜坡训练和跨越障碍训练、上楼梯训练和下楼梯训练、越过马路镶边石的训练、过狭窄门廊的训练及安全跌倒和重新坐直的训练。注意避免坐骨结节处发生压疮。

（3）步行训练:分为平行杠内步行训练和拐杖步行训练。耐力增强之后可以练习跨越障碍、上下台阶、摔倒及摔倒后起立等训练。

4. 作业治疗　应用的器械包括沙袋、哑铃、滑轮、多用架、股四头肌训练器、平行棒、臂式腕关节屈伸器、旋前旋后器等。训练原则为:训练其所有残存肌力,训练强度应该根据患者的实际情况安排。受累肢体神经功能综合训练包括上肢的各种手工作业训练和下肢的作业训练,同时进行 ADL 训练。也可选择文艺和娱乐活动以改善心理状态。

5. 感觉功能训练　针对患者的不同情况,采取相应的治疗方法。如感觉过敏的脱敏治疗,感觉减退或消失、实体感缺失的感觉重建训练法,后期训练的重点是辨别觉。康复训练涉及浅感觉和深感觉的训练,包括触觉、温度觉、痛觉、振动觉、运动觉、位置觉、实体觉和质地觉等各种感觉训练,可配合 Rood 技术、经皮神经电刺激和针灸治疗等技术。

其中疼痛是周围神经损伤患者早期常见症状,疼痛的发生率在 33%~71%,疼痛管理包括:①预防性措施和心理治疗:去除诱因,同时放松技术、暗示疗法、生物反馈、教育等。②运动疗法和理疗:运动疗法可增加关节活动范围,提高肌肉力量,改善心理状态;按摩、中高频电、经皮神经电刺激(TENS)等理疗有助于减轻局部炎症,改善血液循环,缓解慢性疼痛。③药物治疗:一线用药是非甾体抗炎药,75% 的患者另外需要口服阿片类药物,30% 的患者需要静脉吗啡,10% 的患者需要三环类抗抑郁药,10% 的患者需要进一步使用卡马西平、加巴喷丁、甲泼尼龙等作为长期治疗神经病理性疼痛的辅助用药,同时严密观察相关副作用。

6. 自主神经功能障碍治疗　按照具体症状对症处理,如心率过缓,需安装心脏起搏器,低血压可适当应用弹力袜的使用以及生物反馈治疗和直立床的使用。

7. 物理因子治疗　应用多种物理因子进行治疗,以消肿、促进神经再生及传导功能的恢复,减轻神经损伤后的疼痛。低中频电刺激、功能性电刺激、经颅磁刺激等可以促进神经恢复、防止肌肉萎缩;生物反馈疗法是训练神经控制十分有效的辅助方法。对于已有一定肌力且 <3 级的患者,肌电生物反馈可把引出的微弱肌电信号放大并显示给患者,同时用以反馈刺激同一肌肉,引起其收缩,有利于恢复和改善神经对肌肉的控制,增强肌力,提高运动的灵活性、稳定性和协调性;尤其是在施行周围神经移位术后,由于神经移位后所支配肌肉的功能与原支配肌肉不同,支配该神经的大脑运动皮质的运动模式必须随着变化。此时应用生物反馈疗法通过信息的反馈可以帮助训练运动中枢建立新的运动模式,重建运动协调性。同时也可以促进移位神经的再生及控制能力。

8. 高压氧疗法　高压氧疗法能够有效增加供氧不足组织的局部含氧量,从而改善患者局部微循环。同时,高压氧疗法还可以增强免疫细胞的杀伤能力和抗生素的作用,促进胶原合成,刺激血管再生。因此,高压氧疗法能够显著改善糖尿病周围神经病变患者症状,提高患者神经传导速率。

9. 矫形器的应用　应根据患者的具体情况选择合适的矫形器进行代偿。通过限制关节的异常活动,维持关节的正常活动范围,稳定关节;保护损伤神经支配的肌肉,提高肢体功能,改善日常生活活动能力。在恢复期,夹板的使用目的还有矫正畸形和助动功能。若关节或肌腱已有挛缩,夹板的牵伸作用具有矫正挛缩的功能,动力性夹板可以提供或帮助瘫痪肌肉运动。夹板应合身,要注意夹板对骨突部位特别是无感觉区的压迫,防止发生压疮。要教育病人懂得为什么要用夹板、如何正确使用、何时使用、使用多久等。应根据病人的具体情况选择合适的夹板,相同的神经损伤并不都用相同的夹板,也并不是每个病人都需要夹板,不必要的关节固定也是引起关节僵硬的原因。

10. 日常生活活动能力(activity of daily living, ADL)训练　日常生活的能力,如吃饭、梳洗、上肢穿衣等应尽早过渡到轮椅上进行。洗澡可在床上或洗澡椅上给予帮助完成,借助一些自助器具有利于动作的完成如环境控制系统及护理机器人。此外,ADL 训练应与手功能训练结合进行,可选择的治疗活动包括基础性日常生活活动和工具性日常生活活动。

11. 社会康复　出院在家的周围神经损伤患者,最初的 12 个月其社会功能有显著下降,在这个过渡阶段患者必须调整自己的各种观念,比如自我的价值观和家庭中的地位。同时家庭成员要正确处理一些新出现的问题,比如护理费用的增加、经济的压力、婚姻的紧张和患者的参与受限等。在此时,采用作业治疗可为患者提供特殊的能量保存策略,以缓解肌肉无力并保持其独立的社会功能,使患者能自己完成个人护理,并掌握家务(如倒茶)及社区任务(如过马路)。同时应当进行家庭改造,使环境更加安全和舒适（如防滑材料使用、清除障碍物等）。对于严重残疾的患者，电动轮椅有利于患者的社区移动。目前，后期的回归工作仍然是作业治疗师和物理治疗师的一大难点，康复治疗应该提供更加有效的针对工作岗位的治疗和准备，直至解决这个问题。

12. 职业康复　职业康复是为患者获得并保持适当的职业并使其参与或重新参与社会生活而进行帮助的过程。职业康复的工作过程包括职业评定、职业计划、就业准备和就业安置。

13. 心理康复　严重周围神经损伤患者中有 82% 发生焦虑，67% 发生抑郁症，25% 出现反应性精神障碍。当然这些症状可单独出现或者伴随其他疾病。即使后期病情好转，仍然有 35% 合并有长期的痛苦感受，18% 患有持续的焦虑。这些精神症状和残疾的发生相关，也可能与疾病本身引起中枢神经系统相关结构的病理改变有关系。精神心理问题往往会引起比疾病本身更严重的后果，因此需要积极治疗。许多患者需要家庭和照料者长期的躯体、心理和经济支持，因此陪护者的身体及心理精神状态也很重要。康复训练可以影响患者的身体功能和心理功能，并根据患者具体情况选择恰当的心理康复措施。可让患者了解疾病的性质、程度和康复治疗方案，通过医学宣教、心理疏导等方式来消除或减轻患者的心理障碍。建议心理康复干预贯穿整个康复过程。

14. 康复新技术的应用

（1）磁刺激：磁刺激作为一种无创、安全的刺激方式，能够促进周围神经病变中神经的修复与再生。根据作用的部位可以分为两类：①局部磁刺激：直接对损伤神经的出口或者神经根进行磁刺激；②经颅磁刺激（transcranial magnetic stimulation，TMS），即采用强磁场经颅刺激中枢皮质，促进周围神经损伤修复后神经再生及传导功能的恢复。不论哪种刺激部位，其促进神经恢复的作用或者是调节了神经元的电活动，或者是改善了脑部血流量，或者是调控了神经相关因子的表达等。

1）周围性面神经麻痹：对于 TMS 治疗中枢性面瘫的报道屡见不鲜，关于 TMS 治疗周围性面神经麻痹临床也有报道。国内有研究采用频率为 1Hz，运动阈值为 15% 的 rTMS 刺激患侧耳前治疗儿童特发性面神经麻痹 8 周后发现，患儿面神经功能评分、面神经运动传导均明显改善，其显效率为100%。另有研究采用 0.5Hz 低频 rTMS 刺激患侧对侧运动皮质（M1）中下部分的面部区域治疗早期特发性面神经炎，明显优于假刺激组。但研究仍较少，其刺激参数、精确定位方法及具体机制有待进一步研究。

2）三叉神经损伤：TMS 治疗三叉神经痛国外早有报道，如 Meyer-son BA 等发现刺激大脑初级运动皮质可以缓解三叉神经痛，Saitoh 等报道高频 TMS 治疗三叉神经痛其有效率达 60%。近年来，国内采用频率 10Hz、110% 静息阈值的导航下 rTMS 刺激三叉神经术后患者的初级运动皮质面部区域，治疗 2 周后其 Barrow 疼痛评分明显降低。目前多认为 TMS 缓解三叉神经痛可能与其抑制躯体感觉神经传入有关。但关于磁刺激对单纯三叉神经损伤修复的治疗尚未见报道。

3）坐骨神经损伤：坐骨神经损伤包括骨科术后伴随坐骨神经损伤及单纯坐骨神经牵拉伤。TMS对坐骨神经损伤的研究较多，从作用机制到刺激部位的选择均有报道。在对磁刺激部位选择上主要是患侧坐骨神经出口或腰 4/5 神经根。动物研究表明磁刺激能提高损伤坐骨神经的传导速度，缩短潜伏期，增加其对应脊髓节段运动神经元中生长相关蛋白 43 的表达，受损坐骨神经的组织学观察可见大量新生髓鞘，其髓鞘的结构也较清晰完整，表明 TMS 促进受损周围神经再生修复的作用明显。也有研究认为电磁刺激能通过 Ca^{2+} 通道蛋白的表达来促进神经细胞的增殖，磁刺激亦可以影响 DNA合成，RNA 转录，从而达到促进神经恢复的目的。现有的研究认为，高强度的磁刺激可以增加兴奋性突触后电位总和，引起刺激部位神经元过度兴奋，从而促进神经功能的恢复。

4）神经根病变：磁刺激还可以作为一种治疗手段，在神经根病变所致的疼痛中亦有较好的临床效果。如采用频率为 10Hz 的脊髓磁刺激对腰椎退变根性疼痛患者的神经根出口处进行治疗发现，在刺激治疗后患者的疼痛均明显降低。采用功能性磁刺激在腰骶神经根及坐骨神经干处刺激治疗腰椎间盘突出症患者，其疼痛也明显减轻。磁刺激在神经根病变中既作为一种检测手段具有定位 / 检测作用，在神经根病变中也具有治疗作用，其作用机制仍需要进一步研究。

（2）康复机器人:康复机器人的开发及应用,将成为未来解决多种问题的重要手段,具有积极的理论价值和现实意义。它融合了人工智能、机器人学、机械、生物力学、信息科学及康复医学等诸学科相关知识,逐渐发展成为医疗机器人领域的一个重要分支,成为学界研究热点。康复机器人能模拟康复治疗师直接对病人进行康复训练,促进神经功能重建,帮助病人恢复运动能力,具有安全、定量、有效、可重复的特点,能提高病人的生活质量。

（3）虚拟现实训练:虚拟现实训练是借助计算机设备,模拟各种生活场景对病人进行训练,这是一个互动的干预方法,其中包括允许用户交互的环境、情景或活动的实时仿真,也可用于多种感官渠道提供三维和感官回馈。这些设备在训练的同时还可以客观、量化地评价康复训练的强度、时间和效果。虚拟现实训练在很大程度上弥补人工短缺,加强训练的趣味性,提高病人进行康复训练的主动性,因此发展计算机康复技术具有较好的前景。但目前由于计算机康复设备价格昂贵,在我国做到普及使用还需要各方面的共同努力。

（4）干细胞治疗:自体骨髓干细胞移植在改善肢体血液循环的同时,改善周围神经的感觉与运动神经传导速度。干细胞移植对于治疗神经系统疾病,尤其是周围神经系统疾病的康复方面,具有潜在应用前景。如针对糖尿病周围神经病变,间充质干细胞（mesenchymal stem cells,MSCs）尤其脐带间充质干细胞的免疫调节、组织修复和神经营养作用近年来备受关注。也有研究表明骨髓间充质干细胞（BMSC）移植可显著提高丙烯酰胺中毒大鼠的神经组织营养因子和抗氧化应激水平,进而改善中毒大鼠的周围神经病变程度。但干细胞治疗尚需要进一步验证。

（5）基因治疗:基因治疗技术是提供神经营养因子的良好工具,它可以将重要的神经再生基因提供给受损部位,促进神经生长。如有研究者表明 2 型糖尿病合并周围神经病变病人较不伴周围神经病变病人血清脑源性神经营养因子（brain-derived neurotrophic factor,BDNF）水平下降明显,提示BDNF 可能参与了 2 型糖尿病周围神经病变的发病。但如何运用基因治疗技术目前尚停留在研究阶段,需进一步验证。

15. 中医康复治疗 中医康复治疗包括针灸、推拿、中药等多种方法,在促进神经功能恢复、改善膀胱直肠控制障碍、改善精神情绪障碍等方面有较好的治疗效果。

（1）针灸疗法:针灸治疗疼痛、麻木等病症一向是中医的特色优势,以病损局部取穴为主、远端取穴为辅的原则,根据虚实辨证,采取或泻或补或平补平泻的手法。其中选穴多以足三里、合谷、曲池、太冲、八风、三阴交等为主,以针刺、电针、穴位注射应用最为广泛。

（2）推拿疗法:以病损局部治疗为主,手法宜轻柔。主要作用是疏通经络、推行血气、防止粘连、促进肌肉功能恢复。

（3）中药疗法:中医治疗疾病遵循辨证论治,求本见长。治疗痹症是热者清之、寒者温之、留者去之、虚者补之,身痛逐瘀汤等是常用治疗周围神经病痹症的经典方剂。治疗痿症应据病因、症型、虚实等辨证施治,如清燥汤治疗肺热津伤、补中益气汤或琼玉膏用于补中益气脾胃虚弱、虎潜丸治疗肝肾亏虚、二妙散为主方治疗湿热浸淫等。其他还有参苓白术散、六味地黄丸、独活寄生汤加减、大活络丹、小活络丹等均可用于周围神经病痹症与痿症的治疗。另外中药熏蒸对周围神经病也有较好的疗效。

六、预后

在周围神经损伤恢复期积极进行康复治疗,不同类型的周围神经损伤预后不同。

（一）物理因素所致周围神经损伤的预后

物理因素所致周围神经损伤 Seddon 根据神经脱髓鞘、神经轴突和结缔组织的损伤程度将神经损伤分为了三类:神经失用（neuropraxia）、轴索断裂（axonotmesis）和神经断伤（neurotmesis）。Sunderland 分类法描述基于组织学的六级损伤,可更好预测预后。一级二级预后良好,三级四级可能会出现神经再支配和原神经不完全相同,有手术可能。五级六级必须手术修复。

电生理在周围神经损伤诊断与治疗指导中起关键作用。通过电生理定位病变，确定损伤类型与严重程度，预测损伤恢复情况，制定治疗方案。周围神经的术中电生理记录有助于识别受损神经，定位病变部位和有效分离神经，从而避免手术损伤。随着电生理技术发展，医疗器械不断更新，电生理技术可帮助实现更精准手术治疗，术前及术中对每根神经精确定位，实现更智能化、更精准化手术或者分离正常和病损组织，从而避免误差及周围神经损伤。

（二）吉兰－巴雷综合征的预后

周围神经损伤最常见的类型是吉兰巴雷综合征（GBS），大多数 GBS 患者的运动功能在病程第 1 年内恢复良好，极少数在 2 年或更久之后依旧可能得到进一步缓解。尽管 GBS 患者的瘫痪进展不超过 4 周，进展期内给予标准的免疫治疗和综合治疗，仍有接近 25% 的 GBS 患者需要机械通气，并常因为伴多种局部和全身并发症而预后不良，病死率约为 5%。呼吸衰竭、肺部并发症或心律失常等自主神经功能紊乱是 GBS 患者急性期死亡的主要原因。约 20% 的患者在病程 6 个月后仍不能独立行走。部分患者可遗留肌力下降、感觉异常、疲劳和疼痛等多种症状，影响患者日常工作和活动。GBS 患者间临床病程及预后有高度差异性，临床上早期识别预后不佳的周围神经损伤患者，有利于尽早开始个性化治疗，改善重症 GBS 患者预后。

1. 机械通气的预测指标　呼吸肌受累是影响 GBS 预后的重要因素，早期机械通气是降低周围神经损伤患者病死率的关键环节。早期对机械通气的预测有利于重症 GBS 的管理和改善临床结局。

2. 远期预后的预测指标　GBS 远期预后不良主要是指在起病 6 个月或 12 个月后仍不能独立行走。既往研究发现年龄≥40 岁、前驱有腹泻或近 1 个月受空肠弯曲杆菌感染、GBS 残疾评分较高与远期预后相关。

3. 新兴生物学指标　近年来研究发现患者血清清蛋白水平可能是有助于判断 GBS 预后的一个简单易行的生物指标。研究发现周围神经损伤患者存在清蛋白合成减少、代谢增加；同时炎性反应会增加毛细血管通透性，清蛋白外渗增多，导致血清清蛋白水平下降，明显低于健康人群，且血清清蛋白水平下降的程度与病情严重程度相关。

血中性粒细胞／淋巴细胞比值（NLR）、血小板／淋巴细胞比值（PLR）及单核细胞／淋巴细胞比值（MLR）能否作为炎性生物学标志物预测患者预后。结果发现，患者血 NLR 和 MLR 水平较健康人群显著上升；重型患者血 NLR 和 MLR 水平显著高于轻型患者。入院时高水平 NLR 与肌无力严重程度有关。未来需要更多的前瞻性研究证实三者在 GBS 患者预后预测中的价值。

4. 电生理检查　电生理检查不仅对 GBS 有诊断及分型的作用，也对其预后评估有一定作用。GBS 有多种亚型，其中常见的为急性炎性脱髓鞘多发性神经病（acute inflammatory demyelinating polyneuropathy，AIDP）和急性运动轴突性神经病（acute motor axonal neuropathy，AMAN），少见亚型包括急性运动感觉轴突性神经病（AMSAN）、Miller-Fisher 综合征（Miller Fisher syndrome，MFS）、脑神经变异型（CNV）等，不同亚型的临床表现、严重程度及预后大不相同，目前接受较为广泛的结论是 CMAP 波幅降低通常预示着预后不良，AMAN 患者可能恢复慢且不完全，但也有部分患者恢复很快如可逆性传导阻滞的患者。AMAN 亚型与 AIDP 亚型相比，几乎不累及感觉神经，而可逆性传导阻滞在神经电生理上表现为远端 CAMP 波幅降低以及潜伏期延长。根据患者第 1 次的电生理检查分为 4 种亚型：①周围神经损伤 AIDP 型存在感觉神经传导异常（motor-sensory 周围神经损伤 AIDP，MS-AIDP）；② AIDP 型不存在感觉神经传导异常（motorAIDP，周围神经损伤 M-AIDP）；③ AMAN 型；④轻微异常型。有研究发现，AIDP 型与 AMAN 型较另外两型更容易出现恢复期延长，周围神经损伤并且 MS-AIDP 型与 AMAN 型患者不能独立行走的时间也较周围神经损伤其他亚型更长。

了解影响周围神经疾病患者预后的因素有助于在疾病早期阶段帮助选择恰当的治疗及护理方案，提供个体化的治疗及康复方案，并在疾病早期与患者及家属进行沟通及教育。目前，这些预测因素尚处于研究阶段，有些预测因素并不十分统一。随着科技的进步和对疾病认识的深入，新的诊断标记物和治疗方法会不断涌现,需要大规模的前瞻性临床研究来进行验证和推广。

（万春晓）

思考题

请简述吉兰 - 巴雷综合征的康复治疗原则。

第六节　中枢神经系统感染(病毒性脑炎)

扫码获取
数字内容

【本节要点】

1. 造成急性病毒性脑炎的已知病毒超过 100 种,其中单纯疱疹病毒性脑炎最为常见。病毒性脑炎的传播媒介主要包括吸血节肢动物。

2. 病毒性脑炎的临床表现主要为急性发热、精神行为异常、人格改变、癫痫以及不同程度神经功能受损表现。

3. 病毒性脑炎患者常见的功能障碍包括认知功能障碍、精神心理障碍、运动功能障碍、言语功能障碍、吞咽功能障碍等。

4. 病毒性脑炎患者功能障碍评定包括意识水平的评定、认知功能评定、精神心理评定、运动功能评定、言语功能评定、吞咽功能评定等。

5. 病毒性脑炎患者的康复治疗包括认知功能障碍、运动功能障碍、语言功能障碍、吞咽功能障碍及常见并发症的康复护理等。

一、概述

(一) 定义

脑炎是一种以精神状态改变、急性发热、癫痫发作、神经功能缺损、脑脊液细胞增多、神经影像学和脑电图异常为特征的综合征。该综合征有多种病因,最常见的原因是嗜神经病毒。

病毒性脑炎可以作为常见病毒感染(如疱疹病毒感染)的罕见并发症出现,也可以作为罕见病毒(如狂犬病病毒感染)的特征性表现出现。脑炎可能是感染的唯一神经病学表现,或者可能与脑膜炎、脊髓炎、神经根炎或神经炎同时发生。

(二) 流行病学

国外的流行病学调查资料显示病毒性脑炎的流行率每年为 3.5~7.4/10 万人,其中儿童更为多见,发病率为 16.7/10 万人。目前造成急性病毒性脑炎的已知病毒超过 100 种,其中单纯疱疹病毒性脑炎(herpes simplex virus encephalitis,HSE)是最常见的 CNS 感染性疾病,占所有脑炎的 5%~20%,占病毒性脑炎的 20%~68%。HSE 呈全球分布,国外 HSE 发病率为 4~8/10 万,患病率为 10/10 万。国内尚缺乏权威的流行病学数据。

病毒性脑炎的传播媒介主要包括吸血节肢动物,如蚊、蜱的体液及粪便等;哺乳动物,如狗等。

病毒性脑炎的发生过程划分为 2 步,即病毒进入人体的过程和侵入神经系统的过程。病毒进入人体的途径:经皮肤及呼吸道(流行性腮腺炎病毒、麻疹病毒、水痘 - 带状疱疹病毒)、消化道黏膜(脊髓灰质炎病毒、肠道病毒),或直接经血液等途径,单纯疱疹病毒(herpes simplex virus,HSV)经口或生殖器黏膜,胎儿经胎盘可感染风疹病毒、巨细胞病毒及人类免疫缺陷病毒。病毒侵入神经系统的途径(2 条):间接侵入神经系统,病毒进入人体在局部复制后形成病毒血症,条件合适时,如病毒毒力强或

NOTES

机体抵抗力差时,通过血-脑脊液屏障而侵入中枢神经系统;直接侵入神经系统,沿周围神经的逆行轴浆运输系统感染中枢神经。

（三）分类

1. 按病毒归属可分类　可分为:①虫媒病毒脑炎:约25种,由甲病毒、黄病毒等引起,亚洲有乙型脑炎病毒（encephalitis B virus 脑炎）、西尼罗脑炎病毒（West Nile virus）脑炎、登革热病毒（Dengue virus）脑炎等;②肠道病毒（EVE）脑炎:脊髓灰质炎病毒脑炎、埃可病毒（ECHOV）脑炎、柯萨奇病毒（Coxsackie V,有A、B型）脑炎、肠道病毒71型（enterovirus 71,EV71）脑炎;③疱疹病毒类脑炎:HSV脑炎、EB病毒脑炎、水痘-带状疱疹病毒脑炎;④其他病毒脑炎:巨细胞病毒脑炎、麻疹病毒脑炎、风疹病毒脑炎、流行性腮腺炎病毒脑炎、尼帕病毒（Nipah virus）脑炎、狂犬病病毒脑炎、丙型肝炎病毒脑炎、博尔纳病病毒（Boma disease virus,BDV）脑炎。

2. 按病毒和神经系统结合力分类　脊髓灰质炎病毒与运动神经元结合,水痘-带状疱疹病毒与周围感觉神经元结合,狂犬病病毒与Purkinje细胞结合,许多其他病毒对神经系统选择性小。

3. 按起病缓解分类　急性:一般性脑炎呈急性起病;亚急性:亚急性硬化性全脑炎;慢性:皮质纹状体脊髓变性。

二、病理生理

国内外报道的机制及病理特点相似,病毒可通过各种途径侵入机体,其中呼吸道是首要感染途径,感染后首发免疫反应也会损伤血脑屏障。病毒进入脑内必须克服血脑屏障作用,脉络丛血管壁多孔,无基底膜,最易经此薄弱处进入;也有直接穿过血脑屏障侵入或由白细胞带入脑内,如人类免疫缺陷病毒;狂犬病则沿周围神经进入。损伤机制为直接破坏神经组织导致功能障碍,免疫反应致脱髓鞘病变及血管和周围损伤,血管病变、脑水肿致脑循环障碍加重脑损伤。急性病变多数呈弥漫性分布,神经髓鞘变性、断裂提示白质损害明显,可出现感染后或变态反应性脑炎。虫媒病毒常累及全脑,以皮质、间脑及中脑最为严重;部分肠道病毒也可能与乙脑相似;疱疹病毒易侵犯额叶及颞叶,呈坏死性出血性脑炎。尼帕病毒有特征性组织学改变,呈明显的坏死性血管炎及脑细胞损伤。

三、临床诊治

（一）病毒性脑炎的诊断

1. 症状和体征　急性发热、精神行为异常、人格改变、癫痫以及不同程度神经功能受损表现如:偏瘫、眼肌麻痹或锥体外系受损表现如扭转、手足徐动、舞蹈样动作等,高颅压表现如头痛、恶心、呕吐,不同程度的意识障碍,体征主要表现为高级智能和精神行为障碍、局灶性神经系统体征、脑膜刺激征等。

2. 病史　在病史采集中注意患者曾经旅游过的地方;曾短期或长期工作的地区。这些可作为急性病毒性脑炎和/或脑膜炎病因检查和思考提供方向。

3. 实验室检查　脑脊液的检查有助于上述的区别。病毒性脑炎的病原确诊十分困难,因为病毒性脑炎的病毒分离在临床上有一定困难。目前临床上用酶联免疫吸附测定（enzyme linked immunosorbent assay,ELISA）、免疫转移电泳、免疫荧光法等在患者脑脊液和血清中测定病原或病毒抗体的存在与否来帮助诊断。用聚合酶链式反应（polymerase chain reaction,PCR）测定病毒颗粒的核酸;在组织病理中用病毒的DNA或RNA杂交生物学技术来了解有无某种病毒感染。

4. 影像学和电生理检查　在头颅的CT和MRI检查中病毒性脑炎一般无特异性改变,在不同脑区有大小不一的异常密度或信号区,少数并无CT和MRI的异常。但在单纯疱疹性病毒性脑炎时CT示脑肿胀外,有颞叶的局灶性不等密度;MRI有脑肿胀,尚有颞叶的T_1和T_2加权的高信号,显示白质的出血性坏死,结合病史和脑电图有颞叶为主的局灶性的高幅棘慢波出现,对诊断单纯疱疹性脑炎有一定价值。亚急性硬化性全脑炎有特征性的脑电图改变,即SSPE（subacute sclerosing panencephalitis）

综合波。WestNile 病毒性脑炎和流行性乙型脑炎患者 MRI 示双基底节和丘脑的 T2 加权的高信号，对病因诊断有提示作用。

5. 特殊检查

脑活检：在下列三种情况下必须进行脑活检：①患者通过各种脑脊液血清学和脑 MRI 的详细项目检查无法肯定病因，且病情仍在进展。②诊断不明的严重神经系统损害的脑炎。脑组织活检对确定诊断、帮助治疗和评估预后有重大意义。③脑活检取得病理组织对诊断治疗的利明显大于脑活检造成不良因素的弊。磁共振引导下的立体定向活检已十分广泛地被应用于脑病和脑占位病变病理组织的采集和病理诊断。一般认为这是一个安全的重要的检查。

6. 鉴别诊断 急性病毒性脑膜炎和 / 或脑炎，肿瘤、自身免疫、细菌、真菌和寄生虫等生物源性感染均可造成类似的临床表现，故应结合病史、辅助检查等一一加以区别。

（二）病毒性脑炎的早期治疗

脑炎患者通常需要加强监测和支持护理以确保氧合、气道保护和循环支持，并治疗发热、心律失常和自主神经不稳定。对大脑炎症有直接影响的因素也需要进行监测和治疗，主要包括脑水肿、颅内压升高、局灶性或全身性癫痫。

病毒性脑炎的治疗大致相同。选择对某种病毒有效的抗病毒药物至关重要，但大多数病毒尚无特效的药物，故不能滥用。临床上主要用甘露醇等治疗脑水肿，以及激素（地塞米松或泼尼松等肾上腺皮质激素）疗法，防止继发感染和各种并发症等。

1. 抗病毒治疗 有些指南推荐对脑炎患者进行经验性和特异性的抗病毒治疗。然而，目前可用的治疗方法很少来自随机对照试验。例如在美国传染病学会（Infectious Diseases Society of America，IDSA）指南中，只有阿昔洛韦（acyclovir）治疗 HSV 脑炎被列为 A 级推荐强度（良好证据支持使用推荐），I 类证据质量（多项随机对照试验）。其他组织的建议也类似。

IDSA 另一个 A 级推荐是对所有疑似脑炎患者启动经验性阿昔洛韦治疗。英国指南也建议采用经验性阿昔洛韦治疗，但与 IDSA 指南一样，其也承认这一建议所依据的证据质量低于随机对照试验。

IDSA 指南推荐：对 JC 病毒感染患者进行免疫抑制的逆转治疗（A 级推荐），对 HIV 感染患者启动高活性抗反转录病毒治疗（A 级推荐），并指出，与随机对照试验得出的证据相比，其证据质量较低。

两个指南均建议使用更昔洛韦（ganciclovir）或膦甲酸钠（foscarnet）治疗巨细胞病毒和第六型人类疱疹病毒相关脑炎，使用阿昔洛韦治疗水痘 - 带状疱疹病毒相关脑炎，但这些建议是基于专家建议和描述性研究的中等水平的证据。另有指南没有对巨细胞病毒、第六型人类疱疹病毒和水痘 - 带状疱疹病毒相关脑炎提出具体的治疗建议，因为现有证据质量很差。

阿昔洛韦的用法为静脉内治疗，10mg/kg 体重，每天 3 次，持续 10 天。对于 HSV 引起的儿童（3个月 ~12 岁）脑炎患者，推荐更高剂量和更长疗程的阿昔洛韦治疗：20mg/kg 体重，每天 3 次，持续21 天。

2. 免疫调节剂 免疫调节剂已被用于治疗脑炎，当没有有效的抗菌药物可用时，作为抗病毒药物的辅助疗法或单一治疗。或许使用最广泛的药物是糖皮质激素，其益处并不明确。在 IDSA 指南中，联合糖皮质激素治疗也被推荐用于治疗 HSV、EB 病毒或水痘 - 带状疱疹病毒相关脑炎，尽管证据质量较低。

此外，有一些研究显示采用 α- 干扰素治疗由于西尼罗病毒或细小病毒引起的脑炎可能有效，但一项纳入日本脑炎患者的安慰剂对照、随机试验显示，α- 干扰素对患者结局并无影响。

另一项随机、双盲、安慰剂对照试验发现，静脉注射免疫球蛋白对患者结局也没有影响，而且静脉注射含高滴度病毒特异性抗体的免疫球蛋白也没有改变西尼罗病毒脑炎患者的结局。

3. 抗生素 一项随机、对照试验显示，口服能抑制神经系统炎症的米诺环素，并没有显著降低脑炎患者的死亡率或改善预后。然而，可能需要进行更大规模的研究，因为在某些亚组患者中有改善预后的趋势。

4. 对症支持治疗   针对高热、昏迷、抽搐、精神状态和高颅压患者可分别予降温、控制癫痫、镇静和脱水降颅压等对症支持治疗,加强营养、维持水电解质平衡,加强护理,预防卧床并发症。

(三)病毒性脑炎的预防方法

由于缺乏对大多数嗜神经病毒感染有效的治疗方法,因此强调预防的重要性很有必要。有效接种疫苗可用于预防很多嗜神经病毒,包括脊髓灰质炎病毒、狂犬病毒、麻疹病毒、腮腺炎病毒、风疹病毒、流感病毒、水痘 - 带状疱疹病毒和几种嗜神经性黄病毒,例如日本脑炎病毒和蜱传脑炎病毒。另外几种黄病毒的候选疫苗,包括西尼罗病毒、登革热病毒和寨卡病毒,正在临床试验中进行试验。

四、康复评定

(一)认知功能评定

可以通过简易智力状态检查量表(Mini Mental Status Examination,MMSE)和蒙特利尔认知评定量表(Montreal Cognitive Assessment,MoCA)进行认知功能筛查。

1. 认知功能筛查

(1)简易智力状态检查量表:MMSE 是一种适用于认知功能障碍的筛查工具,可用于社区人群大规模的筛查,可以作为临床医师建立认知功能损害的诊断依据。是目前最具影响的认知缺损筛选工具之一。评分标准,满分 30 分,正确为 1 分。文盲≥17 分;小学≥20 分;初中及以上≥24 分。

(2)蒙特利尔认知评定量表:MoCA 是首个用于筛查轻度认知障碍(mild cognitive impairment,MCI)的量表。它的测验项目包括视空间与执行功能、图命名、记忆、注意、语言、抽象、延迟回忆及定向,满分为 30 分,正常值为≥26 分。

2. 认知功能详细评定

(1)注意功能的评定

1)注意广度的检查:数字距检查,正常人正数数字距为 7±2,数字距长短与年龄和受教育水平有关。倒数数字距通常比正数少一位,即 6±2,一般不超过 2 位数。

2)注意持久性的检查:连续减 7 或倒背时间、成语:由于许多正常老年人在做连续减 7 的算术题时都会出现错误,而 1 年有多少个月对所有人来说都是十分熟悉的,因此,倒数 1 年中的 12 个月是检查注意的保持能力的较好方法,患者应快速无误地完成该项作业。如患者仍不能做,可让患者倒数 1 个星期的 7 天。

3)定向力检查:人物定向、地点定向、时间定向。

在上述定向检查中回答不准确,则表明有定向障碍。

4)直线二等分测试:用于检测视空间忽略。

(2)记忆功能的评定

1)瞬时记忆的评定:①言语记忆:检查者说出 4 个不相关的词,速度为 1 个 /s,随后要求患者立即复述。正常者能立即说出 3~4 个词,检查中重复 5 遍仍未答对者为异常,只能说出 1 个,甚至 1 个也说不出,表明患者瞬时记忆缺陷。②非言语记忆:可用画图或指物来检查。如出示四张图形卡片,让患者看 30 秒后将图卡收起或遮盖,立即要求患者将所看到的图案默画出。不能再现图案,或再现的图案部分缺失、歪曲或不紧凑均为异常。

2)短时记忆的评定:内容同瞬时记忆检查,但是在呈现检查内容后停顿 30 秒再要求患者回忆检查中的内容。

3)长时记忆的评定:①情节记忆:指与个人亲身经历有关的事件及重大公众事件的信息的记忆。②语义记忆:是指有关常识和概念以及语言信息的记忆。③程序性记忆(内隐记忆):信息回忆不依赖于意识和认知过程,学习记忆通过操作来表现而无须用语言来表达。对内隐记忆进行检查时,不要让患者有意识地去回忆所识记的内容,而是要求其完成某项操作任务,在进行操作的过程中不知不觉地反映出患者保持某种信息的状况。

（3）执行功能障碍的评定

1）流畅性测验：如要求患者一分钟内尽可能多地列举出以"M"开头的单词。高中毕业文化水平以上的正常人一分钟内至少可以说出 8~9 个单词。

2）Go,No-go 测试：例如：当检查者举起两个手指时，要求患者举起一个手指；当检查者举起一个手指时，要求患者举起两个手指。完全模仿检查者的动作或反复持续一个动作均提示患者缺乏适当的反应抑制。

3）类比测验：要求患者通过比较两种事物或物品指出其在概念上的相似之处。正确的回答必须是抽象的概括或总体分类。

（二）精神心理障碍的评定

心理评定：是对患者的各种心理障碍用各种心理测验（包括智力测验、人格测验、神经心理测试以及精神症状评定）进行测评。情绪障碍常用的评定量表包括：汉密尔顿抑郁量表和焦虑自评量表。

（三）意识障碍的评定

1. 临床行为评价

1）Glasgow 昏迷量表

2）FOUR 量表

3）JFK 昏迷恢复量表

4）Glasgow-Pittsburgh 昏迷量表

5）SMART 量表

6）IQBA 量表

2. 神经电生理检查

1）诱发电位

2）脑电图

3）事件相关电位

3. 影像学检查　如 PET、fMRI 等。

（四）肌张力的评定

改良 Ashworth 量表（Modified Ashworth Scale,MAS）是目前临床上评定肌张力最常用的方法,该操作方法简单易行,信度和效度较好。

（五）平衡功能评定

常用的有三级平衡测评、Fugl-Meyer 平衡评测法以及 Berg 平衡评价量表（Berg Balance Scale）。

（六）关节活动度

关节活动度包括被动性关节活动度（passive ROM,PROM）和主动性的关节活动度（active ROM,AROM）。评测病毒性脑炎患者的关节活动度,有助于判断患者是否存在痉挛与挛缩。

（七）日常生活能力的评定

常用的评估内容包括：①基本的日常生活活动（basic activity of daily living,BADL）：包括生活自理、运动、括约肌的控制、交流、认知和行为。②工具性日常生活活动（instrumental activity of daily living,IADL）：包括做饭、家务、打电话、管理钱财、使用交通工具、自己管理药物和买东西等。

（八）语言功能的评定

语言障碍包括构音障碍和失语症。

1. 构音障碍常用 Frenchay 构音障碍评价法　从反射、呼吸、唇、颌、软腭、喉、舌、言语共 8 项和 28 细项等方面评价构音障碍的严重程度。每一细项按损伤严重程度分为 a 至 e 五级,a 为正常,e 为严重损伤。

2. 失语症的评估　国际常用的失语症检查法包括：波士顿诊断性失语症检查,日本标准失语症检查,西方失语症成套测验以及 Token 测验。国内常用的失语症评定方法有汉语标准失语症检查和汉语失语成套测验。

(九) 吞咽障碍的评定

吞咽障碍的临床检查包括完整的病史、症状,与吞咽有关的运动、感觉系统的检查。

床边检查可采用饮水试验来发现吞咽异常及其程度。洼田提出的饮水试验是经典的床边检查方法,让患者按习惯自己喝下 30ml 温水,观察所需时间及呛咳等情况。

五、康复治疗

病毒性脑炎的患者的康复治疗包括认知功能障碍、运动功能障碍、吞咽功能障碍及常见并发症的康复护理等。

(一) 认知障碍

病毒性脑炎可能受损的认知域是注意力、记忆力、执行功能障碍等。

直接注意训练可以提高患者的注意能力,同时提高患者阅读理解能力;基于计算机的工作记忆训练可以提高患者的工作记忆水平;视觉扫视等训练可以改善偏侧忽略症患者的症状;元认知康复训练策略可以提高患者的信息处理速度;群组训练可以改善患者的社会认知功能。使用丰富的环境可以增加患者的认知活动。一些代偿策略可以改善记忆功能,包括内化策略(例如视觉意象、语义组织、分散练习)和外部记忆辅助技术(例如笔记本、寻呼系统、电脑和其他提示装置)。

(二) 运动功能障碍

患者的运动功能障碍可表现为单侧偏瘫或者双侧偏瘫、痉挛、协调功能障碍等。康复训练内容包括瘫痪肢体肌肉力量的训练和痉挛的康复等。

1. 肌力训练　病毒性脑炎患者可出现肌肉力量减弱,甚至弛缓性瘫痪。肌力为 0~3 级时,可采用被动运动维持关节活动度、按摩、中频电刺激及肌电生物反馈治疗等,以增加患侧肌肉的血液循环、预防肌肉萎缩,增强肌力;肌力达到 4 级以上时,主要训练肌肉的主动活动以增强肌力,包括等张收缩、等长收缩或等速收缩训练等。

2. 痉挛的康复

(1) 采取抗痉挛体位

(2) 去除加重痉挛的诱因

(3) 肌牵张

(4) 抗痉挛药物治疗

(三) 语言障碍康复训练

1. 构音障碍训练

2. 失语症训练

3. 促进实用交流能力的训练

4. 功能性交际治疗

5. 小组治疗

6. 交流板的应用

7. 基于镜像神经元理论的失语症训练法　镜像神经元是脑内特殊的神经元,它们的特征是当主体观察他人做动作时,这类神经元就会被激活,而且这种激活与其执行该动作时相似。该类神经元把他人的动作映射到自己脑中,因此被称为镜像神经元(mirror neuron)。研究发现镜像神经元所在的脑区即 Broca 区和左顶下小叶(缘上回、角回)恰是重要的语言中枢,而且动作观察同样可以激活 Wernicke 区这一重要听理解中枢,因此通过手动作观察训练失语症患者,显示 1~3 周训练后语言功能显著提高,甚至对于 2 年以上处于平台期的患者也是如此。预示着这种基于神经生物学机制的失语症训练方法具有广阔前景。

（四）吞咽障碍的康复训练

目的在于改善吞咽肌肉运动的速度和协调性，加强吞咽器官的感知能力，以便安全、充分、独立摄取足够的营养和水分，改善患者生活质量。

（五）常见并发症的康复护理

1. 压疮 病毒性脑炎患者瘫痪肢体、臀部等部位易形成压疮，应以预防为主，注意患者的全身营养状况，定时翻身并按摩，白天每 2 小时翻身一次，晚上每 4 小时翻身一次，对患者及照护人员进行压疮预防知识及技能的培训。

2. 下肢深静脉血栓 长期卧床患者可适当抬高患肢，如无下肢深静脉血栓，每天进行下肢被动运动或按摩，如以踝关节为中心，做踝泵运动，发挥腓肠肌泵的作用。有条件者使用间歇性充气压力泵，包裹于小腿外围，定时重复自肢体远端向近端充气加压及放气减压，加速下肢静脉血液回流。患肢避免静脉输液。

六、预后

病毒性脑炎的预后有所不同，这取决于患者年龄、就诊时的神经系统表现以及病原体。儿童急性病毒性脑炎预后较差与以下因素相关：在急性期出现昏迷、惊厥或局灶性神经系统表现；年龄较小（<5 岁）；需要重症监护；单纯疱疹性脑炎；MRI 显示弥散受限。儿童期脑炎的总体死亡风险为 0%~7%。但某些特定病原体感染的死亡率会更高，例如 HSV 脑炎。神经系统后遗症可能包括：人格改变、行为障碍（包括注意力缺陷障碍）、运动障碍（包括抽动障碍）、智力障碍、学习障碍、失明、轻瘫、共济失调、复发性头痛和睡眠问题。成人病毒性脑炎最常见的后遗症包括难以集中注意力、行为和语言障碍，以及记忆丧失。

（宋为群）

思考题

病毒性脑炎患者可能会有哪些功能障碍？

第七节　阿尔茨海默病

扫码获取
数字内容

【本节要点】

1. 阿尔茨海默病是发生于老年和老年前期、以进行性认知功能障碍和行为损害为特征的中枢神经系统退行性病变。

2. 阿尔茨海默病包括两个阶段，即痴呆前阶段和痴呆阶段。痴呆阶段又包括轻度痴呆、中度痴呆、重度痴呆阶段。

3. 阿尔茨海默病的康复评定包括认知功能评定、精神行为症状评定、生活及社会适应能力评定、痴呆严重程度评定、早老康复系统评定、语言和认知综合系统评定、吞咽功能评定。

4. 阿尔茨海默病康复治疗包括作业治疗、运动训练、言语和语言功能康复、传统康复治疗、社区康复和护理、心理治疗。

5. 阿尔茨海默病急性期康复目标为预防走失，保证患者安全；稳定期康复目标是获得最大程度的生活独立；恢复期康复目标为尽量延缓疾病进展。

一、概述

（一）概念

阿尔茨海默病（alzheimer disease，AD）是发生于老年和老年前期、以进行性认知功能障碍和行为损害为特征的中枢神经系统退行性病变，临床上表现为记忆障碍、失语、失用、失认、视空间能力损害、抽象思维和计算力损害、人格和行为改变等。

（二）流行病学

AD是老年期最常见的慢性疾病之一，世界卫生组织（WHO）估计全球65岁以上老年人群AD的患病率为4%~8%，AD患病率与年龄密切相关，年龄平均每增加6.1岁，患病率升高1倍；在85岁以上的老年人群中，AD的患病率可高达20%~30%。2001年全球AD患者超过2 000万，预计2040年将超过8 000万。AD不仅给患者带来巨大的痛苦，给家庭和社会也带来沉重精神压力和医疗、照料负担。

（三）病因和发病机制

AD可分为家族性AD和散发性AD。家族性AD呈常染色体显性遗传，多于65岁前起病，最为常见的是位于21号染色体的淀粉样前体蛋白（amyloid precursor protein，APP）基因、位于14号染色体的早老素1（presenilin 1，PS1）基因及位于1号染色体的早老素2（presenilin 2，PS2）基因突变。携带有APP和PS1基因突变的人群几乎100%会发展为AD，而携带有PS2基因突变的人群，发展为AD的概率约为95%。对于占90%以上的散发性AD，尽管候选基因众多，目前认为载脂蛋白E（apolipoprotein E，APOE）基因最为有关。

AD患者脑内多种神经化学递质表达下降或传递有关。目前研究揭示了以下神经化学递质系统异常参与了AD患者的发病：①谷氨酸能系统异常，氨基酸类神经递质谷氨酸和天冬氨酸是中枢神经系统仅有的两种兴奋性神经递质，认知功能相关脑区转运和摄取上述递质障碍均会导致认知功能损害；②胆碱能系统异常，胆碱能系统起始于大脑前基底部并支配整个皮质系统，在痴呆患者的神经环路中被选择性损害，在AD早期就显示出严重退行性变，引起早期出现明显记忆障碍；③去甲肾上腺素能系统异常，去甲肾上腺素能系统起源于脑桥和延髓被盖部，在维持正常认知功能中起重要作用；④5-羟色胺能系统异常，现已发现6种5语言-HIT能纤维束，其中投射至海马的在认知功能维持中起重要作用；⑤多巴胺能系统异常，脑中多巴胺含量显著降低时可导致动物智能减退、行为情感异常、错乱等高级神经活动障碍；⑥γ-氨基丁酸（γ-Aminobutyric Acid，GABA）系统异常，有学者认为GABA及其受体在学习记忆损害及缺血性损伤中对神经细胞具有保护作用。

AD发病的危险因素有低教育程度、膳食因素（饱和脂肪酸的过多摄入）、吸烟、女性雌激素水平降低、高血压、高血糖、高胆固醇、高同型半胱氨酸、血管因素等。

二、解剖及病理生理

AD的大体病理表现为脑的体积缩小和重量减轻，脑沟加深、变宽，脑回萎缩，颞叶特别是海马区萎缩。组织病理学上的典型改变为β淀粉样物质在神经细胞外沉积形成的神经炎性斑和过度磷酸化的tau蛋白在神经细胞内聚集形成的神经原纤维缠结，神经元缺失和胶质细胞增生。

（一）神经炎性斑（neuritic plaques，NP）

在AD患者的大脑皮质、海马、某些皮质下神经核如杏仁核、前脑基底神经核和丘脑存在大量的NP。NP以Aβ蛋白沉积为核心，核心周边是更多的Aβ蛋白和各种细胞成分。

（二）神经原纤维缠结（neurofibrillary tangles，NFT）

大脑皮质和海马存在大量NFT，NFT主要在神经元胞体内产生，有些可扩展到近端树突干。含NFT的神经元细胞大多已呈退行性变化。NFT也常见于杏仁核、前脑基底神经核、某些下丘脑神经核、脑干的中缝核和脑桥的蓝斑。轻度AD患者，NFT可能仅限于内嗅皮质和海马。

三、临床诊治

（一）临床表现

AD 通常隐匿起病，持续进行性发展，主要表现为认知功能减退和非认知性神经精神症状。按照最新分期，AD 包括两个阶段：痴呆前阶段和痴呆阶段。

1. 痴呆前阶段 此阶段分为轻度认知功能障碍发生前期（pre-mild cognitive impairment，pre-MCI）和轻度认知功能障碍期（mild cognitive impairment，MCI）。AD 的 pre-MCI 期没有任何认知障碍的临床表现或者仅有极轻微的记忆力减退主诉，这个概念目前主要用于临床研究。

2. 痴呆阶段 即传统意义上的 AD，此阶段患者认知功能损害导致了日常生活能力下降，根据认知损害的程度大致可以分为轻、中、重三度。

（1）轻度：主要表现是记忆障碍。首先出现的是近事记忆减退，常将日常所做的事和常用的一些物品遗忘。随着病情的发展，可出现远期记忆减退，即对发生已久的事情和人物的遗忘。部分患者出现视空间障碍，外出后找不到回家的路，不能精确地临摹立体图。面对生疏和复杂的事物容易出现疲乏、焦虑和消极情绪，还会表现出人格方面的障碍，如不爱清洁、不修边幅、暴躁、易怒、自私多疑。

（2）中度：除记忆障碍继续加重外，工作、学习新知识和社会接触能力减退，特别是原已掌握的知识和技巧出现明显的衰退。出现逻辑思维、综合分析能力减退，语言重复、计算力下降，明显的视空间障碍，如在家中找不到自己的房间，还可出现失语、失用、失认等，有些患者还可出现癫痫、强直 - 少动综合征。此时患者常有较明显的行为和精神异常，性格内向的患者变得易激惹、兴奋欣快、语言增多，而原来性格外向的患者则可变得沉默寡言，对任何事情提不起兴趣，出现明显的人格改变，甚至做出一些丧失羞耻感（如随地大小便等）的行为。

（3）重度：此期的患者除上述各项症状逐渐加重外，还有情感淡漠、哭笑无常、语言能力丧失，以致不能完成日常简单的生活事项如穿衣、进食。终日无语而卧床，与外界（包括亲友）逐渐丧失接触能力。四肢出现强直或屈曲瘫痪，括约肌功能障碍。此外，此期患者常可并发全身系统疾病的症状，如肺部及尿路感染、压疮以及全身性衰竭症状等，最终因并发症而死亡。

（二）辅助检查

1. 实验室检查 血、尿常规，血生化检查均正常。CSF 检查可发现 Aβ 蛋白水平降低，总 tau 蛋白和磷酸 tau 蛋白增高。

2. 脑电图 AD 的早期脑电图改变主要是波幅降低和 α 节律减慢。少数患者早期就有脑电图 α 波明显减少，甚至完全消失，随病情进展，可逐渐出现较广泛的 θ 活动，以额、顶叶明显。晚期则表现为弥漫性慢波。

3. 影像学 CT 检查 见脑萎缩、脑室扩大；头颅 MRI 检查显示的双侧颞叶、海马萎缩。SPECT 灌注成像和氟脱氧葡萄糖 PET 成像可见顶叶、颞叶和额叶，尤其是双侧颞叶的海马区血流和代谢降低，见图 6-6、图 6-7、图 6-8/文末彩图 6-8。

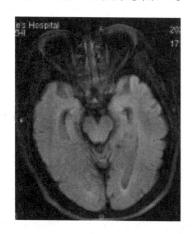

图 6-6 FLAIR 像：萎缩的颞叶海马沟呈高信号

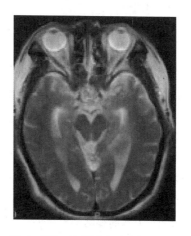

图 6-7 T₂加权像：双侧脑室颞角扩大，颞叶萎缩

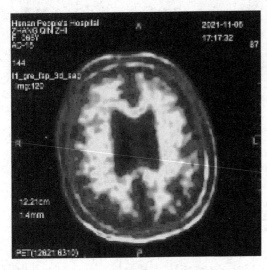

图 6-8　PET 显示脑内 Aβ 蛋白沉积

4. 神经心理学检查　对 AD 的认知评定领域应包括记忆功能、语言功能、定向力、应用能力、注意力、知觉(视、听、感知)和执行功能七个领域。

5. 基因检测　有明确家族史的患者可进行 *APP*、*PS1*、*PS2* 和 *APOEε4* 基因检测,突变的发现有助于确诊和疾病的提前预防。

(三)诊断

1. AD 痴呆阶段的临床诊断标准

(1)很可能的 AD 痴呆核心临床标准:①符合痴呆诊断标准;②起病隐袭,症状在数月至数年中逐渐出现;③有明确的认知损害病史;④表现为遗忘综合征(学习和近记忆下降,伴 1 个或 1 个以上其他认知域损害)或者非遗忘综合征(语言、视空间或执行功能三者之一损害,伴 1 个或 1 个以上其他认知域损害)。

(2)可能的 AD 痴呆:有以下任一情况时,即可诊断。

1)非典型过程:符合很可能的 AD 痴呆诊断标准中的第 1 条和第 4 条,但认知障碍突然发生,或病史不详,或认知进行性下降的客观证据不足。

2)满足 AD 痴呆的所有核心临床标准,但具有以下证据;①伴有与认知障碍发生或恶化相关的卒中史,或存在多发或广泛脑梗死,或存在严重的白质病变;②有其他疾病引起的痴呆特征,或痴呆症状可用其他疾病和原因解释。

2. AD 源性 MCI 的临床诊断标准

(1)符合 MCI 的临床表现:①患者主诉,或者知情者、医师发现的认知功能改变;②一个或多个认知领域受损的客观证据,尤其是记忆受损;③日常生活能力基本正常;④未达痴呆标准。

(2)发病机制符合 AD 的病理生理过程:①排除血管性、创伤性、医源性引起的认知功能障碍;②有纵向随访发现认知功能持续下降的证据;③有与 AD 遗传因素相关的病史。

(四)鉴别诊断

AD 需与其他疾病引起的痴呆相鉴别。如额颞叶痴呆、路易体痴呆、脑积水引起的痴呆、梅毒等感染性疾病引起的痴呆、维生素 B_{12} 缺乏引起的痴呆、代谢或中毒引起的痴呆,此外还应该与甲状腺功能减退、谵妄、抑郁症、器质性遗忘综合征(Korsakoff syndrome)、精神分裂症等疾病相鉴别。

(五)治疗

AD 患者认知功能衰退目前治疗困难,综合治疗和护理有可能减轻病情和延缓发展。

1. 生活护理　包括使用某些特定的器械等、有效的护理能延长患者的生命及改善患者的生活质量,并能防止摔伤、外出不归等意外的发生。

2. 药物治疗

(1)改善认知功能:①乙酰胆碱酯酶抑制剂(AChEI):包括多奈哌齐、卡巴拉汀、石杉碱甲等,主要提高脑内乙酰胆碱的水平,加强突触传递;② NMDA 受体拮抗剂:美金刚能够拮抗 N- 甲基 -D- 天冬氨酸(NMDA)受体,具有调节谷氨酸活性的作用,现已用于中重度 AD 患者的治疗;③临床上有时还使用脑代谢赋活剂如奥拉西坦等。

(2)控制精神症状:很多患者在疾病的某一阶段出现精神症状,如幻觉、妄想、抑郁、焦虑、激越、睡眠紊乱,等,可给予抗抑郁药物和抗精神病药物,前者常用选择性 5-HT 再摄取抑制剂,如氟西汀、帕罗西江、西酞普兰、舍曲林等,后者常用不典型抗精神病药,如利培酮、奥氮平、喹硫平等。这些药物的使用原则是:①低剂量起始;②缓慢增量;③增量间隔时间稍长;④尽量使用最小有效剂量;⑤治疗个体化;⑥注意药物间的相互作用。

NOTES

3. 支持治疗　重度患者自身生活能力严重减退,常导致营养不良、肺部感染、泌尿系感染、压疮等并发症,应加强支持治疗和对症治疗。

四、康复评定

(一) AD 患者常用的认知评定量表

认知筛查量表包括:简易智力状态检查量表(Mini-Mental State Examination,MMSE)、蒙特利尔认知评定(Montreal Cognitive Assessment MoCA)、长谷川痴呆量表(Hastgawa Dementia Scale,HDS)等。

认知评定量表可选择阿尔茨海默病评定量表 - 认知分量表(Alzheimer Disease assessment scale cognitive,ADAS-cog),目前 ADAS-cog 均用于轻中度阿尔茨海默病的临床试验。此外还有针对不同认知域的损害进行的专项评定量表。记忆测验可以采用韦氏记忆量表(Wechsler Memory Scale,WMS),注意力评定可以采用 Stroop 单词 - 颜色检查,大脑抽象思维的概念形成能力、记忆和注意的能力、语言能力、感知 - 运动能力等可以采用 Halstead-Reitan 神经心理成套测验,语言交流能力的评定可以采用汉语失语检查法。

(二) 精神行为症状评定

汉密尔顿抑郁量表(Hamilton Depression Rating Scale,HAMD)、汉密尔顿焦虑量表(Hamilton Anxiety Scale,HAMA)量表。

(三) 生活及社会适应能力评定

日常生活能力评定可以采用改良 Barthel 指数(Modified Barthel Index,MBI)评定量表。

(四) 痴呆严重程度评定

临床痴呆评定量表(Clinical Dementia Rating Scale,CDR)、总体衰退量表(Global Deterioration Scale,GDS)。其中 CDR 是目前常用的对痴呆程度进行评定的量表,根据记忆力、定向力、判断及解决问题能力、社会活动能力、家庭生活及爱好、个人自理能力等六个方面进行综合判断:CDR 0 分为无痴呆,CDR 0.5 分为可疑痴呆,CDR 1 分为轻度痴呆,CDR 2 分为中度痴呆,CDR 3 分为重度痴呆。GDS 从正常到非常严重的认知下降分为 7 期,内容涉及以下几个方面:记忆(即刻记忆,近期记忆和远期记忆)(1~7 期),操作性日常生活能力(IADL)(3、4 期),人格和情绪化(3、6 期),日常生活能力(ADL)(5~7 期),定向力(4~6 期)。该量表通过对患者和护理者进行访谈,进行评分分期,为非客观量表。

(五) 早老康复系统评定

由暨南大学附属第一医院康复医学科陈卓铭团队自主研发的早老系统康复是基于 MMSE、长谷川痴呆量表等进行模块设计,既能反映整体认知状况,又能反映语言、视空间、记忆、计算、推理等认知能力。在轻、中、重度认知障碍患者中具有良好的区分效度,用于甄别认知障碍患者的康复评定。

(六) 语言和认知综合系统

由暨南大学附属第一医院康复医学科陈卓铭团队自主研发的语言认知系统是在神经性心理学通路的基础上,同时也能反映各个认知障碍的维度,能快速地、分层次、分维度筛查认知障碍的患者。在该系统内的训练项目基于分数档的难易程度而对应相应的题目,分数越低则相应的题目越简单,反之越难。

(七) 吞咽功能评定

使用洼田饮水试验进行评定。

五、康复治疗

AD 患者的康复治疗包括作业治疗、运动疗法、心理干预、传统康复治疗、社区康复与管理等。此外,近年来脑刺激技术也为 AD 的治疗提供了新的手段。

(一) 作业治疗

AD 的核心问题是认知功能障碍。AD 患者的作业治疗干预应包括作业活动、ADL 训练和针对认知功能障碍的康复训练。

1. 作业活动　通常将反映 AD 病程的 GDS 量表中的 7 级,综合归纳为 4 个阶段,即极轻度到轻度的认知功能减退、轻度到中度的认知功能减退、中度到中重度的认知功能减退和严重的认知功能下降和中度到重度的躯体功能障碍,结合患者在各个阶段的特征,制订作业治疗的具体措施,如:记忆力训练、沟通能力训练、方向感训练、时间感训练、社交训练等。

2. ADL 训练　通过 ADL 评定发现患者存在的问题,包括基本日常生活活动能力量表和工具性日常生活活动能力量表,针对存在的问题进行活动分析并予以针对性训练,目的是通过训练使患者能够部分或全部生活自理。

ADL 训练可采用虚拟现实技术(virtual reality,VR),VR 用计算机生成逼真的三维视、听等感觉,使人作为参与者通过适当装置,自然地对虚拟世界进行体验和交互作用,操作过程中可以通过电脑屏幕呈现给患者一种可视的虚拟环境,通过扬声器将声音传达给患者。

3. 认知障碍的康复训练　AD 患者早期时,认知功能损害相对较轻,可结合患者认知功能评定的结果,针对受损害的认知域进行训练。如记忆训练,注意力、定向力、执行功能、解决问题能力及抽象思维障碍的训练,失认症、失用症的训练。认知障碍的康复训练除采用传统的治疗师为主的康复训练外,也可以采用电脑辅助的认知康复(computer-assisted cognitive rehabilitation,CACR)远程认知康复训练和 VR 技术等。

CACR 目前在认知训练中被广泛使用,CACR 软件提供两种不同类型的干预方式:①特殊活动的方法(the task-specific approach),针对某一特殊的认知障碍编写程序并给予训练,例如对有注意力问题的患者使用训练注意力的程序软件,通过训练达到改善注意力的目的。②分等级的方法(the hierarchical approach),按循序渐进的方式从基本训练开始逐步过渡到更复杂的认知功能,如用 CACR 软件让患者先接受注意力训练,然后升级到视空间和视知觉训练,同时伴有记忆再训练,最后进行复杂的解决问题项目训练。

(二) 运动训练

运动训练改善 AD 的认知功能可能机制与神经可塑性有关。训练内容包括:肌力及耐力训练(运动平板、手摇车、减重训练等)、改善关节活动范围训练、平衡及步行训练、运动控制训练、太极拳 / 五禽戏。

(三) 言语和语言功能康复

发声训练、唇、舌运动训练、声、韵母连续发音训练、诱导单字产生训练、词语的产生训练、语句完形训练、词选择训练、图命名训练、手势暗示与动作配合、范畴内找词、词语联系与组词、动词语义理解、动词的产生、语句生成。

(四) 传统康复治疗

针灸治疗具有醒脑开窍、通督调神、益气活血、扶本培元的作用。通过头皮针、眼针、温针灸、穴位埋线、中医药等具有中医特色的治疗方法改善 AD、VD 患者的认知功能。

(五) 社区康复和护理

呼吸功能康复也是痴呆患者康复的重要部分,康复内容包括生理呼吸功能康复和语言呼吸康复两个方面。

生理呼吸功能康复:①放松训练:包括头颈肩部的放松、胸背腹部的放松、手和上肢的放松、足腿臀部的放松;②呼吸训练:包括胸式呼吸训练、腹式呼吸训练、缩唇呼吸与吹哨呼吸训练、气体转移技术、其他呼吸训练;③呼吸肌肌力训练:包括膈肌抗阻训练、腹肌训练、上肢辅助呼吸肌训练、胸部辅助呼吸肌训练;④排痰训练:包括体位引流、手法治疗、咳嗽训练、理疗;⑤其他康复治疗方法:耐力训练、作业治疗、家庭氧疗、膈肌起搏技术。

语言呼吸功能康复:①语言呼吸运动控制训练:包括吸气呼气控制训练、呼气控制训练、连续呼吸训练;②发声控制训练:包括持续发声训练、数数训练;③音量控制训练:抱长音渐变控音训练、连续发音渐变控音训练、连续发音突变控制训练;④韵律训练:包括四声声调训练、节奏训练;⑤停顿换气训练。

计算机辅助视听反馈训练法:计算机可以录音并将采集到的患者的声音信号转变为可视的语谱图或结合动画呈现给患者,将患者的发音情况通过视听觉的刺激实时反馈给患者,不仅给患者的训练提供科学客观的指导,还提高了患者的训练兴趣及训练效率。包括音量训练、音长训练、音调训练、跟读训练。

(六) 心理治疗

训练内容:①训练患者的心理社会功能方面的行为技能,包括生活、学习、工作能力与社交能力等。②实行开放式或半开放式的患者管理模式,尽可能为患者提供宽松的生活和人际交往环境,训练和保持患者的社会功能。③设立工娱治疗场所,合理安排患者的工娱治疗项目,促进和保持患者的工作能力和健康心理状态。④努力改善医院工作人员的服务质量和服务态度,建立良好的医患关系,努力培养患者的自主与独立能力。在此过程中应让家属和照料者参与。

六、预后

AD 病程约为 5~10 年,少数患者可存活 10 年或更长的时间,多死于肺部感染、泌尿系感染及压疮等并发症。

(陈卓铭)

思考题

何为中枢神经调控康复技术?

第八节　缺血缺氧性脑病

06章08节

扫码获取
数字内容

【本节要点】

1. 缺血缺氧性脑病是指由各种原因引起的部分或完全缺氧、脑血流减少或暂停,致使脑损害而引起一系列神经精神异常表现的一种综合征。

2. 缺血缺氧脑病患者的康复评定包括意识水平评定、认知水平评定、运动功能评定、语言功能评定、吞咽功能评定、情绪心理评定等。

3. 对于严重缺血缺氧脑病患者而言,意识水平的评定是重点,包括行为学量表评定、神经电生理学评定、功能神经影像学评定等。

4. 缺血缺氧脑病患者的康复包括促醒康复和其认知障碍、运动障碍、语言障碍、吞咽障碍、情绪心理等方面的康复。

5. 对严重缺血缺氧性脑病导致意识障碍患者的促醒康复包括如药物、高压氧、康复理疗、感官和环境刺激治疗、有创性及无创性神经调控手段等。

一、概述

缺血缺氧性脑病(hypoxic-ischemic encephalopathy,HIE)是由各种原因引起的部分或完全缺氧、脑血流减少或暂停,致使脑损害而引起一系列神经精神异常表现的综合征,可发生在任何年龄段,严重者可造成永久性神经功能损害。

NOTES

缺血缺氧性脑病主要分为新生儿型和非新生儿型。新生儿缺血缺氧性脑病是新生儿因缺氧引起的脑部病变,常见的原因有各种原因导致的胎儿宫内窘迫,少数可见于其他原因引起的脑损害,该病多发生于足月儿,但也可发生在早产儿。而非新生儿期的缺血缺氧性脑病常见于呼吸心搏骤停,也可见于休克、一氧化碳中毒、癫痫持续状态、重症肌无力等。

缺血缺氧性脑病常见病因包括:①低氧性缺氧:以动脉血氧含量减少为特征,PO_2 降低:呼吸道阻塞、肺气肿、溺水、呼吸肌麻痹、呼吸中枢抑制、麻醉意外、高山病等;②贫血性缺氧:大量失血、贫血、碳氧血红蛋白血症(一氧化碳中毒)、正铁血红蛋白血症(亚硝酸盐中毒等);③循环障碍性缺氧:休克、心衰、心搏骤停等;④组织中毒性缺氧:因细胞氧化过程破坏,脑组织无法利用血氧所致:氧化物中毒等;⑤耗氧过度性缺氧:高热或惊厥等。

二、解剖及病理生理

大脑在缺氧情况下,由于能量来源不足,脑细胞不能维持细胞膜内外的离子浓度差,脑细胞的氧化代谢功能受到损害。缺氧时脑血管的自动调节功能降低,脑血流灌注易受到全身血压下降影响而减少,血管周围的星形细胞肿胀和血管内皮细胞水泡样变性,使管腔变窄甚至闭塞。当脑血流恢复后,血液仍不能满足这些缺血区的灌注需求,造成区域性缺血,后易发展致脑实质不可逆性损害。缺氧时,因血管通透性增加,某些代谢产物在组织内积聚,以及抗利尿激素分泌增加等因素,易形成脑水肿,使颅内压增高,脑血流进一步减少,引起严重的脑细胞代谢障碍,后期出现脑萎缩。同时,再灌注损伤在缺血缺氧性脑病的病理生理机制中也起到一定作用。

成人缺血缺氧性脑病的早期影像学表现包括脑水肿、大脑皮质层状坏死、灰白质分界消失和颅内出血。晚期影像学表现为皮质下白质及深部脑白质脱髓鞘改变:MRI 可见皮质下脑白质长 T_2 信号,侧脑室前脚外侧两侧对称或不对称点片状长 T_1 长 T_2 信号,边界不清;双侧内囊后肢对称性片状短 T_1 长 T_2 信号。并可出现大脑皮质层状坏死、基底节坏死、脑干坏死及小脑损伤,以基底节坏死多见。还可以表现为广泛脑损害。

三、临床诊治

(一) 临床表现

缺血缺氧性脑病常为双侧大脑的弥漫性损害,临床症状较复杂,临床表现常见继发性癫痫,可表现为全面性癫痫发作,也可表现为不同程度和类型的肌阵挛发作。此外,还可因病灶不同表现为意识障碍;清醒后表现为不同程度记忆力减退、反应迟钝等认知功能下降、躁动、淡漠等精神症状,以及不同程度言语障碍和肢体运动、感觉和平衡异常。患者的运动障碍可表现为锥体外系受损,如震颤、不自主运动和肢体强直等,也可表现为锥体系受损症状,如肌张力增高、肌力下降等。

(二) 临床治疗

治疗包括非药物治疗和药物治疗。非药物治疗包括低温治疗、高压氧治疗和正压通气间断高浓度给氧治疗。

1. 非药物治疗　低温治疗主要用于缺血缺氧性脑病的急性期,目前国内外主要推荐温度 32~34℃的亚低温治疗,尤其推荐用于心肺复苏后初始心律为室颤或室速的患者。亚低温治疗一般多采用头部冰帽,配合腹股沟、腋窝处冰袋降温,也有静脉输注冰盐水联合冰毯维持的方法。亚低温治疗开始时间普遍认为越早越好。

高压氧可改善血管壁营养状态,促进脑血管侧支循环建立,有利于减轻脑组织缺氧性损害,加强受损组织的结构与功能修复,是缺血缺氧性脑病后常用的无创康复治疗方法。治疗压力一般为 0.2~0.25MPa(2~2.5 个大气压)。一般认为高压氧治疗越早越好;但由于损伤后导致的生命体征不稳定,故可能延误治疗时机。若大型氧舱具备危重症监护和抢救能力,生命体征不稳定患者可以在医护人员陪同下,同时行药物、机械通气和高压氧治疗。

正压通气高浓度给氧是利用呼吸机间断给予高浓度含氧气流,辅以正压通气,可快速、大幅提高组织氧含量,增加血氧弥散量及有效弥散距离,促进昏迷觉醒,改善生命功能活动。有类似于高压氧的作用。因其可在病房内进行,故对病情危重、生命体征不稳定的患者也可使用。

2. 药物治疗　药物治疗包括神经保护类药物、降颅压药物和抗癫痫药物。神经保护类药物有纳洛酮、神经节苷脂、依达拉奉等,还包括糖皮质激素、阿片类药物等,褪黑素、硫酸镁、别嘌呤醇、骨桥蛋白、氟桂利嗪、一氧化氮、过氧化氢气体和溶液、胰岛素样生长因子等药物均曾用于缺血缺氧性脑病的治疗,但缺乏大规模临床试验证据。

四、康复评定

(一) 意识水平评定

缺血缺氧性脑病后存活下来的患者可能首先处于昏迷阶段,患者无睡眠 - 觉醒周期,且任何刺激均不能引出自发性的行为学反应,但是该状态存在一定的时限性,通常最多持续几周的时间。无反应觉醒综合征 / 植物状态(unresponsive wakefulness syndrome/vegetative state,UWS/VS)指患者恢复一定程度的觉醒水平,但其行为学反应仍为反射性行为,对周围环境及自身缺乏觉知。而最小意识状态(minimally conscious state,MCS)患者可出现波动性的、但可重复性的对口头或书写指令的反应、视觉追踪、痛觉定位、言语理解、意向性交流等,并可出现一定的情感反应。最近又将 MCS 分为 MCS+ 和 MCS-,MCS+ 患者对刺激可出现高级行为学反应,如对指令出现语言反应,MCS- 指患者对刺激仅出现低水平非反射性反应。MCS 患者意识水平进一步恢复,若出现功能性交流及功能性使用物体的能力则被称为脱离最小意识状态。

1. 行为学量表评定　由于各种临床行为学量表费用低廉且简便快捷,行为观察,即利用各种行为学量表进行评定仍是发现严重脑损伤患者意识迹象的主要手段,也是临床上评估患者意识水平最常用的方法。在过去的几十年中,众多可评估意识障碍患者意识水平的量表诞生,如格拉斯哥昏迷量表(GCS,Glasgow Coma Scale)、FOUR(Full Outline of Unresponsiveness)量表、改良昏迷恢复量表(CRS-R,Coma Recovery Scale-Revised)、WHIM(Wessex Head Injury Matrix)量表、SMART(Sensory Modality Assessment and Rehabilitation Technique)量表等。需要注意在进行评定前务必排除干扰因素,尽量保证患者生命体征正常,排除镇静剂、肌肉松弛药、抗惊厥、抗癫痫、抗精神药物等对患者意识水平的影响。各种行为学量表的评定虽简便快捷,但由于量表的分级比较粗糙,不利于评定意识状态的微小变化,而且这些量表往往要靠评定人主观观察患者的临床表现来评定,操作起来有很大的主观性。

2. 神经电生理学评定

(1) 脑电图评定:脑电图可反映皮层锥体神经元突触后电位的时间同步性,是反映大脑功能状态客观的电生理指标,可分为时域分析和频域分析。时域分析是直接提取随时间变化的波形特征,常用于癫痫诊断;频域分析不能反映波形特征,主要分析脑电信号的频率特征,是目前定量脑电图的常用方法,可据此对意识障碍患者意识水平进行分析。

正常健康成人清醒状态下脑电波呈现一定的节律性,当脑组织受到严重创伤,脑电节律性会发生异常改变,通常以脑电图的分级及分型判断意识障碍患者大脑功能障碍的程度。但普通脑电图只对脑电的频率及波形进行分析,采用脑电的线性分析方法,势必会丢失部分脑电信息。研究表明脑电信号是大量神经细胞的非线性耦合,是一个高度的非线性系统,脑电活动具有确定性混沌特性。有研究提出脑电非线性分析能够量化意识障碍患者大脑皮质受抑制的程度,通过检测脑电信号的熵指数可直接度量其大脑皮层受抑制的程度,可作为意识障碍水平及预后判定的指标,该方法计算过程复杂,但应用前景较好,如可与功能影像学结合,或能定量评价患者的意识水平并准确进行预后预测。正常成人的睡眠是一个动态的过程,可分为非快动眼睡眠(NREM 期)与快动眼睡眠(REM 期),并交替出现,每个阶段的睡眠在睡眠脑电图监测中又出现不同特征性波形。有规律睡眠模式的出现可反映残存的大脑功能,因此睡眠脑电图在意识障碍患者中的诊断及预后价值越来越多地得到研究者的重视。

（2）诱发电位:诱发电位可用于检测意识障碍患者脑干及大脑通路的完整性,尽管并不能提供准确的脑干损伤的定位信息,但可提供意识障碍患者预后的相关信息。

体感诱发电位（SEP）检测中 N2O 成分反映刺激对侧正中神经后 30ms 内原始体感皮层处理信息的能力。目前研究支持双侧 N2O 成分的缺失在缺氧性脑损伤昏迷的急性期对不良结局的预测价值更高。脑干听觉诱发电位（BAEP）是由声刺激 10ms 内引起的神经冲动在脑干听觉传导通路上的电活动,在排除患者外周听觉损伤后缺失可作为意识障碍患者不良结局的预测因素,但其出现并不能提示良性结局。中潜伏期听觉诱发电位（MLAEP）指刺激后 10~50ms 出现的电活动,可反映丘脑及原始听觉皮层的激活,其缺失被认为是缺氧性昏迷患者不良结局的有力预测指标。

（3）事件相关电位评定:事件相关电位（event-related potential,ERP）是通过平均叠加技术从头颅表面记录脑诱发电位来反映认知过程中大脑的神经电生理改变,可客观地对患者进行床旁感觉及认知功能的评价,具有诊断及评估预后的价值。在意识障碍领域主要研究的是听觉 ERP 分析,主要成分波有 N100、MMN、P300 和 N400。ERP 的内源性成分如 P300、N400 等,在刺激之后出现相对较晚,反映出大脑皮层更为复杂的认知处理过程,因此相对更具诊断及预测的价值。

（4）TMS-EEG:TMS-EEG 技术是 TMS 结合高密度 EEG 以及神经导航系统直接测量脑活动,以取代测量由 TMS 刺激诱发的肌肉活动及行为学反应。通过这种方式单脉冲经颅磁刺激诱发局部大脑皮层神经元放电,并同时用 EEG 记录刺激局部皮层及远隔部位的电位反应情况,分别反映出患者大脑皮层局部反应性及远程皮层有效连接情况,进而对残存意识水平进行量化评估。

3. 功能神经影像学评定

（1）正电子发射计算机断层扫描（positron emission computed tomography,PET）评定:PET 扫描是借助微量放射性核素标记生命代谢中必需的物质（蛋白质、核酸、葡萄糖等）反映机体的代谢活动。这些放射性化合物相当于指示剂,进入人体或者动物体内后,随着时间推移会释放出正电子,借助湮没辐射和正电子准直技术,可以从体外无损伤、定量动态地测定指示剂在体内的时空变化。最常见的 PET 扫描是以氟脱氧葡萄糖（FDG）作为指示剂,通过成像技术获取葡萄糖浓度在各组织中的时空差异,以此分析机体生理生化及代谢变化。PET 技术利用放射性核素示踪剂,揭示细胞水平的代谢,可观察脑区是否有代谢活动,从而从神经功能影像学角度评估患者残存意识水平。

（2）功能磁共振成像（fMRI,functional magnetic resonance imaging）评定:功能磁共振有很多成像方法,包括弥散成像、灌注成像以及目前最为常用的血氧水平依赖（blood oxygenation level dependent,BOLD）技术。BOLD 技术利用氧合血红蛋白和去氧血红蛋白对磁场的不同影响来成像,神经兴奋时,兴奋区域去氧血红蛋白含量增加,成像增强,所以功能磁共振可直接反映脑内神经的兴奋情况,可对活动的大脑皮层区域进行准确、可靠的定位,空间分辨率达 2mm。弥散张量成像（diffusion tensor imaging,DTI）技术是迅速发展的一种 MRI 新技术,能无创的检测活体组织内水分的扩散特性,能显示脑组织的完整性和微观结构,可发现传统 MRI 技术不易显示的结构性损害。

（3）功能近红外光谱成像技术（fNIRS）:功能近红外光谱成像技术是新兴发展起来的一种利用近红外光来检测组织血氧变化的无创新型光学脑功能成像技术,可同时提取大脑含氧血红蛋白、脱氧血红蛋白及总血红蛋白的浓度变化,为大脑的功能活动提供全面的信息,具有安全性高、便携等优点,可进行长时程连续监测。

（二）其他评定

包括认知功能、运动功能、言语功能、吞咽功能、构音功能、情绪心理、日常生活活动能力等方面的评定。

1. 认知功能评定　缺血缺氧性脑病后认知障碍发生率较高,可表现为记忆、计算、视空间等方面受损,目前多采用量表评价,常用的筛查量表有简易智力状态检查量表（Mini-Mental State

Examination,MMSE)、蒙特利尔认知评估量表(Montreal Cognition Assessment,MoCA)、长谷川痴呆量表(Hasegawa Dementia Scale,HDS)和基本认知能力测验。韦氏成人智力量表(Wechsler Adult Intelligence Scale,WAIS)也常用于认知功能的评定。

2. **语言功能评** 包括对听理解、口语表达、复述、命名、书写等能力的评定等。

3. **吞咽功能评定** 包括洼田饮水试验、染料测试、摄食评估等临床评定,以及吞咽x线造影录像、内窥镜、食管动力学检查等仪器评估等。

4. **运动功能评定** 包括肌力评定、痉挛程度评定、关节活动度评定、平衡功能评定、运动模式评定等。

5. **情绪心理评定** 情绪障碍常用的评估量表包括:汉密尔顿抑郁量表和焦虑自评量表。

6. **日常生活活动能力评定** 采用 Barthel 指数评分。

五、康复治疗

(一)促醒康复措施

缺血缺氧性脑病的康复措施是综合性的,其主要内容为促醒干预,如药物、高压氧、康复理疗、感官和环境刺激治疗、有创性及无创性神经调控手段等,但效果均未得出统一结论,仍无明确有效促醒药物或非药物的治疗措施。

1. **药物治疗** 目前个别研究表明多巴胺类药物、GABA 能药物、三环类抗抑郁药等在意识障碍患者意识水平中的潜在有效性,但由于缺乏多中心随机双盲安慰剂对照试验,特别是将脑损伤的病因及病程考虑在内的研究,目前仅金刚烷胺在美国慢性意识障碍指南中推荐作为促醒用药。

2. **神经调控技术** 神经调控技术是指通过植入或非植入的神经控制器,以人工电信号替代或补充脑的自然电信号,以达到调控神经元或神经网络兴奋性,恢复受损神经功能的技术。

以深部脑刺激技术(DBS)为代表的侵入性神经调控措施多以丘脑作为刺激靶点,丘脑 DBS 旨在通过激活相应的神经网络来增强醒觉和意识水平,若这个大网络内部或丘脑和该网络间的连接被破坏,DBS 就不太可能通过丘脑对该网络产生明显作用。丘脑板内核可能是与高级皮层区特异连接的核团,当前部和中线部核团损伤时,功能保留程度较高;若叠加板内核区损害则常导致严重残疾。

经颅磁刺激(TMS)技术和经颅直流电刺激(tDCS)技术属于非侵入性神经调控手段。TMS 是指通过放置在头部表面的"8"字线圈来非侵入性刺激,通过调制大脑皮层神经元的膜电位来影响和改变大脑功能,目前 TMS 在意识障碍患者的促醒研究尚处于起步阶段。tDCS 是利用低强度、恒定微电流(1~2mA)调节大脑皮质神经细胞活动,阳极刺激提高皮层神经元的兴奋性而阴极刺激降低兴奋性。在 tDCS 治疗过程中,电极片的放置位置非常关键,它决定电流的方向和空间分布,对治疗疗效具有重要影响。经颅超声刺激(TUS)是一种无创神经调控技术,它与深部脑刺激一样可对深部脑组织(如丘脑)直接产生刺激作用,从而改善意识障碍患者的意识状态。

3. **其他促醒康复措施** 临床上常见的其他促醒手段还包括:环境刺激疗法,利用各种视觉、听觉、触觉等感官刺激进行促醒;另外有些研究应用高压氧进行促醒,可能是通过纠正脑缺氧,维持神经细胞的能量供应,降低颅内压,减轻脑水肿,并改善脑微循环,改善脑干网状激活系统功能等机制发挥促进昏迷觉醒的作用。此外中医药治疗、按摩治疗、音乐疗法等均在该领域显示出一定的价值,但其确切的疗效仍有待于进一步研究。

(二)运动功能障碍的康复

缺血缺氧性脑病患者有时会出现卧床或者活动减少等情况,康复治疗干预的重点是适当的体位摆放、四肢被动活动维持关节活动度,预防继发性并发症。大部分缺血缺氧性脑病患者均表现出肢体运动功能障碍,康复训练时应用关节活动度维持和改善训练、肌力增强训练、平衡功能康复训练、步行与移动能力训练等。需要注意的是,缺血缺氧性脑病后患者的运动功能障碍既可以表现为锥体系受损,也可以表现为锥体外系受损。对于锥体系受损的患者,应遵循中枢性瘫痪恢复路径,进行良肢位摆放、关节活动度维持、体位转换、控制痉挛等训练,逐步过渡至坐位训练、站立训练和步行训练。对于表现为锥体外系受损的患者,运动障碍主要表现为强直、少动、震颤和姿势反应障碍,可继发关节挛缩和变形,表现为特有的小碎步步态。运动训练时应使用放松训练、关节活动范围训练、肌力训练、姿势训练和平衡训练等,放松僵硬的肌群,扩大关节活动度,提高肌力,改善姿势和提高坐立位平衡。

(三)吞咽功能的康复

吞咽功能训练可以预防吞咽器官的失用性肌萎缩、减少吸入性肺炎和营养不良的发生,有利于早期拔除鼻饲管道及气管切开置管。具体方式包括头颈部姿势调整,头颈、口颜面、口腔及咽部的皮肤黏膜的感觉刺激以及相关肌肉的被动运动与放松等,还可使用吞咽障碍治疗仪进行治疗。

(四)语言功能的康复

缺血缺氧性脑病患者常遗留有不同程度的语言功能障碍,必要的干预措施有助于患者交流能力得到最大程度的恢复,并防止习得性失用或不适当的代偿行为。对缺血缺氧性脑病患者进行语言功能康复可针对患者听、说、读、写、复述等障碍给予相应的简单指令训练、口颜面肌肉发音模仿训练、复述训练,对口语理解严重障碍的患者可以试用文字阅读、书写或交流板进行交流。除常规训练外,TMS技术也越来越多地应用于残存言语障碍的患者,尤其对不能配合主动训练的患者,此外有研究表明音乐治疗的应用对非流利性失语患者存在一定疗效。

(五)认知功能的康复

根据评定结果对患者进行注意训练、记忆训练、空间辨认训练、计算训练等。

(六)情绪心理干预

情绪心理干预包括支持性心理治疗、认知行为治疗等;必要时可加用相关药物。

(七)呼吸功能的康复

呼吸功能的康复包括体位训练、气道廓清技术(体位引流、拍背、叩击和振动)、胸廓放松训练(肋间肌松动术、胸廓松动术、胸廓辅助术、上下部胸廓辅助法、一侧胸廓辅助法)、呼吸肌肌力训练(横膈肌阻力被动训练、肋间外肌与腹肌的阻抗训练)等,还可使用膈肌起搏器进行治疗。

(八)常见并发症的康复治疗

很多缺血缺氧性脑病的患者因长期卧床会导致众多并发症。针对留置导尿、泌尿系感染问题,应该注意会阴护理,保持清洁卫生,局部干燥,制定饮水计划,定时夹闭尿管,维持膀胱生理结构和功能。患者意识转清后,制订饮水计划,规律放尿,刺激扩充膀胱,增加感觉的输入,争取做到早日拔除导尿管。气压式循环压力泵治疗作用于四肢,类似肌肉泵的作用,将血液由肢体的远端推送至近端,促进肢体血液循环,增加回心血量,下肢静脉血减少从而避免肢体水肿和血栓的形成。长期卧床的患者,运动量急剧降低,基础代谢率减慢,心功能降低,当患者突然起床时,心功能代偿不足,会出现直立性低血压,电动起立床可以根据患者的适应情况慢慢加大角度,让心脏有足够长的时间代偿,同时下肢可以负重部分力量,增加肌肉的神经刺激。缺血缺氧性脑病患者有时会出现脑室扩大,其中以脑萎缩引起的被动性牵拉最为常见,临床需与脑积水仔细甄别。除影像学证据外,腰椎穿刺压力测定应常规进行。若压力不高但临床仍高度怀疑脑积水时,可多次进行腰穿测压及放液实验,必要时进行腰大池引流,观察引流期间临床症状变化。一旦确诊脑积水,应及早实施手术,推荐脑室腹腔分流术,建议选择可调压分流装置。术后根据临床症状进行动态压力调节。

六、预后

格拉斯哥预后评分量表(GOS)及其扩展版(GOS-E)是目前评估缺血缺氧性脑病患者预后的主要评定工具。GOS共分为5个评分等级,是相对简单的分级评分,它不注重于细节功能的评估,而更侧重于脑损伤对患者生活功能的影响。为了更好地区分恢复水平及针对GOS缺乏敏感性等不足,有学者开发了 GOS-E,具体将中度、重度残疾和良好康复进一步分为较好和较差两类。残疾评定量表（DRS）是根据世界卫生组织 1980 年制定的残疾模型框架建立的,最低分数为 0 表示没有残疾,最高分数是 29 分代表了极端的植物人状态。该量表的广泛使用是由于其简洁、易于管理和评分,以及相对于其他工具(如格拉斯哥昏迷量表)对康复进程增量变化的敏感性。

　　总之,目前对缺血缺氧性脑病患者评定及预后判定的手段主要依靠患者的临床表现及各种评定量表,具有主观性强、准确度低的特点,考虑到患者的预后与其临终决定及治疗方案的制定等相关,因此联合建立客观的预后评价方法很有必要。目前研究的趋势已从单一指标的预测过渡到多指标联合应用,并同时结合行为学、神经电生理及神经影像学手段以进行患者结局预测的评价。

（宋为群）

思考题

　　1. 对由严重缺血缺氧性脑病导致的意识障碍患者,康复治疗主要包括哪些方面?
　　2. 对缺血缺氧性脑病导致的慢性意识障碍患者如何更精确评估其意识水平?

第九节　肌萎缩侧索硬化症

扫码获取
数字内容

【本节要点】

　　1. 肌萎缩侧索硬化是一种病因未明,主要累及大脑皮质、脑干和脊髓运动神经元的神经系统变性疾病。

　　2. 肌萎缩侧索硬化症的功能障碍包括运动障碍、构音障碍及语言功能障碍、呼吸功能障碍、吞咽障碍、心理及认知功能障碍。

　　3. 肌萎缩侧索硬化症的康复评定:肌力评定采用 MMT 肌力分级标准;肌张力评定采用改良 Ashworth 痉挛评定量表;肢体周径测量;生活及社会适应能力评定;言语吞咽功能评定。

　　4. 肌萎缩侧索硬化症的临床表现有肌肉进行性萎缩、无力和肌束颤动。而眼球运动神经和括约肌功能一般并不受累,但在有些患者晚期也可能会被累及。

　　5. 肌萎缩侧索硬化症的早期康复目标:综合康复达到最大的功能独立;晚期康复目标:延缓疾病发展,多学科综合治疗,减慢疾病进程。

一、概述

(一) 概念

　　肌萎缩侧索硬化(amyotrophic lateral sclerosis,ALS)是一种病因未明、主要累及大脑皮质、脑干和脊髓运动神经元的神经系统变性疾病。

(二) 病因和流行病学

　　国内外学者普遍认为,ALS 的发病是基因与环境共同作用的结果。中国发病率约 0.6/10 万人,患病率约 3.1/10 万人。

二、解剖及病理生理

　　肉眼可见脊髓萎缩变细。光镜下脊髓前角细胞变性脱失,以颈髓明显,胸腰髓次之;大脑皮质运动区的锥体细胞也发生变性、脱失。

三、临床诊治

(一) 临床表现

ALS 表现为肌肉进行性萎缩、无力和肌束颤动。而眼球运动神经和括约肌功能一般并不受累,但在有些患者晚期也可能会被累及。20%~50% 的患者可以表现为认知功能障碍,5%~15% 的患者甚至会发展为额颞叶痴呆。

(二) 辅助检查

辅助检查包括神经电生理检查、神经影像学检查、基因检测。

(三) 诊断

2012 年中国肌萎缩侧索硬化诊断和治疗指南提出:①病情进行性发展:通过病史、体检或电生理检查,证实临床症状或体征在一个区域内进行性发展,或从一个区域发展到其他区域;②临床、神经电生理或病理检查证实有下运动神经元受累的证据;③临床体检证实有上运动神经元受累的证据;④排除其他疾病。

(四) 鉴别诊断

ALS 需与颈椎病、腰椎病、多灶性运动神经病、平山病、成人脊髓性肌萎缩、肯尼迪病、遗传性痉挛性截瘫等疾病鉴别。

(五) 治疗

1. 药物治疗　①利鲁唑;②依达拉奉。

2. 营养管理　①吞咽困难时宜采用高蛋白、高热量饮食以保证营养摄入。②当患者吞咽明显困难、体重下降、脱水或存在呛咳误吸风险时,应尽快行经皮内镜胃造瘘术 (percutaneous endoscoplc gastrostomy, PEG)。对于拒绝或无法行 PEG 者,可采用鼻胃管进食。

3. 呼吸支持　当 ALS 患者出现呼吸肌无力时,需要尽早与患者和家属就无创通气、有创通气以及后期的处理达成共识。

4. 综合治疗　ALS 患者治疗过程中,应注重多科协作,涉及神经科、呼吸内科、消化内科、心理科、康复科、营养科等。

四、康复评定

康复评定包括:肌力评定、肌张力评定、肢体周径测量、生活及社会适应能力评定、言语吞咽功能评定等。

五、康复治疗

(一) 运动障碍的康复

1. ALS 的运动疗法　一般 ALS 早期主动康复运动,后期采用被动康复运动。

2. ALS 的辅助器械治疗　ALS 患者最终需依赖手杖、拐杖、轮椅等。

(二) 构音障碍及语言功能的康复

早期主要针对构音运动及发育康复训练。构音运动以轮替运动为主,患者听指令下理解及最大幅度的自主运动。

常用的辅助沟通工具包括手臂控制的辅助沟通系统、脑 - 机接口技术 (brain-computer interface, BCI) 及眼球追踪计算机系统 (eye-tracking computer system, ETCS)。

(三) 呼吸困难及呼吸功能管理

呼吸康复包括:①放松训练;②呼吸训练;③呼吸肌肌力训练;④排痰训练;⑤其他康复治疗方法:耐力训练、作业治疗、家庭氧疗、膈肌起搏技术。后期还可能用到无创通气 (non-invasive ventilation, NIV)、有创机械通气 (inva-sive mechanical ventilation, IMV) 等手段。

（四）吞咽障碍及营养管理

ALS 患者的日常饮食需要包括高热量的食物，以保持患者的体重。如果 ALS 患者经口摄入食物已经无法满足身体需求，就应考虑非经口的营养途径，包括鼻胃管置入、经皮内镜下胃造口术（percutaneous endoscopic gastrostomy，PEG）及经皮 X 线下胃造口（percutaneous radiological gastrostomy，PRG），ALS 晚期患者也可选择肠外营养，以便于管理药物、液体及营养的摄入情况。

（五）心理及认知功能障碍的管理

音乐疗法是一种无创、廉价、形式多样且易于被患者接受的治疗方案。认知行为疗法可能给 ALS 患者及其护理人员带来益处。

（六）ALS 中心及多学科治疗

ALS 中心是包括神经科医师、物理治疗师、职业治疗师、语言病理学家、呼吸治疗师、营养学家、心理学家、辅助设备专家、护士及社会工作者的团队。

六、预后

本病的平均生存期为 2~4 年，也约 10% 的患者生存期可达 10 年以上，死亡原因通常为呼吸衰竭。

（陈卓铭）

思考题

　　ALS 有轻、中、重不同程度构音障碍，如何实现分层康复处理？与哪些可能的多学科康复相关？

第十节　周围性面瘫

06章10节
扫码获取
数字内容

【本节要点】

1. 周围性面瘫的一般表现为口角歪斜，无法完成抬眉、闭眼、鼓腮、噘嘴等动作。

2. 周围性面瘫根据病史和临床表现，结合 CT 和 MRI 等辅助检查可明确诊断，但应与其他原因引起的中枢性和周围性面瘫进行鉴别。

3. House-Brackmann 分级法是评价周围性面瘫的神经功能较常用的方法。

4. 周围性面瘫早期以药物治疗为主，物理因子治疗为辅，恢复期以表情肌的功能性训练为主，促进功能的恢复。

5. 周围性面瘫一般预后良好，约 85% 患者可完全恢复。但 6 个月以上未见恢复者则预后较差，部分患者可遗留面肌痉挛。

一、概述

（一）定义

周围性面瘫（peripheral facial paralysis）又称面神经麻痹，是指面神经核或面神经受损所引起的面瘫，一般症状是口角歪斜，无法完成抬眉、闭眼、鼓腮、噘嘴等动作。

（二）流行病学

在我国周围性面瘫的年发病率为（26~34）/10 万人，患病率为 258/10 万人。该病可见于任何年龄，无明显性别差异，随年龄增加或伴发糖尿病、高血压等疾病，患者自然痊愈率下降。

（三）发病原因

周围性面瘫的最常见发病原因有带状疱疹和中耳炎,其他发病原因有耳源性疾病、肿瘤、中毒、代谢障碍、血管机能不全和先天性面神经核发育不全等。诱发因素有面部受凉、工作压力大和熬夜等不良生活习惯。

（四）周围性面瘫分类

根据神经损伤的部位,可分为单纯性面神经炎、Bell 氏面瘫、Hunt 氏面瘫。

二、解剖及病理生理

（一）解剖

面神经是穿过骨管中最长的脑神经,在穿内耳道底后进入面神经管,形成膨大的膝神经节,并在面神经管内的分出三支:岩大神经、镫骨肌神经和鼓索。面神经出茎乳孔后,又分出五个分支,分别是颞支、颧支、颊支、下颌缘支和颈支。不同部位的神经受损会引起不同的临床症状和体征。

（二）病理生理

根据面神经损伤严重程度,可分为神经失用、轴突断裂、内膜性神经中断、束膜性神经中断、神经全断,神经全断时神经完全失去连续性,功能不能恢复。

三、临床诊治

（一）临床特点

周围性面瘫常急性起病,表现为一侧面部表情肌突然瘫痪,可于数小时内达到高峰。部分患者发病前 1~3 天可有外耳道或乳突区疼痛。患者常于清晨洗漱时出现漏水现象,表现为口角歪斜。

1. 症状　周围性面瘫常会出现如下症状。

（1）溢泪、鳄鱼泪和无泪:①溢泪:膝状神经节以下受累,鼻泪管的运动受阻,眼泪不能通过鼻泪管流向鼻腔,有不自主流泪现象;②鳄鱼泪:进食同时伴有流泪现象;③无泪:患侧无泪,角膜干燥。

（2）味觉异常:鼓索受累,患侧舌部 2/3 味觉异常或消失。

（3）听觉过敏:镫骨肌神经受累,对突然出现的强声刺激难以耐受。

2. 体征　周围性面瘫常会出现如下体征。

（1）静态表现:患侧额纹消失、鼻唇沟浅或消失、睑裂大。

（2）抬眉:两眼向上看时,患侧眉毛不能上抬。

（3）闭眼:患侧眼睑不能闭合,试图闭眼时,患侧眼球不自主向外上方运动,使角膜下巩膜外露,称“眼球露白”,又称为“贝尔现象”。

（4）示齿:微笑或示齿动作时,口角明显向健侧移动。

（5）鼓腮:作鼓腮动作时,患侧漏气。

（6）张口:患者张口运动时,下颌偏向健侧(面神经下颌缘支受累)。

（7）联动:患侧部分表情肌主动运动时,另一部分表情肌会出现被动运动,称为联动。如患侧闭眼时,同侧口角会被动运动。

（二）诊断及鉴别诊断

根据病史和临床表现,结合 CT 和 MRI 等辅助检查可明确诊断,但应与其他原因引起的中枢性和周围性面瘫相鉴别。

（三）药物治疗

1. 激素治疗　在急性期可选用泼尼松或地塞米松,减轻局部炎症反应。

2. 神经营养代谢药物　如维生素 B_1、维生素 B_{12}、胞磷胆碱和辅酶 Q10 等,可帮助神经功能恢复。

四、康复评定

（一）康复评定的目的

以全面了解其功能受损的情况，为康复治疗计划的制订和修订提供依据。

（二）康复评定的内容

1. 身体结构与功能　目前评价面神经功能的方法较多，较常用的是 House-Brackmann 分级法、Fisch 法、Burres-Fisch 法、面神经功能指数（facialnerve function index，FNFI）、诺丁汉分级系统、多伦多分级法等。House-Brackmann 面神经评级系统被广泛应用于评估面神经损伤的严重程度，Ⅰ级表示功能正常，Ⅵ级表示完全瘫痪，具体参见表 6-7。

表 6-7　House-Brackmann 面神经评级系统

分级	病情程度	病情特点
Ⅰ级	正常	面神经支配区域内所有功能正常
Ⅱ级	轻度功能障碍	总体：可见轻度功能障碍或联动；脸部静止时双侧对称；脸部运动时：①前额运动功能良好；②用很小的力量即可闭合眼；③口角左右轻度不对称
Ⅲ级	中度功能障碍	总体：双侧面部可见明显区别，但无严重外形损伤；可察觉到并不严重的联动、挛缩和 / 或半面痉挛。脸部静止时双侧对称；脸部运动时：①前额轻到中度运动；②用力可完全闭合眼；③口角有轻度下垂
Ⅳ级	中重度功能障碍	总体：有明显可见的面肌瘫痪，外形有损伤；脸部静止时双侧对称；脸部运动时：①前额无运动；②眼完全不能闭合；③口角双侧完全不对称
Ⅴ级	重度损害	总体：面神经支配区仅有轻微可见的运动；脸部静止时双侧不对称；脸部运动时：①前额无运动；②眼完全不能闭合；③口角轻度运动
Ⅵ级	完全麻痹	面神经支配区域无明显运动

2. 活动方面　该病主要影响咀嚼与吞咽有关的口面部肌肉主动运动，具体可参照《康复评定学》相关章节。

3. 参与方面　可参照《康复评定学》相关章节。

五、康复治疗

（一）康复治疗原则

早期以药物治疗为主，物理因子治疗为辅，改善局部血液循环、减轻面神经的炎症和水肿；恢复期以表情肌的功能性训练为主，预防表情肌萎缩及痉挛，促进功能的恢复。

（二）康复治疗内容

1. 物理因子治疗　急性期可采用无热量超短波疗法和红光疗法，急性期以后可配合局部低、中频脉冲电刺激疗法。

2. 运动疗法　以 PNF 技术为主，对额肌、眼轮匝肌、提上唇肌、提口角肌、口轮匝肌和下唇方肌等进行功能性训练。每块肌肉训练 10~20 次，每日 2~3 次。常用的功能性训练有：

（1）抬眉训练：治疗师在前额施加向内和向下方向的阻力，嘱患者眉毛向上抬，做皱额头的动作。

（2）闭眼训练：治疗师对上下眼睑分别进行训练，在眉角下方对上眼睑施加向外向上的阻力，对下眼睑施加向外向下的阻力，嘱患者轻轻闭眼，勿向眼球施压。

（3）耸鼻训练：治疗师对鼻子以对角线方向施加向下和向外方向的阻力，嘱患者做耸鼻的动作。

（4）示齿训练：治疗师对口角均匀施加向内向下方向的阻力，嘱患者口角向两侧运动，做露齿的动作。

（5）努嘴训练：治疗师对上唇施加向外向上方向的阻力，对下唇施加向外向下方向的阻力，嘱患者用力收缩口唇,做向前噘嘴的动作。

(6)鼓腮训练:治疗师用手上下捏住患者口轮匝肌,嘱患者做鼓腮的动作。

3. 中国传统疗法

(1)针灸:恢复期可配合针刺和灸法,以疏风散寒、通经活络为治疗原则,必要时可配合电针促进肌肉功能恢复。

(2)推拿按摩:推拿可改善面肌的无力和痉挛,对促进面瘫恢复有一定帮助。

4. 健康教育　应保持良好的精神状态和睡眠,避免着凉。一旦患病要注意保暖,眼睛闭合不好时应戴眼罩,以防角膜受伤。鼓励患者进行表情肌的自我功能性训练。

六、预后

周围性面瘫一般预后良好,发病多于数小时或 1~3 天达高峰,通常起病 1~2 周后开始恢复,2~3 个月内可痊愈。约 85% 患者可完全恢复,不留后遗症。但 6 个月以上未见恢复者往往预后较差,部分患者可遗留面肌痉挛。起病 2 周后可进行肌电图及面神经传导功能检查,对判断面神经受损的程度及其预后有诊断价值。

(刘忠良)

思考题

1. 根据面神经解剖叙述面神经炎的临床表现有哪些。
2. 如何应用 PNF 技术治疗面神经麻痹?

第七章
肌肉骨骼系统疾病

第一节　骨　　折

【本节要点】

1. 骨折病因包括直接暴力、间接暴力、肌肉拉力、疲劳性骨折和病理性骨折;根据骨折与外界是否相通、骨折程度、形态和稳定性分类。

2. 骨折专有体征包括畸形、活动异常及骨摩擦感,有以上其中一个即可初步诊断为骨折。若没有上述体征,需进行辅助检查来确诊。

3. 骨折后容易出现的早期并发症有休克、脂肪栓塞综合征、重要内脏器官损伤、重要周围组织损伤及骨筋膜隔室综合征等。

4. 骨折术后需要评定的内容有:骨折愈合的评定、肌力、关节活动度、肢体长度及周径、步态分析、日常生活活动能力评定等。

5. 骨折术后愈合期康复治疗方法包括主动运动、物理因子治疗、肌内效贴贴扎治疗、淋巴回流按摩技术及推拿治疗等。

一、概述

(一)定义

骨折是指骨或骨小梁的完整性和连续性发生部分或完全中断。骨折后常伴有不同程度的软组织损伤,对于骨折不同阶段的康复应综合评估患者的功能障碍,以达到提高日常生活能力,重返家庭、重返社会的目标。

(二)流行病学

骨折是临床中常见的创伤,但人群中很难准确统计骨折的发病率,我国国家卫生服务调查显示,我国居民的年骨折住院率呈逐渐上升趋势,1993年为1.03‰,2013年增长到3.5‰。骨折的主要原因是骨质疏松和意外伤害,其中意外伤害导致的骨折占33%。随着老龄化进程加剧,骨折的疾病负担将会越来越重。预防骨质疏松、防止伤害相关骨折的发生、改善骨折后患者功能障碍及提高日常生活自理能力具有重要意义。

(三)骨折的病因和分类

1. 病因

(1)直接暴力:暴力直接作用使受伤部发生骨折,常伴有不同程度的软组织损伤。

(2)间接暴力:暴力通过传导、杠杆、旋转和肌收缩使肢体受力部位的远处发生骨折。

(3)肌肉拉力:某应急性动作,肌肉猛烈收缩牵拉骨,导致受牵拉部位发生骨折。如骤然跪倒,股四头肌猛烈收缩,致髌骨折。

(4)疲劳性骨折:长期、反复、轻微的直接或间接外力可使肢体某一特定部位骨折,又称应力性骨折。

(5)病理性骨折:病理性骨折是在某些疾病基础上出现的骨折。

2. 分类

（1）根据骨折与外界相通与否:闭合性骨折和开放性骨折。

（2）按骨折程度及形态:不完全性骨折(裂缝骨折、青枝骨折)和完全性骨折(横形骨折、斜形骨折、螺旋形骨折、粉碎性骨折、嵌插骨折、压缩骨折、骨骺分离)。

（3）按照骨折的稳定性:稳定性骨折(裂缝骨折、青枝骨折、嵌插骨折、横形骨折等)和不稳定性骨折(斜形骨折、螺旋形骨折、粉碎性骨折)。

二、病理生理

骨折愈合过程可分 4 期。

（一）血肿炎症机化期

形成肉芽组织的过程,骨折局部出现创伤性反应,形成血肿。伤后 6~8 小时血肿凝结成血块。骨折端缺血可导致部分软组织和骨组织坏死引起无菌性炎症反应。中性粒细胞、淋巴细胞、单核细胞和巨噬细胞侵入血肿的骨坏死区,清除凝血块、坏死软组织和死骨,开始有肉芽组织新生,血肿被替代。进入纤维连接过程,大量胶原纤维、转化成纤维结缔组织,使骨折断端连接起来。

（二）原始骨痂形成期

骨折端成骨细胞开始增生,分别形成内、外骨痂,继之形成桥梁骨痂,填充于骨折断端间和髓腔内的纤维组织随成骨细胞侵入软骨基质,软骨基质经钙化成骨,形成骨痂。一般约 4~8 周完成。

（三）成熟骨板期

骨折端的骨痂内新生的骨小梁逐渐增加,骨折端无菌性坏死部分经过血管和成骨细胞、破骨细胞的侵入,进行坏死骨的清除和形成新骨的代替过程,原始骨痂逐渐被改造成成熟的板状骨骨痂,骨折达到临床愈合,约 8~12 周完成。

（四）骨痂塑型期

骨组织结构根据人体运动,按照力学原理重新改造,最终达到正常骨骼和结构,骨折线完全消失,成人约 2~4 年,儿童则在 2 年以内。

三、临床诊治

（一）骨折特有体征

1. 畸形　骨折端移位后,受伤部位的形状改变,如缩短、成角、旋转等畸形。

2. 活动异常　骨折后在肢体非关节部位不正常假关节的活动。

3. 骨摩擦音或骨摩擦感　骨折有移位者,骨折端互相摩擦产生骨摩擦音或骨摩擦感。

有以上 3 项体征中任一种,即可初步诊断为骨折。值得注意的是,有些骨折如裂缝骨折、嵌插骨折、脊柱骨折及骨盆骨折,没有上述三个典型的骨折特有体征,应常规 X 线检查,必要时行 CT 或 MRI 检查,以便确诊。

其他临床表现:①疼痛及压痛;②局部肿胀和瘀斑;③畸形和功能障碍。此 3 项可以在新鲜骨折时出现,也可以在软组织损伤及炎症时出现。此时必须有 X 线检查,才能确诊。

（二）辅助检查

1. 骨折的 X 线检查　对骨折的诊断和治疗具有重要价值。凡疑为骨折应常规进行 X 线平片检查,可以显示临床上难以发现的不完全性骨折、深部的骨折、关节内骨折和小的撕脱性骨折等。

2. 骨折的 CT 检查　对早期、不典型病例及复杂的解剖部位,X 线在确定病变部位和范围上受到限制。CT 以其分辨率高、无重叠和图像后处理的优点,弥补了传统 X 线检查的不足。

3. 骨折的 MRI 检查　MRI 检查可获得的图像异常清晰、精细、分辨率高、对比度好、信息量大,特别是对于软组织的显像和观察椎体周围韧带、脊髓损伤情况和椎体挫伤较好。

（三）骨折的并发症

1. 早期并发症

（1）休克：严重创伤骨折引起大出血或重要器官损伤所致。

（2）脂肪栓塞综合征（fat embolism syndrome）：发生于成人，是由于骨折处髓腔内血肿张力过大，骨髓被破坏，脂肪滴进入破裂的静脉窦内，可引起肺、脑脂肪栓塞。

（3）重要内脏器官损伤

1）肝、脾破裂：严重的下胸壁损伤，除可致肋骨骨折外，还可能引起脾和肝破裂出血，导致休克。

2）肺损伤：肋骨骨折时，骨折端可使肋间血管及肺组织损伤，而出现气胸、血胸或血气胸。引起严重的呼吸困难。

3）膀胱和尿道损伤：由骨盆骨折所致，引起尿外渗所致的下腹部、会阴疼痛、肿胀以及血尿、排尿困难。

4）直肠损伤：可由骶尾骨骨折所致，而出现下腹部疼痛和直肠内出血。

（4）重要周围组织损伤：重要血管损伤、周围神经损伤、脊髓损伤等。

（5）骨筋膜隔室综合征：即由骨、骨间膜、肌间隔和深筋膜形成的骨筋膜室内肌肉和神经因急性缺血而产生的一系列早期综合征。多见于前臂掌侧和小腿。常由创伤、骨折的血肿和组织水肿使骨筋膜室内内容物体积增加或外包扎过紧、局部压迫使骨筋膜室容积减小而导致骨筋膜室内压力增高所致。

2. 晚期并发症

（1）坠积性肺炎：主要发生于长期卧床患者。特别是高龄、体弱、合并慢性病患者。

（2）压疮：严重创伤骨折、长期卧床、身体骨突起受压，局部受压组织缺血，易形成压疮。

（3）下深静脉血栓形成：多见于骨盆骨折或下肢骨折，下肢长时间制动，静脉血回流缓慢，加之创伤所致血液高凝状态，易导致血栓形成。

（4）感染：开放性骨折，特别是污染较重或伴有较严重的软组织损伤者，若清创不彻底，坏死组织残留或软组织覆盖不佳，导致骨外露，可能发生感染。

（5）骨化性肌炎：由于关节扭伤、脱位或关节附近骨折，骨膜剥离形成骨膜下血肿，处理不当使血肿扩大，血肿机化并在关节附近软组织内广泛骨化，造成严重关节活动功能障碍。多见于肘关节、髋关节。

（6）创伤性骨关节炎：关节内骨折，若未能准确复位，骨愈合后使关节面不平整，长期磨损易引起创伤性关节炎，致使关节活动时出现疼痛。

（7）关节僵硬：即指患肢长时间固定，静脉和淋巴回流不畅，关节周围组织中纤维蛋白沉积，发生纤维粘连。

（8）急性骨萎缩：即损伤所致关节附近的疼痛性骨质疏松，亦称反射性交感神经性骨营养不良。好发于手、足骨折后，典型症状是疼痛和血管舒缩紊乱。

（9）缺血性骨坏死：骨折使某一骨折端的血液供应被破坏，而致该骨折端缺血性坏死。

（10）缺血性肌挛缩（ischemic contracture）：是骨折最严重的并发症之一，是骨筋膜隔室综合征处理不当的严重后果。一旦发生则难以治疗，效果极差，常致严重残疾。

（四）临床治疗

骨折临床治疗三大原则：复位、固定和功能锻炼，三者是互相配合的过程。

1. 复位是将移位的骨折端恢复正常或接近正常的解剖关系，重建骨的支架作用。复位分为解剖复位和功能复位。复位方法包括手法复位和切开复位。

2. 固定是维持已经整复的位置，使其在良好的对位情况下达到牢固的愈合，防止移位。

3. 功能锻炼是骨折后康复治疗的主要手段，可促进骨折愈合，防止或减少后遗症、并发症，鼓励患者及早进行。

四、康复评定

骨折后患者往往伴有运动功能障碍,若伤及神经还会出现相应支配区域的感觉功能障碍,因此康复评定对制定康复方案,完善康复治疗计划,有非常重要的作用。

(一)骨折愈合的评定

1. 评定内容　包括骨折断端对位对线情况,骨痂形成情况,是否有延迟愈合或骨不连情况,是否有愈合畸形,骨折局部、关节或伤口有无感染,有无血管、神经损伤及骨化性肌炎等。

2. 评定标准

(1)愈合时间:骨折的愈合时间因骨折部位、骨折严重程度、患者年龄、体质不同而异,不同部位骨折愈合时间见表 7-1。

表 7-1　成人常见骨折临床愈合时间表

骨折名称	时间 / 周	骨折名称	时间 / 周
锁骨骨折	4~6	股骨颈骨折	12~24
肱骨外科颈骨折	4~6	股骨转子间骨折	7~10
肱骨干骨折	4~8	股骨干骨折	8~12
肱骨髁上骨折	3~6	髌骨骨折	4~6
尺、桡骨干骨折	6~8	胫腓骨骨折	7~10
桡骨远端骨折	3~6	踝部骨折	4~6
掌、指骨骨折	3~4		

(2)临床愈合标准:骨折断端局部无压痛,无纵向叩击痛;骨折断端无异常活动;X 线片显示骨折线模糊,有连续骨痂通过骨折线;功能测试:在解除外固定的情况下,上肢向前平伸持重 1kg 保持 1 分钟,下肢能连续徒手步行 3 分钟,并不少于 30 步;连续观察 2 周,骨折处不变形,观察的第 1 天为临床愈合日期。

(3)骨性愈合标准:具备临床愈合标准的所有条件;X 线片显示骨痂通过骨折线,骨折线消失或接近消失,皮质骨界限消失。

(二)肌力

骨折后,由于肢体制动,肌肉运动减少,常会引起废用性肌肉萎缩,肌力下降。肌力检查是判定肌肉功能状态尤其是肌肉主动收缩能力的重要指标,临床上多采用徒手肌力测试法。

(三)关节活动度

如果骨折累及关节,会出现关节囊及关节周围软组织粘连引起关节挛缩,导致关节活动度受限。如果骨折没有累及关节,由于关节长时间制动也会引起活动受限。关节活动度评定需要用一定的工具测量特定体位下关节的最大活动范围,进而对关节功能作出判断。通常需要测量主动关节活动度和被动关节活动度。

(四)肢体长度及周径测量

骨折可造成肢体长度和周径的变化。肢体长度测量时,上肢长度是由肩峰到中指尖端的距离;下肢长度是从髂前上棘至内踝的距离;大腿长度是从髂前上棘至膝关节内侧间隙的距离;小腿长度是从膝关节内侧间隙至内踝的距离。肢体周径测量目的主要是评估肌肉萎缩的程度,选两侧肢体相对应的部位进行测量。大腿周径取髌骨上方 10cm 处,小腿周径取髌骨下方 10cm 处,同时与健侧对比。

(五)步态分析

骨折术后患者的下肢由于疼痛、关节活动受限、肌力减弱及本体感觉障碍等原因会影响下肢的步行功能,因此可通过步态分析,了解有无异常步态及其性质和程度。当下肢发生骨折时,步态特征可有明显的改变。

（六）日常生活活动能力评定

对骨折后遗留肢体运动功能障碍、影响日常生活的患者,应对其日常生活活动能力进行全面评定。

五、康复治疗

骨折的愈合过程就是骨再生的过程,临床上不可避免需要制动,但长时间制动会造成肢体的肿胀、肌肉萎缩、肌力和耐力下降、软组织粘连、关节囊挛缩、骨质疏松及关节僵硬等并发症,也可造成患者的心血管系统、呼吸系统、消化系统及泌尿系统等功能下降甚至受损。早期科学的康复治疗可以预防或减少上述并发症,解决制动与运动之间的矛盾,促使骨折尽快痊愈,患者功能早日恢复。

（一）骨折愈合期康复治疗

愈合期康复是指骨折后第一阶段或早期的康复治疗。这一期的康复治疗目的主要是消除肿胀,缓解疼痛,恢复关节活动度,预防肌肉萎缩等其他并发症的发生和促进骨折愈合。目前,骨折的临床治疗往往会忽视愈合期康复治疗,不仅错过了康复的最佳时间,而且加大了康复治疗的难度。既增加了患者的痛苦,又造成额外的个人经济和社会经济损失,因此骨折后的早期康复介入意义重大。

1. 主动运动

（1）对上肢骨折的患者,若全身情况尚可,不应卧床,除患侧肢体外都应保持正常的日常活动。下肢骨折必须卧床的患者,应尽量缩短卧床时间,健肢和躯干尽可能维持其正常活动。必须卧床者,卧床期间应加强护理,指导进行床上康复训练,以防止下肢深静脉血栓、压疮及心血管、呼吸和泌尿系统疾患等并发症。

（2）骨折固定部位:在复位固定1~2天后,若局部疼痛减轻,被固定区域可以开始小剂量、有节律、缓慢的肌肉等长收缩练习,逐渐增加练习强度,每次收缩持续5~10秒,每组10次,每天进行3~5次。

（3）未固定部位:包括骨折近端与远端未被固定的关节,需进行各个方向、全关节活动范围的早期辅助下主动运动、主动运动和抗阻运动,每个关节每天3~5次,防止关节挛缩和肌肉萎缩。

（4）关节内骨折:固定2~3周后,应每天取下外固定物,受累关节主动运动6~10次/d,逐步增加助力运动,运动后再给予固定。如有可靠的内固定,术后2~3天,可进行持续被动活动（continuous passive motion,CPM）训练。早期的关节运动对关节内骨折的关节功能恢复极为重要,但应控制训练强度和时间,以免加重骨折局部肿胀、延缓康复进程。

2. 物理因子治疗 可改善肢体血液循环、消炎、消肿、减轻疼痛、减少粘连、防止肌肉萎缩及促进骨折愈合,如蜡疗、红外线、紫外线、音频电、超声波等;冲击波治疗或低频磁疗可促进骨再生,加速骨折愈合。

3. 肌内效贴贴扎治疗 通过粘贴时胶布的密度差牵动皮肤的走向,增加皮肤与肌肉之间的间隙,进而影响浅筋膜组织的流向,让筋膜系统有足够的通透性与流通,促进淋巴及血液循环,因此可促进骨折肢体消肿、缓解疼痛。

4. 淋巴回流按摩技术 骨折固定后早期的肢体肿胀主要是由于淋巴液回流障碍引起的,淋巴回流按摩技术通过有顺序的按摩步骤、按摩方向、适宜的按摩力度可以有效促进淋巴液回流,缓解肿胀和疼痛,减少粘连的发生。

5. 推拿治疗 采用轻柔的擦法、揉法等在未固定的近端和远端进行向心性的推拿,可促进血液循环,减轻局部肿胀,保持肌肉等软组织弹性或柔韧性。

（二）骨折恢复期康复

恢复期康复是指骨折后第二阶段的康复治疗。这一期的康复治疗目的主要是消除慢性肿胀,软化伤口愈合瘢痕或手术瘢痕,牵伸挛缩的肌腱、韧带等纤维组织,增加关节活动范围,增强肌力和耐力,恢复肢体或关节的本体感觉及运动的协调性和灵活性。

1. 恢复关节活动度   运动疗法是恢复关节活动度的基本康复治疗方法,以主动运动为主,必要时需辅助下主动运动、被动运动和物理治疗等,对已发生粘连的关节需要操作关节松动术以增加关节活动度。

(1)关节松动术:治疗师通过徒手的被动或者主动运动,依据凹凸原则,利用适宜的幅度和节律,使活动受限的关节恢复到正常生理状态。

(2)主动运动:对受累关节进行各个运动方向的主动运动,尽量牵伸挛缩、粘连的组织,以不引起明显疼痛为度,循序渐进,逐步增加运动强度。

(3)辅助下主动运动:刚去除外固定的患者可先采用辅助下主动运动,随着关节活动范围的增加而减少辅助,可借助康复设备完成。

(4)被动运动:对关节挛缩或软粘连严重、主动运动和助力运动训练困难的患者,可采用被动运动牵拉挛缩关节,动作宜平稳、柔和,不引起明显疼痛为宜。

(5)关节功能牵引:对于较牢固的关节挛缩粘连,应行关节功能牵引治疗以扩大关节活动范围。牵引重量应稳定且柔和,患者的局部肌肉有一定紧张或轻度疼痛,但不引起反射性肌痉挛且可耐受为宜。牵引时间每次 10~20 分钟。

(6)间歇性固定:对于中重度关节挛缩者,在运动与牵引的间歇期,配合使用夹板、石膏托或矫形器固定患肢,可减少软组织的回缩,维持治疗效果。

(7)关节松解术:经上述方法治疗后,仍有关节挛缩粘连并明显妨碍日常生活工作时,应行关节松解术,术后早期进行康复训练。

2. 恢复肌力   应逐步增强肌肉的训练强度,引起肌肉的适度疲劳。

(1)骨折时如不伴有周围神经损伤或严重的肌肉损伤,受伤部位肌力在 3 级以上的,以抗阻训练为主,按渐进性训练原则进行等长、等张或等速练习。

(2)肌力不足 2 级时:可采用按摩、水疗、低频脉冲电刺激、被动运动、辅助下主动运动等;肌力 2~3 级时,以主动运动为主,辅以助力运动、水中运动及非抗重力体位的摆动运动等。

(3)损伤累及关节时:以等长收缩练习为主。练习应在无痛的范围内进行。

3. 恢复平衡及协调功能   下肢骨折后的患者在恢复关节活动度和肌力的同时,还应该重视本体感觉的训练,并逐渐增加运动的复杂性、精确性和速度,以改善其平衡及协调功能。

4. 物理因子治疗   对粘连引起的僵硬的关节,在进行关节松动术和主动运动训练前,蜡疗、超声波等物理因子治疗可软化瘢痕和放松关节周围软组织,可增强治疗效果,且可以减少患者的痛苦。

5. 作业疗法   根据患者的年龄、康复目标、工作性质等,通过作业活动,提高患者日常生活活动能力和工作能力,使早日回归家庭和工作岗位。

6. 中医推拿   外固定去除后,可用较重的拨法、擦法、揉法、拿捏法,配合屈伸法、旋转摇晃法,可有效缓解肌肉痉挛、松解粘连、活血消肿、祛瘀止痛,改善关节活动范围。

(三)迟缓愈合的处理原则

骨折延迟愈合是指骨折复位和固定后,骨折愈合速度缓慢,超出该类骨折正常临床愈合的最长时间,骨折断端尚未连接,且患处仍有疼痛、压痛、纵向叩击痛和异常活动现象,X 线上显示骨折端骨痂较少,骨折线仍清晰可见,骨折断端无硬化的现象。骨折迟缓愈合并非不能愈合,需要找出原因,使骨折尽快愈合。

因固定不恰当引起者,可调整固定范围,更换固定方式或延长固定时间。因感染引起者,需保持伤口的引流通畅和良好的制动,应用有效的抗菌药物。过度牵引引起者,应立即减轻重量,使骨折断端回缩。对于骨折断端距离较大,骨折愈合十分困难者,可选择磁疗、冲击波治疗等其他物理因子治疗促进骨折愈合,保守治疗无效的可考虑植骨手术治疗。

六、预后

骨折的预后受多种因素影响,与年龄、个人体质、骨折类型、骨折部位、骨折严重程度以及康复介入时机等原因有很重要的关系。及时合理有效的康复治疗,对骨折的康复预后是十分必要的。

四肢骨折且没有神经损伤者,若临床处理及时正确,并早期进行合理的康复治疗,则大多数骨折是可以痊愈的。小腿下 1/3 段的骨折,因血供欠佳,易发生延迟愈合,康复所需时间较长,坚持合理治疗,亦可痊愈。

四肢骨折合并神经损伤者,如果为中重度神经损伤,大多数患者的神经支配区域会遗留一定程度的运动和感觉功能障碍;如果为轻度损伤,通过早期及时的康复治疗,通常会有很好的疗效。

脊柱骨折伴有脊髓损伤者,则可能造成患者的终身瘫痪。通常脊髓损伤节段越高,对日常生活活动自理能力的影响越大,预后越差;同一节段脊髓损伤的程度越重,预后越差。

骨盆骨折的患者一般多数预后较好,但是没有经过正规治疗,或错过治疗最佳时期,会导致陈旧性骨盆骨折,从而可引起下肢不等长,骨折部位出现慢性疼痛、畸形,部分患者还可以出现尿道、膀胱、直肠功能障碍及神经损伤等并发症。

（梁　英）

思考题

膝关节周围骨折是骨科常见骨折,包括股骨远端骨折、胫骨平台骨折、髌骨骨折、腓骨小头骨折。膝关节周围骨折术后患者围手术期执行适宜的康复治疗是手术后患者尽早恢复下肢功能,减少术后并发症的有效办法。我们该如何制订膝关节周围骨折术后患者围手术期康复策略?

第二节　腰　痛

07第02节

扫码获取
数字内容

【本节要点】

1. 腰痛并不是一种疾病的诊断,而是以腰部疼痛为代表的一组症候群或综合征。

2. 腰痛病因复杂,可能是局部的骨骼、肌肉、椎间盘、软组织等受到激惹所致。

3. 腰痛保守治疗主要包括卧床休息、药物治疗、物理因子治疗、运动疗法、手法治疗、中医传统康复等。

4. 腰痛患者如进行手术治疗,术后康复训练宜早期进行,根据术式,在安全范围内进行功能训练,有利于运动功能的早期恢复,减少术后并发症。

5. 腰痛的健康教育对于改善预后和预防复发至关重要,应指导患者保持正确的体态和姿势,注意保护腰背部,循序渐进增加活动量。

一、概述

(一)定义

腰痛(low back pain,LBP)并不是一种疾病的诊断,而是以腰部疼痛为代表的一组症候群或综合征,其主要表现为腰骶部及臀部的疼痛,可能伴有下肢的症状。造成腰痛的病因复杂,可能是由于腰椎局部的骨骼、肌肉、椎间盘、软组织等受到刺激或病变所引起的。

NOTES

（二）流行病学

系统综述报道,腰痛的患病率约为 12%~33%,年患病率高达 22%~65%。在腰痛的人群中,终生存在疼痛的患者高达 84%。腰痛常常会反复发作,并会迁延加重。腰痛的发病率与社会阶层无关。其发病往往与多种因素有关,如性别、年龄、教育和职业等。腰痛的发病率及严重程度往往随着年龄增长而增加,60~65 岁的人群整体发病率增加。腰痛的发生与职业和教育水平也有较大关系,体力劳动者及长期伏案工作者腰痛患病率较高,教育水平较低的人群,腰痛的发病率较高。

（三）分型

1. 病因学分型　根据腰痛的病因可将腰痛分为:

（1）特异性腰痛（specific back pain）:占位、炎症、骨折等具体的病理改变所引起的腰痛。

（2）非特异性腰痛（nonspecific back pain）:不能明确引起腰痛的具体发生病理改变的部位,包括腰肌劳损、腰肌筋膜炎等急性或慢性腰部病变。

（3）根性腰痛（radicular pain）:又被称为坐骨神经痛,是指由于坐骨神经或者神经根受到压迫、刺激所引起的腰痛,多数是因腰椎间盘突出所致。

2. 发病时间分型　根据腰痛的发病时间,可将腰痛分为急性腰痛（acute low back pain）和慢性腰痛（chronic low back pain）。

（1）急性腰痛:急性起病,往往疼痛剧烈,并且疼痛随活动而加重,休息后可缓解,常导致明显活动受限及功能障碍。经过治疗后,多数患者可以痊愈。急性腰痛的诊断和治疗中应与一些继发性腰痛或牵涉性腰痛相鉴别。急性腰痛一般只有 30 天病程,30~90 天为亚急性期。

（2）慢性腰痛:慢性腰痛病程往往大于 3 个月,极少出现剧烈疼痛,但常常会对患者日常生活及患者心理造成极大影响。慢性腰痛在一定情况下可出现急性发作。

二、腰椎生物力学

腰椎在水平面、矢状面和纵轴上均有旋转和平移运动,但腰椎节段的实际运动通常不是单一自由度上的运动。在受到外力情况下,腰椎运动往往为复合运动,即多个自由度运动(平动和转动)的同时发生。

腰椎的主要作用是支撑胸部和上肢以及它们携带的所有负荷,同时腰椎能够将这些负荷传递到骨盆和下肢。同时,腰椎还能够适应胸部和骨盆之间的运动。由于椎间盘的生物修复和再生能力较低,因此其抗疲劳能力较弱。退行性病变或机械损伤造成椎间盘力学性能的降低是许多脊柱疾病发病的诱因之一,退变椎间盘会丧失黏弹性,导致其吸收震荡和均匀分布载荷的能力减弱。

三、临床特点

在临床上能够引起腰痛的疾病有很多,如脊柱骨关节及周围软组织疾病、脊椎病变、脊髓和脊椎神经病变、内脏器官疾病、心理因素等,不同疾病引起的腰痛具有不同的临床特点,以下主要介绍几种常见疾病的临床特点。

（一）急性腰扭伤

急性腰扭伤是指腰部肌肉、筋膜、韧带等软组织因外力作用突然受到过度牵拉而引起不同程度的纤维断裂,从而出现一系列临床症状。常发生于搬抬重物、腰部肌肉强力收缩时。急性腰扭伤的好发人群以青壮年为主,尤其是体力劳动者和运动员,是日常生活中较常见的一类损伤。

1. 临床表现　最主要的症状是腰部的持续性疼痛,疼痛部位较为固定,疼痛程度剧烈,活动后疼痛加重,休息后疼痛可缓解,严重时影响日常生活活动。

2. 体征　体格检查发现患处可有局部压痛、牵引痛,肌肉紧张痉挛,脊柱可出现肌痉挛性侧凸。为减轻疼痛,患者常以手扶住腰部作为支撑。双下肢神经查体通常无阳性体征。

3. 诊断　患者往往有搬抬重物或腰部急性损伤病史,结合临床症状和体征可作出诊断。

（二）慢性腰肌劳损

慢性腰肌劳损又称"腰背肌筋膜炎""功能性腰痛"，主要指腰骶部肌肉、筋膜、韧带等软组织的慢性损伤，导致局部水肿、渗出及纤维性变，从而引起腰骶部一侧或双侧的弥漫性疼痛，是慢性腰痛中常见的疾病之一，常与职业和工作环境有一定关系。慢性腰肌劳损好发于 30~50 岁的中青年人，患者常表现出长期的腰背部疼痛。

1. 临床表现　长期发作的腰背部酸痛、钝痛是常见的症状，休息时或改变体位时缓解，劳累后加重，寒冷和潮湿的环境也可诱发腰痛。

2. 体征　腰背部活动范围一般正常，严重者可稍有受限，脊柱生理曲度改变不明显。腰背部有固定压痛点，该点位置常在肌肉起、止点附近或神经肌肉结合点。可有单侧或双侧骶棘肌痉挛，肌肉收缩导致腰部僵硬。下肢无神经受累的表现，直腿抬高试验阴性。

3. 诊断　本病患者通常有长期负重劳作史或长期保持不正确姿势，根据临床症状和体征可作出诊断。

（三）腰椎间盘突出症

腰椎间盘突出症（lumbar disc herniation，LDH）是指腰椎纤维环破裂和髓核组织突出，压迫和刺激相应水平的一侧或双侧坐骨神经所引起的一系列症状和体征的临床综合征。腰椎间盘突出症是目前较为常见的疾病之一，是腰痛常见和重要的原因，多发生于中青年，年龄以 20~50 岁多发，男性多于女性，患者多存在搬运重物或扭伤史。

1. 临床表现

（1）腰痛和坐骨神经痛：腰痛是大多数患者最先出现的症状，坐骨神经痛多为逐渐发生，典型坐骨神经痛是从下腰部向臀部、大腿后方、小腿外侧直到足部的放射痛。疼痛可在咳嗽、打喷嚏或腹部用力时加重，卧床休息时减轻。

（2）麻木感：当椎间盘突出刺激本体感觉和触觉纤维时，常引起肢体麻木感而不引起下肢疼痛，麻木感觉区按受累神经区域皮节分布。

（3）马尾综合征：中央型巨大椎间盘突出压迫马尾神经时会出现马尾综合征，主要表现为大、小便异常或失禁、鞍区感觉异常。

（4）肌肉瘫痪：因腰椎间盘突出症造成瘫痪者罕见，多系因根性受损致使所支配肌肉出现程度不同的麻痹征。轻者肌力减弱，重者该肌失去功能，如胫前肌、腓骨长短肌、踇长伸肌及趾长伸肌皆可能有不同程度受累。临床上须与健侧对比观察。

2. 体征

（1）腰椎侧凸：腰椎间盘突出症患者常为减轻疼痛而出现姿势性代偿畸形，视髓核突出的部位与神经根之间的关系不同而表现为脊柱弯向健侧或患侧。如髓核突出的部位位于脊神经根内侧，因脊柱向患侧弯曲可使脊神经根的张力减低，所以腰椎弯向患侧；反之，如突出物位于脊神经根外侧，则腰椎多向健侧弯曲。

（2）腰椎活动受限：大部分患者都有不同程度的腰椎活动受限，且活动时症状明显加重，尤以前屈受限为多见。根据是否为急性期和病程长短等因素的不同，腰椎活动范围的受限程度也不同。

（3）压痛和叩击痛：病变部位棘突、棘突间隙及棘旁多存在压痛和叩击痛。压痛点也可出现在受累神经分支或神经干上，如臀部、坐骨切迹、腘窝正中、小腿后侧等。叩痛以棘突处为明显，系叩击振动病变部所致。

（4）直腿抬高试验和股神经牵拉实验：直腿抬高试验对 $L_4~L_5$、$L_5~S_1$ 椎间盘突出的诊断价值较大，而对高位腰椎间盘突出的诊断阳性率较低。股神经牵拉试验主要用于检查 $L_2~L_3$ 和 $L_3~L_4$ 椎间盘突出的患者。

（5）神经系统表现

1）肌肉萎缩和肌力异常：部分症状较重的患者视受损的神经根部位不同，可出现其所支配区域的肌肉萎缩和肌力下降。

2）感觉异常：大部分患者可出现此体征阳性，早期多表现为皮肤感觉过敏，进而出现麻木、刺痛及感觉减退。因受累神经根以单节单侧为多，故感觉障碍范围较小；但如果马尾神经受累（中央型及中央旁型椎间盘突出者），则感觉障碍范围较广泛。

3）反射改变：早期腱反射可呈现活跃表现，之后腱反射可降低或消失。腱反射改变对受累神经的定位意义较大，但在临床上也有部分患者此体征呈阴性表现。

3. 诊断　根据患者病史、症状、体征可对病情作出初步判断，影像学检查发现有腰椎间盘突出的征象为该病诊断的金标准，同时可显示病变椎间隙、突出程度和方向、神经受压情况等。但在诊断过程中一定要重视两点：一是如何合理应用影像学检查来明确诊断，二是临床症状、体征及影像学结果三者要相互符合，否则诊断无法确立。

（四）腰椎管狭窄症

腰椎管狭窄症（lumbar spinal stenosis，LSS）是指各种形式的椎管、神经管以及椎间孔的狭窄，及软组织引起的椎管容积改变及硬膜囊本身的狭窄等，导致腰腿痛及神经系统症状出现。腰椎管狭窄分为先天发育性和继发性两大类。先天发育性腰椎管狭窄又称发育性腰椎管狭窄，是指由于先天发育异常所导致的椎管狭窄。继发性腰椎管狭窄包括退行性、外伤性、医源性和脊柱滑脱性腰椎管狭窄等。上述因素造成腰椎椎管内径小于正常，并产生一系列症状与体征，在临床上退行性腰椎管狭窄较为常见。腰椎管狭窄症的多发人群以中老年人和从事重体力劳动者为主，男性多于女性。

1. 临床表现

（1）腰痛和腿痛：患者多伴有长期反复的腰痛和坐骨神经痛，常表现为活动后加重，休息后缓解。患者常在直立步行后产生腰腿痛，弯腰休息或下蹲后症状会减轻或消失，若继续直立行走，疼痛症状可再次出现。

（2）间歇性跛行：患者行走一段时间可出现腰腿疼痛麻木和下肢沉重无力，无法继续行走，经休息症状缓解后才可再度行走，此症状可随着静息 - 步行 - 静息反复循环，称为间歇性跛行。

（3）马尾神经压迫症状：腰椎管狭窄症可导致马尾神经受压，出现大小便障碍、鞍区感觉障碍等症状，严重时可出现大小便失控及性生活障碍症状。

2. 体征　体格检查时多数患者阳性体征较少，腰椎无侧弯，腰椎前屈正常，后伸时可出现下肢疼痛、麻木症状。直腿抬高试验正常或只有轻微牵拉痛。少数患者存在下肢肌肉萎缩和肌力减弱，病情较重者可出现受累神经支配区感觉、运动障碍、腱反射减弱或消失和马尾神经压迫症状。

3. 诊断　应结合病史、临床表现与影像学检查进行诊断，其中临床表现是基本的诊断要素。腰椎管狭窄症临床诊断的标准国际共识为存在以下 7 项病史：行走时腿 / 臀部疼痛，腰椎前屈可减轻疼痛，当使用购物车、手推车或自行车时疼痛减轻，行走时存在运动和感觉障碍，足动脉搏动对称，下肢无力，腰痛。

（五）腰椎滑脱症（lumbar spondylolisthesis）

腰椎滑脱是指相邻两椎体发生向前或向后相对位移。腰椎滑脱的原因可能是先天性的，也可能是后天性的，男性患者明显多于女性患者，腰椎滑脱最常见的部位是 $L_4 \sim L_5$ 及 $L_5 \sim S_1$。先天性腰椎滑脱多因先天峡部发育不良，不能支持身体上部的重力，多伴有 L_5、S_1 脊柱裂。后天性腰椎滑脱包括退变性、外伤性、病理性、医源性腰椎滑脱等，而退变因素占腰椎滑脱的 60% 以上。

1. 临床表现

（1）腰部疼痛：早期疼痛症状可较轻，后期可出现腰痛或合并下肢痛，疼痛性质多表现为钝痛。疼痛可因劳累或扭伤诱发后持续存在，卧床休息时缓解，活动时加重。

（2）坐骨神经受压症状：主要表现为下肢放射痛和麻木感，下肢痛可放射至小腿、足背或足外侧，这是由于峡部断裂处的纤维结缔组织或增生骨痂可压迫神经根，滑脱时神经根受牵拉所造成的。

（3）间歇性跛行：若腰椎滑脱导致神经受压或合并腰椎管狭窄时，则常出现间歇性跛行症状。

（4）马尾神经压迫症状：腰椎滑脱严重时可造成马尾神经受牵拉或受压迫，出现下肢麻木无力、鞍区感觉障碍及大小便功能障碍等症状。

2. 体征

（1）腰椎形态改变：腰椎生理曲度改变，棘突排列不整齐。先天性腰椎滑脱症患者的棘突间常有台阶感，退行性腰椎滑脱症患者的棘突间可无明显台阶感。滑脱较重的患者可能会出现腰部凹陷、腹部前凸，甚至躯干缩短、走路时出现摇摆。

（2）压痛：椎旁可有压痛表现。

（3）直腿抬高试验：若有神经根受压，直腿抬高试验可呈阳性表现。

（4）神经系统检查改变：当因腰椎滑脱出现神经嵌压时，可导致所支配区域肌力减弱、感觉异常、腱反射改变等神经系统体征。

3. 诊断 腰骶部 X 线检查可以了解腰椎滑脱的程度和有无椎弓峡部裂，侧位片可见上一椎体相对下一椎体发生向前移位，结合 CT 检查可进一步明确峡部完整性情况，MRI 检查可明确脊髓和神经受压情况。

四、康复评定与体格检查

（一）腰椎关节活动度的评定

腰椎的活动形式主要包括屈伸、侧屈、旋转，对腰椎活动范围进行定量评估有助于评价患者腰痛引起腰部功能障碍的严重程度以及后期康复治疗的效果。腰椎前屈的正常活动度为 0°~90°，后伸的正常活动度为 0°~30°，左右侧屈的正常活动度各为 0°~30°，左右旋转的正常活动度各为 0°~45°。

1. 屈伸 测量腰椎前屈和后伸的活动度时，患者应取坐位或站立位，以第 5 腰椎棘突为轴心，量角器固定臂为通过第 5 腰椎棘突与地面的垂线，移动臂为第 7 颈椎与第 5 腰椎棘突的连线，嘱患者做前屈和后伸的动作，同时注意做后伸动作时应固定双侧骨盆和髋关节，用量角器测量腰椎前屈和后伸的关节活动度。

2. 侧屈 测量腰椎侧屈的活动度时，患者体位同上，以第 5 腰椎棘突为轴心，量角器固定臂为两侧髂棘连线中点的垂线，移动臂为第 7 颈椎与第 5 腰椎棘突的连线，嘱患者分别向两侧弯腰，用量角器测量腰椎左右侧屈的关节活动度。

3. 旋转 测量腰椎旋转的活动度时，患者取站立位，固定双侧骨盆和髋关节，以非旋转侧的肩峰为轴心，量角器固定臂为起始位双肩峰连线，移动臂为终点位双肩峰连线，嘱患者分别向左右两侧旋转，用量角器测量腰椎左右旋转方向的关节活动度。

（二）腰椎功能评定量表

腰椎功能评定量表可系统评价患者的腰椎功能状态，常见的量表包括 Oswestry 功能障碍指数问卷表（Oswestry Disability Index，ODI），Quebec 腰痛障碍评分量表（Quebec Back Pain Disability Scale，QBPDS），日本骨科协会评分（Japanese Orthopaedic Association Scores，JOA）等。

1. Oswestry 功能障碍指数问卷表 Oswestry 功能障碍指数问卷表（ODI）最早由 John O'Brien 和 Fairban 于 1976 年设计研究，用来对腰痛患者的治疗和功能障碍进行评估，在国外的应用非常广泛。Oswestry 功能障碍指数问卷表是由 10 个问题组成，包括疼痛的强度、生活自理、提物、步行、坐位、站立、干扰睡眠、性生活、社会生活、旅游 10 个方面的情况，每个问题 6 个选项，每个问题的最高得分为 5 分。

2. Quebec 腰痛障碍评分量表 Quebec 腰痛分类评定量表（QBPDS）由加拿大 Kopec 等开发，于 1995 年正式发布，在腰痛的评估中被广泛应用。Quebec 腰痛分类评定量表是按照患者症状的部位、放射痛症状、神经检查的阳性体征、神经根受压、椎管狭窄、手术等情况将腰痛分为 11 个级别，已经被证实有良好的信度和效度，而且简单易行，是对腰痛患者进行分类的常用方法。

3. 日本骨科协会评分　日本骨科协会评分（JOA）总评分最高为 29 分，最低 0 分。分数越低表明功能障碍越明显。改善指数 = 治疗后评分 − 治疗前评分，治疗后评分改善率 = [（治疗后评分 − 治疗前评分）/（29− 治疗前评分）] × 100%。通过改善指数可反映患者治疗前后腰椎功能的改善情况，通过改善率可了解临床治疗效果。改善率还可对应于通常采用的疗效判定标准：改善率为 100% 时为治愈，改善率大于 60% 为显效，25%~60% 为有效，小于 25% 为无效。

（三）疼痛的评定

腰痛患者最主要的症状是疼痛，严重的疼痛可对患者的日常生活造成很大的困扰，因此疼痛的评定对患者病情和后续康复治疗效果的评估具有较大意义。

1. 疼痛强度评定　包括目测类比评分法（Visual Analogue Scale，VAS）、口述分级评分法（Verbal Rating Scale，VRS）及数字评分法（Numerical Rating Scale，NRS）。

2. 疼痛多维度评定　包括简明疼痛量表（Brief Pain Inventory，BPI）、麦吉尔疼痛指数（McGill Pain Questionnaire，MPQ）、健康调查简表（the MOS Item Short from Health Survey，SF-36）等。

（四）肌力、耐力与感觉功能的评定

1. 肌力评定　肌力评定的主要目的是判断肌力减弱的部位和程度。躯干肌群在维持脊柱功能和稳定性方面起着举足轻重的作用，腰痛患者常伴有躯干肌群和下肢肌肉肌力的下降，常需对躯干肌群和下肢肌肉肌力进行评估，临床上常用的肌力评定方法为徒手肌力测试（Manual Muscle Test，MMT）。

2. 耐力评定　腰痛患者除了躯干肌群肌力的下降外，还常伴有躯干肌群耐力的下降，因此也需要对躯干屈、伸肌群耐力进行评估。

3. 感觉功能评定　感觉功能评定可分为浅感觉检查、深感觉检查、复合感觉检查。浅感觉检查包括痛觉、触觉、温度觉的检查；深感觉检查包括运动觉、位置觉、振动觉的检查；复合感觉检查包括皮肤定位觉、两点辨别觉、实体觉和体表图形觉检查。

（五）步态分析

步态分析（gait analysis）是研究步行规律的检查方法，旨在通过生物力学、运动学等手段，揭示步态异常的关键环节及影响因素，从而指导康复评估和治疗，有助于临床诊断、疗效评估及机理研究等。

因腰痛原因各异，异常步态不尽相同。腰痛患者常见的步态异常包括步行速度、步幅、步长和髋关节活动度均较正常健康人群下降，骨盆、髋关节和腰椎的旋转振幅较低，躯干运动速度和髋 - 骨盆 - 腰椎区域的运动范围降低。

（六）特殊体格检查

1. 直腿抬高试验　检查时患者取仰卧位，检查者一手握住患者踝部，另一手置于膝关节上方，使膝关节保持伸直位，抬高到一定角度，患者感到下肢出现放射性疼痛或麻木或原有的疼痛或麻木加重时为直腿抬高试验阳性。直腿抬高试验阳性多见于腰椎间盘突出症、椎管内占位性病变、梨状肌综合征等。

2. 直腿抬高加强试验　又称足背伸试验、Bragard 征，当抬高患者下肢发生疼痛后，略降低患肢，其放射痛消失，检查者一手握住患者足部背伸，如患者患肢放射疼痛、麻木加重即为直腿抬高加强试验阳性，该试验可区别腘绳肌、髂胫束或膝后关节紧张所造成的直腿抬高受限。

3. 屈颈试验　患者取仰卧位，双腿伸直，检查者一手置于患者胸前按压胸骨，另一手置于患者后枕部托起头部，使颈椎逐渐前屈，直至下颌靠近胸部，若出现腰痛及患肢放射痛为屈颈试验阳性，阳性主要见于部分腰椎间盘突出症患者。

4. 腘神经压迫试验　患者取仰卧位，髋、膝关节均屈曲 90°，然后抬高膝关节逐渐伸直，出现坐骨神经痛后，放松膝关节至疼痛消失，然后压迫腘神经再出现放射疼痛为腘神经压迫试验阳性，多见于腰椎间盘突出症，而其他腰部疾病常为阴性，因此有一定鉴别作用。

5. 股神经牵拉试验 患者取俯卧位,膝关节屈曲 90°,然后抬高膝关节使髋关节后伸,股神经牵拉出现疼痛为股神经牵拉试验阳性,通常提示 L_4 以上的椎间盘突出。

6. 梨状肌紧张试验 患者取仰卧位于检查床上,将患肢屈髋屈膝,做内收内旋动作,如坐骨神经有放射性疼痛,再迅速将患肢外展外旋,疼痛随即缓解,即为梨状肌紧张试验阳性,是梨状肌综合征的常用检查方法。

7. 髂骨分离试验 又称骨盆分离试验,患者取仰卧位,检查者双手掌交叉放于病人两侧髂前上棘处,向下外用力推压。检查时应避免骨盆的运动,以保证腰椎运动最小。检查时若患者出现臀部疼痛则为髂骨分离试验阳性,多用于检查骨盆骨折及骶髂关节病变的患者。

8. 骶髂关节扭转试验 又称 Gaenslen 试验、床边试验,患者取仰卧位,患侧臀部置于床边,健侧屈膝屈髋,检查者用手按住膝部以固定骨盆,另一只手把患侧腿移至床边外并使之过度后伸,这时骨盆产生较强的旋转应力,若臀部疼痛即为骶髂关节扭转试验阳性,阳性常见于骶髂关节病变。

(七)影像学评估

1. X 线片是脊柱骨骼疾病检查最常用、最基本的方法,但是 X 线片对周围软组织,如脊髓、血管、神经、韧带等的病变观察不能满足临床需要,需进一步结合 CT、MRI 等其他特殊检查。

腰椎间盘突出症 X 线正位片可见腰椎侧凸,椎体偏歪、旋转,小关节对合不良,椎间隙左右不等宽;侧位片可见腰椎生理前凸明显减小、消失,甚至反常后凸,腰骶角小,椎间隙前后等宽,或前窄后宽。腰椎管狭窄症 X 线正位片可见椎体骨质增生,两侧关节突关节增生肥大,椎弓根增粗,椎弓根间距变窄;侧位片可见椎间隙狭窄,椎弓根变短,椎弓及关节突关节骨质增生。

腰椎滑脱症侧位片可见上一椎体对下一椎体发生向前移位,通过侧位 X 线片可测量腰椎滑脱程度并进行分度和分级:Ⅰ度:椎体向前滑动不超过椎体中部矢状径的 1/4;Ⅱ度:超过 1/4,但不超过 1/2;Ⅲ度:超过 1/2,但不超过 3/4;Ⅳ度:超过椎体矢状径的 3/4(图 7-1)。采用斜位摄片,可清晰显示峡部病变。在椎弓峡部崩裂时,峡部可出现一带状裂隙,称为"苏格兰狗项圈(Collar of Scottie dog)"征。

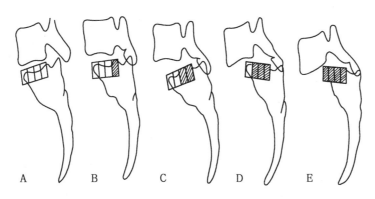

图 7-1 腰椎滑脱的测量(Meyerding 度级法)
A. 无滑脱;B. Ⅰ度滑脱;C. Ⅱ度滑脱;D. Ⅲ度滑脱;E. Ⅳ度滑脱。

2. CT 能够有效观察椎间盘、椎体及附件骨质、椎间孔、脊柱韧带、椎管形态等病变特征,对腰椎间盘突出症、腰椎滑脱症等疾病的诊断具有很大的作用。此外,在 CT 技术的基础上也延伸出许多特殊的检查方法,如 CT 脊髓造影、CT 引导下椎间盘造影等。

腰椎间盘突出症在 CT 上的表现有椎间盘后缘变形突出、硬脊膜囊受压变形、硬膜外脂肪移位、硬膜外间隙中软组织密度影及神经根鞘受压移位等(图 7-2)。腰椎管狭窄症 CT 可表现为椎体后缘骨质增生呈骨唇或骨嵴,椎管矢径变小,关节突关节增生肥大向椎管内突出,中央椎管、侧隐窝部狭窄等征象。腰椎管中矢状径 10~13mm 为相对狭窄,<10mm 为绝对狭窄;侧隐窝前后径在 3mm 以下为

狭窄。CT 检查可进一步明确腰椎滑脱患者峡部完整性情况。

3. MRI 检查是一种非侵入性技术,对人体无 X 线损伤,并且对周围软组织分辨率高于 CT,因此对涉及软组织,如韧带、神经等相关脊柱疾病诊断价值较高。对诊断腰椎间盘突出、神经根病,并存在相对应病史和体检阳性结果的患者,指南推荐无创的 MRI 作为影像学检测的首选方法。

腰椎间盘突出症的 MRI 表现为椎间盘突出物与原髓核在几个相邻矢状层面上能显示分离影像;突出物的顶端缺乏纤维环形成的线条状信号区,与硬膜及其外方脂肪的界限不清;突出物脱离原间盘移位到椎体后缘上或下方,如有钙化,其信号强度明显减低(图 7-3)。MRI 为评估腰椎管狭窄症的首选检查,除可了解骨性结构外,也可明确硬膜囊受压情况,可显示腰椎椎管包括软组织在内的全貌(图 7-4)。

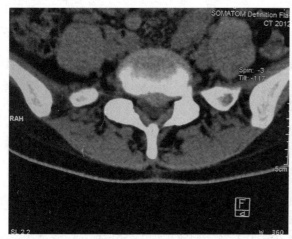

图 7-2　腰椎间盘突出症 CT 图像

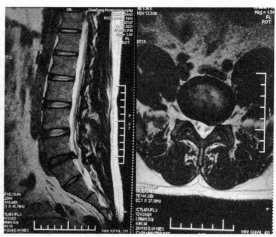

图 7-3　腰椎间盘突出症 MRI 图像

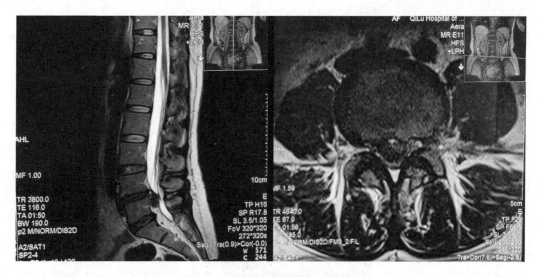

图 7-4　腰椎管狭窄症 MRI 图像

（八）电生理检查

1. 肌电图检查　表面肌电图(surface electromyography,sEMG)是记录肌肉安静和随意收缩状态下肌肉电生理特性的临床检测技术,有助于诊断和定位诊断。腰椎管狭窄症患者最常见的电生理检查异常是 H 反射缺失,这是 S_1 神经根受累的一种表现。棘旁肌的纤颤电位说明是神经根后支分出以前的损害,可以与神经和神经丛病鉴别。

2. 诱发电位检查 体感诱发电位（somatosensory evoked potential, SEP）是指躯体感觉系统的外周神经部分在接受适当刺激后，在其特定的感觉神经传导通路上记录出的电反应。主要反映周围神经、脊髓后索、脑干、丘脑、丘脑放射及感觉皮质的功能状态。SEP可用于腰骶神经根损伤的诊断，其中皮节体感诱发电位因其特定的解剖学基础、能有效地显示感觉系统的异常改变，辅助进行腰椎间盘突出症患者神经功能的检查。

（九）心理评定

慢性腰痛的发生、发展以及对各种治疗的反应与患者心理状态密切相关，因此对这类患者进行心理评定是很必要的。慢性腰痛的患者通常采用Zung抑郁自评量表（Self-rating Depression Scale, SDS）和恐惧回避心理问卷（Fear-Avoidance Beliefs Questionnaire, FABQ）进行评定。

五、康复治疗

腰痛的临床治疗一般以非手术治疗为主，如卧床休息、制动、药物治疗、手法治疗、运动疗法及针灸理疗等。腰痛急性期以疼痛症状最为显著，首要目标为缓解疼痛。疼痛缓解后，可考虑进行手法治疗、运动疗法及认知行为干预，进行腰部核心肌群稳定性训练。若保守治疗效果不佳或存在手术指征，可考虑行手术治疗。术后患者宜早期进行康复训练。

（一）药物治疗

1. 口服药物 目前用于治疗腰痛的药物有非甾体抗炎药、肌松药、皮质类固醇、阿片类镇痛药、抗抑郁药、抗癫痫药、营养神经药物、活血化瘀药物等。

（1）非甾体抗炎药：如洛索洛芬钠、吲哚美辛、美洛昔康、塞来昔布等，可中度缓解急性腰痛。效果不佳时，可联合使用肌肉松弛药。

（2）肌松药：如乙哌立松、替扎尼定等，可有效松弛紧张痉挛的肌肉，缓解疼痛。

（3）皮质类固醇：如甲泼尼龙、泼尼松、地塞米松等，急性期患者可短期应用，但避免系统性应用皮质类固醇。

（4）阿片类镇痛药：如吗啡、芬太尼、可待因、丁丙诺啡透皮贴等，当非甾体抗炎药或肌松药效果不理想时，谨慎权衡下可考虑应用阿片类药物，但因阿片类药物不良反应较多，不宜长期应用。

（5）抗抑郁药：主要用于伴有抑郁症的慢性疼痛患者，如度洛西汀。

（6）抗癫痫药：可缓解疼痛的抗癫痫药物有加巴喷丁、普瑞巴林，二者均可有效改善神经痛症状。

（7）营养神经药：如甲钴胺、腺苷钴胺、维生素 B_1 及维生素 B_{12} 等，对于缓解神经系统损伤引起的神经痛有很好的疗效。

（8）活血化瘀药物：活血化瘀药物有活血通络、改善循环、补益肝肾、强筋壮骨的作用，可辅助改善腰痛症状。

2. 外用药物 腰部疼痛者，可在腰部外用具有消炎止痛作用的中/西药贴剂或擦剂，可改善疼痛。

3. 经皮阻滞疗法 注射治疗应与其他治疗联合应用，单独应用效果欠佳。目前主要方法包括：

（1）骶裂孔注射：将维生素 B_1、维生素 B_{12}、利多卡因、地塞米松和生理盐水等药液按一定处方配制，经骶裂孔注射至硬膜外腔，药液在椎管内扩散至粘连组织或神经根处发挥抗炎止痛、松解粘连的作用。

（2）选择性腰神经根阻滞：椎间盘突出导致局部神经根炎性反应，激素及镇痛药物局部注射可有效缓解神经根痛。

（3）局部痛点封闭：触诊疼痛最明显的部位即为压痛点，一般选择泼尼松龙、醋酸可的松、利多卡因等按一定处方配置，在压痛点部位注射可有效缓解疼痛症状。

（4）椎间盘内注射：提取分离富血小板血浆或间充质干细胞，经皮注射至椎间盘内，可在一定程度上促进组织愈合、疾病转归,缓解腰椎间盘退变导致的腰骶部疼痛及功能障碍。

(二)休息和制动

1. 卧床休息　卧床休息是急性腰痛患者的首选治疗,急性腰痛患者疼痛较剧烈时,宜短时间卧床休息,避免长期卧床。长期卧床可造成肌肉失用性萎缩、心血管疾病等,因此绝对卧床最好不超过1周。患者疼痛稍缓解后,可在疼痛耐受范围内进行适度的正常活动和功能锻炼。

2. 腰围制动　佩戴腰围可以限制腰椎的运动,减轻腰椎周围肌肉及韧带负荷,在一定程度上降低椎间隙内的压力。腰围不宜长期使用,佩戴时间一般不超过1个月,每日佩戴不超过8小时,卧位休息时可解除,避免造成腰背部肌力下降和关节活动度降低,对腰围产生依赖性。在佩戴期间可根据患者的身体和疼痛情况,做适当强度的腰腹部肌力训练,增强核心肌群力量。

(三)物理因子治疗

物理因子治疗在腰痛的保守治疗中是不可或缺的治疗方法,可有效缓解各类疼痛、改善局部血液循环,缓解无菌性炎症,松解软组织及神经根粘连,松弛紧张痉挛的肌肉及软组织,兴奋神经肌肉,并在一定程度上可促进组织再生,促进肢体运动功能恢复。一般根据患者的症状、病程及部位选择不同的理疗方法。

1. 高频电疗法　如超短波、短波及微波等,通过其深部透热作用,促进腰背部肌肉、软组织、神经根的血液循环,改善紧张痉挛状态,缓解疼痛。

2. 低频调制中频电疗法　电极置于疼痛部位,根据病情需要选择不同处方。

3. 热疗法　包括热敷和红外线照射治疗,能有效抑制腰痛患者的异常肌肉活动,减轻疼痛程度,改善腰部运动及感觉功能障碍。

4. 直流电离子导入疗法　应用直流电经皮导入各种中西医药物,如碘离子、维生素B_1/维生素B_{12}、镇痛药等,起到良好的止痛效果。

5. 磁疗　脉冲磁场或磁热疗法可明显减轻急/慢性腰痛患者的疼痛程度,改善功能。

6. 石蜡疗法　常用腰骶部盘蜡法,石蜡加热后敷贴于腰部疼痛处,局部组织受热致血管扩张,血液循环加快,促进炎症及致痛物质代谢。由于石蜡的温热作用持续时间较长,有利于深部组织的消炎消肿,缓解疼痛症状。

7. 全身振动训练　有规律的全身振动训练对腰部肌肉骨骼系统、神经系统和相关脏器等具有的积极促进作用,能够改善慢性腰痛患者的疼痛程度,增强姿势控制,降低腰部功能障碍指数。但临床应用中需谨慎设计全身振动训练的振动参数。不受控制、长期职业性的振动对身体可能会造成极大的伤害。

8. 激光　低能量激光可通过加速血液循环,加快致痛物质的代谢,减轻疼痛,并可增强免疫功能,促进受损组织修复。高能量激光兼具近红外光和激光的治疗作用,应用于组织具有最佳的穿透吸收比,能够直接刺激内源性内啡肽和脑啡肽的释放,从而抑制Aδ和C类纤维的传导。还能够扩张血管,改善局部血液循环、松弛肌肉痉挛,缓解疼痛。

9. 水中运动　即在30~36℃水温下进行运动训练,以缓解患者疼痛症状、增加腰腹部肌力、改善肢体运动功能、降低腰部功能障碍指数,从而提高生活质量。

(四)腰椎牵引

腰椎牵引是腰痛常用保守治疗之一,可增大椎间隙、减轻椎间盘内压力、牵伸松弛粘连的组织及韧带、解除肌肉痉挛、有效促进血液循环,一定程度上有利于还纳腰椎间盘突出的髓核,缓解腰椎滑脱及椎管狭窄引起的疼痛症状。根据牵引重量和牵引的持续时间将腰椎牵引分为慢速牵引和快速牵引。

1. 慢速牵引　慢速牵引包括自体牵引(重力牵引)、骨盆牵引和双下肢皮牵引等,其特点为在较小负荷下持续牵拉。慢速牵引对坐骨神经痛、有神经根受压的患者效果较显著。

2. 快速牵引　多方位快速牵引,即三维多功能牵引,其特点为设定牵引距离,而非牵引重量。在治疗时有三个基本动作:水平牵引、腰椎屈曲或伸展及腰椎旋转。一般牵引 1 次即可有效,若需再次牵引,可于 1 周后重复 1 次。

适应证:可用于轻中度腰椎间盘突出症、腰椎小关节功能紊乱、早期强直性脊柱炎、退行性变引起的慢性腰痛患者。

禁忌证:重度腰椎间盘突出需手术治疗、腰椎及周围组织结核肿瘤及化脓性炎症、严重骨质疏松易发骨折、孕妇、伴有其他不能耐受的心血管疾病患者。

（五）运动疗法

运动疗法旨在增强患者的肌力、耐力、脊柱核心稳定性、维持关节活动度,以缩短腰痛病程,减少慢性腰痛的发病率,改善运动功能。核心稳定训练 / 运动控制训练重塑腰椎的力学平衡,增强神经肌肉控制能力,减轻腰痛症状,同时,能有效防止腰痛的复发。一般来说,腰痛初期 1~2 周内不推荐进行运动疗法治疗。如疼痛症状缓解,可从 3 周起循序渐进地进行有氧运动、腰腹肌的力量训练及腰和下肢的柔韧性训练。

1. 徒手运动疗法　包括放松运动、骨盆斜抬运动、单侧抱膝运动、双侧抱膝运动、单侧直腿抬高运动、坐位前屈运动、双膝下蹲运动、跟腱牵拉运动、背肌强化运动、腰部伸展运动,或进行 Williams 体操,即躯干屈曲体操运动。急性期训练方法以躯干肌、四肢肌肉等长收缩练习为主,可适当增加五点支撑、三点支撑、桥式支撑等训练。恢复期训练着重增加核心肌群稳定训练,可进行腰椎前屈 / 后伸练习、体侧弯练习、Williams 体操等训练方法。

2. 器械运动训练　包括不稳定踏板、康复训练球、弹性阻力带、平衡训练仪,悬吊系统、大型脊柱主动康复测试及压力生物反馈训练等。

（1）物理康复球训练:球体即一个不稳定的支点,利用球体激活腰部的稳定肌,增强肌肉肌力与耐力,目前已广泛使用于运动和康复领域。

（2）悬吊运动训练:可通过测定神经肌肉控制能力评定运动功能,并通过闭链运动,更好地激活和训练局部稳定肌。以低负荷训练开始,激活局部稳定肌,待患者适应后,逐渐增加负荷,循序渐进增加抗阻训练,加强躯干和髋部浅深层肌肉力量,提高脊柱的稳定性和运动控制能力。

（3）压力生物反馈训练:借助压力生物反馈仪器,监测训练过程,在运动训练过程中提供实时反馈,达到有效和精准的训练。可有效激活腹部肌肉、背部肌肉和髋部肌肉等。已广泛应用于腰痛的运动功能评估和训练。

3. 有氧运动　每日规律步行、爬山、游泳、慢跑、体操等全身大肌肉参与的中等强度的持续有氧运动,可增强全身肌肉肌力及耐力,重塑生物力学平衡,改善全身运动及平衡功能,有效防止腰痛复发。

（六）手法治疗

手法治疗是治疗腰痛的常用方法,通过肌肉骨骼整复、软组织松解、生物力线调整等缓解疼痛症状,增加脊柱活动度。具有代表性的有 Maitland 脊柱关节松动术、麦肯基（McKenzie）脊柱力学治疗法及下肢神经松动术等。

1. 脊柱松动术　Maitland 松动术的主要手法有脊柱中央后前按压、横向推压棘突、腰椎旋转、纵向运动、腰椎屈曲、直腿抬高和腰椎牵伸等,通过机械效应、神经生理效应和心理效应三个方面减轻疼痛和改善活动。根据患者的症状选择重复性运动的方向,运动不宜会导致疼痛及疼痛向周围放射。指导患者在日常生活中如何保持正确的姿势亦非常重要。

2. 麦肯基疗法　是一套包含诊断、治疗和预防的完整体系。根据不同的临床症状及发展阶段,采用对应的"屈曲"或"伸展"原则进行治疗。疼痛缓解后,麦肯基疗法还强调通过姿势指导、恢复腰椎活动范围等治疗预防腰痛的复发。

3. 下肢神经松动术　通过多关节运动及肢体位置摆放,徒手直接将力施加于神经组织上,松解神经组织粘连,促进血液循环、降低神经张力,可有效减轻神经根刺激症状,从而恢复神经正常的生理功能,有效缓解疼痛症状。

(七)中医传统治疗

1. 中药内服、外用及熏蒸　采用口服中药的方式对腰痛进行治疗具有较好的临床效果。中药热敷疗法是采用外用中药敷贴、热熨等方式。中药熏蒸为利用药物煎煮产生的蒸汽熏蒸机体,达到治疗目的。中药外用常常与其他方案联合使用,较少单独作为一种治疗方式。

2. 推拿治疗　常用的治疗手法有:肌松类、牵伸类、被动整复类等。推拿应遵循个体化原则,全面评估,排除禁忌证。

3. 功法　五禽戏、八段锦、太极拳等功法可明显提高患者腰腹肌群力量,改善疼痛症状,提高生活质量,提高日常生活活动能力。

4. 针灸　针灸包括体针、耳针、电针、灸法及穴位埋线等,是一套独特的经络腧穴理论体系。依据症状辨证取穴,疏导经气、通经活络,通过不同的穴位选择、刺激深浅及多重传入途径的反馈调节,有效缓解疼痛,减轻患者的腰部功能障碍,调节患者心理状态。

(八)手术治疗

伴有原发病者,腰痛应首先处理原发病,解除原发病患后,腰痛即可缓解。保守治疗无效的腰痛可考虑行手术治疗。

1. 手术指征

(1)腰椎间盘突出症:①腰椎间盘突出症诊断明确,经严格保守治疗 3~6 个月无效,影响日常生活和工作;②疼痛剧烈,患者因疼痛难以行动,甚至无法入眠,被迫处于屈髋屈膝侧卧位,甚至胸膝跪位,CT 或 MRI 显示有椎间盘纤维环破裂、髓核游离;③出现肌肉瘫痪、马尾神经损害者。

(2)腰椎管狭窄症:①下肢疼痛,症状严重影响生活;存在客观神经损害体征,如下肢感觉减退、肌肉萎缩、肌力下降;②典型的神经源性间歇性跛行症状,行走距离 <500m,症状严重影响生活;③症状持续存在且保守治疗 3 个月不好转,症状严重影响生活。

(3)腰椎滑脱症:①Ⅱ度以下的腰椎滑脱,经非手术治疗后,原有腰背痛无缓解;②Ⅲ度以上,伴或不伴有临床症状;③腰椎滑脱呈进行性进展;④出现马尾神经受压症状或伴有下肢间歇性跛行或下肢根性放射痛;⑤非手术治疗无法矫正脊柱畸形和明显步态异常等。

2. 禁忌证　①首次发作或反复发作,未经保守治疗;②腰椎间盘突出合并多发性纤维组织炎或风湿病;③缺乏典型的影像学改变;④伴有其他心血管疾病等不能耐受手术者。

3. 治疗方法

(1)微创介入治疗包括髓核化学溶解疗法、臭氧融核术、经皮激光腰椎间盘减压术、经皮穿刺腰椎间盘切吸术、窥镜腰椎间盘切除术等。

(2)手术方式:①经典的后路经椎板开窗髓核切除术;②对于腰椎间盘突出症并有腰椎不稳或退行性滑脱者可并行腰椎内固定植骨融合术;③小切口椎间盘髓核切除术;④人工椎间盘置换术;⑤椎管狭窄者可行椎板切除减压术或减压植骨融合内固定术;⑥腰椎滑脱者可行复位、内固定和植骨融合手术。

(九)术后康复

术后康复训练宜早期进行,有利于运动功能的早期恢复,减少术后并发症。

1. 术后第 1 天以卧床休息为主,可进行深呼吸训练、咳嗽训练、双踝关节屈伸训练、股四头肌的等长收缩训练等床上活动,有助于防止下肢静脉血栓形成、肌肉失用性萎缩、心肺功能下降等并发症。此时可辅助行紫外线、激光、中频、冰敷等物理因子治疗,促进伤口愈合,消炎消肿,缓解疼痛。

2. 术后 3 天,可根据术式,在安全范围内进行直腿抬高及腰背肌功能训练,双上肢及双下肢主动活动和适度抗阻训练。患者可佩戴腰围或支具尝试翻身、坐起、移动、站立及下地活动,进行行走及平衡锻炼。

3. 术后 3~6 周,逐步减少腰围佩戴时间,增加腰背肌训练,步态训练,避免疲劳及负重劳动,逐渐增加日常生活活动训练。

4. 3 个月内避免弯腰负重,术后 3 个月以上,可去除腰围,进一步加强腰背肌及全身功能锻炼,进行慢跑、游泳等有氧功能训练,逐渐回归正常的工作生活。

(十)心理干预

腰痛患者会出现更大的社会心理问题和恐惧逃避信念,慢性腰痛更易加重。影响疼痛感知的主要情感和认知因素是焦虑和疼痛相关恐惧,包括害怕活动和再损伤。可采用认知行为疗法进行治疗。

六、预防与预后

(一)预防

相较于治疗,预防对于减少腰痛的发生发挥了更为重要的作用。主要包括调整不良姿势、减少背负物的重量,从而降低腰椎及其附属结构承受的压力,预防腰部的肌肉、韧带、肌腱等软组织损伤。预防措施包括:

1. **健康教育**　对腰痛进行干预的重要方式之一是腰痛的宣教与咨询,也是对腰痛进行有效管理的重要环节。通过集体学习或训练指导的方式,传授腰痛的预防方法和自我保健的医疗体操,进而持续进行自我治疗和管理,从而达到治疗和预防腰痛的目的。

2. **保持正确的体态和姿势**　在日常工作和生活中,应避免久坐,若因工作需要久坐时应使用高背座椅,并在下背部以靠垫支撑。且应改正不良坐姿,姿势要端正,并且腰椎要保持适当的前凸角度;因工作需要常弯腰者,应当定时作挺腰、挺胸等动作,以缓解腰椎压力。

3. **日常生活中应注意腰背部的保护**　取物品时,应尽量使背部保持平直,使物品靠近身体;避免快速屈曲及旋转、腰部过度后伸等可能会对腰部造成损害的动作;进行适当的运动(游泳、举哑铃、步行、慢跑等运动)可以使腰痛的症状得以改善,且可以预防腰痛的发生。

4. **控制体重**　肥胖与腰痛关系密切,体重的控制能够有效降低腰痛的风险。

(二)预后

由于腰痛的病因及其发病机制较为复杂,因此,其预后也因多种因素影响而变得复杂。不同类型或不同特点的腰痛患者,其预后也存在一定差异。腰痛的预后常常受多方面的影响,主要包括:①腰痛本身的特点;②腰痛的发病机制及临床干预程度;③患者对于医嘱的执行程度;④患者接受的治疗水平;⑤患者的环境,如医疗环境和生活、职业环境等。

急性腰痛往往预后较好,大多数急性腰痛患者可自愈,病程通常小于一个月。但大多数急性腰痛可复发。慢性腰痛患者较难自愈,需要采取治疗措施对腰痛进行干预。而社会心理因素常常较生物医学方面的因素对患者腰痛的预后产生更为重要的影响。

(王楚怀　张　杨)

思考题

1. 如何指导急性腰痛患者正确休息?
2. 如何正确看待腰部制动?

第三节　颈　椎　病

【本节要点】

1. 目前颈椎病的分型存在争议,普遍认为可分为颈型、神经根型、脊髓型、椎动脉型、交感型和混合型。

2. 主要对颈椎病患者的颈椎关节活动度、颈椎功能评定、疼痛、肌力与感觉进行评定,有多种特殊体格检查可区分不同类型颈椎病。

3. 保守治疗是治疗颈椎病的最主要也是最基本的方法,包括药物治疗、颈部的休息和制动、物理因子治疗、颈椎牵引、运动疗法等。

4. 有多种微创治疗可缓解颈椎病的症状,如肉毒毒素注射治疗、椎间盘射频热凝靶点消融术 + 臭氧注射、脊神经后支射频损毁消融等。

5. 不同类型的颈椎病,颈椎病变机制及相关结构病变程度差异较大,其预后区别较大。一般颈型颈椎病的预后最好,而脊髓型颈椎病的预后最差。

一、概述

伴随着人口老龄化以及人们生活方式的改变颈椎病的发病率逐年增高,且发病人群呈年轻化趋势。在 WHO 公布的全球十大慢性顽固性疾病中,颈椎病排名第二,目前全球颈椎病患者已攀升至 9 亿。颈椎病会造成患者疼痛、运动、感觉、心理等各种功能障碍,极大影响大众的工作和生活。近年来我国不断推进全民健康建设,医务工作者也做了大量关于颈椎病的科普宣教工作。颈椎病虽然可防可控,但是其顽固易复发,故医务工作者不断研究、规范、优化、提升颈椎病的诊疗技术的工作任重道远。

二、解剖及病理生理

颈椎病的发生主要由于局部组织系统的退变引起相应的临床症状和影像学改变,充分了解颈椎的解剖及功能有助于更好地开展颈椎病的诊疗工作。

（一）颈椎功能解剖

在所有可以运动的椎骨中,颈椎是最小且最灵活的椎骨,共有 7 个（C_1~C_7）。枕骨 ~C1（寰枕关节）和 C_1~C_2 节段（寰枢关节）无椎间盘,C_2~T_1 各节段之间存在椎间盘结构。颈椎最具独特性的解剖学特征是其具有横突孔,椎动脉沿横突孔上行穿过枕骨大孔进入大脑,为大脑和脊髓输送血液,这一解剖结构也是本节第二部分内容中,椎动脉型颈椎病的重要形成因素之一。

第1、第2和第7颈椎,因形状特殊被称为特殊颈椎,第1、2颈椎共同组成寰枢关节,其承担着颈部的大部分活动。寰椎主要功能是支撑头部,枢椎具有较大和较高的椎体,它可作为上突齿突（齿状突）的支持基底,寰枢关节是头部旋转和前后屈伸的主要关节。寰枢关节处的神经解剖很复杂,该水平的脊髓内不仅有运动神经束的交叉,还有下行的第 5 对脑神经脊髓束。第 3~6 颈椎为普通颈椎,密度大强度高,横径较前后径宽。在第 3~7 颈椎之间下位椎体的钩突可以与上位椎骨的相邻部位之间形成细小且覆有滑液的钩椎关节,临床上,骨赘容易在钩椎关节周围形成,如椎体钩过度增生,可使椎间孔发生狭窄,压迫脊神经而产生相应症状,是神经根型颈椎病的病因之一。

颈部的肌肉是维持颈椎稳定、保持姿势和提供活动的必需条件。颈后肌群的收缩和舒张使颈部作屈伸运动,斜方肌和胸锁乳突肌使颈部完成点头动作。颈深伸肌和颈深屈肌是颈部重要的拮抗肌群,其中颈部多裂肌与颈半棘肌为主要的伸肌,节段性附着在颈部椎体上,可维持颈椎的稳定与对神经肌肉的控制。附着在颈部椎体前侧的颈长肌与头长肌（颈深屈肌）,主要维持前方的动态稳定与神经肌肉控制。颈后肌群需要持续的张力使头保持直立位,但是颈后肌肉长期的收缩,导致肌肉僵硬或疲劳,这可以引起枕大神经受压,从而导致紧张性头痛综合征。

（二）颈椎生物力学

研究分析颈部的活动和生物力学时,需要先进行脊柱整体运动功能和力学观察分析,排除胸椎、腰椎及上肢活动的代偿和影响,再对颈部的运动控制进行深入的力学研究分析才能更为准确。脊柱提供椎体三维空间的运动范围,将载荷从颈部传至骨盆,保护椎管内容纳的脊髓及神经根。椎体、椎间盘、前纵韧带及后纵韧带提供脊柱的支持功能和吸收对脊柱的冲击能量。

1. 运动特性　在脊柱运动中椎体与椎间盘韧带关节囊等组织相比,变形量极小,分析运动时可被视为刚体,而椎间盘等其他物体被视为塑性物体。颈椎是脊椎活动度最大的部分,同时颈椎为头部提供支撑,连接头部及胸部,保护其中的神经系统,因此颈椎必须有复杂精细的灵活性和稳定性机制,以满足该区域骨骼肌肉系统的需求。

2. 自由度　按照刚体运动学理论,颈部椎骨的三维运动有六个自由度,即前屈 / 后伸、左 / 右侧弯和左 / 右旋转运动方向上的角度,以及上 / 下前 / 后和左 / 右方向的位移。其中三个为平动自由度,三个为转动自由度。颅颈部位内的单个关节通常以高度协调的方式相互配合,当颈椎呈完全屈曲状态时,颈椎管内容积最大,当其呈完全伸展状态时,颈椎管内容积最小,由于该原因颈椎椎管狭窄者在进行过伸运动时更容易发生脊髓损伤,反复发生过伸运动相关损伤可能会导致脊髓型颈椎病和相关神经功能缺陷。

3. 颈椎的活动　颈段椎骨的灵活性是脊柱中最大的,因此容易受不稳定因素损害和功能结构退变影响。颈椎活动由两个部分完成,上颈椎(枕寰枢复合体)的联合运动;下颈椎的联合运动。其中颈椎的旋转主要是寰枢关节的活动,而屈伸与侧屈主要是下颈椎(C_2~T_1)的活动。要进行颈椎生物力学分析必须了解其正常的活动范围,按照美国骨科医师学会的关节活动度测量标准,颈椎前屈、后伸正常范围为 $35°$~$45°$;左右侧屈正常为 $0°$~$45°$;旋转运动正常可达 $60°$~$80°$。颈部疼痛、神经卡压、结构功能改变等均能引起颈椎活动范围改变。

4. 载荷功能　颈椎后部组织有较大的负荷功能,关节突与椎间盘之间的负荷分配,随脊柱位置的不同而改变。后伸位时,关节突的负荷最大,前屈和旋转时,其负荷也较大。颈脊椎的韧带多数由胶原纤维及弹性纤维组成,承载着脊柱的大部分张力荷载。颈椎间盘是整个颈椎承载系统中最为关键的部分,对颈椎的活动和负重起到重要作用,其不仅具有可吸收震动、减缓冲击,且能将所承受的荷载向不同方向均匀分布、引导、抗剪等功能。椎间盘的破裂和退行性变或纤维撕裂都可以引起颈椎载荷功能下降,出现影像学改变和疼痛,功能下降等各种颈椎病临床症状。

三、临床诊治

根据颈椎病的发病原因及临床表现不同,可将颈椎病分为颈型颈椎病、神经根型颈椎病、脊髓型颈椎病、交感型颈椎病及椎动脉型颈椎病,如果同时存在两种以上类型,则称为"混合型"。

（一）颈型颈椎病

颈型颈椎病又称软组织型颈椎病,该型为颈椎病的早期型,是患者在颈部软组织(如颈部肌肉、椎间盘等)急性或慢性损伤的基础上,颈部过度疲劳、睡眠姿势不良或者颈部受风寒造成的。

1. 临床表现　患者主要表现为颈部的疼痛及颈项强直,可放射至整个肩背部,引起整个肩背部的疼痛僵硬。可有少数患者出现反射性的肩部、上肢及手部的疼痛、肿胀、麻木,咳嗽、打喷嚏不会引起上述症状的加重。

查体可见患者颈椎活动受限,颈部肌群有压痛。影像学检查一般无阳性发现,偶可见颈椎生理曲度减小或消失。

2. 鉴别诊断　需要跟肩周疾病相鉴别。肩周炎患者有肩部外伤、受凉及长期提拉重物病史,患者手臂上举不能,及肩关节外旋外展和内旋后伸受限。

3. 治疗策略　颈型颈椎病主要以非手术治疗为主,如牵引、针灸、按摩等可明显缓解患者颈部僵硬、疼痛等症状。必要时可行手术治疗。

(二)神经根型颈椎病

神经根型颈椎病(cervical spondylotic radiculopathy,CSR)是由于椎间盘突出或椎体退行性病变压迫位于椎管内或者椎间孔内的神经根,造成相应的临床症状或体征。神经根型颈椎病是临床上最常见的颈椎病类型,在所有类型中约占 60%~70%,多位于 C_5~C_6 及 C_6~C_7 节段。

1. 临床表现　患者最早出现颈部疼痛、发僵。随着病情进展,患者可出现间歇性或持续性的疼痛及麻木,这种疼痛及麻木沿受累的神经及神经支配区域分布,呈放射性。严重时患者可出现上肢肌力下降、手指动作不灵活、持物不稳甚至坠落。患者咳嗽、打喷嚏及颈部活动时,可造成上述症状的加重。

体格检查可见颈部僵直、活动受限,患侧颈部肌肉紧张,颈椎棘突、棘突旁、肩胛骨内侧缘以及受累神经根所支配的肌肉压痛。C_5 神经根受累时,前臂外侧痛觉减退,三角肌肌力减弱;C_6 神经根受累时可出现拇指感觉减退,肱二头肌肌力减弱,反射减弱或消失;C_7 或 C_8 神经根受累则中、小指感觉减退,肱三头肌肌力减弱,反射减弱或消失,握力差,手内在肌萎缩。患者压颈试验、臂丛神经牵拉试验阳性。X 线检查可发现患者颈椎生理曲度减小或消失,椎间隙变窄,椎体前后缘或钩椎关节可见骨质增生。CT 或 MRI 可见椎间盘突出及位于椎管、椎间孔内的神经根受压情况。

2. 鉴别诊断

(1)网球肘:患者有长期、反复用力活动腕部病史。患者主要存在肘外侧疼痛伴有握力下降,行伸肌腱牵拉实验及影像学检查可鉴别。

(2)肘管综合征:患者尺神经在肘管内受到压迫、牵拉或摩擦,出现手部尺侧半一个半手指感觉异常,手部力量下降及肌肉萎缩。超声检查可见尺神经在肘管内受压增粗。

(3)腕管综合征:患者正中神经在腕管内受压,引起腕部疼痛及桡侧半两个半手指麻木、肌力下降。查体可见患者 Tinel 征及 Phalen 征阳性,影像学检查可见受压增粗的正中神经。

3. 治疗策略　以非手术治疗为主,如颈椎牵引、手法按摩、针灸理疗等,可使患者症状获得明显好转。药物治疗也可改善症状。症状较重或存在进行性加重,保守治疗无效者可考虑行手术治疗。伴有上肢受累神经根所支配的肌肉萎缩或者肌肉麻痹者,应尽快手术。

(三)脊髓型颈椎病

脊髓型颈椎病(cervical spondylotic myelopathy,CSM)是由于椎体、椎体周围软组织或椎间盘退行性变,增生的椎体后缘、增生肥厚的黄韧带及钙化的后纵韧带或突出的椎间盘压迫或刺激位于椎管内的颈髓,可出现受累平面以下感觉、运动、反射异常及二便障碍。严重时可造成单瘫、偏瘫或四肢瘫。

1. 临床表现

(1)四肢症状:患者可出现受累节段以下上肢或下肢无力,还可出现双足踩棉花感、紧缚感,双手可出现精细动作障碍。随着病情进展,患者可出现步行障碍、双手持物不稳、易坠落。

(2)膀胱直肠功能:患者可出现尿频、尿急、尿不尽,严重者可出现尿失禁及尿潴留等膀胱功能障碍,以及大便秘结等直肠功能障碍。

体格检查时患者可存在运动和感觉障碍平面,受累平面以下可出现肢体肌力减退,四肢腱反射亢进,浅反射可减弱或消失。Hoffmann 征、Babinski 征等病理征可为阳性。影像学检查可见椎体后缘骨赘形成及钙化、增生肥厚的后纵韧带与黄韧带,颈椎生理曲度减小甚至消失、椎间盘向后方突出及颈髓受压变形。

2. 鉴别诊断

(1)肌萎缩侧索硬化症:大多于 40 岁左右突然发病,且病情迅速进展,上肢运动改变常为主要症状,一般可出现肌力减弱,无感觉障碍。手内在肌萎缩明显,由远端逐渐发展至近端累及颈肩部肌肉。而颈椎病极少出现肌肉萎缩。肌电图检查示胸锁乳突肌和舌肌出现自发电位,可资鉴别。

(2)脊髓空洞症:MRI 可见患者脊髓空洞形成。患者可出现痛温觉消失,而触觉及深感觉存在的感觉分离现象,有时出现 Charcot 关节(关节因去神经性营养不良导致关节骨质破碎并脱落)。

3. 治疗策略　以保守治疗为主,卧床休息可减少颈椎承重,缓解症状。理疗等可有效缓解患者症状。保守治疗无效时,可行手术治疗,以解除患者脊髓压迫。脊髓型颈椎病严禁牵引及颈部按摩。

（四）交感型颈椎病

该型是由于椎间盘退变或外力作用导致颈椎出现节段性不稳定,从而对颈部的交感神经节以及交感神经末梢造成刺激,产生交感神经兴奋或抑制(多数为交感神经兴奋表现),从而引起相应的临床症状。

1. 临床表现

（1）交感神经兴奋症状:头痛或偏头痛,头晕,有时伴恶心、呕吐;视物模糊,视力下降,瞳孔扩大或缩小,眼后部胀痛;心跳加速、心律不齐;心前区痛和血压升高;头颈及上肢出汗异常以及耳鸣、听力下降,发音障碍等。

（2）交感神经抑制症状:头昏、眼花、流泪、鼻塞、心动过缓、血压下降及胃肠胀气等。

上述症状在头部转动时可加重,休息后可减轻。于站立位或坐位,颈部承重时间过长时,症状可加重;于卧位休息时,症状可减轻。

查体时颈部活动多正常,可存在颈椎棘突间或椎旁关节突关节周围的软组织压痛。X 线、CT、MRI 等检查结果与神经根型颈椎病相似。

2. 鉴别诊断

（1）梅尼埃病:起源于中耳的原因不明的耳科疾病,患者可出现耳鸣、耳聋、脉搏缓慢及血压降低。患者有过度疲劳及睡眠不足等病史,而不是由颈部活动诱发,耳科检查可鉴别。

（2）神经症:患者有较多症状,但无神经根或脊髓受损体征。

3. 治疗策略　以非手术治疗为主,如理疗、针灸等。症状严重或保守治疗无效时可行手术治疗。

（五）椎动脉型颈椎病

由于周围组织压迫或刺激椎动脉,导致椎动脉狭窄甚至闭塞,引起椎 - 基底动脉系统缺血,造成大脑供血不足,从而出现一系列的临床症状和体征。

1. 临床表现　可出现眩晕、耳鸣、偏头痛等症状,突然转头时可诱发或加重眩晕而猝倒。患者可伴有恶心、呕吐、耳鸣等症状,可伴有听力减退。患者肢体偶可出现麻木或感觉异常。

患者曾有突然转头所致的眩晕加重及猝倒史,旋颈试验阳性。影像学检查显示患者颈椎节段性不稳。椎动脉造影或磁共振成像椎动脉显影显示椎动脉狭窄、纡曲或不通等,可作为诊断的参考。

2. 鉴别诊断　此型颈椎病表现复杂,鉴别诊断较为困难。要与前庭疾病、脑血管病、眼肌疾病等相鉴别。

3. 治疗策略　首选保守治疗,少数长期接受严格的保守治疗不能有效地缓解症状者,或症状反复发作者,在椎动脉造影,包括 CTA 或 MRA 证实椎动脉受到侧方增生的骨赘或侧方突出的间盘压迫者,可以考虑采手术解除压迫,并使局部椎间得到融合稳定。但手术选择应当慎重。

（六）混合型

患者存在两种及以上类型的颈椎病,以一种类型的颈椎病症状和体征为主。

四、康复评定

（一）颈椎关节活动度评定

颈椎关节的活动可以分为矢状面、冠状面及水平面的活动,即颈椎前屈、后伸、侧屈、旋转的 6 个方向的活动度。正常活动范围:旋转 0°~70°,伸展 0°~45°,屈曲 0°~40°,侧屈 0°~45°。

（二）颈椎功能评定量表

1. 颈椎功能障碍指数(the Neck Disability Index,NDI)　是患者自评的问卷调查表,主要用于评定颈部功能障碍的程度。内容包括疼痛强度、注意力集中程度、自我护理能力(擦洗、穿衣)、工作能力、提物、乘车 / 驾车、阅读、睡眠、头痛、消遣、娱乐等。每项评分 0~5 分,分值越低表示功能越好。

2. JOA 脊髓型颈椎病功能评定标准　简称 17 分法,已经为国际学者所接受。我国学者根据我国国情也制定了适合相应的标准(简称 40 分法),并已经在国内推广应用。

（三）疼痛评定

1. 疼痛强度评定　包括目测类比评分法（Visual Analogue Scale,VAS）、口述分级评分法（Verbal Rating Scale,VRS）及数字评分法（Numerical Rating Scale,NRS）。

2. 疼痛多维度评定　测量患者疼痛强度的同时,还包括疼痛对患者心理、情绪及睡眠等造成的影响。包括简明疼痛量表（Brief Pain Inventory,BPI）、麦吉尔疼痛指数（McGill Pain Questionnaire,MPQ）和简化 McGill 疼痛问卷（Short-Form of McGill Pain Questionnaire,SF-MPQ）、健康调查简表（the MOS Item Short From Health Survey,SF-36）、整体疼痛评估量表（Global Pain Scale,GPS）和神经病理性疼痛筛查量表等。

（四）肌力与感觉评定

1. 徒手肌力评定法　通过徒手肌力评定法对颈肩部各关键肌肌力进行评定,评定时与健侧比较。评定的各关键肌包括冈上肌(外展和外旋肩关节)、三角肌(屈曲、外展、后伸、外旋、内旋肩关节)、胸大肌(屈曲、内收、内旋肩关节)、肱二头肌(屈曲肘关节和前臂旋后)、肱三头肌(伸展肘关节)、伸腕肌(伸展腕关节)、骨间肌。

2. 握力计测定　使用握力计测定屈指肌肌力。正常值为体重的 50%。

3. 感觉评定　颈椎病患者常伴有四肢感觉减退,感觉评定也可用于颈椎病的康复评定。

（五）特殊体格检查

1. 前屈旋颈试验　嘱患者前屈颈部,并左右旋转颈部。出现疼痛则提示颈椎关节突关节有病变。

2. 压头试验（spurling test）　又称为椎间孔挤压试验或压颈试验,嘱患者坐位,头偏向患侧,检查者用双手重叠按压患者头顶,并控制颈椎在不同角度下进行按压。若患者出现沿上肢放射的疼痛或麻木则为阳性,表明患者存在根性损害。

3. 臂丛神经牵拉试验（Eaton test）　患者颈部略前屈,检查者以一手抵住患侧头部,一手握患肢腕部,反方向牵拉。若患者出现沿上肢放射的麻木或疼痛时,为阳性,表明患者存在根性损害,可能患有神经根型颈椎病。

4. 旋颈试验　又称椎动脉扭曲试验。患者坐位,头略后仰,并自动向左、右做旋颈动作。如患者出现头昏、头痛、视力模糊症状,提示为椎动脉型颈椎病。

5. 反射检查　颈椎病患者还会出现某些病理征阳性表现,如 Hoffmann 征、Rossolimo 征、Babinski 征等,但只有出现两侧病理征不对称时才有临床意义。

五、康复治疗

保守治疗是治疗颈椎病的最主要也是最基本的方法,适合于绝大多数的神经根、椎动脉型和交感型颈椎病。正确地综合应用各种保守治疗,大多数病例可以有很好的效果,甚至痊愈。早期症状非常轻微的脊髓型颈椎病也可以先试用保守治疗,并密切观察病情变化,一旦症状加重,则应尽快手术。即使是需要手术治疗的颈椎病患者,在术前准备以及术后康复阶段,进行各种有效的保守治疗也是必不可少的。

（一）药物治疗

1. 止痛药　主要包括解热镇痛药和非留体类消炎止痛药（NSAID）,疼痛严重者可使用吗啡类的麻醉性止痛药。使用止痛药时应当遵循阶梯用药的使用原则,注意其可能发生的不良反应。

2. 肌松药　可以解除肌肉痉挛,具有辅助止痛、镇静催眠作用。对于有痉挛性瘫痪的脊髓型颈椎病患者,可以部分缓解四肢肌肉的痉挛状态。

3. 神经营养药　如维生素 B_1、维生素 B_{12} 等,可以帮助神经功能恢复,也有一定的止痛作用。

4. 激素类药物　一般在慢性期不用激素治疗,但手术后可短期应用。对脊髓水肿或急性发作的神经根型颈椎病,疼痛很剧烈的患者可短期静脉输入地塞米松,同时应用脱水剂,部分患者可迅速缓解症状。

5. 外用药物　颈项部疼痛者,可在颈部外用具有消炎止痛作用的中 / 西药贴剂或擦剂,可改善疼痛。

(二) 颈部的休息和制动

休息和制动是颈椎病各种治疗措施的基础,是其他治疗所必不可少的关键步骤。在颈椎病治疗期间,应当强调颈部的休息,减少或停止伏案工作,有条件的话应当适当卧床。

颈部的支具包括颈围领和颈托,可以起到颈部制动和休息的作用。制动时间没有严格的限制,根据患者病情和症状的不同可以灵活选择。但应避免不合理长期使用颈托,以免导致颈肌无力及颈椎活动度不良。

(三) 物理因子治疗

物理治疗对于颈椎病可以产生显著的疗效,常用的方法有直流电离子导入疗法、高频脉冲电治疗、低频 / 中频脉冲电治疗、超声波、磁疗、光疗、石蜡疗法、冷疗等。

1. 直流电离子导入疗法　通过直流电将各种中、西药导入皮下治疗颈椎病。药物必须是能够电离的,并明确药物离子的电性。可以导入的药物包括中药制剂、镇痛药等。

2. 高频脉冲电治疗　包括短波、超短波及微波,该方法可以通过内部透热作用,使受压迫的脊髓及神经根血液循环得到改善,从而恢复神经功能。

3. 低频、中频脉冲电治疗　将电极置于颈后及患侧上肢,根据患者病情不同可以选择不同的治疗处方:止痛治疗、神经功能调节治疗、血液循环调节治疗等。

4. 超声波疗法　可作用于颈后、肩背部,常采用接触移动法,同时可辅以药物透入,以增强治疗效果。

5. 磁疗　将磁圈放置于颈部和 / 或患侧上肢,可采用脉冲电磁疗或磁热疗法。

6. 红外线照射疗法　将红外线灯距离患者颈后 30~40cm 照射,多采用温热量。

7. 石蜡疗法　将加热软化后的石蜡敷于患者颈部,可以使颈椎周围软组织受热,解除颈部肌肉痉挛。受热后血管扩张,有效改善颈部血液循环,促进患处炎症及水肿的吸收。

8. 冷疗　局部冷疗有助于减轻组织的渗出、肿胀,有助于减轻局部的无菌性炎症反应,从而可以减轻疼痛。冷疗的时间一般应控制在急性发病后的两三天内。

(四) 颈椎牵引

颈椎牵引疗法因其对颈椎病的治疗具有显著的疗效而被广泛应用。针对不同患者,选择不同的牵引方向、重量和时间。颈椎牵引适用于除脊髓型颈椎病以外的各型颈椎病。

1. 方法　常采用枕颌带牵引法。患者处于卧位或坐位,自然放松,通过悬挂重物或电动机向患者颈部施以大小合适的牵引力。症状较轻的患者可行间断牵引治疗,症状较重的患者需行持续牵引治疗。

2. 参数选择

(1) 牵引时间:以每次 20~30 分钟效果最好。

(2) 牵引角度:颈椎病累及节段不同时,牵引角度选择也不同(C_1~C_4 节段选择 0°,C_5~C_6 段选择 15°,C_6~C_7 段选择 20°,C_7~T_1 节段选择 25°)。

(3) 牵引重量:首先从较小重量(4~6kg)开始,可逐渐递增至 10~15kg。根据患者治疗反应适当调节牵引重量。若治疗后患者症状加重,应及时调整治疗方案或立即停止牵引治疗。

(五) 手法治疗

手法治疗是根据颈椎解剖及生物力学关系,推动、牵拉、旋转颈椎及颈椎关节突关节,但手法治疗可能会加重神经根型颈椎病症状,应慎重选择。

常使用的中国传统按摩推拿,包括按摩、推拿手法和旋转复位手法。西式手法包括麦肯基(Mckenzie)方法、关节松动(Maitland)手法,脊椎矫正术(chiropractic)等。

（六）运动疗法

运动疗法可以显著增强颈肩部肌群肌力,增强颈椎各关节突关节的稳定性,矫正不良姿势及脊柱畸形,缓解颈部僵硬及肌肉挛缩症状。同时还可防止肌肉萎缩,减少颈椎病复发。

1. 颈椎被动活动训练　颈椎病常导致颈椎各关节伸展、侧屈、旋转等活动受限。被动活动训练可分为被动活动度训练与被动活动对抗训练等。

2. 颈椎主动活动度训练　患者主动进行颈椎活动,以改善颈椎活动受限症状。

3. 颈部肌肉等长或等张收缩训练　等长收缩可使颈肩部肌肉得到明显加强,可增强颈椎稳定性。患者以头部对抗治疗师手掌阻力,持续 5 秒,休息 5 秒,重复 6 次,每天 2~3 次。

4. 颈部悬吊训练　是增加颈部肌力,特别是颈部局部稳定肌肌力,增加颈椎稳定性的有效方法。适用于颈型颈椎病和神经根型颈椎病的恢复期。根据患者情况可采用开链运动、静态 / 动态闭链训练等。

5. 神经肌肉关节促进法（neuromuscular joint facilitation,NJF）　是一种新型运动疗法,集合以往的特殊运动疗法和关节松动术的特点,对神经、肌肉、关节促进的同时,直接刺激关节囊内运动。

（七）中医传统治疗

1. 推拿治疗

（1）传统的按摩、推拿手法:治疗前应先了解患者的详细病史,根据颈椎病类型,选择不同的按摩、推拿手法,切忌粗暴。

（2）旋转复位手法:可应用于颈椎关节半脱位等。此方法难度较大,若经验较少者采用此方法有一定风险。

2. 针灸　须依据症状辨证取穴。

（八）心理干预

颈椎病病程较长,患者长期受到病痛折磨,容易产生各种心理障碍,因此,在颈椎病康复治疗过程中,不能忽视对患者的心理疏导,以增强患者对于康复治疗的信心,提高患者康复治疗的积极性。

（九）微创治疗

颈椎病的微创治疗通过松解粘连、收缩髓核、降低盘内压及摘除责任间盘,减轻神经根或及脊髓的物理压迫,达到缓解临床症状的目的。微创治疗对颈椎病疗效肯定,且具有创伤小、费用低、安全性高、恢复快等优势。但在临床上也存在一些问题,需要思考与总结。

六、预后

不同类型的颈椎病,颈椎病变机制及相关结构病变程度差异较大,其预后区别较大。一般颈型颈椎病的预后最好,而脊髓型颈椎病的预后最差。大多数颈椎病的患者可不经过特异性治疗而获得改善,而脊髓型颈椎病除外。颈型颈椎病的治疗方式多样,虽然临床发现其预后良好,但尚无预后统计学数据。既往一项神经根型颈椎病的流行性病学研究发现,大部分神经根型颈椎病接受治疗后,在最终随访时,约 90% 的患者无症状或仅有轻微失能。但同时发现 1/3 患者在症状改善后会复发神经根性症状。而脊髓型颈椎病的预后根据其治疗的选择有所差异,目前对于手术治疗时机尚存在争议。文献报道,50%~80% 的脊髓型颈椎病的患者报告术后有改善,而 5%~30% 的患者术后病情加重或随后恶化,手术的并发症发生率高达 16%,死亡率约为 1%。一项回顾性研究发现,术后第一周症状改善最明显,约 6 周后达到最大,但该研究中的患者并未开展规律的术后康复。

（黄国志　张　杨）

思考题

颈椎病的发病机制有哪些?

第四节　肩关节疾病

扫码获取
数字内容

【本节要点】

1. 肩关节常见疾病包括骨折与脱位、肩袖损伤、肩峰下撞击综合征、肩关节周围炎等。

2. 肩关节疾病常见的功能障碍表现为:肩周疼痛、肿胀,肩关节各方向主动、被动活动不同程度受限,病程长者可见肌肉萎缩。

3. 肩关节疾病基本评定内容有:关节活动度评定、肌力评定、疼痛评定、日常生活活动能力评定。还可根据疾病的不同选择合适的量表进行评定。

4. 康复治疗可选用:物理因子治疗,如冲击波、超短波、微波、毫米波、红外线、磁疗、超声波等;运动治疗,如主动活动、关节松动术;作业治疗等。

5. 肩关节疾病总体来说预后良好,关键是病情允许的情况下尽早开始康复治疗。

一、肩部骨折与脱位

(一)概述

肩关节是人体关节中运动范围最大和最灵活的关节,上肢又是人在社会生活之中活动最多的器官,因此极易受到外界伤害,导致骨折或脱位。骨折以中、老年人多见,骨质疏松者发生率较高。骨分离型骨折常可导致肱骨头坏死。最常见的为肱骨大结节骨折、肱骨颈骨折、锁骨骨折和肩锁关节脱位、肩关节脱位。

(二)解剖及病理生理

锁骨为一弧形管状骨,横置于胸壁前上方外侧,侧架于胸骨与肩峰之间,内侧端形成胸锁关节;外侧端形成肩锁关节,而将肩胛带连接于躯干上部,不仅支持并使肩部组织离开胸壁参与上肢运动,还能保持肩关节的正常位置,保护臂丛神经和锁骨下血管。锁骨骨折是临床上最为常见的骨折之一,以青少年为多见,常为间接暴力所致,一般为向侧方摔倒,肩部着地或前侧以手或肘部着地,暴力导致锁骨发生骨折,儿童常常为青枝骨折,而成年人多为斜行或粉碎性骨折,好发部位在锁骨中段。而直接外力可造成不同部位的骨折,严重的骨折或移位可造成位于锁骨下的动脉和臂丛神经损伤。

肩锁关节脱位可通过间接或直接暴力所致肩锁韧带和喙锁韧带破裂或撕脱。临床根据损伤程度分为三型:Ⅰ型,外伤仅造成肩锁关节囊和周围韧带的拉伤;Ⅱ型,造成关节囊及韧带的破裂,肩锁关节呈"半脱位"状态;Ⅲ型,肩锁韧带、喙锁韧带均断裂,肩锁关节明显分离为"真性脱位"。

肩关节脱位好发于青壮年,以运动性损伤为主。常常因为跌倒,特别是向后跌倒,暴力方向通过手及上臂的传导,使肱骨头脱出关节盂,造成脱位。常见的为前脱位,根据脱位后肱骨头的位置不同,又分为肩胛盂下脱位、喙突下脱位及锁骨下脱位。

肱骨大结节位于肱骨头和外科颈的外上方,是冈上肌、冈下肌和小圆肌的止点,临床上常因暴力导致上述肌肉强力收缩造成撕脱骨折或从止点撕脱。

肱骨颈骨折分为肱骨解剖颈骨折和肱骨外科颈骨折,临床上以肱骨外科颈骨折为常见。

肱骨外科颈为肱骨大结节、小结节移行为肱骨干的交界部位,是松质骨与密质骨的交接处,位于解剖颈下 2~3cm,臂丛神经和腋动脉在其内侧通过。

（三）临床诊治

锁骨骨折如果移位轻微或无移位，可不必强行复位，只需适当外固定，直到骨折愈合，一般不影响功能。骨折有移位时复位的方法有手法复位外固定、牵引复位固定和开放复位内固定等。锁骨骨折、肩锁关节脱位及肩关节脱位均属于肩部骨折与脱位的范畴。伤后均影响到肩关节的功能，特别是手术后或外固定后均留下比较严重的肩关节的运动障碍，影响到正常的生活和社会活动。在临床上又因损伤的部位不同而产生不同的症状和体征：

1. 锁骨骨折　锁骨处可出现肿胀、瘀斑、局部隆起或畸形，用手可触及骨折端或骨擦感或闻及骨擦音，局部压痛明显，上肢不能上举或后伸。在儿童的青枝骨折发生后，上述体征不明显，一定要通过X线片检查，防止漏诊。特别要注意骨折移位严重的患者，要检查其上肢血管的搏动及神经的感觉等情况，防止合并损伤的漏诊。

2. 肩锁关节脱位　局部有肿胀，隆起处压痛明显，用力按压有弹性感觉。肩关节活动受限，X线片可见锁骨外端向上移位，但轻度脱位则显示不明显，需做健侧肩锁关节X线片进行对比检查。

3. 肩关节脱位　脱位前有明确的外伤史，出现"方肩畸形"，用手触及肩关节处有空虚感。局部疼痛、肿胀，肩关节不敢活动，肩关节主、被动活动功能障碍。X线片能明确诊断。

4. 肱骨大结节骨折　伤后表现为肩部疼痛明显，不能活动或活动时疼痛加剧，局部肿胀，可出现皮下瘀斑。肩部畸形往往不明显，局部可触及骨擦感与闻及骨擦音。检查时注意手指的活动和感觉及血循环情况，判定有无神经损伤、血管损伤。X线片可明确诊断。

5. 肱骨颈骨折　伤后出现肩部疼痛、肿胀、皮下瘀斑、活动受限。主动和被动运动常使疼痛加剧，完全骨折可触及骨擦感和闻及骨擦音。X线片可明显见到骨折线和头颈移位或骨折块分离情况。

无移位骨折可以不复位，用三角巾悬吊3~4周即可，大部分骨折常需手术切开复位，依据情况选择螺丝钉或T形钢板等做骨折内固定。老年人可酌情行人工肱骨头置换术，可改变因缺血造成的肱骨头坏死而导致的肩关节功能障碍情况。

（四）康复评定

康复评定是康复治疗的基础，是治疗的依据，也是制订治疗计划、实施康复治疗技术和手段，以及评价整个治疗过程的重要内容，康复治疗始于评定，止于评定。康复评定应该贯穿于康复治疗的全过程，通过评定能够客观、准确地发现问题，如功能障碍的程度、性质、部位、范围等，为治疗计划提供明确的依据。在治疗过程中，及时调整治疗计划，治疗结束时，评价治疗效果或提供进一步治疗建议等。

肩部骨折及脱位的早期患者一般都在外科进行了处理，如手术固定或外固定等。大致经过3~8周时间后，因为肩关节的功能或活动受限而来康复科就诊。然而早期的康复介入，将促进疾病的康复，使功能恢复得更好，能有效地防止失用性肌肉萎缩和关节周围韧带及关节囊挛缩的发生。

1. 一般性检查

（1）首先是生命体征的检查，包括体温、脉搏、呼吸、血压、营养和发育、意识情况及体位姿势等。

（2）然后，对肩部进行检查，在光线明亮处，嘱其脱去长袖外衣，显露出受检的肩部，检查局部有无压痛、有无肿胀、隆起、皮肤有无破溃及瘀斑、皮肤有无瘢痕、肌肉有无萎缩及长度和畸形等改变。如果合并神经损伤，可出现相应的肘、腕、手指运动和感觉功能障碍，通过肌电图检查可了解神经损伤的程度、部位、范围。

2. 围度测量　用无弹性的皮尺，选择两侧上肢相同固定点进行对比测量，以肌腹最隆起处作测点为最佳，将皮尺绕肢体1周，准确记录两侧肌腹周径的长度，然后进行比较，并做好记录，测量之差就是肌肉萎缩的程度值。

3. 肌力评定

（1）**手法肌力检查**：不借任何器材，让受检者坐在有靠背的椅子上或仰卧在床上，由检查者对受检者的肌肉施加一定阻力，来判定肌肉的收缩力量，临床上常用的为徒手肌力检查法，将肌肉收缩力量分为6个级别。

（2）器械检查：为准确定量评定肌力，在肌力超过 3 级时，可用器械进行评定，如握力计、拉力计、捏力计等，记录测量结果（与健侧对比测量更好些）

4. 关节活动度检查 肩部骨折脱位伴随其整个疾病发展过程的就是肩关节的运动受限和障碍，早期因骨折脱位引起疼痛而不敢活动，后期因固定造成肩关节周围韧带及软组织的挛缩及纤维化形成，导致肩关节的功能障碍或因肩部肌肉的萎缩而使肩关节的功能部分丧失。通过关节活动度的测量，可以了解当前活动度指数及功能丧失的情况，为以后康复治疗、功能恢复的程度提供一个可靠的依据。

量角器检查，正常肩关节活动度屈曲 0°~180°，后伸 0°~50°，外展 0°~180°。然后进行被动肩关节活动度测量，记录活动范围。以此来评价关节活动范围受限是肌肉方面的原因还是关节本身所造成的。被动关节活动度的测量主要是检测关节的活动度，必要时需双侧肩关节活动度的对比检测。

5. 疼痛评定 可采用 VAS 评分。

（五）康复治疗

1. 肩关节脱位 经过复位后的肩关节应当制动，在肩关节固定的姿势下，早期嘱其进行手指、腕、肘的伸屈功能训练，可以进行抗阻力的主动训练，防止肌肉萎缩和关节的挛缩，局部做冷疗，可防止肿胀、出血、减轻疼痛。3 天以后，在上述训练下，去除冷疗，局部可进行：

1）超短波治疗，在患处双极对置，无热或微热量，每次 10~15 分钟，每天 1 次，10 天为 1 个疗程。

2）超声波治疗，局部接触移动方法，每次 15~20 分钟，每天 1 次，10 次为 1 个疗程。

第 3 周，可主动进行肩的前后、内收、外展运动，动作幅度要轻柔、慢速、不能用力过猛。

第 4~6 周，去除固定物后：①肩关节的前后、内外摆动，主动肩外展、后伸及内外旋运动，辅助抗阻力及被动的关节功能训练。②体操棒、高吊滑轮、哑铃等器械应用每项做 20 组，每组间隔 20~30 秒，每天 1 次。提高关节的活动度和肌肉肌力。③肩梯、肋木的功能练习。④墙拉力器或橡皮带训练，增强肩关节的活动度和肩带肌的肌力。⑤有活动范围受限的肩关节可用关节松动术。应该注意：在关节松动术应用前，对肩关节及周围组织进行热疗、超声波治疗及能使关节周围组织松弛、局部血液循环加快的技术手段，防止"硬掰"，造成再损伤。

患者仰卧位，由辅助人员协助固定肩胛，治疗师在盂臼平面任何位置对关节施以牵张（分离）、强度为Ⅲ级，以患者耐受无痛或轻微疼痛为限。次日，询问患者局部是否有疼痛、肿胀等不良反应，及时调整手法及强度，直至关节功能恢复到最佳的活动范围。

2. 锁骨骨折

伤后 1~3 周，肩部固定，主要进行肘、腕、手的屈伸及前臂的内外旋功能练习，可逐渐进行抗阻训练，如果未行内固定术，可用电疗法治疗。伤后 3 天内，局部用冷疗，4 天以后可用：①超短波治疗：双极对置，无热或微热，10~15 分钟，每天 1 次，10 天一个疗程；②超声波治疗，局部接触移动法，每次 15~20 分钟，每天 1 次，10 天一个疗程；如果有金属固定物（钢针、钢板），应慎用电疗法治疗，可选用：③红外线光治疗：垂直照射患部，以有舒适温热感为准，每次 20~30 分钟，每天 1 次，10 次为一疗程。

4~6 周，可进行肩部的全方位主动活动功能练习，配合一些器械进行训练，逐渐增加抗阻力训练。

8 周以后，增加训练的强度，应用关节松动术（同肩关节脱位），改善关节周围软组织的关节囊的紧张度，恢复其柔韧性、伸张度，恢复正常的关节活动范围，注意在治疗前，用蜡盘制作出的蜡片，做肩关节的局部热敷治疗，以改善局部的血液循环和紧张性，增加关节松动术的效果。

3. 肩锁关节脱位

如果不做手术的修复，早期制动是关键，固定 4~6 周使局部组织自行修复，治疗以物理因子治疗为主，超声波、超短波、光疗均可以。功能练习应该以肘、腕、手为主，防止固定着的肩锁关节活动。

经手术修复的肩锁关节，其治疗同锁骨骨折的康复治疗。

4. 肱骨大结节骨折　骨折复位或手术内固定术后早期均应制动、休息。用三角巾或低温板支具外固定功能位,以利于修复。腕、手指可做伸、屈功能练习。

3~4 周,内固定的患者可行耸肩及胸大肌、背阔肌群练习;肘关节的伸、屈功能练习 10 次为 1 组,每次间隔 20~30 秒,做 2~3 组。

三角肌无抗阻力收缩,注意外展角度不要大,不要做肩外展及肘关节的伸、屈功能练习。

5~8 周,要逐渐增加以上练习强度,适当增加抗阻力训练和上臂的内外旋练习,可以酌情去除外固定物。肩关节做无重力钟摆弧形运动训练。

9 周以后,借助肋木、肩梯、高吊滑轮、墙拉力器等做肩关节的外展功能练习。如果肩关节出现运动障碍,则通过关节松动术进行康复治疗,手法同肩关节脱位。

手法复位的骨折,1 周后可行超短波治疗,2 周后加超声波局部治疗,方法同前。

5. 肱骨颈骨折　无移位骨折用三角巾悬吊固定,伤后 1~2 周以休息、制动为主,有利于组织修复和骨再生。运动练习以腕关节背伸、屈曲训练为主,上臂肌群做等长收缩练习。

1）超短波治疗:可起到消除肿胀作用。电极对置于患处,无热量,10~12 分钟,每天一次,10~15天为 1 疗程。

2）红外线光治疗:局部照射,热度适中,注意防止烫伤,每次 15~20 分钟,每天 1 次,10~15 天为 1疗程。

经手术复位且有金属内固定物的骨折,早期以制动为主,可以比手法复位的骨折提前 1 周进行运动训练。有利于肩关节功能恢复。局部红外线光治疗同前,慎用超短波治疗。

3~4 周,以上肢主动运动为主,辅助被动训练肌力和关节功能训练,防止过度外展、外旋及内收。①弯腰划弧线,用上肢自然下垂的重力,辅助健侧手臂,屈肘做顺、逆时针弧线运动,每次 20 个动作,每天 2 次。②手指阶梯:主动为主,每天逐渐增加高度。③肘关节及腕、手的抗阻力训练:每天递增训练时间和强度。

5~8 周,以肩关节功能恢复训练为主,主动训练辅以手法辅助练习肩关节外展、外旋、内收、后伸及前屈功能,辅以训练器械如高吊滑轮、肋木、手指阶梯、墙拉力器、橡皮带、体操棒等。

物理因子治疗:①蜡疗盘蜡法:置于肩关节处,每次放置 20~30 分钟,每天 1~2 次,15 天 1 疗程。②光疗:红外线光局部照射。③干扰电治疗或超声波、超短波治疗(无内固定物的手法复位患者)。

未经系统地康复治疗的复位或手术复位的患者,肩关节、肘关节已出现功能障碍,可采用关节松动术进行康复治疗,手法同前。

合并有神经损伤,可采取相对应的手法进行康复训练,辅助神经肌肉电刺激治疗法,每天 1~2 次,每次 15~20 分钟,10~15 次 1 疗程,每 2~3 个月行肌电图检测 1 次,评定神经生长速度等情况。

（六）预后

肩部骨折与脱位后因疼痛、制动等原因易造成肩关节活动障碍,强调早期适当的康复治疗,大多数患者肩关节活动度可满足日常生活活动的要求。

二、肩袖损伤康复

（一）概述

肩袖是由冈上肌、冈下肌、肩胛下肌、小圆肌的肌腱在肱骨头前、上、后方形成的袖套样肌样结构。肩袖的共同功能是在任何运动或静止状态中保持肱骨头和肩胛盂的稳定,使盂肱关节成为运动的轴心和支点,维持上臂各种姿势和完成各种运动功能。

肩袖损伤的病因与发生机制有血运学说、退变学说、撞击学说及创伤学说等。

急性损伤常见的暴力作用形式是:

1. 上臂受暴力直接牵拉,致冈上肌腱损伤。

2. 上臂受外力作用突然极度内收,使冈上肌腱受到过度牵拉。

3. 腋部在关节盂下方受到自下向上的对冲性损伤,使冈上肌腱受到相对牵拉,并在喙肩弓下受到冲击而致伤。

4. 来自肩部外上方的直接暴力,对肱骨上端产生向下的冲击力,使肩袖受到牵拉性损伤。此外较少见的损伤有锐器刺伤及火器伤等。

综上所述肩袖损伤的内在因素是肩袖肌腱随增龄而出现的肌腱组织退化,以及其解剖结构上存在乏血管区的固有弱点。而创伤与撞击加速了肩袖退化和促成了断裂的发生。

（二）解剖及病理生理

冈上肌起自肩胛骨冈上窝,经盂肱关节上方止于肱骨大结节近侧,由肩胛上神经支配,主要功能是上臂外展并固定肱骨头于肩盂上使盂肱关节保持稳定,此外冈上肌还能防止三角肌收缩时肱骨头的向上移位。冈下肌起自肩胛骨冈下窝,经盂肱关节后方止于肱骨大结节外侧中部,也属肩胛上神经支配,其功能在上臂下垂位时使上臂外旋。肩胛下肌起自肩胛下窝,经盂肱关节前方止于肱骨小结节前内侧,受肩胛下神经支配,在臂下垂位时具有内旋肩关节功能。小圆肌起自肩胛骨外侧缘后面,经盂肱关节后方止于肱骨大结节后下方,由腋神经支配,功能是使臂外旋。

冈上肌、肩胛下肌的肌腱位于第二肩关节(肩峰下关节)的下方,在进行内收、外展、上举及后伸等运动时,上述二肌肉在喙肩弓下往复移动,易受夹挤、冲撞而致损伤。冈上肌、冈下肌肌腱在止点近侧的终末段 1~1.5cm 范围内是无血管区,又称危险区域,是肌腱近侧端滋养血管的终末端与肌腱大结节止点部来自骨膜滋养血管的交界区域,此处是血供薄弱部位,也是肌腱退化变性和断裂的好发部位。

肩袖损伤按损伤程度可分为挫伤、不完全断裂及完全断裂三类。肩袖挫伤使肌腱充血、水肿乃至纤维变性,是一种可复性损伤。肌腱表面的肩峰下滑囊伴有相应的损伤性炎症反应,滑囊有渗出性改变。肩袖肌腱纤维的部分断裂可发生于冈上肌腱的关节面侧(下面)或滑囊面侧(上面),以及肌腱内部。完全性断裂是肌腱全层断裂,使盂肱关节与肩峰下滑囊发生贯通性的损伤。此种损伤最多见于冈上肌腱,其次为肩胛下肌腱,冈下肌及小圆肌腱较少发生。冈上肌腱与肩胛下肌腱同时被累及者也不少见。根据肌腱断裂范围又分为小型撕裂、大型撕裂与广泛撕裂三类,大型的肩袖撕裂一般不能自行愈合,影响自行愈合的因素是:①断端分离、缺损;②残端缺血;③关节液漏;④存在肩峰下撞击因素。一般认为 3 周以内损伤属于新鲜损伤,3 周以上属于陈旧性损伤。

（三）临床诊治

1. 症状与体征

（1）外伤史:凡有急性损伤史,重复性或累积性损伤史者,对本病的诊断有参考意义。

（2）疼痛与压痛:常见部位是肩前方痛,位于三角肌前方及外侧。急性期疼痛剧烈,持续性,慢性期呈自发性钝痛。在肩部活动后或增加负荷后症状加重。被动外旋肩关节或过度内收也使疼痛加重。夜间症状加重是常见的临床表现之一。压痛多见于肱骨大结节近侧,或肩峰下间隙部位

（3）功能障碍:肩袖大型断裂者,肩上举及外展功能均受限。外展与前举范围均小于 45°。

（4）肌肉萎缩:病史超过 3 周,肩周肌肉有不同程度的萎缩,以三角肌、冈上肌及冈下肌较常见。

（5）关节继发性挛缩:病程超过 3 个月,肩关节活动范围有程度不同的受限。以外展、外旋及上举受限程度较明显。

2. 特殊体征

（1）空杯试验:空杯试验用于检查冈上肌及冈上肌腱的连续性,又称为 Jobe 试验。由于其主要用于检查冈上肌情况,又被称为冈上肌试验。

检查方法:坐位、立位均可,检查者面向患者,站于患者前方;双上肢于肩胛骨平面内上举 90°,肩关节完全内旋,使前臂旋后拇指指向地面;保持患者胸廓平直(肩胛胸壁关节位置的变化会引起肩带肌的力量改变);检查者于患者前臂远端向下按压,并嘱患者作抗阻并维持初始位置。记录检查过

程中患者是否出现疼痛或无力。

（2）垂臂外展抗阻试验：肌电图显示冈上肌主要在外展 0°～15° 时最活跃，在患者双上肢垂于体侧时作外展抗阻试验，检查冈上肌情况。

检查时患者立位，双上肢垂于体侧，前臂位于旋转中立位（掌心相对），检查者面向患者而立，双手置于患者前臂远端施加阻力，嘱患者作外展抗阻，如患者出现明显无力感则该试验为阳性，提示冈上肌腱撕裂；此时排除了肩峰下撞击引起的疼痛，同时由于无须过多抬肩，可用于检查肩周炎患者或肩袖钙化性肌腱炎患者等肩关节活动范围明显受限的患者冈上肌肌力情况。

（3）回落试验：冈下肌在上臂置于体侧时能提供最大的外旋力量。该试验用于检查冈下肌肌肉及肌腱的完整性。

检查时患者坐位，屈肘 90°，前臂中立位并置于体侧；检查者站于患侧，双手托持前臂并使其肩外旋 45°，嘱患者作外旋抗阻；如患者不能主动外旋抗阻或检查者未及明显外旋力，则开始做回落试验；检查者松开患者前臂，如患者不能维持外旋时上肢的重量，则前臂回落到中立位，则该试验阳性，提示冈下肌完全撕裂。

（4）号手征：号手征用于检查小圆肌的肌力情况。小圆肌提供肩部 45% 的外旋力，在盂肱关节外展 90° 位时提供主要外旋力量。

检查时患者坐位或立位，双上肢休息位置于体侧，让患者同时抬起双手以拇指指尖触及同侧嘴角，如小圆肌无力患者因外旋力明显下降，必须外展患肩并内旋前臂才能完成该动作（该动作类似于吹号手的吹号动作），而健侧只需屈肘外旋前臂即可。该试验阳性提示可能存在小圆肌全层撕裂。

（5）抬离试验：抬离试验用于鉴别肩胛下肌腱的损伤。检查方法：患者立位，患肢内旋后手背伸置于腰背部，嘱患者抬起手背远离腰背部并维持其位置。如患者存在肩胛下肌腱全层撕裂，则不能完成该动作。

（6）拿破仑试验：由于部分患者盂肱关节内旋受限，不能达到抬离试验所需的体位，改进的抬离试验是将手掌置于患侧腹部进行检查，因其检查动作与拿破仑肖像画中的手部动作类似，故取名拿破仑试验（Napoleon test）。

检查方法：患者立位，患侧手掌置于腹部，此时患肩处于轻度前屈、外展、内旋位，嘱患者手掌用力按压腹部，检查者注意观察患侧手腕的位置。如患者能在用力压腹时保持手腕平直，则该试验为阴性；如患者必须屈腕 90° 才能完成压腹动作，则该试验阳性；如患者完成动作时的屈腕角度为 30°～60°，则该试验为可疑阳性。

（7）疼痛弧征：患臂上举 60°～120° 范围内出现肩前方或肩峰下区疼痛。对肩袖挫伤和部分撕裂有一定诊断意义。

对肩袖断裂作出正确诊断并非易事。凡有肩部外伤史，肩前方疼痛伴大结节近侧或肩峰下区域压痛的患者，若同时合并上述特殊阳性体征中一项或几项者，都应考虑肩袖撕裂的可能性。如同时伴有肌肉萎缩或关节挛缩，则表示病变已进入后期阶段。对肩袖断裂可疑病例应作进一步的辅助检查。

3. 影像学诊断

（1）X 线片：X 线片检查对本病诊断无特异性。肩峰与肱骨头顶部间距应不小于 12mm，如小于 10mm 一般提示存在大型肩袖撕裂。平片显示出肩峰下间隙狭窄。X 线片检查还有助于鉴别和排除肩关节骨折、脱位及其他骨、关节疾患。

（2）磁共振成像：对肩袖损伤的诊断是一种重要的方法。磁共振成像能依据受损肌腱在水肿、充血、断裂以及钙盐沉积等方面的不同信号显示肌腱组织的病理变化。磁共振成像的优点是：非侵入性，可重复性强，对软组织损伤的反应具有很高的敏感性（高于 95%），但高敏感性增加了鉴别诊断的难度，是假阳性率较高的原因之一。

（3）超声诊断方法：超声诊断也属于非侵入性诊断方法。简便、可靠，可动态观察是其优点。对肩袖损伤能作出清晰分辨。高分辨率的探头能显示出肩袖水肿、增厚等挫伤性病理改变，肩袖部分断裂则显示肩袖缺损或萎缩、变薄。完全性断裂能显示断端和裂隙并显示肌腱缺损范围。

（4）关节镜诊断：肩关节镜技术是一种微创性检查方法，一般用于疑诊为肩袖损伤、盂唇病变、肱二头肌长头腱止点撕裂病变以及盂肱关节不稳定的病例。

（四）康复评定

1. 肩关节评定简表　肩关节评定简表是一个适合患者自测的肩关节评价系统。它由华盛顿大学肩关节外科制定，主要由 12 个"是"和"不是"组成。多数使用者认为可重复性好，简便易行。适合于各种肩关节疾病的评定，见表 7-2。

表 7-2　肩关节评定简表

1. 侧卧位时肩关节舒服吗？	是	不是
2. 睡眠时肩关节舒服吗？	是	不是
3. 把衬衫下摆塞进裤子时手能够到一点后背吗？	是	不是
4. 你能把手放在脑后同时肘转到身体侧方吗？	是	不是
5. 你能否不屈曲肘关节把一枚硬币放到你肩膀同样高的架子上？	是	不是
6. 你能否举起 1 磅（3.73kg）的重量吗？	是	不是
7. 你能伸直手臂把 8 磅重的物品举到头的水平吗？	是	不是
8. 你能用患病的手臂提起 20 磅的重量吗？	是	不是
9. 你能用患病的手臂低手将垒球扔 20 码（约等于 18m）远吗？	是	不是
10. 你能用患病的手臂过顶将垒球扔 20 码（约等于 18m）远吗？	是	不是
11. 你能用患病的手臂够到对侧肩关节的后面吗？	是	不是
12. 你的肩关节是否能够完全适应你的日常工作？	是	不是

2. 关节活动度评定　用量角器测量肩关节屈曲、后伸、外展、内收、内旋、外旋各方向的活动范围。应注意测定时的标准体位。

3. 肌力评定　采用徒手肌力评定法测试肩袖各肌的肌力，并记录。

4. 疼痛评定　可采用 VAS 评分。

5. 日常生活活动能力评定　常用 Barthel 指数或改良 Barthel 指数。

（五）康复治疗

治疗方法的选择取决于肩袖损伤的类型及损伤时间。肩袖挫伤，部分性断裂或完全性断裂的急性期一般采用非手术疗法。

1. 肩袖挫伤　包括休息、三角巾悬吊、制动 2~3 周，同时局部行冰疗、磁疗、超短波等理疗方法，消除肿胀及止痛。疼痛缓解之后即开始做肩关节功能康复训练。

2. 肩袖断裂　急性期于卧位上肢零位皮肤牵引，持续时间 3 周。牵引同时做床旁理疗，2 周后，每日间断解除牵引 2~3 次，做肩、肘部功能练习，防止关节僵硬。也可在卧床牵引 1 周后改用零位支具固定，便于下地活动。零位牵引有助于肩袖肌腱在低张力下得到修复和愈合。在去除牵引之后也有利于利用肢体重力促进盂肱关节功能的康复。肩袖大型撕裂、非手术治疗无效的肩袖撕裂以及合并存在肩峰下撞击因素的病例，需手术治疗。经 4~6 周的非手术治疗，肩袖急性炎症及水肿消退，未能愈合的肌腱残端形成了较坚硬的瘢痕组织，有利于进行肌腱修复和止点重建。

3. 肩袖修补术后康复方案

（1）术后 1~2 周：术后 1~2 周内采用外展支具或三角巾舒适体位悬吊保护，不应负重及过分用力。否则将影响组织愈合及功能恢复。外展支具或三角巾保护时间视疼痛、肌力情况而定。

1）手术当天：麻醉消退后，患者生命体征稳定，开始活动手指、腕关节。卧床时于手术一侧手臂下垫枕头，使手臂保持稍前屈位，以减轻疼痛。

2）术后 1 天："握拳"练习：用力、缓慢、尽可能张开手掌，保持 2 秒，用力握拳保持 2 秒，反复进行，在不增加疼痛的前提下尽可能多做（对于促进循环、消退肿胀、防止上肢静脉血栓具有重要意义）。

3）术后 3 天：①根据情况开始"摆动练习"：身体前屈（弯腰）至上身与地面平行，在三角巾和健侧手的保护下摆动手臂。首先是前后方向的,待适应基本无痛后增加左右侧向的,最后增加绕环(划圈)动作,逐渐增大活动范围,但不超过 90°,每个方向 20~30 次 / 组,1~2 组 /d,练习后即刻冰敷15~20 分钟。②耸肩练习:耸肩至可耐受的最大力量,保持 2 秒,放松后重复,20 次 / 组,3~4 组 /d。③"扩胸""含胸"等肩关节周围肌肉力量练习:至可耐受的最大力量,保持 2 秒,放松后重复,20 次 /组,3~4 组 /d。

4)术后 1 周:①开始活动肘关节:保护下去除三角巾,主动、缓慢、用力全范围屈伸肘关节,20~30次 / 组,2 组 /d。练习后戴三角巾保护。②被动关节活动度练习:a. 肩关节前屈练习:平卧,去除三角巾保护,健侧手握紧患侧肘部(患侧肢体完全放松,由健侧用力完成动作),经体前沿垂直方向向上举起患侧手臂。角度控制在 90° 范围内。b. 肩关节外展练习:姿势及要求同前,在体侧沿水平方向举起患侧手臂,角度控制在 90° 范围内。c. 肩关节 0° 位外旋:仰卧,上臂贴紧体侧,屈肘 90°,健侧手握紧患侧手腕,在体前沿垂直方向向外推患侧小臂,角度控制在 45°~60° 范围内。上述练习至感到疼痛处保持 1~2 分钟为 1 次,3~5 次 / 组,1~2 组 /d,并逐渐增加被动活动角度。d. 肩关节后伸:平卧,健侧手握紧患侧手腕,在体侧将小臂逐渐放至床面。至感到疼痛处保持 1~2 分钟为 1 次,3~5 次 / 组,1~2 组 /d。并逐渐增加被动活动角度。

(2)术后 3~4 周

1)肌力练习:①肩关节前屈肌力练习:前平举:屈肘 90°,手臂在体前抬起至无痛角度,不得耸肩。静力练习为主,于最高位置保持 2 分钟,休息 5 秒,连续 10 次为 1 组,2~3 组 /d。力量增强后伸直手臂进行。②肩关节外展肌力练习:侧平举:手臂在体侧抬起至无痛角度,不得耸肩。静力练习为主,于最高位置保持 2 分钟,休息 5 秒,连续 10 次为 1 组,2~3 组 /d。③负重"耸肩"练习:动作同以上描述"耸肩"练习:提重物进行,20 次 / 组,组间休息 3 秒,2~4 组连续进行,1~2 次 /d。

2)活动度练习:继续并强化以上练习,逐渐增加被动活动角度。

(3)术后 5~6 周

1)继续并强化以上练习,练习时基本无痛或不感到疲劳可以不再继续。

2)肩外展 45° 位,内、外旋练习:平卧,屈肘 90°,摆放好外展 45° 位,健侧手握紧患侧腕部,向内和向外两个方向下压。角度控制在 60° 范围内。至感到疼痛处保持 1~2 分钟为 1 次,3~5 次 / 组,1~2组 /d。并逐渐增加被动活动角度。

3)继续并强化以上描述的练习方法。增加负荷,改为动力性练习,即选用适当重量的负荷,20次 / 组,组间休息 30 秒,2~4 组连续进行,1~2 次 /d。

4)抗阻内旋肌力练习:抗阻内旋:手握一弹性皮筋一端,皮筋另一端固定于某处,向内侧用力牵拉皮筋,使手接近身体。至最大角度保持一定时间或完成动作为 1 次。可通过皮筋的松紧调节阻力的大小,30 次 / 组,组间休息 30 秒,2~4 组连续进行,1~2 次 /d。

5)抗阻外旋肌力练习:抗阻外旋:手握一弹性皮筋一端,皮筋另一端固定于某处,向外侧用力牵拉皮筋。至最大角度保持一定时间或完成动作为 1 次。可通过皮筋的松紧调节阻力的大小,30 次 /组,组间休息 30 秒,2~4 组连续进行,1~2 次 /d。

(4)术后 7~12 周:继续加强活动度练习:方法按照以上描述过的方法,前屈角度逐渐至170°~180°,即接近正常。肩外展 90° 位内、外旋练习:仰卧,肩关节外展 90°,屈肘 90°,健侧手握紧患侧手腕,在体侧沿垂直方向向内及外推患侧小臂,至感到疼痛处保持,1~2 分钟为 1 次,3~5 次 / 组,1~2 组 /d。并逐渐增加被动活动角度。角度控制在外旋 75°~90°,内旋 75°~85° 之内。在术后 10 周基本达到全范围活动。可以用健侧手臂作比较,活动范围基本相同即为正常。

强化肌力练习,采用以上描述的练习方法并逐渐增加负荷,以绝对力量的练习为主。选用中等负荷,20 次 / 组,2~4 组连续练习,组间休息 60 秒,2~3 组 /d。

(5)术后 13~21 周

强化肌力练习:①仰卧位,水平内收:选用中等负荷,20 次 / 组,2~4 组连续练习,组间休息 60 秒,

2~3 组 /d。②水平外展:选用中等负荷,20 次 / 组,2~4 组连续练习,组间休息 60 秒,2~3 组 /d。③俯卧前平举:可空手、单手或握重物抗阻练习,选用中等负荷,20 次 /组,2~4组连续练习,组间休息60秒,2~3 组 /d。开始尝试体力劳动或体育活动。

（6）术后 22 周及以后:继续力量及活动度练习。同时复查,决定可否恢复运动或体力劳动。

（六）预后

肩袖损伤只要正确诊断,早期处理,系统的康复治疗,患者肩关节功能基本都能取得满意的恢复。

三、肩峰下撞击综合征

（一）概述

肩峰下撞击的概念首先由 Neer 于 1972 年提出。他依据撞击征发生的解剖部位将其分成冈上肌腱出口狭窄引起的出口撞击征和非出口部位撞击综合征。解剖部位的分类方法对撞击征的定位诊断有一定帮助,但对撞击征的原因表达不够明确。

肩峰下撞击综合征是指肩峰下关节由于解剖结构原因或动力学原因,在肩的上举、外展运动中,因肩峰下组织发生撞击而产生的临床症状。因此,从病因学角度可把撞击综合征分成解剖学和动力学两大类,前者主要指冈上肌出口部因骨或软组织结构异常,造成出口部狭窄而发生的撞击综合征,又可称为结构性撞击综合征;后者主要指肩关节稳定结构破坏或动力装置失衡而导致的肩峰下撞击综合征,又称功能性撞击综合征。解剖学与动力学的因素可以互为因果,对撞击征的病因与类别进行区分时,需根据病史和物理学检查发现进行具体分析。

（二）解剖及病理生理

1. **肩峰下结构的解剖特点** 肩峰下结构具有近似典型滑膜关节的结构。

（1）喙突、喙肩韧带、肩峰构成穹隆状结构,类似关节的臼窝部分,起关节臼的作用。

（2）肱骨大结节形成杵臼关节的髁状突部分。在肩关节的前举、后伸以及内收、外展运动中,位于喙肩穹下的大结节做矢状面或冠状面的弧形轨迹运动。

（3）肩峰下滑囊位于肩峰和喙肩韧带下方,滑囊下壁紧贴冈上肌腱表面,可缓冲大结节对肩峰的压力,减少冈上肌腱在肩峰下的摩擦,起着类似关节滑囊的作用。

（4）冈上肌腱在肩峰与大结节之间通过。肱二头肌长头位于冈上肌深面,越过肱骨头上方止于盂唇顶部或肩盂上粗隆。肩关节运动时,这两个肌腱在喙肩穹下移动。

肩峰前外侧端形态异常、骨赘形成,肱骨大结节的骨赘形成,肩锁关节增生肥大,以及其他可能导致肩峰—肱骨头间距减小的原因,均可造成肩峰下结构的挤压与撞击。这种撞击大多发生在肩峰前1/3 部位和肩锁关节下面。反复的撞击促使滑囊、肌腱发生损伤、退变,乃至发生肌腱断裂。

2. **出口部撞击综合征的病因**

（1）肩峰前方骨赘形成。

（2）肩峰形成异常,过度向前、下弯曲。

（3）肩锁关节隆突,骨疣形成。

3. **出口部撞击综合征的病理** 冈上肌腱变性、破裂;肱二头肌长头腱变性;肩峰下滑囊炎。

4. **非出口部撞击综合征的病因**

（1）大结节过度突起。

（2）向下压迫肱骨头的力量丧失。

（3）盂肱关节运动支点丧失。

（4）肩胛骨悬吊功能丧失。

依据撞击综合征的病理学表现,可以将其分成三期。第一期:又称水肿出血期,可发生于任何年龄。从事手臂上举过头的劳作,如板壁的油漆及装饰工作,以及从事体操、游泳、网球及棒球投掷等运动项目而造成肩关节过度使用和发生累积性损伤是常见原因之一。肩峰下注射利多卡因可使疼痛完全缓解。X 线检查一般无异常发现,关节造影也不能发现肩袖破裂存在。

第二期:慢性肌腱炎及滑囊纤维变性期,多见于中年患者。肩峰下反复撞击使滑囊纤维化,囊壁增厚,肌腱反复损伤呈慢性肌腱炎,通常是纤维化与水肿并存。增厚的滑囊与肌腱占据了肩峰下间隙,使冈上肌出口相对狭窄,增加了撞击发生的机会和频率,疼痛症状发作可持续数天之久。在疼痛缓解期仍会感到肩部疲劳和不适。

利用 X 线片、肩关节造影及关节镜检查等方法,可以对撞击征第 I 期和第 Ⅱ 期与肩袖化、肩袖破裂以及盂肱关节半脱位等病变作出鉴别。

第三期:肌腱断裂期,主要病理变化是冈上肌腱、肱二头肌长头腱在反复损伤、退变的基础上发生肌腱的部分性或完全性断裂。肩袖出口部撞击征并发肩袖断裂的好发年龄在 50 岁以后。肌腱退变程度和修复能力与年龄因素有关。

(三)临床诊治

撞击综合征可发生于自 10 岁至老年期的任何年龄。部分患者具有肩部外伤史,相当多的患者发病与长期过度使用肩关节有关。因肩袖、滑囊反复受到损伤,组织水肿、出血、变性乃至肌腱断裂而引起症状。早期的肩袖出血、水肿与肩袖断裂的临床表现相似,易使诊断发生混淆。应当把撞击综合征与其他原因引起的肩痛症状进行鉴别,并区分出撞击综合征属于哪一期,此对本病的诊断和治疗是十分重要的。

1. 撞击综合征的临床表现

(1)肩前方慢性钝痛:在上举或外展活动时症状加重。

(2)疼痛弧征:患臂上举 60°~120° 范围出现疼痛或症状加重。疼痛弧征仅在部分患者中存在,而且有时与撞击征并无直接关系。

(3)砾轧音:检查者用手握持患臂肩峰前、后缘,使上臂做内、外旋运动及前屈、后伸运动时可扪及砾轧声,用听诊器听诊更易闻及。明显的砾轧音多见于撞击征 Ⅱ 期,尤其是在伴有完全性肩袖断裂者。

(4)肌力减弱:肌力明显减弱与广泛性肩袖撕裂的晚期撞击征密切相关。肩袖撕裂早期,肩的外展和外旋力量减弱,有时系因疼痛所致。

(5)撞击注射试验:以 1% 利多卡因 10ml 沿肩峰下面注入肩峰下滑囊。若注射前、后均无肩关节运动障碍,注射后肩痛症状得到暂时性完全消失,则撞击征可以确立。如注射后疼痛仅有部分缓解,且仍存在关节功能障碍,则 "冻结肩" 的可能性较大。本方法对非撞击征引起的肩痛症可以作出鉴别。

合并肩袖破裂的初期,疼痛呈间歇性,疼痛发作与撞击发生的频率密切相关。在劳作之后及夜间症状加重,休息后明显减轻。如有慢性肩峰下滑囊炎存在,疼痛呈现持续性和顽固性。因肩痛而使患肢无力,外旋肌与外展肌肌力减弱。在肢体下垂位,外旋肌肌力的 90% 来自冈下肌,当肢体在外展90° 位做外旋肌力测试时,则外旋肌肌力大部分来自三角肌的后份。随病程延长,冈上肌、冈下肌及三角肌相继出现肌肉萎缩,肌力减弱。

关节造影对完全性肩袖破裂仍是最可靠的诊断方法。但造影和超声检查均不能显示或确定破裂口的大小。临床物理学检查如发现冈上肌腱明显萎缩、肌力减弱,臂坠落征阳性,并有肱二头肌长头腱断裂,而 X 线摄片显示腱峰—肱骨头间距明显缩小(≤0.5cm),则提示存在肩袖大型断裂。

肱二头肌长头腱的撞击性损伤一般与冈上肌腱损伤伴随发生,肩袖广泛撕裂可促使肱二头肌长头腱损伤的迅速恶化。撞击征 Ⅱ 期可能合并存在肱二头肌长头腱炎。在第 Ⅱ 期还可能发生肌腱部分断裂或完全断裂。

血象和血液生物化学检查对撞击征诊断无直接帮助。血细胞计数、血细胞沉降率、类风湿因子、血尿酸测定等对排除其他关节疾病是必要的。

2. 撞击综合征的 X 线表现   X 线片应常规包括上臂中立位、内旋位、外旋位的前后位投照及轴位投照,显示肩峰、肱骨头、肩盂及肩锁关节。X 线片可以发现肩峰过低及钩状肩峰、肩峰 - 肱骨头间距缩小并识别出肩峰下钙盐沉积、盂肱关节炎、肩锁关节炎、肩峰骨骺发育异常和其他骨疾患。

冈上肌腱出口部 X 线投照(Y 位相)对了解出口部的结构性狭窄以及测量肩峰—肱骨头间距是十分重要的。X 线片对 I 期、Ⅱ 期及 Ⅲ 期撞击征的诊断无特异性。

3. 撞击综合征的 MR 与超声表现　无创诊断方法 MR 检查对软组织病变有很高的敏感性,随着经验的积累,MR 检查对肩袖损伤诊断的特异性也在不断增高,已逐渐成为常规诊断手段之一。

超声诊断法属非损伤性检查法,具有可重复性,对肩袖水肿、出血,以及腱内断裂和完全性断裂均有一定的诊断价值。目前超声诊断肩袖损伤尚无统一标准,超声图像解释还存在一定困难,还有待进一步探索和总结。对于肩袖内部分肌腱断裂的识别和诊断,超声检查术也许是今后应予重视的一个方向。

4. 关节镜检查　关节镜检查术是一种直观的诊断方法,能发现肌腱断裂的范围、大小、形态,对冈上肌腱关节面侧的部分断裂及肱二头肌长头腱病变也有诊断价值,并能从肩峰下滑囊内观察滑囊病变及冈上肌腱滑囊面的断裂。此外,在诊断的同时还能进行治疗,如肩峰下间隙的刨削减压、病灶清除和前肩峰骨赘切除,并可进行前肩峰成形术。关节镜检查是损伤性检查方法,需在麻醉下进行,并且还需具备一定的经验和技术设备。术后患肢宜做零度位牵引或肩人字石膏固定,3 周之后去除固定行康复训练。

(四) 康复评定

1. HSS 肩关节评分标准　美国特种外科医院(HSS)提出肩关节功能评分标准,起初用于肩峰下撞击综合征评定,见表 7-3。

表 7-3　HSS 肩关节评分表

分类	分值
疼痛(30 分)	
无 =6 分,轻 =3 分,中 =2 分,重 =0 分。在以下活动中	
1. 运动	
2. 非过顶运动	
3. 日常活动	
4. 坐着休息	
5. 睡眠	
总计	
功能受限(28 分)	
无 =7 分,轻 =4 分,中 =2 分,重 =0 分。在以下活动中	
1. 做手过头顶的运动	
2. 不使用肩关节的运动	
3. 手能摸到头顶	
4. 日常生活中一般性活动	
总计	
压痛(5 分)	
无 =5 分,在 1~2 个部位压痛 =3 分,2 个以上部位 =0 分	
总计	
撞击征(32 分)	
以下每个体征对应一个分数,如果出现该体征则为 0 分,否则满分	
1. 撞击征(15 分)	
2. 外展征(12 分)	
3. 内收征(5 分)	
总计	
活动度(5 分)	
在任一平面丢失 20° 减 1 分,最多减 5 分	

评价标准:优:90~100 分;良:70~89 分;可:50~69 分;差:50 分以下。

2. 其他肩关节功能评定量表 常用的如肩关节评定简表,Constant-Murley 肩关节功能评分等,可根据需要选用。

3. 疼痛评定 可采用 VAS 评分。

4. 特殊检查

(1)撞击试验:检查者用手向下压迫患者患侧肩胛骨,并使患臂上举,如因肱骨大结节与肩峰撞击而出现疼痛,即为撞击试验阳性,对鉴别撞击征有很大临床意义。

(2)Hawkin 撞击征:测试者将患者肩关节屈曲 90° 并内收内旋,出现疼痛为阳性。

(五)康复治疗

肩峰下撞击综合征康复治疗方法选择,取决于撞击综合征的病因与病期。发病早期常采取非手术治疗。早期用三角巾或吊带制动,在肩峰下间隙注射皮质激素和利多卡因能取得明显止痛效果。口服非甾体类消炎镇痛药能促进水肿消退,缓解疼痛,同时可应用物理治疗。一般在治疗 2 周左右症状基本缓解之后开始做肩的功能练习。3 周之后开始练习抬举上臂,初始阶段应选择非疼痛方向的上举运动。宜在症状完全缓解 6~8 周后,再从事原劳动或体育运动,过早恢复体力活动与体育运动易使撞击征复发。进入慢性冈上肌腱炎和慢性滑囊炎阶段,仍以物理治疗为主促进关节功能康复,并改变劳动姿势和操作习惯,调整工种,避免肩峰下撞击征复发。

1. 增加肩关节活动范围的练习

(1)垂臂摇摆运动练习:患者弯腰健肢手扶椅背,患肢放松下垂做回旋运动,前后和左右大幅度的摆动,并逐渐增加活动的角度。

(2)仰卧双手抱头的枕部,然后做肩的外展动作。可消除盂肱关节的粘连,增加肩的外展及外旋角度。

(3)患者坐或站立,双手指置肩上,做肩的回旋运动。

(4)患者坐或站立双手,放在背后,并尽量向上。改进内旋。

(5)患者分腿站立患肩绕一环形宽布带,将锁骨远端下压,环布带的远端绕行,踩在健侧足下。双手拉动通过滑轮的绳子,由于肩胛骨已被带子固定,患肩盂肱关节的粘连即可被松开。

(6)关节松动术:病变早期,因疼痛剧烈,应多用 Ⅰ 级手法,即在肩关节活动的起始端小范围地松动,以每秒 1~2 次的频率进行,时间为 45~60 秒。在病变中后期,因肩关节活动受限,应多用 Ⅱ、Ⅲ 级手法,持续 60~90 秒。

2. 增进肩关节力量的运动练习

(1)双臂伸直做肩关节前屈和背伸的拉力动作。用墙拉力器或弹力条,并逐渐增加对抗的阻力。主要是加强三角肌力量。

(2)三角肌静力力量练习:立位,双臂屈肘侧平举肘上负重(沙袋或杠铃片,并逐渐增加重量)。

(3)立位,体侧对向拉力器,屈肘做肩关节的内旋及外旋抗阻活动。主要增加肩袖肌力。

(4)双杠撑起,增加背阔肌、斜方肌及其他肩胛周围的肌群的力量练习。坐轮椅的患者也可在椅的扶手上屈肘支撑做静力练习。

3. 增加肩关节耐力的练习 如投小球或甩鞭练习,如有肩袖明显损伤则只做投实心球的投球练习。

(六)预后

肩峰下撞击综合如能得到及时诊断,明确病因和病理变化状况,得到正确治疗与康复,一般均能取得较满意的结果。

四、肩关节周围炎

(一)概述

肩周炎是一种发生在肩关节及其周围,以肩周肌肉、肌腱、滑囊和关节囊等软组织的慢性非特异性炎症为症状的综合征。其表现为肩痛及肩关节活动障碍。它并非单一病因的病变。广义的肩周炎包括肩峰下滑囊炎、冈上肌腱炎、肩袖破裂、肱二头肌长头肌腱及腱鞘炎、肩峰下撞击综合征等。狭义的肩周炎习惯称"冻结肩"。肩周炎确切病因目前仍不清楚,临床上对肩周炎的治疗尚无特效的方法。

（二）解剖及病理生理

肩周炎的病理过程可分为疼痛期、僵硬期和恢复期。

1. 疼痛期 病变主要是肩关节囊挛缩,关节下隐窝闭塞,关节腔容量减少。肩后伸时,肱二头肌腱有不适及束缚感,肩前外侧疼痛,可扩展至三角肌止点。

2. 僵硬期 随着病变的加剧进入僵硬期。此期除关节囊挛缩外,关节周围大部分软组织均受累,胶原纤维变性,组织纤维化并挛缩而失去弹性。后期喙肱韧带增厚挛缩成索状。冈上、冈下、肩胛下肌紧张,将肱骨头抬高,限制其各个方向活动。肩峰下滑囊增厚,肱二头肌腱与腱鞘有明显粘连。此期的临床表现为持续性肩痛,夜间加重,不能入眠,肩关节活动受限达到高峰。

3. 恢复期 关节囊、肩关节周围软组织炎症逐渐吸收,疼痛逐渐减轻,肩部粘连缓慢松解,滑液重新分泌,肩关节活动度逐渐增加。

（三）临床诊治

1. 临床表现

（1）症状:①肩关节周围疼痛 单侧多发,初起时肩部不适、疼痛,部位较深,按压时减轻。随病情发展疼痛加重,放射至肘部、肩胛部,甚至手部。②肩关节活动受限或僵硬,严重者穿衣、梳头、摸背等日常生活活动困难。

（2）体征:①病程长者可见三角肌、肩胛肌及冈上肌、冈下肌萎缩。②肩周痛压痛点多位于肩袖间隙区、肱二头肌长头腱、三角肌止点等。③肌肉痉挛可触及斜方肌、菱形肌、肩胛提肌的痉挛。④肩关节各个方向主动、被动活动均不同程度受限,以外旋、外展和内旋、后伸最重,内收影响最小。

2. 影像学表现 X线检查对本病诊断价值不大,可排除其他疾病。早期多呈阴性,病程长者可发现骨质疏松、肩袖钙化等。肩关节腔造影容量 <10ml,多数 <5ml（正常容量 15~18ml）,MRI 可发现病变部位的特异性改变,也可见关节囊增厚,当厚度 >4mm 对诊断本病的特异性达 95%。超声检查可明确诊断并引导注射治疗。

（四）康复评定

1. 疼痛评定 可采用目测类比疼痛程度评分法（VAS）评定。

2. 关节活动度评定 用量角器测量肩关节屈曲、后伸、外展、内收、内旋、外旋各方向的活动范围。应注意测定时的标准体位。

3. 肌力评定 采用徒手肌力评定法测试肩周肌的肌力,并记录。

4. 日常生活活动能力评定 常用改良 Barthel 指数。

（五）康复治疗

治疗原则:急性期消炎止痛,慢性期松解粘连改善功能。

1. 药物治疗 口服止痛、肌松药物如扶他林、乙哌立松。疼痛影响睡眠者可适当用安定等镇静药物。

2. 物理因子治疗 常用冲击波、超短波、微波、毫米波、红外线、磁疗、超声波等进行治疗。

3. 局部封闭治疗 痛点局限时,可局部注射醋酸泼尼松龙或得宝松,能明显缓解疼痛。

4. 运动疗法 无论病程长短,症状轻重,均应每日进行肩关节的主动活动,活动以不引起剧痛为限。如下垂摆动运动（Codman 练习）、体操棒练习、肩梯、肋木、肩关节活动器练习。

5. 手法治疗 ①关节松动术:是治疗肩周炎疼痛及活动受限的一种有效实用的手法治疗。主要对肩关节的摆动、滑动、旋转、分离和牵拉等附属运动进行操作,可以起到缓解疼痛、促进关节液流动、松解组织粘连和增加本体反馈的作用。在急性期,因疼痛剧烈,应多用Ⅰ级手法,即在肩关节活动的起始端小范围地松动,以每秒 1~2 次的频率进行,时间为 45~60 秒。在缓解期,因肩关节活动受限,应多用Ⅱ、Ⅲ级手法,持续 60~90 秒。Ⅲ、Ⅳ级手法都接触终末端,对改善活动度效果显著,但若使用不当,可引起较明显的疼痛。每种手法可重复使用 2~3 次。对于合并有肩关节半脱位或严重骨质疏松症的患者应慎用或不用。②推拿按摩:早期采用轻手法,达到松解粘连、缓解疼痛、改善循环和减轻痉挛的目的。

6. 作业治疗 磨砂板、套管、插件练习对改善肩关节功能有益。

7. 中医治疗 ①中药:适当服用活血化瘀、通经活络等对症支持治疗。②针灸:可选用相应穴位治疗。

8. 手术治疗 对于粘连严重、病程长、病变复杂、严重影响生活和工作者,经上述保守治疗无效者,可考虑手术治疗。

(六) 预后

本病是一种自限性疾病,许多患者常可在一段时间后症状自行缓解。

1. 疾病发作期 应注意休息和局部防寒保暖,防止不正确的运动方式造成进一步损伤。

2. 良肢位 仰卧位,在患肩下垫一薄枕,保持肩关节水平位,避免患侧卧位。

3. 日常生活指导 让患者尽可能使用患侧上肢进行日常生活活动,以增强患侧肩关节的运动功能。避免使用患侧上肢提举重物。

4. 功能锻炼 指导患者自我进行功能锻炼,如医疗体操、肌肉放松运动等。应在无痛或轻痛范围内进行,注意避免肩关节的再次受损伤。

(张长杰)

思考题

1. 空杯试验的临床意义是什么?

2. 肩峰下撞击综合征应用关节松动术的原则是什么?

第五节 骨 关 节 炎

扫码获取
数字内容

【本节要点】

1. 骨关节炎是由多种因素引起关节软骨退行性变及继发关节骨质增生的退行性疾病。根据发病因素,可分为原发性和继发性两类。

2. 原发性骨关节炎病因尚不清楚,多种因素综合作用导致发病,年龄和超重是已明确的两个最主要的致病因素。

3. 疼痛、畸形和功能障碍是骨关节炎最显著的临床表现。原发性骨关节炎多累及负重大、活动多的关节,如膝、髋、脊柱、手部关节。

4. 应根据患者病史、临床表现及 X 线检查作出骨关节炎的诊断。

5. 骨关节炎的治疗应选择个体化治疗方案,基础治疗贯穿骨关节炎康复的整个过程,并采用阶梯化治疗方式。

一、概述

(一) 定义

骨关节炎(osteoarthritis,OA)是一种常见的慢性关节疾病,又称骨关节病、退行性关节炎等。其是由多种因素引起关节软骨的退行性变及继发关节骨质增生,从而导致以关节疼痛、功能障碍为主要表现的退行性疾病。

根据发病因素,其可分为原发性和继发性两类。原发性骨关节炎病因尚不清楚,其发生发展是一种长期、渐进的病理过程,多种因素综合作用导致发病,年龄和超重是已明确的两个最主要的致病因素,也可能与软骨营养、代谢异常有关;继发性骨关节炎是在原发病的基础上发生继发性改变,可发生于任何年龄阶段,常因关节结构异常、关节面不平整等因素致病。

（二）流行病学

骨关节炎好发于中老年人群,其在 65 岁以上的人群发病率 50%。与国外流行病学调查相比,亚洲人群膝关节骨关节炎发生率明显高于髋关节骨关节炎。我国 40 岁以上人群原发性 OA 的总体患病率高达 46.3%。膝关节骨关节炎患病率为 8.1%,女性高于男性,并呈明显的地域差异,西南地区（13.7%）和西北地区（10.8%）明显高于华北（5.4%）和东部沿海地区（5.5%）。此外,农村地区发病率也明显高于城市地区。随着我国人口老龄化进展,骨关节炎发病率还有上升的趋势。

（三）病因与发病机制

骨关节炎已知的危险因素包括年龄、肥胖、基因易感性、急性创伤、慢性关节负荷过载、性别与激素水平以及代谢综合征。这些危险因素共同作用参与骨关节炎的病理生理过程。

骨关节炎发病机制尚不明确,目前认为可能是力学和生物学因素的共同作用,导致软骨细胞、细胞外基质以及软骨下骨三者降解和合成正常偶联失衡。在病理状态下,多种炎症通路激活（Wnt/β-catenin、Notch、MAPK、NF-κB 等信号通路）,炎症因子（IL-1、IL-17、TNF-a）与炎症介质（PGE2 及 NO）的增加,以及基质金属蛋白合成酶（MMP）的增加,破坏细胞软骨合成及降解的生理稳态,从而使软骨生理负荷不均,最终导致软骨破坏变薄、骨髓病变及软骨下骨坏死,骨关节炎发生发展。此外,软骨下骨的异常重建也可能加速关节软骨的退变,加速疾病进展。

近年来研究发现,一些候选基因可能是骨关节炎的易感基因。例如,*GDF5*、*ZNF345*、*SOX9/ROCR*、*SMG6*、*NF1*、*NFAT/WWP2*、*USP8* 等 16 个候选基因与膝关节骨关节炎发生有关。而通过 DNA 甲基化 / 脱甲基化、组蛋白修饰、LncRNAs、MicroRNAs 等方式对这些候选基因进行编码和调控同样与骨软骨代谢密切相关。

二、解剖及病理生理

（一）解剖

膝关节包含胫股关节和髌股关节。行走过程中,胫股关节在下肢力量的传导承担重要的角色,其周围的韧带以及肌肉维持关节的稳定性以及协助减震。髌股关节通过增加股四头肌作用力臂,增强伸肌力矩的潜能。平地步行时,髌股关节承担约体重 1.3 倍压力,上楼梯时承担约体重 3.3 倍压力,深蹲或下楼梯时承担约体重 7.8 倍压力,这与股四头肌收缩产生的力量与膝关节屈膝角度有关。因此,反复上下楼梯或深蹲可能加速骨关节炎的发生发展。

（二）病理生理

关节软骨变性是最早、最重要的病理变化。其包括关节软骨软化、软骨深层出现裂隙,进而纤维化、剥脱及缺失。软骨下骨随之裸露,承受压应力及摩擦力大的区域,软骨下骨密度增加、呈象牙样硬化;非负重区软骨下骨萎缩、囊性变或骨质疏松。软骨下骨不断塑形,形成骨赘,导致关节畸形。软骨剥脱后黏附在滑膜上刺激滑膜充血水肿、渗出更多富含黏蛋白的滑液使得滑液黏稠混浊。同时,关节囊纤维变性和增厚,限制关节活动,并可能出现关节僵直畸形。此外,因长时间疼痛、活动减少而出现失用性肌肉萎缩,肌力减退。上述病理变化互为因果、恶性循环。

三、临床诊治

（一）临床表现

疼痛、畸形和功能障碍是骨关节炎最显著的临床表现。原发性骨关节炎好发于 50 岁以上人群,女性多于男性,病程发展缓慢。多累及负重大、活动多的关节,如膝、髋、脊柱、手部关节;继发性骨关节炎可发生于任何年龄,常局限于单个或少数关节,病程发展较快。在疾病晚期,两者临床表现均相同。

1. 症状　起病缓慢,最初多在受凉或劳累后感到关节酸胀不适。寒冷、潮湿环境可加重疼痛。后症状逐渐加重,活动后加剧,休息缓解,伴有晨僵或静息后关节僵硬,时间持续几至十几分钟,极少超过 30 分钟,多在活动后缓解。可有关节打软、错位感及关节摩擦感,偶有关节绞锁。晚期出现持续性疼痛或夜间痛,关节肿痛明显、活动受限加重,最终导致残疾。

2. 体征　病变关节可有轻度肿胀,晚期可见关节畸形及不同程度的肌萎缩。可有关节间隙压痛,或有关节活动部分受限,活动时可闻(触)及摩擦音(感)。膝关节病变伴有滑膜炎时,关节肿胀,浮髌试验(+),后期可有屈曲、内翻畸形;髋关节病变时,髋内旋诱发疼痛,四字试验(+),后期可有屈曲畸形;远端指间关节受累可见关节伸侧面骨性膨大,形成赫伯登(Heberden)结节,近端指间关节伸侧形成布夏尔(Bouchard)结节。

3. 辅助检查　①实验室检查:骨关节炎患者血常规、蛋白电泳、免疫复合物及血清补体等检查一般无明显异常。伴有急性滑膜液的患者可有血沉和 C 反应蛋白轻度升高,关节液透明、淡黄色,黏稠度正常,白细胞轻度增高,以单个核细胞为主。②影像学检查:X 线检查为骨关节炎首选影像学检查,是明确临床诊断的"金标准"。骨关节炎早期时,X 线检查可无明显改变。随着疾病进展,X 线检查可见受累关节非对称性关节间隙变窄,软骨下骨硬化和/或囊性变,关节边缘骨赘形成。晚期关节间隙消失,关节内、外翻畸形。关节内可见游离体;可伴有不同程度的关节肿胀和骨质疏松。对骨关节炎而言,CT 及 MRI 不是必要检查。合并重度畸形、严重骨缺损时,CT 三维重建对术前评估有一定价值。MRI 检查表现为软骨厚度变薄、缺损、骨髓水肿、半月板损伤变性及关节积液等,对诊断早期骨关节炎有一定价值,多用于骨关节炎的鉴别诊断或临床研究。

(二)诊断

骨关节炎诊断需要根据患者病史、临床表现及 X 线检查作出诊断。髋关节、膝关节和指间关节骨关节炎的诊断标准采用中华医学会 2018 版骨关节炎诊疗指南标准(表 7-4,表 7-5,表 7-6)。

表 7-4　髋关节骨关节炎的诊断标准

序号	症状、实验室或 X 线检查结果
1	近 1 个月内反复的髋关节疼痛
2	红细胞沉降率≤20mm/1h
3	X 线片示骨赘形成,髋臼边缘增生
4	X 线片示髋关节间隙变窄

注:满足诊断标准 1+2+3 或 1+3+4 条,可诊断髋关节骨关节炎。

表 7-5　膝关节骨关节炎的诊断标准

序号	症状或体征
1	近 1 个月内反复的膝关节疼痛
2	X 线片(站立位或负重位)示关节间隙变窄、软骨下骨硬化和/或囊性变、关节边缘骨赘形成
3	年龄≥50 岁
4	晨僵时间≤30min
5	活动时有骨摩擦音(感)

注:满足诊断标准 1+(2、3、4、5 条中的任意 2 条),可诊断膝关节骨关节炎。

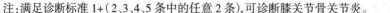

表 7-6 指间关节骨关节炎的诊断标准

序号	症状或体征
1	指间关节疼痛、发酸、发僵
2	10 个指间关节有骨性膨大的关节≥2 个
3	远端指间关节骨性膨大≥2 个
4	掌指关节肿胀<3 个
5	10 个指间关节中有畸形的关节≥1 个

注:满足诊断标准 1+(2、3、4、5 条中的任意 3 条),可诊断指间骨关节炎;10 个指间关节为双侧示、中指远端及近端指间关节、双侧第一腕掌关节。

（三）鉴别诊断

1. 类风湿关节炎 女性多见,常有低热、乏力、贫血、消瘦等全身症状,累及多个关节炎,以近端指间关节多见,其次为腕、膝、髋、肘、踝、肩。发作时受累关节晨僵、肿胀、疼痛、活动受限,疾病晚期常遗留关节畸形及功能障碍。实验室检查类风湿因子(RF)阳性,抗环瓜氨酸抗体(CCP)、抗角蛋白抗体(AKA)等自身抗体阳性。

2. 痛风性关节炎 发作往往与高嘌呤饮食相关,发作时受累关节红、肿、热、痛和功能障碍,实验室检查血尿酸和红细胞沉降率增高。

3. 强直性关节炎 好发于青壮年男性,早期表现为双侧骶髂关节及下腰部疼痛,逐渐发展至胸段和颈段脊柱。外周关节受累常以下肢大关节为主。实验室检查红细胞沉降率增高,HLA-B27 阳性。X 线检查常有骶髂关节炎表现,脊柱呈"竹节样"改变。

4. 化脓性关节炎 起病急,有畏寒、发热等全身症状,受累关节红肿、疼痛,压痛明显,主被动活动时疼痛剧烈。实验室检查血常规白细胞和中性粒细胞计数增多,关节液浑浊或呈脓性、白细胞及中性粒细胞明显增加,细菌培养阳性。

（四）临床治疗

1. 药物治疗 药物治疗在骨关节炎的整体治疗中占有重要地位。目前药物种类繁多,根据用药的方式主要分为:局部外用药、口服用药及关节腔注射用药等。医师应根据药物机制、作用效果,和患者病变部位、分期、疼痛程度及合并症,进行内、外结合、个体化、阶梯化的药物治疗。

（1）非甾体抗炎药(NSAIDs):口服 NSAIDs 是控制骨关节炎症状的首选药物。环氧化酶(cyclooxygenase COX)是 NSAIDs 的主要作用靶点,传统 NSAIDs 包括阿司匹林、布洛芬、洛索洛芬、双氯芬酸等药物属于非选择性 COX 抑制剂(同时抑制 COX-1 和 COX-2),在血小板聚集、消化道和肾脏方面有副作用。因此,消化道溃疡、肾功能不全或充血性心衰患者应慎重使用。选择性 COX-2 抑制剂,如塞来昔布、艾瑞昔布及依托考昔等,对 COX-1 的影响非常弱,适用于胃肠道不良反应危险性较高的骨关节炎患者。选择外用 NSAIDs,如双氯芬酸二乙胺乳胶剂、洛索洛芬钠贴剂、布洛芬凝胶等,经皮肤渗透作用于局部发挥作用,局部浓度高、不良反应少,也广泛使用于骨关节炎患者。

（2）对乙酰氨基酚:通过抑制前列腺素 E1(prostaglandin E1,PGE1),缓激肽和组胺的合成与释放,提高痛阈发挥止痛作用,作用弱于阿司匹林。轻中度疼痛患者可选用,肝肾疾病或老年患者使用时剂量需减半。

（3）阿片类药物:阿片类药物通过与外周神经阿片受体结合,或与脊髓背角感觉神经元结合抑制 P 物质释放,或作用于脑干或大脑的疼痛中枢发挥下行疼痛抑制作用来达到镇痛作用。常见阿片类药物包括曲马多、吗啡控释片、羟考酮等。由于其高成瘾性及不良反应,仅适用于 NSAIDS 有禁忌或无效者,不推荐作为缓解骨关节炎的一线药物。

（4）双醋瑞因:双醋瑞因通过抑制白介素 -1(interleukin-1,IL-1)的产生及活性,抑制软骨降解及滑膜炎症、促进软骨合成,能有效改善疼痛症状并能延缓疾病进展。双醋瑞因在治疗 2~4 周后起效,故用药初期可与其他 NSAIDs 联用,用药疗程不短于 3 个月。

（5）糖皮质激素:关节腔内注射糖皮质激素通过减轻局部炎症反应迅速缓解疼痛,适用于改善轻度骨关节炎肿痛症状。但由于反复多次应用会抑制软骨增殖及软骨内新陈代谢,对软骨产生不良影响,故同一关节每年应用不应超过 2~3 次,使用间隔时间不应短于 3~6 个月。有局部感染或活动性消化道溃疡患者禁用。

（6）玻璃酸钠:关节腔内注射玻璃酸钠可保护软骨细胞及软骨下骨,促进蛋白聚糖和糖胺聚糖的合成。常用于轻中度骨关节炎患者,可减少 NSAIDs 等口服镇痛药的用量。每次注射 1 支,每周注射 1 次,3~5 次为 1 疗程,每年 1~2 个疗程。关节内或穿刺局部有感染者慎用。

（7）度洛西汀:是临床上比较常用的双通道作用抗抑郁药,可选择性抑制五羟色胺和去甲肾上腺素再摄取。可应用于长期持续性疼痛的骨关节炎患者,改善患者的抑郁和焦虑症状。

2. 手术治疗　骨关节炎的手术治疗包括关节软骨修复术、关节镜下清理术、截骨术、关节融合术及人工关节置换术。对非手术治疗无效的骨关节炎患者可通过上述治疗方式减轻疼痛症状、改善关节功能和矫正畸形。

（1）关节软骨修复术:采用组织工程及外科方式修复关节表面损伤的透明软骨,包括自体软骨移植、软骨细胞移植和微骨折等技术。用于年轻、单处面积较小的软骨缺损患者,对于老年患者、多处损伤患者效果差。

（2）关节镜清理术:关节镜清理术对伴有机械症状的骨关节炎患者治疗效果较好。通过关节镜手术摘除游离体、清理半月板碎片及增生的滑膜,能减轻部分早、中期骨关节炎患者的症状。

（3）截骨术:截骨术多用于膝关节骨关节炎患者,通过改变力线改变关节的接触面,该方法适合中青年活动量大、力线不佳的骨关节炎患者。

（4）人工关节置换术:人工关节置换术是终末期骨关节炎患者有效的治疗方法。其中全髋、全膝关节置换术应用最为广泛。

四、康复评定

骨关节炎缓慢、持续进展,除疼痛症状外,还可见肌肉萎缩、无力,关节活动受限和关节畸形,并出现日常生活活动障碍及社会参与受限。

（一）身体结构与功能评定

1. 疼痛评定　采用视觉模拟评定法(VAS),根据评定结果决定是否采用止痛治疗。

2. 肢体维度和关节周径测量　测量肢体维度和关节周径,双侧对比了解关节周围肌肉是否有萎缩,关节是否肿胀。

3. 肌力评定　常采用徒手肌力评定法对患肢和受累关节周围肌群进行评定,了解是否有肌力减退。

4. 关节活动度测量　评定目的在于了解受累关节的活动受限程度,并判断是否对日常生活活动产生影响。

5. WOMAC 评定　WOMAC 评分量表总共有 24 个项目,主要从疼痛、僵硬及关节功能三大方面来评估髋、膝关节的结构和功能。其中疼痛的部分有 5 个项目、僵硬部分有 2 个项目,日常生活活动的部分有 17 个项目。WOMAC 量表对膝关节骨关节炎的评估敏感、可靠、有效,广泛应用于患者膝关节功能评估,特别是治疗前后的比较。评分越高,关节功能障碍越严重。

（二）日常生活活动评定

ADL 评定常用 Barthel 指数,可评估骨关节炎关节功能障碍对日常生活能力的影响。

（三）参与评定

骨关节炎常常引起疼痛、功能障碍及平衡功能障碍,从而导致患者社会参与受限,因此需要评估患者参与能力,包括职业、社会交往、休息娱乐及生活质量。SF-36是美国波士顿健康研究所制定的简明健康问卷调查,用于评定生活质量,包含了生理功能、生理职能、躯体疼痛、一般健康状况、精力、社会功能、情感职能以及精神健康等8个健康领域共36项,也可采用Meenan的关节炎影响测定量表(the Arthritis Impact Measurement Scale AIMS)来评定。在评定过程中,患者逐一由下向上回答每一个大项目的小问题,回答否时的最高分数则为该项的评分。评完后全部分数相加,总分越高,表示关节炎对患者影响越重,患者的生活质量越差。

五、康复治疗

治疗目的是缓解疼痛症状,保护关节,延缓疾病进展,矫正关节畸形,改善机体功能与日常生活活动能力,提高生活质量。骨关节炎的康复治疗原则为根据患者年龄、性别、体重、病变部位与程度,以及症状选择个体化治疗方案;包含健康教育、生活方式干预、物理治疗及辅具保护的基础治疗贯穿骨关节炎康复的整个过程;在基础治疗干预效果不佳的情况下结合药物治疗,保守治疗效果不佳再选择手术治疗,采用阶梯化治疗方式。

(一)健康教育及生活方式干预

使患者熟悉骨关节炎发生发展过程,了解绝大部分骨关节炎患者经治疗预后良好,使患者树立积极、正确的治疗目标。对患者进行自我管理以及自我教育的相关培训,包括骨关节炎治疗的目标设定、疾病过程、规范的运动疗法、药物作用与副作用、关节保护措施,以及积极心态在治疗中所起的正向作用;强调改变生活及工作方式,避免长时间跑、跳、蹲及频繁爬楼梯、登山;超重或肥胖患者应减轻体重,以缓解疼痛症状、改善关节功能;注意保暖,可佩戴护膝、手套保暖,防止关节受凉受潮;保护关节、避免穿高跟鞋,可选择平底、厚实的运动鞋。

(二)物理治疗

1. 物理因子治疗

(1)温热疗法:可使局部温度升高,加快血液循环,促进炎症、解痉止痛。常用的方法有红外线、热敷、局部温水浴、中药熏蒸和石蜡疗法等。其中,石蜡疗法具有温热和机械压迫的双重功效,有助于关节消肿。

(2)高频电疗法:具有消炎止痛、促进关节腔积液吸收,缓解肌肉痉挛等作用。常用的有超短波、短波和微波疗法。急性炎症阶段,采用无热量微波、脉冲短波抑制急性炎症,促进关节积液吸收;慢性炎症阶段,采用温热量微波、超短波或短波,改善血液循环和营养代谢、消除慢性炎症水肿,缓解疼痛及肌肉痉挛。

(3)中、低频电疗法:具有改善骨关节炎患者疼痛、肌肉萎缩无力的效果。常用的方式有调制或等幅中频电疗法、干扰电疗法或低频电疗法。频率为25~50Hz时,上述治疗可通过刺激神经、肌肉,改善肌力、防止肌萎缩;频率为50~100Hz时,上述治疗可缓解疼痛、促进炎症吸收。其中,经皮神经电刺激(transcutaneous electrical stimulation TENS)通过刺激感觉纤维对关节疼痛症状有较好的止痛效果。

(4)超声波疗法:利用超声波的机械作用和温热效应松解骨关节炎患者软组织粘连、改善挛缩、缓解肌肉痉挛,促进炎症因子吸收,改善疼痛症状。

2. 运动疗法

运动疗法是骨关节炎的基础核心治疗方式之一。运动训练可以通过多种途径改善骨关节炎患者疼痛症状,包括增强中枢疼痛抑制作用、降低局部或全身炎症反应、产生关节局部的生物力学效应以及调节机体情绪。强度适中的运动训练安全有效,可缓解骨关节炎患者疼痛症状,改善机体功能及情绪,并且可以降低其他合并症的患病风险,例如心脑血管疾病、代谢性疾病、神经退行性病变或骨质疏松等。运动疗法包括有氧运动、肌力训练、柔韧性训练和本体感觉及平衡、协调训练。在条件许可的情况下,还可以进行水中运动疗法以减轻关节负荷、缓解疼痛、改善心肺功能。在为患者制订运动计划时,应从种类、强度、持续时间以及频率四个方面来设定。

(1)有氧运动:特点是较小负荷、持续时间长,可以减轻局部疼痛、提高心血管健康状况,改善功能,缓解焦虑、抑郁情绪,并有减重的效果。常见的运动方式有步行、慢跑、游泳、骑自行车等。此外,中国传统武术分支太极拳由于其舒缓柔和、深度腹式呼吸的运动模式也属于有氧运动的范畴,可以有效增强肌力以及平衡能力,防止跌倒,并能改善焦虑、抑郁心理状况。

(2)肌力训练:骨关节炎患者行关节周围肌肉力量训练可以显著增加关节稳定性,并能够延缓骨关节炎病程的进展。肌力训练分为等长、等张以及等速肌力训练,后两者又可分为向心及离心肌力训练。等张肌力训练常采用自负重,或弹力带、沙袋及抗阻肌力训练设备负重训练。等速训练常需在等速肌力训练仪的辅助下进行,允许肌肉在整个活动范围内保持固定的速度,是一种新的肌肉训练技术,在有条件的时候可以采用。以膝关节骨关节炎为例,常用方法包括股四头肌等长收缩训练、直腿抬高练习、臀中肌、臀大肌及腘绳肌抗阻肌力训练及静蹲训练。每种肌力训练重复 8~12 次 / 组,共 2~4 组,每组之间休息 2~3 分钟,阻力根据患者的年龄、身体状况及是否为初次运动来设置。值得注意的是,肌力训练至少持续 2~4 个月以获得最大临床受益。此外,每组肌群训练需间隔 48 小时以最大程度促使肌肥大。

(3)柔韧性训练:通过自我牵伸来改善肌肉紧张程度。包括腘绳肌、臀大肌、髂腰肌、跟腱的静态牵伸。每次牵伸持续 10~30 秒,重复 2~4 次。

(4)本体感觉及平衡、协调训练:髋膝骨关节炎患者可采用本体感觉及平衡协调训练,通过增加患者本体感觉改善关节稳定性,避免活动过程中的运动损伤,还可以减少跌倒的风险。常见的本体反馈训练包括睁闭眼多角度关节活动训练强化对关节位置的动态感知。平衡训练包括动静态平衡训练以及反应性平衡控制。

为骨关节炎患者制定运动训练方案时应注意以下事项:①制定个体化的运动方案:应充分考虑患者的偏好、可获得性、运动能力以及耐受性从而选择最佳的个体化治疗方案。②可以采用个人也可以小组模式进行运动治疗。在治疗师的指导下运动训练会比患者独自运动带来更大的获益;教会患者独自运动训练时自我监督管理也可获得较大的收益。③因疼痛或担心运动加重骨软骨损伤从而抗拒治疗的患者,通过健康教育及采用认知行为学疗法可改变患者依从性。④运动训练后可能会出现一过性的关节或肌肉疼痛,但若疼痛超过 48 小时,则说明训练强度过大,需重新调整训练强度;运动治疗尽可能在无痛的范围内进行,若出现明显疼痛则需要调整训练强度。⑤在停止训练 2~3 周后运动效应减退,故运动训练应持之以恒。⑥在运动治疗过程中应采用多种运动方式结合,例如患者每周 3~5 次有氧训练的同时,分别进行 2~3 次力量训练,柔韧性训练及本体感觉、平衡及协调训练。

3. 关节活动度训练　适当的被动关节活动度训练可以改善血液循环及软骨代谢,维持正常关节活动范围,避免关节挛缩。在骨关节炎急性期疼痛肿胀症状明显或疾病后期肌力明显减退时,可通过手法或器械予以患者被动关节活动度训练,往往与运动疗法相结合,以增加运动疗效。

4. 肌内效贴　肌内效贴是新型的软组织贴扎技术,使用时不限制关节活动,并具有止痛、消肿、改善运动功能、调控姿势等疗效,可用于膝骨关节炎或掌指骨关节炎的患者。

(三)康复辅具

1. 矫形器与辅具　手部矫形器可用于第一掌指关节骨关节炎患者。其他手部骨关节炎患者可以条件性使用手部支具,包括手指矫形器、环形夹板、氯丁橡胶护具。护膝可用于行走困难,膝关节稳定性差或疼痛的患者,以便于其行走。其他改变下肢重力线的辅助工具,包括内外侧楔型鞋尚存在争议,需谨慎使用。

对于累及手部的骨关节炎患者,可借助长柄取物器、鞋袜穿脱自助具、纽扣穿脱器、拉锁环、特殊开门器等辅具改善日常生活能力。

2. 助行器　在治疗师的帮助下选择合适的助行器,如手杖、拐杖、步行器,可减轻受累关节负荷,缓解关节疼痛。疼痛剧烈无法行走的患者,可采用轮椅。

(四)心理治疗

针对骨关节炎患者存在抑郁焦虑状态可进行心理辅导支持疗法。认知行为治疗被认为是一种改善骨关节炎患者疼痛症状非常有效的心理治疗方法。通过目标设定、系统的行为心理干预,患者发生认知和行为改变,能够更积极认识骨关节炎疾病发展过程。

（五）中国传统治疗

针灸具有较好的止痛效果。但由于其有关节腔感染的风险,故需谨慎使用。

（六）其他治疗

有研究报道富血小板血浆（platelet rich plasma,PRP）富含多种生长因子及炎症调节因子,可减轻关节内局部炎症,参与关节内组织修复再生;体外冲击波疗法起到松解粘连、提高痛阈、调节神经肌肉兴奋性的作用,可以改善骨关节炎患者疼痛症状及生理功能。然而,目前对于上述治疗的作用机制及长期疗效仍需要进一步研究。

六、预后

经过现代医学治疗,骨关节炎患者大多预后良好。但关节影像学和疼痛症状的恶化、伸膝无力、本体反馈减弱、下肢步行速度减弱、基础疾病多、精神状况不佳伴有抑郁症状的患者往往伴随着机体功能的进一步丧失,影响患者生活质量。

（白定群）

思考题

1. 简述膝骨关节炎运动疗法的方案制定。
2. 简述膝骨关节炎运动疗法的注意事项。

第六节　人工关节置换

07章06节

扫码获取
数字内容

【本节要点】

1. 人工关节置换是指应用人工材料制作关节结构植入人体以替代病损关节,从而获得关节功能。

2. 人工关节置换常根据患者年龄、组织条件、功能需求和术者习惯采用不同的手术入路和固定方式。

3. 人工关节置换术后康复评定包括身体结构与功能、日常生活活动及社会参与三个方面,应根据术后时间分阶段评定。

4. 术后康复的目的包括防止组织粘连、挛缩,恢复关节活动范围,增强关节周围肌肉力量,重建关节稳定性,恢复患者日常活动能力及生活质量。

5. 应根据患者的年龄、心肺功能、肢体功能的评估以及手术入路和固定方式,制定个体化、安全有效的术后康复方案及并发症的预防对策。

人工关节置换是指应用人工材料制作关节结构植入人体以替代病损的自体关节,从而获得关节功能。人工关节是矫形外科领域在 20 世纪取得的最重要的进展之一,已成为治疗严重关节病变的主要手段。其应用范围广泛,髋、膝、肩、肘、踝、掌指关节均适用。其中,人工髋膝关节置换最为普遍,已成为治疗严重髋、膝关节疾病疗效肯定的治疗方法,本节主要阐述这两种人工关节置换。

NOTES

一、人工全髋关节置换

(一) 概述

全髋关节置换术是最常见的成人髋关节重建手术。通过人工关节代替病变损毁的髋关节,从而缓解疼痛,改善关节功能。随着现代人工关节临床研究的不断进展,全髋关节置换的适应证已由最初退行性关节病、类风湿性关节炎和股骨头无菌性坏死逐渐扩大到髋臼发育不良、股骨颈骨折、特殊疾病引起的股骨头坏死等。随着麻醉、手术操作技术的提高,围手术期管理的优化,高龄不再是手术的禁忌的同时,也对术后康复治疗提出了更高的要求。

(二) 解剖及病理生理

1. 髋关节的骨骼韧带结构　髋关节是球窝关节,由球形的股骨头和凹形的髋臼组成。股骨头下外侧与股骨颈相连,股骨头关节面约为球形的 2/3,几乎全部纳入髋臼内,与髋臼的月状面接触。髋臼唇由纤维软骨构成,附着在髋臼周围,加深髋臼深度以增加髋关节稳定性。此外髋臼唇的密闭作用使得关节内呈负压状态,产生一个稳定的吸力抵抗关节表面拉力。髋关节囊表面有多条韧带如髂股韧带、耻股韧带及坐股韧带加强和稳固关节,维持关节运动。

2. 髋关节周围肌肉群　按照功能解剖分为:屈髋肌群、伸髋肌群、髋外展肌群、髋内收肌群、髋外旋肌群及髋内旋肌群。主要的屈髋肌群包含髂腰肌、缝匠肌、阔筋膜张肌、股直肌及长收肌;伸髋肌群主要包含臀大肌、股二头肌(长头)、半腱肌、半膜肌及大收肌(后侧头);髋外展肌群主要包含臀中、臀小肌和阔筋膜张肌;髋内收肌群主要包含耻骨肌、长收肌、股薄肌、短收肌及大收肌;髋外旋肌群主要包含臀大肌、梨状肌、闭孔内肌、上孖肌、下孖肌及股方肌。由于解剖位置的关系,没有主要的髋内旋肌群,但臀中、臀小肌的前部纤维,阔筋膜张肌等是其次要内旋肌。

髋外展肌群产生的外展力矩对于步态周期中的单脚支撑阶段尤为重要。单腿站立时髋外展肌群为保持骨盆在水平位,需要产生与体重到股骨头中心杠杆力臂相同的力矩。由于体重与外展肌到股骨头的杠杆力臂比例约为 2.5~1,因此外展肌的力臂需要达到体重的 2.5 倍才能维持骨盆水平。

3. 颈干角及前倾角　股骨颈的轴心线与股骨干的纵轴线形成颈干角(neck shaft angle,NSA),正常人颈干角范围为 110°~140°,平均 127°,儿童颈干角较大,为 150°~160°。当颈干角大于正常范围时为髋外翻,小于正常范围时为髋内翻。不正常的颈干角将显著改变股骨头与髋臼的连接,进而影响髋关节的生物力学。

在矢状面上,股骨颈的长轴与股骨干的额状面形成一个锐角,称为前倾角(femoral anteversion angle,FAA),成人约为 12°~15°。前倾角大于正常范围被称为过度前倾,相反则被称为后倾。过度前倾会增加髋关节脱位及关节排列不一致的概率,加速关节软骨损耗。颈干角和前倾角是髋关节两个重要的特征。

4. 髋关节负重特点　股骨头与髋臼接触的地方只有髋臼上马蹄状的月状面,这个区域被软骨覆盖,是行走过程中关节承受力量最大的区域。在摆动期髋关节的负荷大概是体重的 13%,而在站立中期,髋关节的负荷约为体重的 300%。

(三) 临床诊治

全髋关节置换术包括两个步骤:第一步,用工具去除病变累及的骨质和关节软骨,并利用压配的原理将含聚乙烯内衬的金属臼杯装入髋臼;第二步,去除病变累及的股骨头,并将人工股骨头和股骨柄假体装入股骨上段髓腔。不同的手术入路及固定方式可能影响术后康复,故需要对其有所了解。

1. 全髋关节置换的手术入路特点

(1) 后外侧入路:通过臀大肌和臀中肌之间的间隙进入髋关节。由于术中可保留臀中肌、臀小肌和股外侧肌,故术后康复更容易,并能够较快恢复正常步态。术中切开皮肤皮下组织并分离深筋膜,暴露臀中肌后缘、臀小肌和梨状肌间隙,切开后方关节囊和短外旋肌群,将髋关节后脱位并移除病变股骨头。扩开股骨髓腔,安装假体。清理髋臼植入髋臼杯。一并缝合关节囊和短外旋肌群。

NOTES

（2）前外侧入路:可较好暴露髋关节,同时减少后外侧入路造成的后脱位。允许患者在术后早期有更大的髋关节活动度,适用于脑卒中和其他原因所致的肌力不平衡及关节屈曲内旋。前外侧入路采用臀中肌和阔筋膜张肌之间间隙进入髋关节,可保护髋关节短外旋肌,并且减少坐骨神经暴露的风险。该入路有臀上神经损伤的风险,可能引起外展肌麻痹而减缓康复的进展。

（3）直接前方入路:是髋关节置换术的微创方式。该术式可以降低软组织损伤、术中失血量、术后疼痛,加快患者的康复进程。并且,由于该术式保留闭孔外肌、旋转肌及臀中肌肌腱附着处,因此髋关节脱位风险低,术后早期活动限制少。

2. 全髋关节固定方式 全髋关节固定方式包括骨水泥型及非骨水泥型假体。非骨水泥型固定又称为"生物学固定",人工假体的表面多为金属多孔结构,骨组织通过长入人工关节表面多孔结构达到固定的作用。在安装过程中对术者操作有较高要求,但假体失效时易于翻修,适合年轻、活动量较多和复杂翻修患者。骨水泥型固定更多适用于老年患者和合并骨质疏松的患者。

3. 髋关节置换术后常见并发症

（1）深静脉血栓形成:深静脉血栓形成是全髋关节置换术后常见的并发症之一。多种因素可增加深静脉血栓的风险,如高龄、肥胖、既往有深静脉血栓病史、凝血功能异常等。约80%~90%的深静脉血栓发生于手术侧。表现为患侧下肢的疼痛、红肿、皮温升高及压痛。预防静脉血栓的方法包括机械物理治疗及药物治疗。

（2）假体松动:假体无菌性松动是人工髋关节置换术后常见的远期并发症。其主要是由于假体和植入材料在界面上的磨损产生碎屑及假体固定后应力遮挡,最终造成骨吸收、骨溶解,使得假体部件的松动。其主要表现为与活动相关的疼痛。当髋臼杯松动时,疼痛常向臀部放射;股骨柄松动时,则在髋部、腹股沟、大腿或膝部产生疼痛,并在旋转髋部或直腿抬高时疼痛加重。此外,可能伴有深部响声及绞锁现象。查体往往有大转子或轴向叩击痛。骨盆X线片可见松动假体周围的透亮带以及骨缺损。髋关节置换后假体无菌性松动需行髋关节翻修改善患者症状。

（3）假体周围骨折:股骨或髋臼骨折可发生在全髋置换术中或术后,以股骨骨折最为常见。假体周围骨折的危险因素很多,包括骨质疏松、骨溶解、假体松动、局部应力集中、假体穿透骨皮质等。患者常表现为受伤后局部明显肿痛,查体局部压痛和叩击痛,轻微被动活动即可导致明显疼痛。局部X线片可以明确骨折部位和程度。

（4）关节置换术后感染:关节置换术后假体周围感染是全髋关节置换术后严重的并发症。这一并发症常由于术中污染或术后血行播散导致,多由于金黄色葡萄球菌或表皮葡萄球菌感染。患者在发病前可能有感冒、拔牙病史。临床表现为静息痛,关节表面广泛压痛,常伴有局部关节肿胀、皮肤发红、皮温升高。若为低毒性感染或亚急性感染,则局部红、肿、热等炎性症状表现不明显。实验室检查血沉或C反应蛋白增高,而血常规白细胞计数往往不高,穿刺液细菌培养可发现致病菌。治疗往往根据患者感染的部位、感染时间、感染细菌及假体是否松动,采用抗生素抗感染、清创或者二期翻修治疗。

（5）髋关节术后脱位:术后脱位是髋关节置换常见的术后并发症,发生率约为3%。髋关节脱位通常发生在置换术后3个月内,表现为下肢短缩、内旋或外旋畸形,髋关节被动活动受限及疼痛。行局部X线检查可以明确是否有关节脱位,以便及时复位。

（6）异位骨化:髋关节置换术后异位骨化发生率平均约为10%。大多数患者无症状,然而严重异位骨化患者会出现局部疼痛和关节活动度减少。常在术后3~4周内发现影像学骨化,可表现为外展肌和髂腰肌区的放射性高密度影。通过对高危患者采用低剂量放疗和非甾体抗炎药预防。

4. 临床检查 术后早期应观察是否有伤口渗血渗液、有无局部皮温增高、红肿,来判断是否出现并发症。后期应检查髋关节是否肿胀、皮温是否正常、是否有关节局部压痛,双下肢是否等长,是否有内收旋转畸形,有无病理性步态。并测量关节活动度、双下肢长度、周围肌肉维度及下肢肌力。

5. 辅助检查

（1）实验室检查：关节置换术后血沉多在三个月后降至正常，C反应蛋白多在3周后降至正常。若上述指标持续性增高，需警惕并发症的发生。

（2）影像学检查：髋关节正侧位片观察术后假体的情况，判断是否有假体松动及周围骨溶解。

（四）康复评定

基于2001年WHO颁布的《国际功能、残疾与健康分类（ICF）》，需分别对髋关节置换术后患者身体结构与功能、日常生活活动及社会参与三个方面进行评定。

1. 身体结构与功能评定

（1）疼痛评定：应分别评定患者活动、静息时以及夜间的疼痛程度，并根据评定结果予以恰当的止痛治疗。评定应注意疼痛的部位、性质、持续时间、缓解加重因素，如是否仅有活动时疼痛或出现静息痛，来判断疼痛的原因，排除并发症。常用的疼痛评定方法有VAS评分、NRS评分及简化McGill疼痛问卷（SF-MPQ）。

（2）肢体维度和关节周径测量：测量肢体维度和关节周径，并通过双侧对比了解关节周围肌肉是否有萎缩，是否有关节或下肢水肿。

（3）肌力评定：采用徒手肌力评定法对患肢和受累关节周围肌群进行评定，了解是否有肌力减退，从而予以肌力训练。因髋外展肌及前屈肌肌力测定会对髋关节造成很大压力，而旋转肌肌力测定可能会造成关节脱位，故术后早期不主张进行上述肌群的肌力评定。

（4）关节活动度测量：评定目的在于了解关节活动受限程度。由于6周内需避免屈髋超过90°，避免髋关节内收及旋转，故这一阶段暂不评定髋关节活动度，可评估相邻关节活动度。6周以后方可评估髋关节主被动活动度，并判断是否对日常生活活动产生影响。

（5）Harris髋关节功能评定：为Harris于1969年提出的数值评级标准，内容主要包括疼痛、功能、关节活动度和关节畸形4个方面，总分为100分，目前是THA术前术后最常用的临床评估手段。

（6）肺功能评定：髋关节置换术后基础疾病多、肌力差的患者卧床时间增加会导致感染风险增大。因此应对老年或既往有心肺基础疾病的患者进行通气功能、呼吸肌力测定及支气管分泌物清除能力评定，以判断是否及时介入肺康复。

（7）平衡能力评定：早期可采用观察法评定患者是否达到静态平衡、自我动态平衡或他人动态平衡。后期可采用Berg平衡量表进行评估。Berg量表包括站起、坐下、独立站立、闭眼站立、上臂前伸、转身一周等14个项目，测试一般在20分钟完成。

2. 日常生活活动评定   日常生活活动评定常用Barthel指数，评估髋关节置换术后患者日常生活能力。此外，也可用于预测治疗结果、住院时间和预后。

3. 参与评定   可采用SF-36评定髋关节置换术后患者参与能力，包括职业、社会交往、休息娱乐及生活质量。

（五）康复治疗

髋关节置换术后康复是人工髋关节置换整体医疗过程中必不可少的组成部分。良好的康复训练直接影响术后髋关节稳定性、患者重返日常生活和工作岗位的时间和可能性，以及患者生活质量，是实现良好功能的重要保证。髋关节置换术后的康复目的包括：通过功能训练防止组织粘连、挛缩，恢复关节活动范围，增强关节周围肌肉力量，重建关节稳定性，恢复患者日常活动能力及生活质量。在制定康复计划措施时，应根据患者的年龄、心肺功能、肢体功能的评估以及手术入路和固定方式，制定个体化、安全有效的康复治疗措施及并发症预防的对策。

1. 健康教育   康复教育可以缩短住院时间，降低并发症发生，并能缓解患者术前焦虑和抑郁症状，增强患者信心，提高患者满意度。具体的方案包括：术前即开始介绍手术及康复方案流程，以减少患者恐惧焦虑，取得患者和家属配合；强调术后6周内禁止髋关节屈曲>90°，髋关节内收超过中线。后外侧入路禁止髋关节内旋，前外侧入路禁止髋关节外旋；教会患者正确的睡姿及坐姿，上下床和上下楼梯的方法,指导患者使用助行器或拐杖,注意在活动过程中遵循活动度的限制;强调主动功能锻炼的重要性,包括肌力训练和关节活动度训练;教会患者踝泵、股四头肌及臀肌训练;指导患者腹式呼吸及咳嗽练习。

2. 术后第一阶段(术后第 1 周) 减轻术后疼痛,增加肌肉收缩、加强患肢的控制,预防术后并发症,在整个康复过程中避免脱位的禁忌体位,在治疗性康复训练及功能性活动中避免疼痛。

(1)一般治疗

1)控制疼痛:镇痛方案遵循个体化原则。术后早期 48 小时内可采用自控式镇痛泵(patient controlled analgesia,PCA)以缓解术后疼痛。根据患者静息痛和运动痛的 VAS 评分选择镇痛药物。常选用口服或注射 NSAIDs 药物,严重时加用弱阿片类药物,包括曲马多、羟考酮,从而使患者尽早康复。若患者睡眠困难,可给予镇静催眠药物,如地西泮、唑吡坦等。

2)冰敷:可缓解局部肿胀、降低疼痛敏感性。常采用间断多次冰敷,每次 15~20 分钟。如选择冷疗装置,可设置到 15℃持续冷敷。

3)体位摆放:患肢常规置于髋关节外展中立位,将软枕放于患者两腿之间;健侧卧位时,将软枕放于患者双腿之间,防止患髋内收超过中线。鼓励患者抬高患肢防止下肢水肿。提醒患者活动中避免患髋屈曲、旋转;避免手术侧卧位;避免将垫枕置于膝下,导致膝关节及髋关节屈曲挛缩。

4)气压治疗:空气波压力治疗仪利用气压式生物加压,通过气袋对下肢远心端到近心端反复压迫和松弛,促进静脉及淋巴液回流,从而达到消肿、预防下肢深静脉血栓的目的。

(2)运动疗法

1)踝泵运动:踝关节主动跖屈、背屈运动,促进血液循环,避免下肢肿胀和深静脉血栓形成。

2)肌力训练:行臀大肌、臀中肌、股四头肌及腘绳肌等长收缩训练。由于极量的臀中肌、臀大肌等长收缩会对髋关节产生很大的峰压力,故应采用亚极量训练。此外,可在仰卧位沿床面做髋关节外展,避免足尖旋转。

3)关节活动度训练:屈膝,髋关节轻度外展 20°~30°,沿床面足跟向臀部滑动,训练过程中髋关节屈曲 <90°。

(3)转移训练:帮助患者从平卧位转移为坐位,再从坐位转换为站立位。强调上肢辅助作用,避免术侧下肢过度受力。

(4)本体感觉、平衡训练:患者可在治疗师帮助下进行坐位及站立位静态平衡训练。

(5)负重训练:术后第一天,患者即可借助步行器或双拐离床负重。既往观点认为骨水泥型假体术后可立即负全重,而非骨水泥型假体应推迟负重。现在的观点认为采用非骨水泥型假体,患者也可在术后第一天进行可耐受的负重。

(6)步行训练:术后 24 小时即可在治疗师的指导下持助行器进行步行训练。第一天的步行距离不宜过长,20~30m 即可,之后逐渐增加。在行走过程中鼓励患者用标准姿势,即对称性负重、交替步态行走。

(7)呼吸训练:根据肺功能评定的结果进行肺功能训练,包括腹式呼吸练习、咳嗽训练及呼吸肌肌力训练等。

(8)生活指导:指导患者以正确方式翻身、上下床及穿鞋袜。加高坐便器、避免坐低矮的椅子、下蹲拾物,术后早期避免久坐超过 1 小时。

3. 术后第二阶段(第 2~8 周) 缓解疼痛,恢复髋关节功能及正常步态,增强下肢柔韧性及肌力,并早期独立进行日常生活活动。6 周内仍需在康复训练及日常生活中避免关节脱位的体位。

(1)冷疗:手术切口局部可以继续间断冷敷缓解疼痛和关节肿胀。

(2)运动疗法:开展髋部近端肌力强化训练:站立位髋关节后伸、外展及膝关节屈曲练习;卧位下或坐位下伸膝练习;健侧卧位,中间采用垫枕行抗重力髋关节外展运动。此外,通过提踵练习增强腓肠肌肌力。

（3）本体感觉、平衡训练：采用平衡系统训练仪通过多平面训练及同时提供视觉反馈，进一步提高平衡性。也可采用传统的单向或多向平衡板练习动态稳定性，改善患肢本体感觉。

（4）步态训练：从步行器过渡到手杖或腋杖应根据患者的疼痛水平、对称性负重能力及交替步态行走的能力。开始单侧重力转移练习，训练应消除代偿性步态、提高步幅、步速及步行距离。

（5）上、下台阶练习：一旦患肢可以在无辅助装置下离床行走，即可开始上台阶练习。台阶高度可逐步从 10cm、15cm 升高至 20cm。早期避免双腿交替性爬楼梯。当患者肌力尚可并能保证控制力及对线性，即可开始下台阶练习，台阶高度从 10cm 开始。

（6）水疗：当伤口愈合良好，即可开始水疗法。利用水的浮力减少负重，促进关节主动活动。在水疗过程中避免关节脱位的禁忌体位。

4. 术后第三阶段（第 9~14 周） 进一步增强下肢肌力，避免组织挛缩增加下肢柔韧性，恢复髋关节功能性活动。

（1）运动疗法

1）闭链动力性训练：开始下蹲练习，角度根据患者肌力情况从小到大，直到 90°。

2）肌力练习：在无痛范围内进行直腿抬高练习。开始抗阻练习，如在踝关节负重下进行俯卧位伸髋及屈膝，或弹力带抗阻行蚌式运动，进一步加强髋关节外展、外旋活动。

3）静态脚踏车练习：此项训练能够增加髋关节屈曲角度，增强下肢肌力及心肺功能。练习过程中避免诱发疼痛。

（2）牵伸训练：当发现髋关节出现挛缩时，可在治疗师指导下通过适当的 Thomas 牵伸来处理。此外可进行股四头肌、腘绳肌和跟腱牵伸。

（3）本体感觉、平衡训练：逐渐过渡到无上肢支撑的不稳定平面练习。并开始闭眼单脚站立或多向不稳定平面的平衡练习，通过撤销视觉反馈进一步改善患者平衡功能。

（4）水疗：继续水中步行练习，增强患者下肢肌力及耐力。

（六）预后

假体使用寿命往往取决于患者活动量、假体类型及固定方式。骨水泥型髋关节置换术短期可获得更好的稳定性。但年轻或活动量大的患者采用骨水泥型假体，会导致更高的并发症及松动率。70 岁以下患者，骨水泥型假体翻修率是非骨水泥型假体 1~2 倍，松动率 2~4 倍。非骨水泥型假体在 55~64 岁患者及 65~74 岁患者中的 15 年生存率分别为 80% 及 94%，均高于骨水泥假体。75 岁以上患者采用两种假体的 10 年生存率相当，均高于 90%。

二、人工全膝关节置换

（一）概述

人工膝关节置换术是一种针对保守治疗无效的骨关节炎和症状性关节炎患者有效的治疗方案。目前常用的置换方式包括单髁、双髁及全膝关节置换术，其中以全膝关节置换最为常见。全膝关节置换术同时置换内外侧胫股关节面，通常还包括髌股关节面，旨在恢复膝关节软组织平衡，尽可能改善下肢生物力学，缓解疼痛症状，重建关节功能。本节主要介绍人工全膝关节置换术。

（二）解剖及病理生理

1. 膝关节的基本结构 膝关节包括内、外侧胫股关节及髌股关节，由股骨远端、胫骨近端及髌骨共同构成，是人体最大、最复杂的关节。股骨远端内、外侧髁，其上方提供内外侧副韧带附着位置。内外侧髁间为髁间切迹，中间有交叉韧带通过的通道。股骨髁前方融合形成滑车，与髌骨后方构成髌股关节。胫骨近端分为外髁与内髁，其上缘为胫骨平台，分别与股骨远端形成内侧与外侧胫股关节。膝关节的关节囊横跨胫股关节与髌股关节，周围由韧带加固，以增加关节稳定性。此外，关节内有附着于胫骨的内、外侧半月板填充，以减少胫股关节运动时的压力。

2. 膝关节周围肌肉群 膝关节有两个主要的肌肉群，膝关节伸肌肌群与屈肌肌群。股四头肌是有力的伸膝肌,其向下延伸为股四头肌肌腱连接至髌骨。髌骨骨尖至胫骨粗隆由髌韧带连接。股四头肌及肌腱、髌骨、髌韧带统称为伸膝装置。临床上,股四头肌无力或肿胀将难以完成膝关节终末端15°~20°伸直,被称为伸肌迟滞。此外,股内侧肌的斜形纤维(股内斜肌)以50°~55°角连接至髌骨内侧,提供髌骨的内侧稳定性。

膝关节屈肌肌群包括股二头肌、半腱肌、半膜肌、缝匠肌、股薄肌及腘肌。这些肌肉跨越膝关节后方,除使膝关节屈曲外,还有内旋及外旋膝关节的作用。

3. 膝关节运动学

(1)胫股关节的运动:胫股关节可以在矢状面屈曲与伸直,以及在膝关节屈曲时内旋及外旋动作。膝关节屈曲可达到130°~150°,伸直约为5°~10°。在膝关节伸直的最后30°中,膝关节将外旋约10°,这个生理动作被称为螺旋归位机制(screw-home rotation)。

(2)髌股关节的运动:在膝关节屈曲伸直过程中,髌骨会在股骨滑车沟中滑动。在不同的屈膝角度,髌骨与股骨接触面不同。当屈膝135°时,髌骨位于滑车沟下方,髌骨外缘及残余关节面共同接触股骨。在缓慢伸膝过程中,髌骨的主要接触区域从髌骨上缘逐渐转移至髌骨下缘。当屈膝60°~90°时,髌骨与股骨的接触面积最大,但也仅占髌骨后侧1/3。因此当股四头肌强烈收缩时,髌股关节内的压力会大幅度增加。在终末端伸膝20°~0°时,髌骨会脱离股骨滑车沟,髌骨脱位往往发生在这一阶段。

4. 膝关节负重特点　膝关节外侧股骨与胫骨的夹角大约170°~175°。当膝外侧夹角小于170°被称为过度的膝外翻,当膝外侧夹角超过180°,则被称为膝内翻。在行走过程中,膝关节承受约人体2.5~3倍体重,此力量是肌肉收缩以及地面的反作用力共同造成。负重反应期,地面反作用力通过足跟外侧至膝关节内侧产生内翻力矩,并使膝内侧产生数倍于膝外侧的力量。过度不对称的外力会加速关节软骨的磨损,最终产生内侧膝关节炎。而内侧关节软骨磨损变薄会进一步造成膝内翻,增加内侧关节所受负荷形成恶性循环。当膝关节过度外翻时,站立、行走时外侧膝关节压力上升而导致外侧退化性关节炎。

5. 膝关节功能角度　正常步态下肢摆动相,膝关节需要屈曲67°,上楼梯需要膝关节屈曲83°,下楼梯需要膝关节屈曲90°,系鞋带需要膝关节屈曲106°。只有当膝关节能够达到上述角度,才能完成相应的功能性活动。

(三)临床诊治

1. 全膝关节置换术手术特点　全膝关节置换术常采用前正中切口,起自股直肌肌腱近端中间,并延伸至胫股结节内侧,髌旁内侧切开关节后翻开髌骨,切除前交叉韧带及半月板,并根据选择假体的不同保留或去除后交叉韧带。当软组织平衡后,检查胫股及髌股关节稳定性和力线,最终安装假体。目前也可采用微创术式。微创切口起自髌骨上极,下至胫骨结节,长度约10~12cm。此外,也可采用髌旁内侧入路、经股内侧肌入路或股内侧肌下入路。

2. 膝关节置换假体　全膝关节置换术常用的假体包括保留后交叉韧带型和非保留后交叉韧带型假体,还包括半限制型和限制型假体。上述假体提供的稳定性依次增强,往往根据患者膝关节稳定性及术者的偏好选择适合的假体。

3. 全膝关节术后并发症

(1)深静脉血栓:深静脉血栓(deep vein thrombosis,DVT)是全膝关节置换术后最严重的并发症之一,并可继发危及生命的肺栓塞(pulmonary embolism,PE)。若未使用任何机械性措施或药物进行预防,膝关节置换术后DVT发病率约为40%~84%。

(2)假体周围感染:感染是全膝关节置换术后严重的并发症之一。感染可能表现为持续性疼痛,或术后疼痛已缓解再次急性发作,膝关节肿胀、发红、皮温升高以及引流时间过长。实验室检查C反应蛋白及血沉均增高。

(3)髌股关节不稳定:全膝关节置换术后髌股关节不稳定的原因很多,包括内外侧支持带过松或过紧导致的伸膝装置不平衡、假体位置不当、胫骨假体内旋、胫骨结节外移或 Q 角增大。严重时引起终末端伸膝髌骨外侧半脱位。

（4）假体周围骨折：股骨髁上骨折较少见，约为 0.3%~2%，而胫骨骨折不常见。发生原因为假体的股骨前翼与相对薄弱的髁上骨质结合处形成了应力增高区。其危险因素包括股骨前方切迹、骨质疏松、使用激素、女性患者、翻修术及神经源性疾病。

（5）神经并发症：腓神经麻痹是唯一经常报道的全膝关节置换术后神经并发症。主要见于同时有固定外翻和屈曲畸形的患者，如类风湿性关节炎。患者可表现为腓骨颈周围局部压痛，感觉减弱，向小腿外侧及足背放射性感觉异常，或踝背屈无力、足下垂。神经传导速度或肌电图可出现阳性结果。轻度腓神经麻痹常可以自行恢复。

（6）关节僵硬：关节僵硬是膝关节置换术后常见的并发症之一。其可能的原因有术前关节活动度受限，既往有膝关节手术史，术中软组织平衡不当，假体型号不匹配。术后康复锻炼不及时是重要的因素之一。

4. 临床检查　膝关节置换术后检查伤口渗血渗液、有无局部皮温增高、红肿、是否有关节局部压痛，双下肢是否等长，是否有膝关节旋转不稳定，及患者有无病理性步态。应测量关节活动度、双下肢长度、周围肌肉维度及肌力。

5. 辅助检查

（1）实验室检查：膝关节置换术后血沉三个月降至正常，C 反应蛋白 3 周后降至正常，若上述指标持续性增高需警惕并发症的发生。

（2）影像学检查：膝关节正侧位 X 线片观察术后假体的情况，包括是否有假体松动及周围骨溶解。髌骨轴位 X 线片可了解髌骨位置轨迹。屈膝 30° 侧位 X 线片，评估髌股关节对合情况。下肢全长片，了解膝关节置换后下肢轴线情况。

CT 检查可以判断假体旋转对线位置，以更好诊断假体周围骨溶解。

（四）康复评定

分别对膝关节置换术后患者身体结构与功能、日常生活活动及社会参与三个方面进行评定。

1. 身体结构与功能评定

（1）疼痛评定：分别评定患者活动、静息时以及夜间的疼痛程度。常用的疼痛评定方法有 VAS、NRS 评分及简化 McGill 疼痛问卷（SF-MPQ）。

（2）肢体维度和关节周径测量：测量肢体维度和关节周径，了解关节周围肌肉是否有萎缩，是否有关节或下肢水肿。

（3）肌力评定：采用徒手肌力评定法对患侧下肢肌群进行评定，了解是否有术后肌力减退。

（4）关节活动度测量：评定目的在于了解受累关节活动受限程度，并判断是否对日常生活活动产生影响。由于患者术前膝关节活动度是术后关节活动度的重要预测指标。因此，条件许可应在术前评估以制定术前康复计划改善患者关节活动度。

（5）膝关节功能评定：目前国际上常用的膝关节功能评定有 HSS 膝关节评分（Hospital for Special Surgery，HSS）及 KSS 膝关节评分（American Knee Society Score，KSS），两者着重评价患者完成日常生活活动的能力及膝关节的畸形情况，被广泛应用于膝关节置换术前、术后评估。

HSS 膝关节评分是 1976 年纽约特种外科医院 Insall 和 Ranawat 制订总分为 100 分的膝关节评分量表。量表由 7 个项目组成，6 项为得分相，包括疼痛、活动度、肌力、屈曲畸形、稳定性；1 项为减分项，包括是否需要支具、内外翻畸形和伸直迟滞程度。HSS 评分可以全面评价胫股及髌股关节的运动情况，故常用于膝关节置换手术治疗前后关节功能的比较，尤其早期术后功能评价。

KSS 膝关节评分为 1989 年美国膝关节协会提出的膝关节综合评分标准，评分分为临床评分及功能评分。临床评分包括疼痛、关节活动度、稳定性评价以及缺陷减分（伸直滞缺程度、屈曲挛缩和对线）；功能评分包括行走能力及上下楼梯能力评价，以及减分项（是否需要辅具行走）。满分为 100 分，分值为负分时按 0 分计算。KSS 膝关节评分可全面评估膝关节整体功能和形态,并能有效地解决年龄相关疾病所致评分下降的偏倚,指导患者康复和功能锻炼,已成为当前膝关节置换术后最有效的评分系统。

（6）肺功能评定:评定老年或既往有心肺基础疾病的患者通气功能、呼吸肌力测定及支气管分泌物清除能力。

（7）平衡能力评定:常采用 Berg 平衡量表进行评估,根据结果行平衡功能训练。

2. 日常生活活动评定　ADL 评定常用 Barthel 指数,评估膝关节置换后患者日常生活能力。

3. 参与评定　常采用 SF-36 评定膝关节置换术后患者参与能力。

（五）康复治疗

康复目的包括:缓解术后疼痛,防止组织粘连、挛缩,恢复膝关节活动范围,增强患侧下肢肌肉力量,恢复患者日常活动能力并改善患者生活质量,促进患者早日回归家庭、社会。在制定膝关节置换术后康复计划时,应在对患者进行全面检查和康复评定的基础上,根据患者的年龄、心肺功能、肢体功能评估以及手术方式、假体类型,制定个体化、循序渐进的康复治疗措施,避免二次损伤。

1. 术前康复治疗　成功的膝关节置换术后康复应始于术前康复治疗。术前针对膝关节进行功能训练,包括关节活动度训练及肌力训练,改善膝关节屈曲挛缩,可以显著提高患者术后的功能。对患者进行疾病过程和预后的宣教,使患者熟悉手术和康复过程的各个阶段,缓解心理压力,并能识别及预测可能出现的特殊问题,强化患者在整个康复阶段的主动性,制定出实际的预期目标。此外,通过健康宣教可改变患者的行为习惯,减少不恰当的运动及生活方式以免加重膝关节磨损,同时促使患者减重以改善健康状态、保护关节。

2. 术后第一阶段（术后第 1 天 ~1 周）　康复目标是防止并发症,减轻疼痛、肿胀,增加膝关节活动度,恢复日常生活活动能力和步态,使膝关节主动屈曲活动度达到 90°。

（1）一般治疗

1）镇痛治疗:良好镇痛可以使患者早期恢复主动活动,改善患者膝关节功能。术后早期 48 小时内可采用自控式镇痛泵以缓解术后疼痛。并根据患者疼痛评估选用 NSAIDs 或联合弱阿片类药物止痛。

2）冰敷:切口部位可采用间断冰敷以缓解局部肿胀、疼痛。每次冰敷 15~20 分钟,间隔 1 小时重复多次,也可选用冷疗装置实施。

3）体位摆放:术后由于膝关节肿胀,患者常采用膝下垫枕方式缓解胀痛。但由于长时间膝下垫枕可能导致术后膝关节屈曲挛缩,而伸膝在下肢功能性活动中至关重要。为防止上述情况发生,患侧膝关节休息时应尽快处于伸直位,并可踝下垫毛巾卷抬高患肢防止下肢水肿,使膝关节被动伸直。

（2）关节活动度训练:重建功能性关节活动度是膝关节置换术后康复的关键。术后第一天即可采用持续被动运动（continuous passive motion,CPM）,促进伤口愈合、减少粘连和肌肉萎缩,降低深静脉血栓形成。最初可设定到 0°~60°,并在患者可耐受范围内逐渐增加活动幅度。在治疗师指导下开始坐位或卧位主动足跟滑动,也可在治疗师助力下主动屈膝、被动伸膝。通过踝泵练习减少下肢远端水肿,避免深静脉血栓。同时开展足趾各关节主动屈伸活动。

（3）神经肌肉电刺激（neuromuscular electrical stimulation,NMES）:由于疼痛、关节水肿会导致股四头肌伸肌迟滞,术后早期可采用神经肌肉电刺激减轻股四头肌无力,快速恢复患肢功能。

（4）肌力训练:指导患者行臀肌、股四头肌和腘绳肌等长收缩练习,防止肌肉失用性萎缩和股四头肌的抑制。同时可行患肢直腿抬高,也可卧位下终末端伸膝加强股四头肌肌力,改善膝关节稳定性。

（5）负重及步态训练:术后即可借助步行器或拐杖下床行走,治疗师指导开展步态训练。从助行器或拐杖到手杖的进阶应取决于患者疼痛水平及平衡功能的评估。行走距离过长会导致疼痛及水肿加重,因此术后早期应避免长时间行走。

（6）日常生活指导：在日常生活活动中指导患者穿衣、洗澡、转移和拾取物品。注意避免长时间坐、站立、行走及练习时产生疼痛。

（7）呼吸训练：根据患者肺功能评估给予呼吸训练和咳嗽练习，避免肺部感染。

3. 第二阶段（术后第2~8周） 康复目标是减轻膝关节疼痛、水肿，增加膝关节主被动活动度，改善下肢力量，减轻步态、平衡障碍，恢复正常步态及独立性日常生活活动能力；使主动屈膝达到105°。避免在练习和活动时产生疼痛。

（1）镇痛治疗：根据患者疼痛评估采用NSAIDs药物或联合弱阿片类药物止痛。良好镇痛可以增加患者康复过程的主动性，改善患者功能。若疼痛没有得到充分的控制，则应考虑更有效的疼痛管理策略。

（2）关节活动度训练：继续使用CPM，若活动度持续增加则可停止治疗。在良好镇痛下积极膝关节屈伸练习，包括俯卧位及站立位。由于过度的关节活动度训练可能造成软组织肿胀，反而会延缓关节活动度的改善，因此应避免训练过量。

（3）肌力训练：术后常表现为无力的下肢肌肉包括臀肌和股四头肌，特别是臀中肌及股四头肌内侧头，因此需要强化上述肌肉的力量训练。相比开链运动，闭链运动如单下肢负重、双膝半蹲能更好增强上述肌肉的力量，改善膝关节稳定性。因此，应在疼痛可耐受下尽早开始闭链运动练习。此外，患肢直腿抬高、提踵训练及抗阻屈膝练习均可增加下肢肌力。

（4）关节松动训练：髌骨滑动对恢复膝关节屈伸必不可少，拆线后，治疗师可在胫股关节松动的基础上予以髌股关节松动训练。

（5）牵伸练习：完全伸膝对于功能活动至关重要的，可借助踝下方垫枕头，使膝关节被动伸直，同时在股骨远端持续施压行牵伸练习。此外，还应做腘绳肌、腓肠肌牵伸改善伸膝。

（6）平衡、本体感觉练习：患肢疼痛、肌力减退会导致健侧负重增加，平衡改变。因此应进行针对性平衡训练改善患肢代偿。可采用平衡训练系统或传统的平衡板等装置增加患肢本体感觉、改善平衡。由双侧静态平衡训练逐渐过渡到单侧静态平衡训练，再过渡到动态平衡训练。

（7）步态训练：进一步开展步态训练，逐渐减少对助行器或拐杖的依赖。训练过程中强调两腿交替行走，对称负重。在行走过程中强调膝关节伸直及屈曲，避免"屈髋代偿步态"。

（8）上台阶练习：当膝关节屈曲超过83°，即可进行上台阶训练，台阶高度逐渐由5cm增加至10cm，训练时健腿先上，患腿后上。在患肢恢复足够肌力和良好控制时方可两腿交替爬楼梯。

（9）有氧运动：由于肥胖会导致膝关节应力增大，加快假体磨损。因此康复计划应包括有氧运动，包括功率自行车、步行、游泳等。

（10）水疗：患者伤口愈合良好后开始水疗法。水疗环境可增加血液循环、减少负重，促进关节主动活动。

（11）日常生活指导：患者出院回家后应由治疗师评估居家改造，包括卫生间安全扶手及防滑垫，以保障患者安全，避免跌倒。

4. 第三阶段（术后第9~16周） 康复目标是避免组织挛缩，进一步增加膝关节主被动活动度，改善下肢力量，恢复正常步态及独立日常生活活动能力；使主动屈膝达到115°。尽可能避免在康复训练和日常生活活动时产生疼痛。

（1）肌力训练：通过闭链运动，如单肢负重、双膝半蹲、闭链蹬腿或功能性马步等练习增强下肢肌肉力量。

（2）关节松动训练：进一步予以胫股关节及髌股关节松动训练。

（3）牵伸练习：继续腘绳肌、股四头肌及腓肠肌牵伸训练。

（4）平衡、本体感觉练习：采用平衡训练系统或传统的平衡板等装置进一步改善患肢本体感觉、平衡，由双侧动态平衡训练过渡到单侧动态平衡练习。

（5）上、下台阶练习：当患者下肢肌力和膝关节活动度进一步改善，台阶高度可逐渐增加至

15~20cm。在患者肌力耐受时开展下台阶训练(台阶高 10~15cm),训练时患腿先下,健腿后下。在练习过程中,注意姿势,避免向单侧倾斜。疼痛时避免上下台阶练习。

（六）预后

全膝关节置换术后 15 年假体生存率为 88%~89%,单髁置换术后 15 年假体生存率为 68%~71%。膝关节置换减少疼痛及功能改善在术后 3 个月达到顶峰,12 个月趋于平稳。术后 1 年,大部分患者可以恢复 80% 的功能,但仍可能遗留关节僵硬或偶有疼痛。此外,术后行走速度降低也将导致患者功能减退。

（白定群）

思考题

1. 人工全髋关节置换术后早期(1 周内)的康复评定有哪些? 如何制订该阶段的康复计划? 术后的注意事项是什么?

2. 人工全膝关节置换术后的康复评定有哪些?

第七节 运动损伤

扫码获取
数字内容

【本节要点】

1. 运动损伤康复是针对骨关节、肌肉和韧带等组织运动损伤导致的功能障碍所采取的综合性措施,以改善和提高运动功能,使患者能够重返社会。

2. 运动损伤是由单个或多个危险因素共同作用的结果,包括身体素质、心理状态、运动技巧、运动准备、过度疲劳、重复性创伤、运动场地与气候等。

3. 急性运动损伤早期治疗处理应遵循 PRICE 治疗原则,即保护(protection)、休息(rest)、冷敷(ice)、加压(compression)和抬高患肢(elevation)。

4. 临床常见运动损伤包括肩袖损伤、肱骨外上髁炎、前交叉韧带损伤、急性踝关节扭伤。

5. 运动损伤进入恢复期可通过关节活动训练、肌力训练、平衡协调训练、关节松动技术和专项训练等康复治疗技术恢复正常功能。

一、概述

（一）定义

人体组织或器官在运动中受到机械性和物理性因素所造成的伤害称为运动损伤(sports injuries)。运动损伤通常涉及肌肉、肌腱、韧带、皮肤、筋膜、骨关节、神经等组织,其中肌肉、肌腱、关节、韧带是最易发生运动损伤的组织。无论是专业运动员,还是业余爱好者,都可能发生运动损伤,且发生率逐年上升。运动损伤康复(rehabilitation of sports injury)是针对骨关节、肌肉和韧带等组织运动损伤导致的功能障碍采取的综合性措施,以改善和提高功能,使患者能够重返社会。主要措施包括运动疗法、物理因子治疗、作业治疗、矫形器和辅助支具应用、中国传统疗法等。

（二）危险因素

运动损伤是由单个或多个危险因素共同作用的结果,包括身体素质、心理状态、运动技巧、运动准备、过度疲劳、重复性创伤、运动场地与气候等。运动损伤的常见原因有意外、运动负荷过量和生物力学异常。

NOTES

运动损伤还与运动项目和专项技术特点有关,了解这些特点和规律,对于预防、诊断和治疗运动损伤有着重要的意义。运动损伤不仅严重影响了运动表现的获得和提高,而且很大程度影响患者的运动寿命。

（三）分类

依据损伤机制和临床症状,可将运动损伤分为急性损伤和慢性损伤。急性损伤是突然发生的,损伤原因和症状十分明确。慢性损伤往往由反复过度负荷所致,是逐渐发生的。在以速度高、跌倒风险大为特征的运动（如速降滑雪）中,以及在队员之间频繁、剧烈撞击为特征的集体运动项目（如冰球和足球）中,急性损伤最为常见。在有氧运动项目和技术性项目中,慢性损伤更为常见,这些运动项目要求长时间训练,单调地重复动作（如长跑、自行车、越野滑雪、网球、标枪、举重和跳高等运动）。

（四）病理生理

急性损伤的愈合一般经过炎症期,增生期和重塑期。

在急性损伤早期,组织愈合处于炎症期,血管舒张,纤维蛋白凝块形成,毛血管渗透性及白细胞迁徙增加,炎症期一般在损伤后立即开始,持续数分钟至数小时（伤后 24~72h 以内）,表现为发红、肿胀、局部温度升高和疼痛。

在增生期,肉芽组织开始生长,成纤维细胞开始合成瘢痕组织。胶原纤维在 4 天左右出现,最早在 2 周后可充填撕裂组织断端之间的间隙。但其纤维组织无序排列且不成熟。增生期一般发生在损伤后 1~6 周。

重塑期细胞和血管逐渐减少,胶原纤维合成密度增加,排列更有序,发生在损伤后 7 周 ~1 年。

慢性损伤通常局部血液循环差,代谢水平低,组织内会出现退行性变性,表现为增生或萎缩。

（五）治疗原则

急性损伤炎症期的治疗原则是综合应用保护（protection）、休息（rest）、冰敷（ice）、加压（compression）和抬高患肢（elevation）,这种治疗组合常被称为 PRICE 治疗原则。正确使用 PRICE 原则可以保护受伤部位、降低组织温度、减少血流和肿胀、促进血管收缩、减轻疼痛和痉挛。

急性损伤增生期与塑形期的治疗原则是改善损伤处的血液和淋巴循环、促进组织的新陈代谢、促进瘀血及渗出物的吸收、加速再生与修复。可选用红外线疗法、低中频电疗法、石蜡疗法、湿热敷疗法、超声波疗法、短波疗法等物理因子治疗,以及灵活性训练、力量训练和有氧训练等运动疗法。

慢性损伤的治疗原则为改善损伤部位血液循环,促进组织新陈代谢,合理安排运动计划。

与临床康复不同,运动损伤康复不仅要求受伤部位恢复到正常的生理水平,而且需要避免再次发生运动损伤,而达到最佳运动水平。此外,运动损伤康复应当考虑患者性别、年龄、身体素质等多种因素,定制个性化的治疗方案。

（六）预防

运动损伤的原因、类型是多层面的,运动损伤预防也必须是多角度的,如不断强化安全教育和心理指导;合理调整准备活动和训练强度;科学规划训练内容和训练方法;坚持全面、渐进、个体和反复的运动计划。

二、常见运动损伤的康复治疗

（一）肩袖损伤

1. 概述

（1）定义:肩袖损伤是指肩袖和肩袖滑囊（包括肩峰下滑囊、三角肌下滑囊、肩胛下肌腱下滑囊）发生退行性改变、炎症和撕裂伤,其中冈上肌和肩胛下肌最易发生损伤。肩袖损伤多见于上肢过顶类运动项目,如网球、棒球、排球、游泳等。

（2）流行病学:肩袖损伤是肩关节疾病最常见的原因,占肩痛患者总数的 70%。在一般人群中,肩袖撕裂的发生率为 7%~37%,随着年龄增加,肩袖撕裂的发生率会明显增高。

（3）病因及危险因素：肩袖损伤与多种因素相关，如年龄增长、局部血运差、肩袖肌群无力、组织延展性下降、肩胛骨动力障碍、盂肱关节病变、肩锁关节炎、过度疲劳和超负荷张力等，引起肩袖肌腱力学性质的改变，从而导致肌腱退变。损伤后的肩袖无法维持肩关节的稳定性，导致肱骨头上移，会出现肩峰下撞击，进而加重肩袖损伤，形成恶性循环。

2. 解剖及发病机制

（1）解剖：肩袖由冈上肌、冈下肌、肩胛下肌和小圆肌的肌腱组成，形成类似袖套样结构附着在肱骨头上。肩胛下肌功能障碍会导致内旋无力和肩关节活动受限。肩胛下肌还有限制肱骨头前方脱位和肩关节被动外旋的作用。冈下肌和小圆肌提供80%的外旋肌力，冈上肌在肩关节上举时提供50%的外展力矩。在肩关节运动中，肩袖肌群通常作为一个整体，可以抵消三角肌向上的力量，维持盂肱关节的动态稳定（图7-5）。

肩袖撕裂由创伤或肩袖损伤进展所导致，往往伴有肩关节不稳。根据肌腱完整性分为部分撕裂和完全撕裂，其中完全撕裂又根据撕裂长度分为小型撕裂（小于1cm）、中型撕裂（1~3cm）、大型撕裂（3~5cm）和巨大撕裂（大于5cm）。

（2）发病机制：常见的病因有原发性机械性撞击和过度使用导致肌腱变性。在肩关节主动外展60°~120°时，冈上肌腱与肩峰不断发生挤压和摩擦，而外展超过120°时，挤压和摩擦却得到缓解或消失。在体育运动中，如单杠、吊环高低杠、标枪、垒球、排球和游泳等运动项目，肩关节长期反复超常范围活动，特别在反复过顶运动中，肩袖肌群和肩峰下滑囊不断受到肱骨头与肩峰或喙肩韧带之间的撞击。

3. 临床诊治

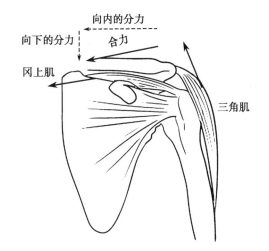

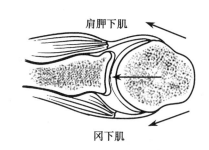

图7-5　肩袖的生物力学

注：冈下肌向下的分力很小，不足以对抗三角肌向上的分力。但肩袖的压迫作用可以将肱骨头固定在肩胛盂窝内。

（1）临床表现：有急性损伤史或慢性劳损史，老年患者可无明确外伤史。肩关节前侧、前外侧、肩峰可有疼痛及压痛，并向三角肌止点放射，此外，肱骨大结节近侧和肩峰下间隙可有局限性疼痛。急性期疼痛剧烈，呈持续性疼痛。慢性期表现为肩部自发性钝痛，肩关节前屈和外展时疼痛加重，严重者夜间疼痛尤甚，影响睡眠。病程超过3个月，肩关节活动范围会出现不同程度的受限，尤其是肩关节前屈及外展动作。肩袖损伤特征性表现为肌力下降、肌肉出现不同程度萎缩，以三角肌、冈上肌和冈下肌最为常见。

（2）特殊试验：常用特殊试验有疼痛弧（主动外展60°~120°之间出现疼痛）、Neer试验、Hawkin征、Lift-off试验、Jobe试验和落臂试验等。

（3）辅助检查

1）X线检查：有助于了解骨骼形态和异常改变。可以测量肩峰肱骨头间距，当肩峰肱骨头间距小于7mm，考虑存在肩峰下撞击综合征。

2）MRI：可以显示肩袖撕裂的大小、形状、位置和时间，MRI还可以评估骨骼、软骨和盂唇。由于敏感性和特异性高，MRI已经成为检查肩袖损伤的金标准。

3）超声学检查：操作简便、省时、费用低、准确性高，可诊断冈上肌以外的其他肩袖撕裂，并对肩袖撕裂术后随访有独特的价值。

4）肌电图:可以排除臂丛神经功能障碍或神经根型颈椎病。

（4）诊断:根据急性损伤史或慢性劳损史和典型的疼痛、肌肉无力等临床表现以及辅助检查可以明确临床诊断。

（5）非手术治疗:轻微的肩袖损伤,特别是损伤后不到3个月的患者,首选非手术治疗,如肌腱炎、肌腱变性、部分撕裂等。物理因子治疗与非甾体抗炎药可有效地改善肩袖损伤的症状,肌力训练能够增加肩袖力量,提高关节的稳定性。严重疼痛影响睡眠时,可在肩峰下注射利多卡因和类固醇药物的混合液,达到消炎、镇痛的目的,也可在超声波定位下行局部封闭治疗,能更准确将药物注射入炎症或损伤部位,但应注意注射治疗的适应证和治疗次数。

（6）手术治疗:大型肩袖撕裂,非手术治疗6个月以上症状仍存在的慢性撕裂,以及合并肩峰下撞击综合征的患者可以考虑手术治疗。肩袖修补可切开手术,也可选择关节镜下手术治疗。

4. 康复评定

（1）姿势评定:姿势评定可由患者的前侧、后侧、左右侧进行,包括头部、肩胛骨、肱骨和胸椎的姿势评估,其中胸椎姿势会影响肩胛骨和盂肱关节的位置。

（2）疼痛评分:常采用数字评分量表（Numeric Rating Schedule,NRS）,该量表由一条水平直线组成,用0到10对此直线进行等间距编号,0表示"无痛",10表示"剧痛"。疼痛加重或缓解的因素,疼痛对日常生活或睡眠的影响,以及一天中疼痛的变化等也需要进行评定。

（3）关节活动度评定:评估盂肱关节、肩胛胸壁关节、胸椎和颈椎的关节活动度,其中肩关节前屈、外展、内旋和外旋是关节活动度评定的主要内容。根据临床需要,还可评估肩关节的主动与被动关节活动度。

（4）肌力评定:主要评估的肌肉有肩袖肌群、前锯肌、背阔肌、菱形肌和大圆肌等。

（5）肢体围度评定:用软尺测量上臂围度,两侧对比,评估肩袖损伤后肌肉萎缩的情况。

（6）肩关节功能评定

1）美国加州大学肩关节评分系统（the University of California at Los Angeles Shoulder Rating Scale,UCLA）:此评分系统应用较为广泛,由疼痛、功能、主动前屈活动度、前屈肌力和患者满意度五项评估内容组成,总分为35分,其中疼痛、功能及满意度为患者主观评价,主动前屈活动度和前屈肌力由医生评估完成。

2）美国肩肘外科协会评分（Rating Scale of the American Shoulder and Elbow Surgeons,ASES）:此评分包括疼痛和日常生活能力两部分,满分100分,分数越高表示肩关节功能越好。

（7）日常生活能力评定:肩袖损伤患者的日常生活能力受到不同程度影响,目前常用的日常生活能力量表有Barthel指数和功能独立性量表（Functional Independence Measure,FIM）。

5. 康复治疗

（1）运动疗法:包括关节活动训练、软组织牵伸技术、肌力训练、本体感觉训练及运动控制训练等。

1）关节活动训练:进行肩关节各个方向的被动、主动关节活动训练,维持关节活动度,预防关节粘连,治疗过程中应避免引起肩关节疼痛。

2）软组织牵伸技术:利用健侧上肢或辅助设备牵伸肩关节周围软组织,减轻肌肉、韧带、关节囊的粘连,改善肩关节活动受限,提高关节灵活性。治疗过程应遵循循序渐进和无痛的原则,避免暴力牵伸而引起的继发性损伤。

3）肌力训练:利用弹力带或系列哑铃进行渐进性抗阻训练,提高肩关节周围肌群力量,改善盂肱关节动态稳定性和提高肩胛骨运动控制能力,恢复关节正常的运动功能。主要训练的肌群有冈下肌、肩胛下肌、冈上肌、上斜方肌和前锯肌等。

4）本体感觉训练:利用平衡垫、瑞士球、健身球进行本体感觉训练,如俯卧位支撑、胸前传球、各种投掷和捕捉动作,以及模拟正常活动中离心性肌力训练和超等长收缩训练,改善肩关节本体感觉障碍,恢复关节正常运动功能。

（2）物理因子疗法:物理因子疗法是肩袖损伤的主要治疗方法之一。

1）炎症期:肩关节滑囊炎或术后局部冷疗可以减缓细胞代谢,减轻炎症反应,改善局部组织肿胀和疼痛。治疗时间为每次10~15分钟,或者待局部恢复正常皮温,再行10分钟局部冷疗,间断性应用较持续性应用的临床效果更好。小剂量的短波疗法、超短波疗法、磁疗法、毫米波疗法、紫外线疗法和半导体激光疗法等物理因子疗法能降低感觉神经兴奋性、改善血液循环、加速镇痛物质释放、促进组织修复,从而达到减轻疼痛和肿胀,缓解肌肉痉挛等作用。

2）非炎症期:可选用超声波药物离子导入疗法、半导体激光疗法、音频电疗法、低频脉冲电疗法、石蜡疗法和红外线疗法等物理因子治疗,有松解粘连、软化瘢痕、恢复神经肌肉功能的作用。水疗在术后恢复期非常重要,在水疗中活动肩关节可以避免周围组织发生损伤。

（3）体外冲击波:在治疗钙化性肌腱炎中有较显著疗效,可以促进软组织松解,改善微循环。压应力可引起细胞弹性变形,改善细胞携氧能力,达到治疗目的。此外,冲击波疗法能够对神经末梢产生超强刺激,降低神经敏感性,减慢传导,缓解疼痛。

（4）肌内效贴:因其材质上具有伸缩特性,可促进局部血液和淋巴液回流,减轻肢体水肿,协助三角肌收缩,放松肩袖肌群,保护软组织,缓解疼痛,并可在康复期增加关节活动度,改善肩关节周围肌群力量,帮助患者更好地完成康复训练,促进损伤恢复。

（5）康复教育:对接受非手术治疗的患者,需告知药物的作用,康复治疗的目的和方法,以及日常生活中应减少诱发疼痛的动作等。对手术患者需告知术前术后康复治疗的目的和方法,帮助其了解术后肩关节活动的注意事项,物理因子疗法的作用和使用方法,术后早期姿势和睡觉时肩关节的摆位及肩关节保护支具的使用方法等,充分调动患者的主动性和自觉性。

（6）术后康复:结合肩袖撕裂程度、手术方式、修补质量以及病人自身情况而制订。康复目的在于减轻肩关节疼痛、促进肩袖愈合。改善肩袖肌群力量、提高肩关节运动控制能力,恢复肩关节正常运动功能。

1）术后第0~4周:康复目的是保护修复部位,控制疼痛和炎症,促进伤口愈合,预防关节粘连。术后早期必须佩戴肩关节外展支具以保护患肢。关节活动训练以邻近关节训练为主,肩关节可进行钟摆训练和肩胛骨后缩训练,2周后逐渐增加肩关节被动活动度训练。此外,握力训练、下肢有氧训练和躯干核心肌力训练能够预防身体运动功能下降。

2）术后第5~6周:康复目的是保护修复部位,抑制疼痛和炎症,达到全范围PROM。此阶段患者可以移除肩关节外展支具,但是巨大型肩袖撕裂患者仍需佩戴支具。利用体操棍或滑轮进行肩关节助力主动运动,可在治疗师辅助下进行肩胛骨抗阻训练,以提高肩胛胸壁关节的稳定性。

3）术后第7~12周:康复目的是维持全范围PROM,达到无痛全范围AROM,恢复肩关节肌力。此阶段进行肩关节主动关节活动度训练和本体感觉训练,可利用弹力带进行肩胛骨抗阻训练,特别是前锯肌、下斜方肌的肌力。根据术后恢复情况逐渐增加肩袖肌群的抗阻训练。

4）术后第13~16周:康复目的是维持无痛全范围AROM,增强患侧上肢肌肉力量,恢复肩关节功能性运动。此阶段可进行等张收缩训练,治疗师辅助下的动态稳定训练,俯卧位划船训练,肩关节伸展、水平外展、内外旋抗阻训练,挥拳训练,动态熊抱训练以及肩胛骨后缩和外旋组合训练等。

5）术后第17~24周:康复目的是回归工作岗位,逐渐恢复体育运动。此阶段根据实际需求,进行肩关节等速肌力训练,继续强化肩关节周围肌肉力量。在治疗师的指导下,开始进行回归正常工作的针对性训练。有回归体育项目训练需求的患者须完成专项运动训练,如投掷训练、负重上举训练等,以提高肩关节的力量、灵活性、平衡与协调性。

（二）肱骨外上髁炎

1. 概述

（1）定义:肱骨外上髁炎也被称为"网球肘",是引起肘关节外侧疼痛的常见原因。由前臂肌肉反复收缩及牵拉引起肱骨外上髁伸肌总腱处的慢性损伤性肌筋膜炎。肱骨外上髁炎的患病率为1%~3%,在体力劳动者中患病率高达10.5%,其中10%为运动员。男性与女性之间的患病率没有差异,好发年龄在45~54岁。

（2）病因与危险因素:吸烟、肥胖和手臂过度运动是网球肘的重要危险因素。在竞技运动中,网球、高尔夫球的技术不正确,球拍大小不合适,网拍线张力不合适或频繁抽球等都可能诱发肱骨外上髁炎的症状。

2. 解剖与发病机制　典型的损伤机制是肘关节反复伸直和旋后,常发生于挥拍、拧毛巾、扫地等动作。桡侧腕短伸肌肌腱起于肱骨外上髁,其起点附近是最常见的累及部位,也可累及桡侧腕长伸肌肌腱和指伸肌肌腱。病理生理变化为肌腱内发生微撕裂,导致肌腱退变和血管纤维增生,其局部反应多有充血、水肿、渗出和粘连等。病理检查常发现局部瘢痕组织形成及包裹在瘢痕组织中微小撕脱性骨折。

3. 临床诊治

（1）临床表现

1）症状:患侧有运动损伤史及提抱重物史。最初肘关节外侧疼痛,运动后疼痛加重,休息可缓解。症状往往逐渐加重,同时间歇性疼痛进展为持续性疼痛,患者表现为不敢拧毛巾,或提物时有突然"无力"的现象。

2）体征:肱骨外上髁有局部压痛,肘关节活动度正常,前臂旋前或旋后时偶有疼痛。局部无红肿现象,晨起时关节僵硬。肘关节劳累或受凉后疼痛可能会加重。

（2）特殊试验

1）Mills试验:肘关节屈曲、前臂旋前、腕关节屈曲,缓慢伸直肘关节时出现肘关节外侧疼痛,则为阳性。

2）伸腕抗阻试验:肘关节伸直、前臂旋前、腕关节伸直、握拳,做抗阻伸腕动作时出现肘关节外侧疼痛,则为阳性。

（3）辅助检查:X线检查可发现肌腱内钙化,提示存在慢性退行性改变。MRI可提示肌腱内信号异常。

（4）诊断:根据病史、肱骨外上髁压痛以及辅助检查可以明确临床诊断。

（5）非手术治疗:绝大多数网球肘经非手术疗法均能治愈,对疼痛严重的患者可口服或外用非甾体抗炎药,也可选择局部注射治疗。

（6）手术治疗:对非手术治疗6个月以上,疼痛仍然反复发作的患者,严重影响工作或生活时,可考虑手术治疗。常见的手术治疗有开放手术、经皮手术以及关节镜下手术。

4. 康复评定　观察患者局部皮肤有无红肿、温度增高以及破溃,关节有无畸形,触诊检查时应明确局部有无明显压痛点。

（1）疼痛评定:常采用视觉模拟评分法（VAS）或数字评分法（NRS）评估疼痛的程度。

（2）肌力评定:可用徒手肌力评估进行评定,也可利用握力计准确评定患侧握力。

（3）活动度评定:用量角器测量腕关节、肘关节、前臂的关节活动度,评估关节活动受限情况。

（4）肢体围度:用软尺测量前臂、上臂肌肉的周径,可双侧对比,评估肿胀与肌肉萎缩情况。

5. 康复治疗　经过系统康复治疗,80%以上肱骨外上髁炎患者可以得到治愈。炎症期时应遵循PRICE治疗原则,可以减轻疼痛,缓解炎症反应,促进损伤组织愈合以及预防肌肉功能退化。急性疼痛缓解后增加前臂渐进性抗阻训练,提高肘关节周围肌肉的力量,逐步恢复日常生活活动或工作。有运动需求者,还须提高上肢运动控制能力与躯干核心力量,以适应竞技性体育运动。

（1）物理因子治疗:红光疗法、超声波疗法、微波疗法、干扰电疗法、冲击波疗法等有助于促进炎症吸收、缓解局部疼痛。

（2）运动疗法

1）肌肉牵伸技术:患者将前臂置于桌上,肘关节伸直、前臂旋前,缓慢进行腕关节屈曲牵伸。也可进行腕关节其他方向的牵伸。

2）等长收缩训练：利用弹力带或哑铃，进行腕关节周围肌群的等长收缩，如伸腕肌群、屈腕肌群、桡偏肌群和尺偏肌群的等长收缩。

3）离心性收缩训练：患者将前臂置于桌上，前臂旋前，手握哑铃，先将腕关节置于背伸位置，然后缓慢做腕关节屈曲动作，可以增加腕关节运动控制能力。

4）握力训练：在不引起疼痛情况下，利用握力球或者握力器进行患侧握力训练，提高患者手部抓握能力。

（3）动态关节松动技术：患者仰卧位，肘关节伸直、前臂旋前，治疗师一手固定患者肱骨远端外侧，另一手在患者尺骨近段向外侧做无痛滑动，患者做主动握拳动作，可有效减轻抓握时肘关节外侧疼痛。

（4）肌内效贴：通过肌内贴布形态或张力的变化，减轻疼痛和肿胀，放松紧张肌肉，提高运动功能。

（5）作业治疗：根据个性化要求进行符合人体工程学的改造，如增加球拍框架的柔韧性、使用更加轻质的材料、增大球拍头部和握柄的尺寸、降低弓弦张力、使用双手背抽等。

（6）推拿按摩：将拇指置于肘关节外上侧局部压痛点附近，沿肌纤维垂直方向做弹拨手法，手法缓慢而渗透，以达到松解粘连的目的。

（三）前交叉韧带损伤

1. 概述

（1）定义：前交叉韧带损伤（anterior cruciate ligament injure，ACLI）是最常见的膝关节韧带损伤，多见于 14~29 岁人群，发病率为 0.03%~0.07%，在竞技体育中，发病率更高，为 0.5%~8.5%，其中足球运动员占 53%。从事滑雪和体操项目的运动员也是前交叉韧带损伤的高危人群。

（2）病因与危险因素：引起前交叉韧带损伤的危险因素有髁间窝狭窄、膝外翻、Q 角过大、神经肌肉控制不协调和激素水平等，这些危险因素在女性患者中尤为显著。

2. 解剖与病理生理

（1）解剖：前交叉韧带（anterior cruciate ligament，ACL）起自胫骨髁间隆起的前方内侧，其纤维与外侧半月板前角纤维相交织，斜向后上方外侧，纤维呈扇形附着于股骨外侧髁的内侧。前交叉韧带长为 3.7~4.1cm，根据纤维走向的不同，可大体分为两束：前内束和后外束，两束在关节内螺旋上升。前内束在屈膝时紧张，而后外束在伸膝时紧张。前交叉韧带对于维持膝关节的稳定至关重要，具有限制胫骨前移、内旋、内外翻及过伸的多重作用。前交叉韧带为无血管组织，其营养通过滑膜组织及滑液提供。韧带附着区已证实没有血管分布，这可能与重建韧带固定部位愈合缓慢有关。前交叉韧带神经支配来源于胫神经，主要分布在前交叉韧带滑膜下和附着点部位，韧带表面和附着点存在大量 Golgi 样张力感受器。韧带内部还有少量机械性感受器，分布于韧带近胫骨部分，参与膝关节本体感觉传入。前交叉韧带内游离神经末梢很少，仅分布在韧带止点附近 5mm 范围内，这可能是单纯前交叉韧带损伤患者很少主诉明显疼痛的原因。膝关节稳定和功能的维持离不开正常的本体感觉，前交叉韧带重建尚不能恢复正常的神经支配，这也是部分前交叉韧带重建术后功能不佳的原因之一。

（2）发病机制：前交叉韧带损伤可分为间接暴力损伤和直接暴力损伤。

1）间接暴力损伤：是前交叉韧带损伤的主要发病机制，得到广泛认可。转变方向时迅速减速，如转体运动，是前交叉韧带损伤的典型病因，约占 77%。在非负重下强力膝关节过伸着陆动作或膝关节过屈动作时也可发生前交叉韧带损伤。

2）直接暴力损伤：暴力直接撞击导致膝关节过伸，可发生单纯前交叉韧带损伤，也可先损伤关节囊或后交叉韧带，再损伤前交叉韧带，常见于足球、橄榄球、垒球等运动项目中。暴力导致膝关节过度外展，可同时合并内侧副韧带及内侧半月板损伤。

3. 临床诊治

（1）临床表现：在运动中，发生前交叉韧带损伤时患者有时听到或感觉到爆裂声，随即膝关节疼痛，无法继续活动。

1）症状：关节周围局部疼痛，关节积液、积血，进行性肿胀。急性期关节活动受限，步行困难。慢性期步行功能基本正常，疼痛不明显，时有关节胀痛、钝痛，患者常诉膝关节无力，运动时无法有效完成技术性动作。

2）体征：急性期关节肿胀、压痛、活动受限。慢性期膝部无明显压痛，大腿肌肉萎缩。

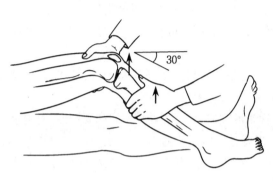

图 7-6　Lachman 试验

（2）诊断：根据病史、临床表现和特殊试验，结合 MR 检查可明确诊断。

1）病史：患者往往有膝关节外伤史。部分患者可能没有明确外伤史，常因运动时膝关节无力，技术性动作发挥不正常等，或外伤后膝关节疼痛，步行困难、交锁就诊，临床检查后，发现患者既往有前交叉韧带损伤。

2）特殊试验：检查可见膝前抽屉试验、外侧轴移试验（lateral pivot shift test）、Lachman 试验阳性，其中最敏感的检查方法是 Lachman 试验（图 7-6）。

3）辅助检查：常用的辅助检查有 X 线、MRI、关节动度测量法、关节镜手术等。①X 线检查一般无明显异常表现。在胫骨近端外侧出现小的周围型骨折（"关节囊征"或 Segond 骨折）时应高度怀疑伴随前交叉韧带撕裂。有时见胫骨髁间隆突撕脱骨折。②MRI 对于诊断前交叉韧带撕裂有很高的敏感性和特异性。可见前交叉韧带损伤的各种表现，如连续性中断、扭曲、波浪状改变、弥漫性增粗、变细（部分损伤）、缺如、皱缩的游离缘呈舌状改变，以及股骨外髁与胫骨外侧平台骨挫伤。③关节镜下手术可见前交叉韧带断端出血或血块凝聚，韧带表面滑膜充血，明确断裂类型和部位。

（3）非手术治疗：适用于对膝关节活动要求不高的老年患者，或者全身情况不允许、膝关节局部条件差等没有重建条件的患者。前交叉韧带部分损伤、竞技运动员如果赛期安排紧张、临近重要大赛不宜手术时，也可以进行治疗性康复训练。前交叉韧带损伤早期可遵循 PRICE 原则治疗。消炎镇痛药物和物理治疗，可减轻膝部疼痛和肿胀，便于早期康复治疗开展，以恢复关节活动度。恢复期强化腘绳肌力量，特别是股二头肌，同时避免股四头肌强化训练，以防止出现膝关节向前脱位。

（4）手术治疗：手术介入的时机取决于损伤的严重程度及患者对功能恢复的预期水平。前交叉韧带重建手术可分为自体肌腱重建手术、同种异体移植物重建手术、人工韧带重建手术，自体肌腱重建手术可选择的肌腱有腘绳肌肌腱、髌腱和髂胫束等。髌腱重建手术具有骨固定良好，可迅速生长等优点，但术后患者可能出现膝前痛的并发症。腘绳肌肌腱（半腱肌及股薄肌）重建手术可避免膝前痛的发生，目前被认为是前交叉韧带重建手术的"金标准"。

4. 康复评定

（1）疼痛评定：通常用视觉模拟评分法（VAS）或数字评分法（NRS）评定疼痛的严重程度。

（2）前交叉韧带强度评定：利用 KT-1000 或 KT-2000 分别在膝关节屈曲 90° 与 30° 时，以 15、20、30 磅的拉力测量双侧前交叉韧带强度，两侧对比，若胫骨位移差值大于 3mm，则考虑前交叉韧带松弛。

（3）本体感觉评定：可采用主被动位置重现、被动运动感知阈值、体感诱发电位进行评估。

（4）肌力评定：用徒手肌力评定评估下肢肌群肌力。也可以进行等速肌力评定，其中腘绳肌/股四头肌（H/Q）比值对于判断肌力的恢复有重要意义。

（5）肢体围度测量：分别测量双侧髌骨、髌骨上缘 5cm、髌骨下缘 10cm 的围度，两侧对比，评估患侧肢体有无肌肉萎缩或关节肿胀。

NOTES

（6）关节活动度评定：评估膝关节屈曲、伸展活动范围，用于判断伤后膝关节运动障碍程度以及康复治疗后关节功能恢复的情况。

（7）步态评定：分为定性分析法和定量分析法，有助于了解前交叉韧带损伤对患者日常生活能力的影响。

（8）平衡和协调功能评定：前交叉韧带损伤对人的平衡和协调功能产生影响，临床上一般采用Berg 平衡量表评估平衡功能，也可利用仪器设备进行静态平衡与动态平衡测试。仪器设备能够记录到临床上不能发现的细微姿势摆动，定量、客观地反映平衡功能，便于不同患者之间进行比较。

（9）膝关节功能评定：常用 Lysholm 膝关节评分系统，该评分系统由 8 个项目组成，分值为 0~100分，其可靠性、有效性和敏感性已被国际文献所证实。

5. 康复治疗　康复治疗能够促进移植物与骨界面的愈合，恢复膝关节的活动、负重、行走的功能。基本原则是维持前交叉韧带修复处稳定的前提下，早期进行功能训练，镇痛、消除局部肿胀，预防肌肉萎缩、肌腱挛缩、骨质疏松和关节僵硬。康复治疗应避免产生胫骨前移应力，避免过早负重及过度活动造成移植物移位或撕裂，影响移植物的愈合。

（1）运动治疗：单纯前交叉韧带重建术后运动治疗分为四个阶段。

1）术后第 0~2 周：康复目的在于减轻术后疼痛和肿胀，减轻术后肌肉萎缩，预防关节粘连。

术后须佩戴膝关节保护支具，在康复治疗时可以移除支具。术后第 2 天可扶拐下地步行，并逐渐增加患肢负重。局部冷敷和抬高患肢能够缓解肢体肿胀，减轻关节疼痛。可进行踝泵训练、髌骨松动、股四头肌等长收缩训练、直腿抬高训练、足跟滑床训练和坐位平衡协调训练，以改善患肢运动功能。此阶段膝关节可主动伸直 / 屈曲达 0° /90°。

2）术后第 3~6 周：康复目的是改善肌肉力量，加强关节活动范围，提高膝关节运动控制能力，改善步态。

此阶段仍需佩戴保护性支具，步行时可以逐渐脱拐。坐位抱膝训练、坐位勾腿训练可增加膝关节关节活动度，逐渐增加关节活动度至 0° /120°。靠墙静蹲、向前上台阶可提高患肢负重能力，改善步态。利用弹力带或沙袋进行股四头肌等长收缩，提高膝关节控制能力和稳定性。此外，还可利用平衡垫及下肢功率自行车强化下肢平衡协调能力与肌肉耐力。

3）术后第 7~12 周：康复目的是恢复正常关节活动度和日常生活能力，进一步强化膝关节稳定性。

此阶段可以移除支具，逐步恢复全范围关节活动度、正常步态和上下台阶能力。可进行动态或多重任务下的平衡训练和灵敏性训练，也可选择游泳、步行等有氧训练。

4）术后第 13~24 周：康复目的在于强化肌肉力量和膝关节运动控制能力，逐渐恢复体育运动。

此阶段可增加深蹲训练、平衡板（BAPS）或 Neuro Com 训练、跳跃训练和等速肌力训练等，患者可逐渐恢复非接触类体育运动。通过体育专项训练，可恢复至以前的体育运动水平。

根据不同的手术方法，采用不同的运动治疗。人工材料重建患者的术后运动计划相对激进，可以更快恢复运动和体育专项训练，较快地重返赛场，而合并半月板缝合患者的运动治疗应更加保守。

（2）物理因子治疗

1）冷疗法：在前交叉韧带损伤急性期，加压冷疗法能有效控制关节肿胀和渗出，减轻关节疼痛。

2）热疗法：恢复期可选用石蜡疗法、红外线疗法、超短波疗法、短波疗法等物理因子治疗，以增加局部血液循环，缓解局部肌肉紧张，促进损伤后软组织的修复。

3）经皮神经电刺激疗法：能够缓解膝关节疼痛，刺激神经肌肉兴奋性，促进血液循环。也可选择在疼痛相应的神经节段进行治疗，膝关节的皮节位于 L_3~L_4 节段。

4）超声波疗法：可软化瘢痕、减少关节粘连，提高软组织的延展性。术后肌腱供区常常有瘢痕形成，也可进行超声波治疗。

5）冲击波疗法：存在慢性炎症或局部瘢痕增生时，可减轻局部炎症，软化瘢痕，使粘连组织得到松解。

6）水疗法：水下治疗可以减轻患肢负重，同时水可以挤压肢体，水下运动能够促进下肢本体感觉恢复。

（3）康复教育：了解前交叉韧带的解剖结构和损伤修复的过程，以及康复过程的注意事项。明确康复治疗的重要性，如髌骨松动、踝泵训练、关节活动度训练等。掌握早期康复治疗时膝关节周围肌肉联合收缩的技巧，以保证康复治疗过程中移植物的安全性。掌握支具和拐杖的使用方法，以及渐进性负重训练等。

（四）急性踝关节扭伤

1. 概述

（1）定义：踝关节是全身负重最多的关节，也是最容易受伤的部位。踝关节扭伤是指踝关节周围的内侧副韧带、外侧副韧带和下胫腓韧带发生损伤，占所有运动损伤的 30%。踝关节扭伤可发生于任何年龄，但以青壮年较多。

（2）损伤分度：根据韧带是否断裂及损伤严重程度，可将外侧韧带损伤分为 3 度。

Ⅰ度（轻度）损伤：指韧带拉伤，但结构尚完整，踝关节无不稳定。

Ⅱ度（中度）损伤：指韧带部分断裂，踝关节轻度不稳定。

Ⅲ度（严重）损伤：指韧带完全断裂，合并踝关节明显不稳定。

以上三种损伤中最难以治愈的是轻度损伤。如果严重损伤，韧带需要进行缝合或者重建，但轻度损伤韧带处于过度牵拉的松弛状态，没有明显撕裂，往往不能引起重视。当踝关节反复扭伤后，韧带长期处于松弛状态，失去了保护和支撑踝关节的作用，关节稳定性下降，逐渐进展为慢性踝关节不稳。

（3）病因及危险因素：多因行走或跑步时突然在不平地面，上下楼梯或走坡路不慎踏空，骑自行车或踢球等运动时不慎跌倒，足过度内翻或外翻发生踝部扭伤，其中 77% 踝关节扭伤属于内翻扭伤，尤其以距腓前韧带的损伤最为常见，这与踝关节解剖学特点有关。

2. 解剖与发病机制　踝关节外侧副韧带由距腓前韧带、距腓后韧带和跟腓韧带组成，与内侧副韧带相比，外侧副韧带结构较为薄弱，更容易发生损伤。踝关节背屈时距骨较宽的前侧关节面进入踝穴，踝关节更稳定。此外，外踝较内踝长，会限制踝关节发生外翻动作。在下台阶、快速行走或其他竞技运动中，踝关节更容易以跖屈内翻姿势着地，使外侧副韧带承受超过生理极限的强大张力而发生损伤。距腓前韧带在踝关节跖屈内翻时受到的张力最大，因此也最容易受损伤。距腓前韧带是防止距骨前移的重要结构，断裂后容易出现向前不稳。外侧副韧带与关节囊和腓骨肌腱纤维鞘紧密相连，外侧副韧带损伤常合并踝关节腔和腓骨肌腱鞘内积血。

急性踝关节扭伤未能正确诊断和处理，常遗留慢性踝关节疼痛、肿胀。20%~40% 的急性踝关节扭伤患者会逐渐演变为慢性踝关节不稳定，进而形成慢性炎症、变性和关节炎，严重影响生活和工作。

3. 临床诊治

（1）临床表现

1）症状：踝关节主被动活动时关节外侧疼痛明显加重，尤其是踝关节做内翻动作时。轻度损伤仅局部肿胀，严重损伤时整个踝关节均可肿胀，并有明显的皮下瘀血，皮肤呈青紫色。患者步行时因疼痛而跛行，不敢用力着地。陈旧性损伤表现为慢性踝关节不稳、长期疼痛、无力感，特别在崎岖路面行走时，会感觉踝关节失去控制而发生内翻。

2）体征：外踝的前侧及下方均有压痛，肿胀严重时压痛点可能不明显。严重损伤时在韧带撕裂处可触及凹陷，甚至可触及移位的关节面。

（2）特殊试验：常用的临床试验有前抽屉试验和距骨倾斜试验。

（3）辅助检查：X 线检查可以观察胫骨和距骨关节面的倾斜情况。普通 CT 及三维 CT 重建可明确是否有撕脱骨块以鉴别诊断。MRI 对软组织有较高分辨率，韧带损伤显示增粗、扭曲、不连续等，可以区分韧带部分撕裂或完全撕裂。

（4）诊断：根据病史和临床表现，结合临床试验、辅助检查可明确诊断。

（5）非手术治疗：适应于Ⅰ度、Ⅱ度韧带损伤，老年患者和部分陈旧性损伤患者等。多数急性踝关节扭伤患者经非手术治疗后都能痊愈，对于慢性踝关节不稳的患者，70%~85% 的功能性不稳定经正规康复治疗后可获得良好效果。

（6）手术治疗：严重损伤，关节明显不稳，距骨有脱位倾向，陈旧性损伤经非手术治疗失败和开放性损伤都是手术治疗的指征。可行外侧副韧带重建手术，可选用腓骨短肌代替断裂的外侧副韧带。接受手术治疗后，90% 以上患者可获得疗效，但有少数患者存在术后疼痛和关节稳定性恢复不佳。

4. 康复评定

（1）关节活动度评定：用量角器测量双侧踝关节活动度，包括背屈、跖屈、内翻、外翻等活动范围，用于判断损伤后关节功能障碍程度以及康复治疗后关节功能恢复情况。

（2）肌力评定：徒手肌力评定和等速肌力测定可用于评估下肢肌力。

（3）肢体围度评定：用软尺测量大腿、小腿、踝周围度，并与对侧围度进行对比，评估有无肌肉萎缩和肢体肿胀。

（4）疼痛评定：常用 VAS 法或 NRE 法评定疼痛的严重程度。

5. 康复治疗

（1）非手术治疗：踝关节扭伤后恢复时间与损伤程度成正比，轻度损伤 1 周后即进入重塑期，通常 1~2 周可以恢复伤前的活动强度，中度损伤可能需要 4~8 周，而严重损伤恢复时间更长，往往需要 12~16 周才能恢复伤前的活动水平。

轻度损伤可遵循 "PRICE" 原则治疗。减少踝关节负重活动，低弹力绷带或肌内效贴能够限制关节活动，避免损伤加重，可选用消肿镇痛的中成药和非甾体抗炎药。踝关节扭伤较重，患者疼痛肿胀明显，除上述治疗外，还需短腿石膏或支具固定 2~3 周，石膏或支具拆除后逐步负重走。外侧副韧带完全断裂可伴有外踝撕脱性骨折，短腿石膏将踝关节固定于轻度外翻位 4~6 周，也可选用支具、夹板、步行靴等制动保护。陈旧性损伤外侧韧带断裂，导致踝关节不稳或继发性半脱位，可通过腓骨肌力量训练恢复踝关节稳定性。

（2）术后康复治疗：踝关节外侧副韧带修复或重建的术后康复在短期制动和皮肤切口愈合后即可开始。术后康复的重点是踝关节活动度、力量、本体感觉、平衡能力及肌肉耐力的恢复。

1）术后第 0~5 周：康复目的是保护术后踝关节，维持其他关节正常的运动功能。短腿石膏将踝关节置于中立位，固定 6 周。术后早期遵循 "PRICE" 治疗原则，缓解肿胀疼痛。可进行脚趾、膝关节、髋关节各方向等长收缩训练。术后 3 周开始石膏固定下渐进性负重训练。

2）术后第 6~12 周：康复目的是恢复全范围关节活动度，增强踝关节周围肌肉力量，改善踝关节平衡能力。此阶段可移除石膏，使用踝关节保护靴。踝关节跖屈、背伸、外翻被动和主动关节活动度训练，足内在肌训练，小腿三头肌牵伸训练恢复全范围关节活动度。术后 8 周可进行踝关节内翻被动关节活动度训练。部分负重过渡至完全负重，并逐渐恢复正常步行。在平地上进行平衡功能训练和星形偏移平衡训练。术后 10 周利用弹力带进行踝关节各方向渐进性抗阻训练。

3）术后第 13~15 周：康复目的是进一步强化平衡与协调功能，恢复日常生活能力。此阶段使用支撑性辅具，穿运动鞋时使用系带的护踝。继续平衡与协调性训练，可利用不稳定平面逐渐进阶，也可通过抛球、接球、步行进行干扰性训练。增加踝关节等速肌力训练和灵活性训练。

4）术后 16 周后：康复目的是提高踝关节灵敏性，逐渐恢复运动功能。此阶段可移除护踝，开始快速伸缩负荷训练、跳跃训练、灵敏性训练，为重返运动的训练和比赛做准备。

（3）物理因子治疗

1）冷疗法：每次 10~20 分钟，每日隔 1~2 小时，可重复数次。冷疗也可以配合关节活动度训练或肌肉牵伸训练使用。常规康复治疗后出现局部皮温升高、肿胀也可以使用冷疗。

2）其他常用的物理因子治疗:可选用短波疗法、磁疗法、低中频电刺激疗法、激光疗法、超声波疗法等,具有镇痛、抗炎、消肿、促进愈合等作用。

（4）局部封闭:踝关节扭伤的急性期后,踝关节仍存在明显疼痛、压痛较局限者可以使用局部封闭治疗。

（5）康复教育:在外固定移除后应尽早开始跖趾关节屈伸训练和踝关节背屈跖屈训练。踝关节肿胀缓解后,可开始踝关节内翻外翻训练,预防关节粘连,提高踝关节灵活性。踝关节反复扭伤的患者应坚持腓骨肌力量训练、平衡与协调性训练及运动控制训练,预防再次发生扭伤,并最终提高整体功能和重返赛场。

（刘忠良）

思考题

1. 运动损伤的康复治疗原则是什么?
2. 关节镜下肩袖修补手术后的运动治疗方案包括哪些内容?
3. 肱骨外上髁炎的康复治疗包括哪些内容?
4. 前交叉韧带重建术后的运动疗法包括哪些内容?
5. 踝关节损伤非手术的运动疗法主要包括哪些内容?

07章08节

扫码获取
数字内容

第八节　特发性脊柱侧凸

【本节要点】

1. 特发性脊柱侧凸原因不明,是最常见的脊柱侧凸类型,好发于青少年。

2. 疾病进展性与患者发病时间、性别、年龄、侧凸类型、骨骼成熟度及是否存在骨质减少密切相关。

3. 学龄期脊柱侧凸筛查对于疾病防治至关重要,建议以学校为筛查地点,由接受过筛查培训的专业医生和学校保健医生共同协作进行。

4. 在骨骼发育成熟之前,Cobb 角 10°~20° 可观察或采用脊柱侧凸特定运动疗法,Cobb 角 20°~45° 建议支具结合特定运动疗法。

5. 在骨骼发育成熟之前,Cobb 角 45° 以上且存在严重临床症状,可根据具体情况选择手术治疗。

一、概述

(一) 定义

脊柱侧凸是指脊柱的一个或数个节段在冠状面上向侧方弯曲,通常合并水平面上椎体的旋转和矢状面上脊柱生理弯曲变化,是一种三维畸形。应用 Cobb 法测量站立位全脊柱正位 X 线片上的侧方弯曲角度,如 Cobb 角 ≥10° 且伴有椎体旋转则明确诊断。特发性脊柱侧凸（idiopathic scoliosis,IS）是指原因不明的脊柱侧凸畸形,好发于青少年,是最常见的侧凸类型。

(二) 流行病学

我国中小学生脊柱侧凸患病率约为 0.11%~3.51%。全球 16 岁以下特发性脊柱侧凸患病率约为

2%~3%,女性较高。

（三）病因

特发性脊柱侧凸病因尚不明确。多数观点认为由多种致病因素引起,如遗传因素、神经系统异常、内分泌障碍、生物力学改变等。

1. 遗传学因素 具有一定遗传性,遗传模式至今仍存争议,涉及多个基因,且不同基因之间存在相互作用。研究表明,有家族史的人群发病率远高于一般人群,母亲遗传给女性子代的概率达 27%。同卵双胞胎同时患病率高于异卵双胞胎。

2. 神经系统异常 神经系统异常包括眼 - 前庭和本体感觉系统、脊髓异常、后脑和中脑异常及中枢异常 4 种,近 11.4% 的患者存在神经系统异常,伴有平衡功能障碍、姿势反射异常、本体感觉减退等,无法有效地感知与整合外部信息。

3. 内分泌障碍 患者可能存在生长激素、褪黑素、瘦素等内分泌因子的调节异常。血清瘦素受体、游离瘦素水平与侧凸严重程度相关,一定程度上能够预测疾病进展性。青春期女性患者的血浆瘦素浓度明显低于同龄健康人群,且与生长发育相关指标显著相关,这种低瘦素水平可能在引起侧凸患者低体重和身体质量指数方面起着重要作用。

4. 生物力学改变 侧凸可由脊柱本身机械性能改变、各椎体排列异常、外力作用等引起。椎体生长加快、前后柱生长不等速、椎体呈细长状、脊柱后凸消失等改变都可能与侧凸发生有关。青少年患者中,中度侧凸人群的凸侧胸椎肋横突孔横截面增大,主胸弯顶椎区凹侧椎弓根宽度小于凸侧,椎弓根矢状面宽度自头端向尾端逐渐增加。

二、解剖及病理生理

（一）脊柱解剖

脊柱的发育发生于胚胎 5~6 周,由中胚层生骨节细胞围绕脊髓与脊索发育而成。幼年期脊柱由 32 或 33 块椎骨构成,其中颈椎 7 块,胸椎 12 块,腰椎 5 块,骶椎 5 块,尾椎 3~4 块。成年后 5 块骶椎融合成骶骨,3~4 块尾椎融合成尾骨。所有椎骨的棘突纵向连贯,位于背部正中线上。

椎骨由前方短圆柱形的椎体和后方板状的椎弓组成。椎体是椎骨负重的主要部分,椎体与椎弓共同围成椎孔,有脊髓通过。椎体之间借椎间盘(除第一颈椎和第二颈椎之间)及前、后纵韧带相连。椎间盘是纤维软骨盘,包括位于中央的髓核和周围的纤维环。髓核柔软,富有弹性,周围的纤维环由呈同心圆排列的纤维软骨环构成,坚韧且牢固。椎间盘的总厚度约为脊柱全长的 1/4。前纵韧带是固定于椎体和椎间盘前侧的纵行纤维束,具有防止脊柱过度后伸的功能,而后纵韧带固定于椎管内椎体与椎间盘后面的纤维束,能够限制脊柱过度前屈。

与椎体连接的缩窄部分称椎弓根,根的上、下缘分别称椎上、下切迹。相邻椎弓根的上、下切迹共同围成椎间孔,有脊神经和血管通过。由椎弓发出 7 个突起,分别为 1 个棘突,1 对横突和 2 对关节突。不同椎体棘突的形态各异,例如颈椎棘突短而分叉,近水平位。胸椎棘突细长,呈叠瓦状。腰椎棘突呈板状,水平伸向后方。椎弓板、棘突、横突间通过韧带相连结,包括黄韧带、棘间韧带、棘上韧带和横突间韧带;上、下关节突间以滑膜关节的形式相连接。

（二）脊柱的功能

脊柱的功能是支持躯干和保护脊髓。随着婴儿开始抬头、坐起及站立行走,身体会逐渐出现颈、胸、腰、骶 4 个生理性弯曲(图 7-7)。其中,颈曲和腰曲凸向前,胸曲和骶曲凸向后。脊柱的生理弯曲具有支持抬头、稳固直立姿势、维持重心稳定的作用,而胸曲和骶曲与胸腔和盆腔的容积相关。

椎体的宽度与所受负载大小有关,由颈椎至第 2 骶椎逐渐加宽。由于骶骨耳状面以下的椎体不承重,故体积逐渐缩小。对于骨质减少的患者,椎体加宽而高度减小,也有会出现胸曲和颈曲的凸度增加的情况。

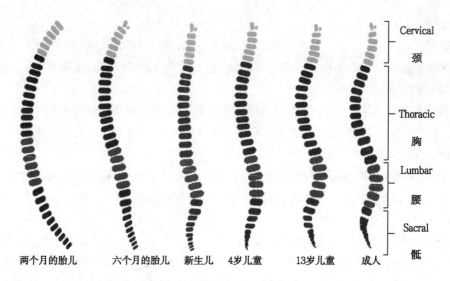

图 7-7　脊柱生理弯曲的演变

从脊柱的整体来看,脊柱可以做大范围的屈、伸、侧屈和旋转运动,但是相邻两个椎骨之间的运动较小。关节突关节的存在会限制相邻椎体的旋转活动,对于颈椎而言,相邻椎体的关节突关节面呈水平位,故颈椎的旋转幅度相对较大。对于胸椎而言,肋骨的限制及胸椎棘突呈叠瓦状排列造成胸椎活动范围小。而腰椎的关节突关节呈矢状位,旋转活动受限。椎间盘的厚度与椎体活动的灵活度呈正相关,腰椎的椎间盘最厚,灵活度最高,但同时也更容易受损。

（三）病理生理

本病的病理改变并不局限于椎体,可累及椎旁、椎间组织、肋骨、胸廓、椎管及心肺等脏器的改变。

1. 椎体改变　椎体畸形是脊柱侧凸基本病理特征,除外先天性侧凸,患者常随侧凸加重而产生椎体两侧或前后的高度不一,即为楔形改变,可见椎体骨密度改变。

2. 椎间盘改变　凸侧椎间盘增厚,纤维环层次增多,而凹侧椎间盘变薄,髓核移向凸侧。生长板中,凸侧的软骨细胞增殖和凋亡明显大于凹侧。

3. 椎旁肌改变　与凸侧的肌肉相比,侧凸凹侧的椎旁肌中蛋白质合成水平降低,顶椎凹侧椎旁肌肉表现出更大的纤维化和脂肪退化。

4. 肋骨改变　椎体旋转导致凸侧肋骨移向背侧,使背部形成隆凸。凸侧肋骨相互分开,间隙增宽;凹侧肋骨相关贴近,并向前突出,导致胸部不对称。

5. 胸腔内脏改变　严重胸廓畸形引起肺部受压变形,严重者可引起肺源性心脏病。

三、临床诊治

（一）早期筛查

脊柱侧凸已纳入我国学生常见病监测。建议以学校作为筛查地点,通过前屈试验,结合躯干旋转测量仪对 10~18 岁儿童青少年进行筛查,尤其关注女生。筛查由社区医院与上级医院协助,由接受过筛查培训的康复科医生和学校保健医生协作共同进行,筛查结果纳入学生健康档案,并根据需要进行转诊。

（二）临床评定

1. 病史　初诊患者需了解是否存在其他可能引起脊柱侧凸的因素,包括家族史、既往史、生长发育史、青春期第二性征出现、月经史（女性）。

2. 主诉与症状　疾病早期常无明显症状。随着侧凸进展,患者常主诉躯干外观异常,发现双肩不等高、一侧背部隆起、胸廓发育不对称、棘突连线偏离中线、"剃刀背"畸形等。若畸形严重则可能压迫、牵拉脊髓产生神经症状,胸廓畸形严重可影响心肺功能。约20%的患者可能存在焦虑、抑郁等心理障碍。

3. 专科检查

（1）皮肤检查:患者充分暴露皮肤,检查者从其前方、侧方和后方观察皮肤是否存在色素改变（如咖啡斑）、皮下组织肿块、皮肤凹陷、异常毛发及囊性物,排除神经纤维瘤病等。

（2）前屈试验:在光线明亮处,患者背向检查者,嘱其直膝、合足、立正,双臂伸直合掌,低头后缓慢向前弯腰至90°左右,双手合掌逐渐置于双膝间（以免出现躯干和肩假性偏移）。医生双眼应与患者背部在同一高度,目光平行随患者弯曲由头至尾,从胸椎至腰椎,观察脊柱两侧是否高低不平。如果前屈试验下出现背部任何部位的不等高则视为试验阳性,往往提示有椎体旋转,应高度怀疑存在脊柱侧凸。

（3）骨盆倾斜检查:患者取站立位,触诊两侧髂前上棘是否等高,有无倾斜,排除骨盆疾病。

（4）四肢肌力、关节活动度和肌张力评定:参照之前章节肌力（徒手肌力检查等）、关节活动度（量角器等）、肌张力（改良Ashworth痉挛量表等）进行评定,排除神经系统异常。

4. 辅助检查

（1）X线片:拍摄站立位全脊柱正位X线片,以明确诊断（不作常规筛查使用）和确定侧凸的部位、类型。摄片应在无辅助支持的正确姿势下进行,需包括C_7椎体至股骨头,注意保护性腺。顶椎是偏离脊柱中线最远的椎体;主弯（原发弧）是最早出现、最大的结构性弯曲,柔韧性差;代偿弯（继发弧）是较主弯小的侧方弯曲,易纠正。当有三个弯曲时,中间的弯曲常是主弯;有四个弯曲时,中间两个为双主弯。Cobb角测量、椎体旋转情况、骨骼成熟度判断方法如下:

1）Cobb角测量:Cobb角是诊断脊柱侧凸的金标准。临床上常用Cobb角的大小衡量脊柱侧凸的严重程度。测量时,先确定上、下端椎,即侧凸弯曲中倾斜程度最大的最上端和下端的椎体或椎间盘,于上端椎上缘和下端椎下缘各画一条延长线,再作两延长线的垂线,相交的角即为Cobb角（图7-8）。

2）椎体旋转角度的测量:椎体旋转常与脊柱侧凸的预后相关,旋转程度越严重则侧凸进展性、继发畸形出现的概率越大。临床常用Nash-Moe法确定椎体旋转角度。Nash-Moe法根据正位片椎弓根的位置,将椎体进行6等分,自凸侧至凹侧为1~6段,根据严重程度分为5级（图7-9）。

0级:无旋转,椎弓根卵圆形,两侧对称,并位于外侧段。

Ⅰ级:凸侧椎弓根两侧缘稍变平且轻度内移,仍在外侧段,凹侧椎弓根向外移位且外缘影像渐消失。

Ⅱ级:凸侧椎弓根影像移至第2段,凹侧椎弓根基本消失。

Ⅲ级:凸侧椎弓根影像移至椎体中线或在第3段。

Ⅳ级:凸侧椎弓根越过中线至第4段,位于椎体凹侧。

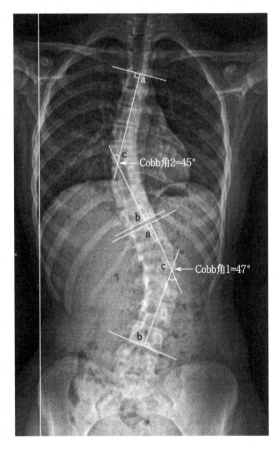

图7-8　Cobb角的测量方法
a.上端椎;b.下端椎;c.顶椎。

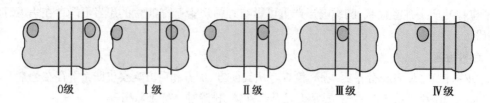

图 7-9　Nash-Moe 旋转角度

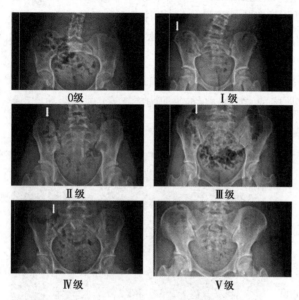

图 7-10　Risser 征测量（欧洲方法）

3）骨骼成熟度测量：Risser 征是通过观察骨盆正位 X 线片上髂嵴骨化进展的程度反映骨骼成熟度的方法，欧洲标准与美国标准，前者应用更为广泛（图 7-10）：通过将髂嵴划分为 3 等份，观察骨骺由髂前上棘向髂后上棘覆盖的程度分级。其中，未出现骨骺为 0 度，髂嵴前 1/3 出现骨骺为 I 度，髂嵴前 2/3 出现骨骺为 II 度，髂嵴后 2/3 出现骨骺为 III 度，骨骺与髂骨后内侧开始融合为 IV 度，骨骺与髂骨完全融合为 V 度。Risser 征在评价脊柱侧凸潜在性进展和制定治疗方案中具有重要参考作用，通常认为，骨骼成熟度越低，则脊柱侧凸的进展性越大。

（2）磁共振：发病年龄小于 3 岁的患者可能潜在神经轴畸形，建议婴儿型脊柱侧凸均进行磁共振检查。此外，若发现异常皮肤表现或出现神经症状，则建议行磁共振检查以排查是否存在椎管内病变，如隐性脊柱裂、脊髓栓系综合征、脊髓纵裂等。

5. 诊断　应用 Cobb 法测量站立位全脊柱正位 X 线片上脊柱侧凸角度，Cobb 角 ≥10° 并伴有椎体旋转，即可明确诊断。

6. 鉴别诊断　IS 应该与其他原因造成的脊柱侧凸相鉴别，如先天性脊柱侧凸、神经肌肉型脊柱侧凸、获得性脊柱侧凸等。

（1）先天性脊柱侧凸：由于胚胎期椎体形成异常导致的脊柱侧凸，包括：椎体形成不良，椎体分节不良及混合型。出生后即可发现明显畸形，这类侧凸僵硬且保守治疗几乎无作用，多需手术治疗。根据发病年龄、临床表现及全脊柱 X 线片可鉴别。

（2）神经肌肉型脊柱侧凸：由中枢神经系统病变导致脊柱周围肌肉控制能力下降、感觉受损，无法维持脊柱的中立姿势继而引起畸形。常见的病因有脑瘫、高位脊髓损伤等上运动神经元损伤，以及脊髓灰质炎等下运动神经元损伤。该类型脊柱侧凸患者多合并肌张力、肌力异常，体格检查病理反射阳性及磁共振异常可鉴别。

（3）获得性脊柱侧凸：由于外伤、手术、炎症或继发于其他疾病（如脊柱结核）引起的脊柱侧凸，常有明确致病因素，根据病史、相关实验室检查或磁共振等影像学检查可鉴别。

7. 临床分型　可根据发病年龄、侧凸部位、严重程度等进行分型。

（1）按发病年龄分型：分为婴儿型、少年型、青少年型和成人型。

1）婴儿型：0~3 岁发病，多见于男孩，侧凸多位于胸段和胸腰段，且常为左侧凸，多数在生后 6 个月内进展，双胸弯容易进展并发展为严重畸形。

2）少年型：3~10岁发病，多见于女孩，男女比例为1∶2~4，常以右侧胸弯和双主弯为主，70%患者可进展为严重畸形，损害肺功能。

3）青少年型：10~18岁发病，最为常见。

4）成人型：18岁以后发现。

（2）按顶椎位置分型：分为颈弯、颈胸弯、胸弯、胸腰弯、腰弯、腰骶弯。具体如下：①颈弯：C_1至C_{6-7}椎间盘之间；②颈胸弯：C_7至T_1之间；③胸弯：T_{1-2}椎间盘至T_{11-12}椎间盘之间；④胸腰弯：T_{12}至L_1之间；⑤腰弯：L_{1-2}椎间盘至L_{4-5}椎间盘之间；⑥腰骶弯：L_5至S_1之间。

（3）按严重程度分型：分为轻度、中度、重度、极重度（表7-7）。

表7-7 脊柱侧凸严重程度分级

严重程度	侧凸角度
轻度	Cobb角11°~20°
中度	Cobb角21°~35°
中-重度	Cobb角36°~40°
重度	Cobb角41°~50°
重-极重度	Cobb角51°~55°
极重度	Cobb角56°以上

（4）其他分型：不同的临床治疗方案有不同的分型。King分型、Lenke分型、PUMC（协和）分型主要根据侧凸的部位、严重程度、柔韧性、顶椎等因素进行分型，适用于手术治疗。Ponseti分型是临床上最早提出的分型，常用于保守治疗和术前分型。

（三）临床治疗

1. 保守治疗 包括脊柱侧凸特定运动疗法以及支具治疗，主要针对骨骼发育未成熟患者。进展性与患者发病时间、年龄、性别、侧凸类型、骨骼成熟度及是否存在骨质减少密切相关。对于进展风险低的患者，如骨骼成熟度高、侧凸角度处于轻度时，可以观察为主，每6~12个月随访；对于进展迅速的患者，应积极康复干预，进行支具治疗或增加康复治疗频次，每3~6个月随访。

2. 手术治疗 对于支具治疗无效、Cobb角≥45°、骨骼发育成熟的患者，可建议手术治疗。手术指征：①仍处于生长发育期且侧凸进展快（6个月随访Cobb角增加≥5°）；②重度畸形以上（Cobb角>50°）且伴有躯干不对称，或骨骼成熟期侧凸角度>60°；③剧烈疼痛且无法通过保守治疗缓解；④伴发胸椎前凸；⑤明显的外观畸形，严重影响日常生活。手术治疗的风险较高，创口较大，且高达6%~29%的患者需要进行二次手术，术后并发症包括脊髓损伤、感染等。重度患者通常需要综合治疗，包括术前、术后康复治疗。

四、康复评定

根据功能障碍的特点，康复评定需要着重评定患者的姿势、矢状面、躯干旋转角、肺功能、心肺耐力、平衡，以及心理状态和生活质量。

（一）姿势检查

躯干外观临床评估（trunk aesthetic clinical evaluation，TRACE）评分可评价背部对称性外观，包括肩部、肩胛骨、半侧胸廓和腰部的对称性（图7-11），可用于对比患者治疗前后外观变化。检查时嘱患者站立，充分暴露脊柱，先观察其站姿，并检查双肩是否等高，双肩胛骨、胸廓发育、腰部两侧是否对称。总分11分，其中肩部0~3分，肩胛骨0~2分，半侧胸廓0~2分，腰部0~4分，分数越高外观畸形越严重。

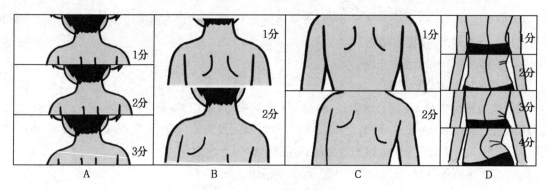

图 7-11　TRACE 评分
A. 肩部；B. 肩胛骨；C. 半侧胸廓；D. 腰部。

（二）脊柱矢状面检查

使用铅垂线评定脊柱矢状面轮廓。嘱患者自然站立，双足并拢，测试者裸露背部或穿轻薄贴身衣服，检查者将铅垂线延长，直尺紧贴头顶，铅垂线自然下垂，检查者用直尺分别测量 C_7 和 L_3 至垂线的距离。当 C_7+L_3 在 60~90mm 为正常，小于 60mm 提示胸椎生理弧度过度减少，大于 90mm 提示胸椎过度后凸。观察脊柱的偏离情况，脊柱偏离铅垂线 1~2cm 为正常。

（三）躯干旋转角度检查

向前弯腰试验结合躯干旋转测量仪（scoliometer）可检查患者躯干旋转角。检查时嘱患者充分裸露背部或穿轻薄贴身衣服，双足并拢，膝伸直，双手合掌，两臂伸直下垂，缓慢向前弯腰，分别在胸段、胸腰段、腰段使用测量尺测量，读取度数。读数≥5° 则可能存在侧凸，需要进一步拍摄全脊柱站立位 X 线正位片明确诊断（图 7-12）。

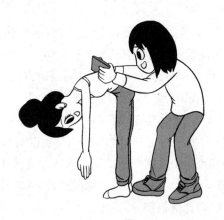
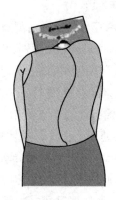

图 7-12　Scoliometer 测量示意图

（四）肺功能评定

侧凸可影响呼吸系统，如肺总量、肺活量减少和最大自主通气量降低。对于侧凸畸形过于严重的患者，其肺的发育往往会受到影响。支具治疗也会对胸弯为主的患者肺功能产生影响，表现为肺活量和第一秒用力呼气量降低。肺活量用预测正常值的百分比表示，80%~100% 为肺活量正常，60%~80% 为轻度限制，40%~60% 为中度限制，<40% 为严重限制，第 1 秒用力呼气量与肺活量的比值，正常值 ≥80%。

（五）心功能评定

对于侧凸畸形过于严重的患者，胸廓发育受限可影响心脏功能，同时也可能出现肺源性心脏病。可以进行心脏彩超、心电图、放射性核素以及心肺运动试验进行心功能评定。

（六）平衡功能评定

平衡的评定包括静态平衡、自我动态平衡和他人动态平衡，静态平衡主要观察睁眼、闭眼时是否能保持站立平衡，动态平衡主要观察患者主动或被动移动身体时能否保持平衡。也可使用观察法和客观评定法（量表和平衡仪测试）。常用信效度较好的平衡评定量表有 Berg 平衡量表测试、MAS 平衡测试等。

（七）骨密度评定

IS 患者往往存在骨质疏松年轻化趋势，同时骨质减少是侧凸进展的危险因素，因此需要借助超声骨密度检查或双能 X 射线吸收测定法对骨密度进行评价。

（八）生活质量评定

影响患者生活质量的因素包括侧凸的严重程度、文化差异、种族差异、性别以及治疗方法的选择等，在选择治疗方案时需要考虑到患者的生活质量。临床可采用脊柱侧凸研究学会 22 项问卷（Scoliosis Research Society Outcomes Instrument，SRS-22）、健康状况调查问卷（the Short Form-36 Health Survey，SF-36）评定患者健康相关的生活质量。SRS-22 用于评定脊柱侧凸患者功能活动、疼痛、自我形象、心理状况以及对治疗的满意度，具有良好的信效度，是重点推荐的一个简单实用的脊柱侧凸生活质量专用量表。

（九）心理评定

脊柱侧凸造成的躯干外观畸形往往会对患者的自我形象和自尊心带来消极影响，从而影响心理健康，尤其是对于 Cobb 角 >40° 的女性患者。支具的佩戴也可影响患者的日常生活与社交。心理评定的方法主要包括自评量表、临床访谈等。焦虑自评量表（Self-rating Anxiety Scale，SAS）和抑郁自评量表（Self-rating Depression Scale，SDS）能够用于筛查焦虑或抑郁状态。

五、康复治疗

康复治疗方案制定依据患者脊柱侧凸的严重程度、年龄与侧凸进展等因素，需根据病情适时调整。轻度（Cobb 角 10°~20°）可以观察或采用脊柱侧凸特定运动疗法（physiotherapeutic scoliosis specific exercises，PSSE），Cobb 角 >20° ±5°，且处于生长发育期（Risser 征 0~3）、存在进展风险的患者推荐支具治疗，结合 PSSE 效果更佳，Cobb 角 >45° 且患者拒绝手术治疗，经支具治疗后若能维持角度且依从性好，可继续支具治疗。但支具治疗并非最佳替代手术的方法，必要时仍应进行手术。

（一）脊柱侧凸特定运动疗法

PSSE 包括门诊治疗、住院强化训练、家庭康复、门诊 - 家庭结合康复等形式。根据侧凸位置、严重程度、治疗阶段制定个性化 PSSE 方案。PSSE 治疗频率取决于特发性脊柱侧凸患者所使用的治疗技术、患者配合程度与能力水平，通常为 2~7 次 / 周。若特发性脊柱侧凸患者依从性较高，长期门诊治疗，通常为 2~4 次 / 周，生长发育高峰期，治疗期间需每 3 个月进行一次随访，之后逐渐改为每 6 个月随访。依从性较低的患者需增加随访次数，以更好地进行治疗管理。

PSSE 是专门针对脊柱侧凸患者的运动治疗，根据患者的侧凸部位和严重程度进行治疗，是一种结合三维主动矫正、稳定矫正姿势、神经运动控制、本体感觉训练、平衡训练以及日常生活活动训练、家庭康复等的保守治疗方法。国际上有多个 PSSE 的学派，包括脊柱侧凸科学训练方法（scientific exercises approach to scoliosis，SEAS）、Schroth 疗法、DoboMed 疗法、Side shift 疗法、Lyon 疗法、脊柱侧凸功能性个体化治疗（functional individual therapy of scoliosis，FITS）。

（二）支具治疗

支具治疗是脊柱侧凸最常用的保守治疗方法，可有效减缓或阻止侧凸进展。任一支具的制作都应以完整的支具处方为基础，支具处方是由专科医生、支具师、康复治疗师、家长与儿童共同参与决策，由门诊医生根据患者的具体情况设立，包括支具的类型、支具佩戴的准确时间和注意事项。应根据患者侧凸部位和类型等选择支具的类型。根据矫正侧凸位置高低,可分为颈胸腰骶支具和胸腰骶支具。前者指带有颈托或上部金属结构,后者则指不带颈托、高度只达腋下,也称腋下型支具,如Boston 支具、Charleston 支具,适用于顶椎在 T_7 以下的患者。

支具治疗效果受佩戴时间直接决定,每天佩戴支具时长是根据畸形严重程度、年龄、生长发育阶段、治疗目标、治疗整体疗效、依从性来决定。一般而言,除夜间支具外,支具治疗初期佩戴时间应≥18 小时,以更好地保持躯干外观。每天佩戴支具时间越长,畸形改善效果越好,进展风险高、脊柱柔韧性较低的患者,每天应佩戴≥20 小时;符合手术指征但希望推迟手术时间或希望避免手术的严重侧凸患者,需每天佩戴≥22 小时(除了洗澡时间、运动训练时间)。长时间佩戴支具不利于肌肉、呼吸等功能的发育,需配合 PSSE 减轻支具治疗的副作用。支具治疗患者应每 3~6 个月至门诊随访,进展风险越大,随访频率越高。

支具制作和调试由支具师完成,可通过传统石膏绷带及 3D 扫描取模,实现个性化定制,拍片需提前 6 小时及以上摘除支具。通常第一个支具可佩戴 3~4 个月,随后每 12~18 个月更换支具。同一支具可承受最大的改变限度是身高增加 4~5cm 及体重改变 4~5kg,若达到支具最大限度或骨盆、胸腔增大时,建议及时更换支具。

(三) 术前、术后康复

脊柱手术的风险大、创伤也大,对患者的身体素质要求较高。术前需了解患者功能情况,解释手术需要。康复训练可以增强柔韧性,提高躯干、腹部和下肢的力量,为手术做好准备,同时给予心理支持。在患者生命体征平稳的前提下,早期康复术后第 1 天即可开始。根据患者恢复情况逐步开展远端肢体的力量训练、呼吸训练,注意监测疼痛及直立性低血压的有关指征,可促进脊柱融合,避免假关节形成和畸形复发,预防肺不张、肠绞痛和下肢深静脉血栓等并发症。出院后应坚持门诊康复,进行姿势纠正训练、力量训练、日常生活活动能力训练。按医嘱佩戴相应支具,保护手术切口及脊柱。

(四) 家庭康复

家长可通过"五看法"进行脊柱弯曲异常日常监测:双肩是否等高,左右肩胛骨在脊柱两侧是否对称,肩胛下角是否等高;两侧腰凹是否对称;棘突连线是否倾斜或偏离正中线。

根据患者的具体情况制定个性化家庭康复方案,其治疗目标:①控制脊柱畸形的进展;②纠正先前的不良姿势;③建立正确的呼吸模式;④增强核心肌力,维持脊柱两侧椎旁肌平衡;⑤预防继发畸形。家庭康复方案包括体姿、牵伸、呼吸训练,以帮助纠正患者的不良坐姿、站姿,改善形体,增加脊柱周围肌群核心稳定性,提高患者心肺功能。家庭康复训练需循序渐进,定期复查和随访,如有病情变化及时调整方案;进行家庭康复治疗期间,需按照医生处方实施,家长协助做好监督。

六、预后

年龄、侧凸严重程度与疾病的进展性密切相关。侧凸畸形越小、骨骼发育越成熟则进展风险越小。少年型进展可能性超 66.7%,随着生长高峰期的到来,10 岁以后每年侧凸进展角度约为 $4.5°~11°$。侧凸进展也与最大旋转的节段位置相关,最大旋转位于 $T_8~T_{10}$ 的患者,超 80% 在 15 岁前会进展至重度畸形。此外,本病的预后与是否合理干预密切相关。一般而言,侧凸角度越大、骨骼发育越不成熟则进展风险越大,若不及时干预,会严重影响疾病的预后。

(杜　青)

思考题

脊柱侧弯应该如何诊断?

第九节　截肢康复

【本节要点】

1. 截肢是截除没有生机和/或功能的肢体,或截除因局部疾病严重威胁生命的肢体。截肢康复是以假肢装配和使用为中心,重建丧失的肢体功能。

2. 截肢康复评定内容分为:截肢者的评定,包括全身状况评定、残肢的评定;假肢评定,包括临时假肢评定、正式假肢评定、假肢整体评定。

3. 截肢后的康复措施主要是保持合理的残肢体位、残肢皮肤处理、避免残肢肿胀、肌力训练、关节活动度训练、ADL训练、心理治疗。

4. 残肢常见并发症有残肢皮肤破溃、窦道与瘢痕、残肢关节挛缩、残肢痛、幻肢痛。

5. 临时假肢的训练内容包括假肢穿脱训练、假肢使用训练等。

一、概述

截肢(amputation)是截除没有生机和/或功能的肢体,或截除因局部疾病严重威胁生命的肢体,其中经关节平面的截肢称为关节离断(disarticulation)。由于截肢,患者将失去一部分肢体,造成残疾;但截肢更是一种修复与重建手术,其目的是尽可能保留残肢和残肢功能,并通过残肢训练和安装假肢,代替和重建被切除肢体的功能。

截肢康复是以假肢装配和使用为中心,重建丧失的肢体功能,防止或减轻截肢对患者身心造成的不良影响,使其早日回归社会。

二、解剖及病理生理

创伤、肿瘤、周围血管疾病和感染是截肢的主要原因。近十几年来,引起截肢的原因在逐渐变化,因周围血管病或同时合并糖尿病而截肢者已越来越多见,尤其是在西方国家已上升到截肢原因的第一位。在我国仍然以外伤为主,但因血管疾病而截肢者也逐年增多。

近年来,随着生物力学、生物工程学的发展,新材料、新工艺的应用,假肢制作技术水平的提高,尤其是假肢新型接受腔的应用,将传统的末端开放型插入式接受腔改变为闭合的、全面接触、全面承重式接受腔,实现了残肢承重合理、穿戴舒适、假肢悬吊能力强且不影响残肢血液循环等优点。为了适合现代假肢的良好佩戴和发挥最佳代偿功能,良好的残肢应呈圆柱状、长度适当、皮肤和软组织条件良好、皮肤感觉正常、关节无畸形、活动不受限、肌肉力量正常、无残肢痛或幻肢痛等。下肢截肢要求残肢必须达到能承重和行走的功能,因而对截肢部位的选择、截肢手术方法、截肢术后处理、截肢后康复等提出了更高的要求。

三、临床诊治

截肢水平的名称,主要依据解剖学部位来命名。上肢截肢平面可分为:肩部截肢、上臂截肢、肘部截肢、前臂截肢、腕部截肢、手掌与手指截肢。下肢截肢平面可分为:半骨盆切除、髋部截肢、大腿截肢、膝关节离断、小腿截肢、足部截肢等。

上肢截肢部位的选择原则是尽可能保留残肢长度;下肢截肢部位的选择原则是除小腿截肢外,均应尽可能保留残肢长度。以前,截肢必须在特定的平面实施,以便安装假肢。目前,随着组件式假肢关节、零部件的开发和全面接触、全面承重式接受腔的广泛应用,截肢的平面已不太重要。任何愈合良好、无压痛、有满意软组织覆盖、形态好的残肢都可以装配满意的假肢。因此,截肢最重要的原则是在满足截肢手术需要的情况下,尽可能保留残肢长度,使其功能得到最大限度地发挥。截肢平面越高,人体丧失的功能越多,残疾程度越高;截肢平面越低,人体丧失的功能越少,残疾程度越轻,长的残肢能保证残肢有足够的杠杆力和控制假肢的能力;但是,保留残肢长度必须以手术成功为前提,避免手术失败而再次截肢。

截肢部位的选择是对医生综合分析能力的一种检验,除了考虑患者年龄、性别、职业、生活习惯、身体状况等一般因素外,还要考虑造成截肢的原发病、各种组织的损坏情况,并对假肢及假肢的发展有一定的了解。

四、康复评定

(一)截肢者的评定

1. 全身状况评定　对全身情况,包括截肢的原因、是否患有其他系统的疾病和其他肢体的状况进行评定,目的是判断患者能否装配假肢、能否承受装配假肢后的功能训练、有无假肢的使用能力。

2. 残肢的评定

(1)残肢外形:以圆柱状为佳,而不是圆锥形。

(2)残肢畸形:如果残肢关节出现明显畸形,不宜安装假肢,即使安装了假肢,也会影响假肢穿戴和功能。大腿截肢容易出现髋关节屈曲外展畸形,小腿截肢易伴膝关节屈曲畸形或腓骨外展畸形。

(3)皮肤情况:皮肤条件的好与坏直接影响假肢的佩戴。注意检查残肢皮肤有无瘢痕、溃疡、窦道,残端皮肤有无松弛、肿胀、皱褶。残肢感觉有无减弱、皮肤的血液循环状况等。

(4)残肢长度测量:残肢长度影响假肢的控制能力、悬吊能力、稳定性、代偿功能和行走过程中的能量消耗。残肢长度与假肢种类的选择密切相关。理想的小腿截肢长度为膝下 15cm 左右,理想的大腿残肢长度为 25cm 左右。

(5)关节活动度:检查肩、肘、髋、膝等关节的活动范围。关节活动度受限影响假肢的使用。

(6)肌力检查:重点是检查残肢肌力。肩和肘部肌力减弱,则对假手的控制力明显减弱。臀大肌、臀中肌、髂腰肌和股四头肌肌力减弱,可出现明显的异常步态。

(7)残肢痛或幻肢痛:应详细了解疼痛部位、程度、发作时间、诱发因素,以确定引起疼痛的原因,可用 VAS 评定疼痛的程度。

(二)假肢评定

1. 临时假肢的评定

(1)接受腔评定:接受腔松紧是否适合,是否全面接触和全面承重,有无压迫和疼痛。

(2)对线的评定:生理力线是否正常,站立时有无身体向前或向后倾倒的感觉。

(3)悬吊能力的评定:假肢是否有上下窜动,出现唧筒现象。可通过拍摄站立位残肢负重与不负重 X 线片,测量残肢皮肤与接受腔底部的距离变化来判断。

(4)穿戴假肢后残肢情况:观察皮肤有无红肿、硬结、破溃、皮炎,残端有无因接受腔接触不良、腔内负压造成的局部肿胀等。

(5)步态观察:注意观察行走时的各种异常步态,分析其产生的原因,予以纠正。

(6)上肢假肢:上肢假肢要检查悬吊带与控制系统是否合适,评定假手的开合功能、协调性、灵活性,尤其是日常生活活动能力的情况。

2. 正式假肢的评定　除对临时假肢的评定内容外,应重点评定:

(1)上肢假肢:包括假肢长度、肘关节屈伸活动范围、前臂旋转活动范围、肘关节完全屈曲所需要的肩关节屈曲角度、肘关节屈曲所需要的力、肘关节屈曲 90° 时假手的动作、假手在身体各部位的动作、对旋转力和拉伸力的稳定性。上肢假肢日常生活活动能力的评定。对于一侧假手,主要是观察其辅助正常手动作的功能。

(2)下肢假肢:主要内容包括:①接受腔的评定:检查站立位时残肢是否完全纳入接受腔内,即坐骨结节是否在规定的位置上,残端是否与接受腔底部相接触。坐位时,接受腔是否有脱出现象。接受腔前上缘有无压迫,接受腔坐骨承重部位对大腿后肌群有无压迫等。②假肢长度:对于小腿假肢,双侧下肢应等长;对于大腿假肢,假肢侧可较健侧短1cm左右。③步态评定:肉眼观察步态情况,有条件时可应用步态分析仪进行更客观的分析检查。④行走能力评定:一般以行走的距离、上下阶梯、过障碍物等为指标,对行走能力进行评定。截肢部位和水平不同,行走能力也各异。一般来讲,截肢水平越高,行走能力越差。一侧小腿、另一侧大腿截肢者行走能力更差,以双侧大腿截肢的行走能力为最差,双大腿短残肢一般需要手杖辅助行走。

（3）假肢整体评定:对假肢部件及整体质量进行评定,使患者能获得满意的、质量可靠的、代偿功能良好的假肢。

五、康复治疗

（一）截肢康复处方

根据评定意见,由康复医师具体开出康复处方,如增强肌力、改善关节活动度和增强全身体力等的运动治疗或作业治疗处方;促进残肢肿胀消退、软化瘢痕的物理治疗处方;术后即装假肢、临时假肢或永久假肢的处方;穿戴假肢后的康复训练处方等。

（二）截肢前的康复

截肢者的康复应从截肢手术前就开始。截肢手术前,如患者病情允许,应尽早开始训练。

1. 关节活动范围训练 一些长期患病或年老的患者,由于局部疼痛、长时间卧床,很容易出现关节僵硬、活动受限,术前应尽早预防。因此应根据患者的情况每天行2次全关节范围的主动或被动运动,每个关节做10次。对于已出现关节挛缩、活动受限的患者,需进行关节松动术、持续的被动牵拉等治疗,以改善关节活动范围,便于术后的假肢装配和使用。

2. 肌力训练 术前加强上肢肌力训练和健侧的肌力训练,有利于患者术后早期支撑和站立、使用拐杖进行步行训练。

3. ADL训练 ADL训练包括:①对于上肢截肢者,术前可进行将利手改变到对侧手的"利手转换训练",以便术后健手能完成利手的功能;②对于下肢截肢,截肢术前可进行健侧单足站立平衡训练或拄拐步行训练,练习使用拐杖的方法,如三点步、迈至步、迈越步等。

4. 心理干预 截肢患者手术前后大多有严重的焦虑和悲观失望心理。需要早期心理干预。跟患者沟通疾病的严重性、截肢的必要性,使患者做好心理应对。

（三）截肢后的康复

截肢后为了获得较为理想的残肢,获得假肢的良好适配,并且能使假肢发挥最佳代偿功能,从完成截肢手术一直到安装好假肢,做好截肢后的康复治疗是非常重要的。

1. 保持合理的残肢体位 下肢截肢后由于肌力平衡受到破坏,致使残肢短时间内可能在错误肢位下造成挛缩,对安装假肢造成不良影响。①大腿截肢:髋关节应保持伸直位,避免外展。仰卧位时不要在腰部下面放入枕头或在两腿之间放入枕头,站立时不要将残肢放在腋拐的扶手上,以防止髋关节屈曲外展畸形。②小腿截肢:小腿残肢的正确肢位应当是保持膝关节的伸直位。

2. 残肢皮肤处理 截肢术后残肢的皮肤应保持清洁和干燥,防止皮肤擦伤、水疱、汗疹、真菌或细菌的感染。截肢术后手术创伤面积大,血液循环差,再加上术后需使用弹力绷带缠绕,皮肤通透性差,残肢皮肤易出现水疱、汗疹、皮肤擦伤、细菌或真菌的感染。一旦发生以上问题,将影响肢体的功能训练及穿戴假肢。因此,要保持残肢皮肤清洁、干燥。具体做法是每日睡前清洗残肢,用干毛巾擦干。残肢套应保持清洁、干燥,每天至少更换一次,如出汗多或有其他问题,应增加更换次数。穿戴残肢套时一定要注意防止出现皱褶。一旦残肢出现水疱、汗疹等应及时采取措施。局部用外用药涂抹,暂时不穿戴假肢。

3. 避免残肢肿胀 截肢术后两周残肢伤口基本愈合,由于残肢的血液循环低下,容易出现残肢肿胀。

（1）弹性绷带包扎技术：截肢术后或伤口拆线后，持续进行弹性绷带包扎残肢，是预防或减少残肢肿胀，促进残肢定型的最普遍、最重要的方法。具体方法是用 15~20cm 宽的弹性绷带包扎残肢，包扎时先顺沿残肢长轴包绕 2~3 次，再从远端开始斜行向近端包扎，缠绕时应以斜 8 字形方式缠绕。不能环状缠绕，压力从远端向近端应逐渐减小，否则会使末端肿胀加重。弹性绷带包扎时应采用远端紧、近端较松的方法，不要像止血带那样中间部位缠绕过紧，反而会妨碍淋巴静脉回流。每 4 小时可以改缠绕一次，夜间可持续包扎。

（2）硬绷带包扎技术：截肢手术后，使用普通石膏绷带或弹力石膏绷带包扎残肢，以减少残肢肿胀，促进残肢定型。具体方法是先用纱布包扎截肢伤口，再用 U 型石膏绷带包扎固定，石膏固定确保了肢体的正确体位。手术后 48 小时或 72 小时将石膏固定暂时去除，打开敷料，拔除引流物，换药后重新包扎并用 U 形石膏夹板固定。术后硬绷带包扎的时间为 2~3 周，切口愈合拆线后改用弹性绷带包扎。与弹性绷带包扎技术相比，硬绷带技术更能有效地减少渗出和肿胀，更利于残肢的尽早定型，缺点是不便于观察残肢的血液循环。

4. 肌力训练　包括：①残肢肌力训练：小腿截肢，应增强膝关节屈伸肌力，尤其是股四头肌的肌力训练；大腿截肢，尽早开始臀大肌和内收肌的等长收缩，术后 6 天开始主动伸髋练习，术后 2 周，若残肢愈合良好，开始髋关节内收肌和外展肌的抗阻肌力训练；髋关节离断患者进行腹肌背肌和髂腰肌的训练。②躯干肌训练：进行腹肌背部肌肉肌力训练。③健侧下肢的训练：下肢截肢后，其残肢侧的骨盆大多向下倾斜，致使脊柱侧弯，患者初装假肢时往往感假肢侧较长，因此应尽早进行站立训练、连续单腿跳及站立位的膝关节屈伸运动。

5. 关节活动训练　重点是髋、膝、肘、肩关节活动范围训练。

6. ADL 训练　术后应根据患者病情尽早开始 ADL 训练，如翻身、坐起、上下床、使用轮椅或腋拐转移、如厕、洗漱和穿衣等日常生活动作。要让截肢者尽早掌握截肢后的转移方法，尽早开始转移训练。训练中要注意观察患者的反应和全身状况，以免发生危险。

7. 心理治疗　心理治疗的目的在于帮助患者迅速渡过震惊、回避阶段，认识自我的价值，重新树立自强、自信、自立，对现实采取承认态度、积极投入恢复功能的训练中去，积极配合各项康复训练，就一定能够重返社会。

（四）残肢并发症的处理

1. 残肢皮肤破溃、窦道、瘢痕　常见原因主要是假肢接受腔的压迫、摩擦，尤其是残端的瘢痕更容易破溃。治疗方法包括修整接受腔、创面换药、进行紫外线、超短波等物理因子治疗。对久经不愈的窦道需进行手术扩创。对残肢瘢痕可使用硅凝胶套，避免和减少皮肤瘢痕受压或摩擦。

2. 残肢关节挛缩　术后残肢关节挛缩的常见原因包括术后关节长期置于不当体位、没有合理固定以及瘢痕挛缩。预防关节挛缩最有效的方法是术后尽早进行功能训练，维持关节的活动。关节挛缩出现后，可进行主动和被动的关节活动，严重者需手术治疗。

3. 残肢痛　引起残肢痛的原因较多，常见的为神经瘤、残端血液循环障碍、残端骨刺、炎症、中枢性疼痛等。治疗方法包括局部超短波、低中频电的治疗和使用镇痛药物。神经瘤及严重骨刺需要手术治疗。

4. 幻肢痛　发生率约 5%~10%。幻肢痛的机制尚不十分清楚，目前大多数人认为幻肢痛是运动知觉、视觉和触觉等的一种心理学、生理学现象。治疗方法包括心理治疗、超短波和低中频电治疗、针灸和使用中枢性镇静药，主要是三环类抗抑郁药，如阿米替林、丙米嗪和卡马西平等。

（五）假肢的安装和训练

1. 临时假肢的安装

（1）临时假肢：临时假肢是一种在残端切口愈合后安装的假肢，一般在截肢术后 2~3 周，切口愈合良好，拆线后即可安装。尽早使用临时假肢的优点是：减少残肢肿胀、加速残肢定型、缩短卧床时间、减少卧床并发症、早期下地训练、预防关节挛缩,使患者早日回归社会。另外,从临时假肢的使用中还可了解个人假肢装配的特点,为安装正式假肢提供参考。临时假肢穿戴时间约为2~3个月,当残肢定型,患者熟练地独自步行后,即可更换为正式假肢。

（2）术后即装假肢:是指截肢术后立即在手术台上为患者安装的临时假肢,让患者术后即穿上临时假肢进行站立和步行训练。术后即装假肢的优点和临时假肢相似,更能缩短患者卧床时间、促进伤口愈合、减轻残肢水肿、加速残肢定型、减少幻肢痛和残肢并发症。但术后即装假肢对手术的无菌要求高,且伤口观察不便,可能会因残端过分承重而发生创面压迫等,因此术后即装假肢至今仍未得到推广。

2. 临时假肢的训练

（1）假肢穿脱的训练:让患者掌握假肢的穿脱方法如下。

1）上肢假肢穿脱训练:①肌电控制前臂假肢,将残肢直接穿入或脱出接受腔,有时可能需要用短袜来引导残肢进入接受腔。②索控式前臂假肢,应先将8字背带及悬吊带套入肩肘部,再将残肢穿入接受腔。脱假肢时先脱8字背带,再将残肢从接受腔中脱出。

2）小腿假肢穿脱训练:①穿假肢时,患者先在残肢上套一层薄的尼龙袜保护残肢,再套上软的内接受腔,在软接受腔的外面再套一层尼龙袜,然后将残肢穿入接受腔,站起让残肢到位即可。②脱假肢时,患者取坐位,双手握住假肢,将假肢向下拽,将残肢拉出即可。

3）大腿假肢穿脱训练:①穿假肢时,患者取坐位,将滑石粉涂在残肢上,再将丝绸布缠在残肢上,将接受腔阀门打开,患者站起,将假肢垂直插入接受腔,将丝绸布从孔内拉出,引导残肢伸入接受腔,直到残肢完全纳入接受腔,再将丝绸布全部拉出,然后盖上阀门,拧紧。穿好后,患者平行站立,调整身体,检查假肢是否穿着合适,如不合适,需要重穿一次。②脱假肢时,患者取坐位,将接受腔的阀门打开取下假肢即可。

（2）假肢使用训练

1）假手使用训练:包括基本训练和日常活动动作训练。首先训练假手手部的定位,由简单到复杂,包括抓起、放下等动作。然后进行日常生活动作训练,如衣服穿脱、系鞋带、进食、淋浴、刷牙、梳头、大小便等等。带有手指感应的肌电假手应当注意训练捏取不同材质的物体。

2）站立平衡训练:患者站立于平行杠内,手扶双杠反复练习侧方重心转移,体会假肢承重的感觉和利用假肢支撑体重的控制方法,进而练习双手脱离平行杠的患肢负重、单腿平衡等。

3）步行训练:迈步和步行训练需要在平行杠内进行,一般要求平行杠的长度在6m以上。在平行杠一侧放置落地镜子,用于观察训练时的姿势。需要助行器如手杖、腋杖、助行支架辅助:①假肢迈步训练:将假肢退后半步,使假肢负重,在假肢足尖触及地面的状态下,将体重移向健肢,迈出假肢,使其足跟部落在健肢足尖前面。为使膝关节保持伸直位,臀大肌要用力收缩。要患者特别注意体会用力屈曲残肢使小腿摆出和伸展膝关节时的感觉。②健肢迈步训练:将健肢后退半步,使健肢完全承重,将体重移向假肢侧,腰部挺直迈出健肢,提起假肢跟部,使脚尖部位负重,弯曲假肢膝关节。③交替迈步训练在平行杠内或借助手杖进行交替迈步训练。

4）上下台阶步行训练:①上台阶时,健侧先上一层,假肢再轻度外展迈上台阶,待假肢瞬间负重时,健肢迈上上一层台阶;②下台阶时,假肢先下一层台阶,躯干稍向前弯曲,重心前移,接着健肢下台阶。

5）上下坡道步行训练:上下坡道分直行和侧行,基本方法相似,侧行比较安全。①上坡道时,健肢迈出一大步,假肢向前跟一小步,身体稍向前倾。②下坡道时,假肢先迈一步,防止假肢膝部突然折屈,注意残端后伸。假肢迈步时步幅要小。迈出健肢时,假肢残端压向接受腔后方,健肢在前尚未触地时,不能将身体的重心从假肢移向前方。

6）跨越障碍物训练:跨越障碍物时,健肢靠近障碍物站立,假肢承重,健肢先跨越,然后健肢承重,身体前屈,假肢腿髋关节屈曲,带动假肢跨越。

7)环境改造:日常生活中要为使用假肢提供方便,必要时可借助辅助工具或对生活环境进行改造,以最大程度回归社会,生活自理。

3. 正式假肢的训练 临时假肢经过穿戴和训练后,残肢已无明显变化,基本定型,假肢代偿功能已达到预期目标时,便可更换正式假肢。正式假肢的训练基本同前,主要训练患者对正式假肢的适应,巩固和加强以前的训练效果,达到熟练使用假肢,提高独立生活活动能力的目的。

六、预后

截肢患者穿戴假肢后如能克服幻肢痛与残肢痛,经过反复练习假肢的使用,可以达到重新站立行走的目标,生存质量得以明显提高,最后回归家庭、回归社会。

(张长杰)

思考题

1. 截肢平面如何命名?
2. 穿戴假肢后如何进行上下台阶训练?

07第10节
扫码获取
数字内容

第十节 手 外 伤

【本节要点】

1. 指屈肌腱和拇长屈肌腱分为 5 个区,指伸肌腱分为 8 个区,拇伸肌腱分为 5 个区。每个区的肌腱解剖和功能都各有特点,肌腱修复和康复原则不同。

2. 手外伤主要对患者的一般情况、感觉功能、运动功能、手的灵巧性进行评定。

3. 手部骨折处理原则是(近)解剖复位,有效的固定(允许早期手指主动活动),尽早开展功能锻炼。

4. 肌腱粘连是肌腱修复术后影响手功能的重要因素,早期有控制地活动是防止肌腱粘连的有力措施,可加速肌腱愈合,减少粘连发生。

5. 肌腱粘连严重者常需进行肌腱粘连松解术,术后应立即介入手部康复程序。

一、概述

手外伤是一种常见的损伤,其发生率居各创伤发生率之首。据北京积水潭医院统计,手部损伤发生率约占总创伤率的四分之一。其中,开放性损伤的患者占其中的 63.0%。手外伤患者多以青壮年、男性为主。

根据损伤的类型,手外伤可以分为开放性损伤和闭合性损伤。根据损伤的原因及性质,闭合性损伤可分为擦伤、压砸伤、摔伤、撞击伤等;开放性损伤可分为切割伤、压砸伤、撕脱伤、咬伤、烧伤、贯穿伤、爆炸伤等。根据损伤的解剖结构,手外伤还可分为甲床甲板损伤、皮肤损伤、肌腱肌肉损伤、神经损伤、血管损伤、关节囊韧带损伤和骨关节损伤。患者损伤的原因、部位及性质与其治疗及预后密切相关。

二、解剖和病理生理

（一）手功能位和休息位

1. **手功能位** 手处于最大限度发挥其功能的姿势，即前臂呈半旋前位，腕背伸 20°~25°，尺侧偏斜约 10°；拇指充分掌侧外展，掌指关节（metacarpophalangeal joints，MP）和指间关节微屈，处于对掌位；其他 4 指分开，掌指关节屈 30°~45°，近侧指间关节（proximal interphalangeal joints，PIP）屈 60°~80°，远侧指间关节（distal interphalangeal joints，DIP）屈 10°~15°。

2. **手休息位** 手处于自然静止状态下的一种半握拳姿势，即腕关节背伸 10°~15°，伴有轻度尺侧偏斜；拇指轻度外展，指尖接近或触及示指远侧指间关节的桡侧；其他各指的掌指关节和指间关节呈半屈位，示指曲度较小，越向小指曲度越大。

（二）屈肌腱分区

1. **指屈肌腱分区** 指屈肌腱从前臂肌肉-肌腱连接处，经过前臂、腕管、手掌和手指纤维鞘管，至其抵止点处，依其本身和周围组织的解剖关系，分为五区（图 7-13）。

（1）Ⅰ区：从中节指骨中部至指深屈肌腱（flexor digitorum profundus，FDP）抵止点的一段，此段肌腱有腱鞘包绕，但只有一条指深屈肌腱。在此处容易发生指深屈肌的断裂，包括肌腱抵止点撕脱，带或不带骨片。

（2）Ⅱ区：从远侧掌横纹，即指纤维鞘管起始部，至中节指骨中部。此处正好是指深屈肌与指浅屈肌（flexor digitorum superficialis，FDS）分叉的交点。在此段中，3 条肌腱被包于硬韧而狭长的纤维鞘管内。由于这一区域结构复杂，也被称为"无人区"。

（3）Ⅲ区：从腕掌横韧带远侧缘到远侧掌横纹一段，居手掌内。此区包括 8 条指浅、指深屈肌腱，食、中、环指屈肌腱被有腱周组织，小指屈肌腱被有滑膜鞘。蚓状肌起自此段的指深屈肌腱。

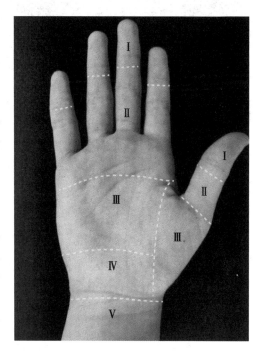

图 7-13 屈肌腱分区

（4）Ⅳ区：在屈肌支持带下方，居腕管内。在此狭窄的隧道里，有 9 条肌腱及正中神经通过。

（5）Ⅴ区：由肌腱起点至屈肌支持带近侧缘的一段。

2. **拇长屈肌腱分区** 拇长屈肌是屈拇指的重要肌肉，也分五区，其肌腱的解剖关系与其他屈指肌腱有所不同，故单独划分。

（1）Ⅰ区：由拇指近节指骨中部至拇长屈肌腱止点，即指区。此区肌腱只有滑膜鞘而无纤维鞘管。

（2）Ⅱ区：从掌指关节至近节指骨中段，即掌指关节区。此区肌腱位于拇指纤维鞘管内。

（3）Ⅲ区：拇长屈肌腱鞘近侧缘至屈肌支持带远侧缘，此段通行鱼际肌肉中，又称鱼际区，肌腱包在滑膜鞘内。

（4）Ⅳ区：居腕管内，肌腱单独包在一个滑膜囊中，其尺侧有正中神经和指屈肌腱。

（5）Ⅴ区：从肌腱起点至屈肌支持带近缘。腱外被有腱周组织。

（三）伸肌腱解剖和分区

1. **指伸肌腱分区** 指伸肌腱从前臂背侧到手指末节背侧，均行走于皮下，仅腕部一段肌腱位于纤维鞘和滑膜鞘内（图 7-14）。根据 Verdan 分法，将指伸肌腱分为 8 个区，其中奇数区与关节对应，偶

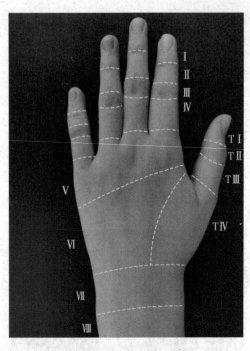

图 7-14 伸肌腱分区

数区与骨干对应。

（1）E Ⅰ区:远侧指间关节区,此区损伤表现为 DIP 不能伸直,为"槌状指"。

（2）E Ⅱ区:中节指骨区,此区损伤也表现为"槌状指"。

（3）E Ⅲ区:近侧指间关节区,如两侧束完整,中间束断裂,可出现 PIP 屈曲,DIP 伸直,为"钮孔畸形"。

（4）E Ⅳ区:近节指骨区。

（5）E Ⅴ区:掌指关节区。

（6）E Ⅵ区:掌骨区,邻近手的背侧,从掌指关节延伸到腕关节,包括指总伸肌、示指固有伸肌、小指伸肌的肌腱以及腱结合。

（7）E Ⅶ区:腕区,指伸肌腱唯一有腱鞘的区域,损伤后易回缩。

（8）E Ⅷ区:前臂区,包括前臂近端背侧的伸肌腱和肌肉组织。

2. 拇伸肌腱分区 拇指分为 5 个区。

（1）T Ⅰ区:指间关节和拇长伸肌腱附着点。

（2）T Ⅱ区:近节指骨区域。

（3）T Ⅲ区:掌指关节区。

（4）T Ⅳ区:第 1 掌骨背侧区。

（5）T Ⅴ区:第 3 伸肌间室和背侧第 1 间室的区域。

三、临床表现

（一）手部骨折

1. 腕骨骨折 常发生在跌倒时用手撑地,上肢向前方伸出,地面的反冲力传递至腕部使腕骨发生骨折。此类骨折中舟骨骨折最多见,表现为腕关节肿胀、鼻咽窝部明显压痛、活动受限。

2. 掌骨骨折 多因直接外力或扭转、传导外力引起横形或斜形、螺旋形骨折,常出现背侧成角移位,伤后局部明显压痛。

3. 指骨骨折 多为直接外力引起,多发性居多。骨折后移位明显。

（二）屈肌腱损伤

1. 临床表现 屈肌腱损伤多发生在手的第 Ⅱ ~ Ⅴ区。指屈肌腱损伤后的主要临床表现是不能屈指。

（1）由于指深屈肌腱止于第 2~5 指的末节指骨底,当固定患指中节时,不能屈 DIP,应考虑指深屈肌腱断裂。

（2）由于指浅屈肌腱止于第 2~5 指的中节指骨,若固定其他指于伸直位,患指不能屈 PIP,应考虑指浅屈肌腱断裂。

（3）若用上述两种方法检查,指间关节均不能屈,但掌指关节仍能屈曲,则可能是指深、浅屈肌腱均断裂。

（4）若固定近节拇指,远节拇指不能屈曲,可能为拇长屈肌腱断裂。

注意:指屈肌腱在止点处断裂,在诊断时容易被忽略;指屈肌腱不完全损伤时,手指主动活动正常,但活动时有疼痛,且主动屈曲力量减弱。

2. 伴发神经损伤时临床表现

（1）尺神经损伤：①变形：环指、小指掌指关节过伸，指间关节屈曲；小鱼际肌萎缩，小鱼际变平甚至凹陷；骨间肌萎缩，掌骨突出，呈"爪状手"畸形。②运动障碍：拇内收障碍，用力捏物时，则出现拇指掌指关节过伸和指间关节屈曲畸形。对掌时，拇指不能接触小指，小指掌指关节过伸和外展，指间关节屈曲，手指不能分开和靠拢。③感觉障碍：手掌面尺侧、小指全部和环指尺侧半感觉障碍。

（2）正中神经损伤：①变形：鱼际肌萎缩，隆起消失，手掌变平，虎口变深，拇指靠近示指，不能外展和对掌，形成"猿手"畸形。②运动障碍：大鱼际肌萎缩，拇指不能外展、不能对掌；示指与中指掌指关节过度伸展，紧握拳时，示指、中指两指合拢不。③感觉障碍：桡侧掌面三个半手指感觉障碍及相应指远节背面感觉障碍。

（三）伸肌腱损伤

1. 临床表现　如手指和手掌部的单条伸肌腱损伤，通常不会导致伸指功能的完全障碍，但手指区域的指伸肌腱损伤有特征性的表现。

（1）如果指伸肌腱在止点断裂或者在 DIP 与 PIP 之间断裂，则不能主动伸直远侧指间关节，出现"槌状指畸形"。

（2）如果指伸肌腱中央束在掌指关节与 PIP 之间断裂，只有当侧束向前半脱位后才能导致 PIP 伸直功能的丧失。如两侧束完整，中间束断裂，可出现 PIP 屈曲，DIP 伸直，为"钮孔畸形"。

（3）如果在手背伸肌扩张部（腱帽）断裂，包括侧束完全断裂，则损伤部位以下的所有关节伸展活动均丧失。如在掌指关节近侧断裂，侧束及其相连的横纤维使两个指间关节仍能伸展，而掌指关节则不能完全伸直。

（4）如拇长伸肌腱断裂，当固定掌指关节时，指间关节不能伸直。

2. 伴发桡神经损伤时临床表现

（1）变形：腕下垂、前臂旋前畸形。

（2）运动障碍：伸肘和前臂旋后功能减弱，腕关节不能主动伸展，被动伸腕时出现轻度的向尺侧偏移，手指不能伸直，拇指不能外展。

（3）感觉障碍：手背桡侧尤以虎口部皮肤麻木为显著，手背桡侧半、桡侧 2 个半指、上臂及前臂后部感觉障碍最为显著。

四、康复评定

（一）外形观察

两侧手、腕是否对称，有无缺失、肿胀或萎缩；手部皮肤的色泽、营养状况，有无伤口、局部温度和湿度、肌肉弹性、瘢痕及其程度；水肿、汗毛和指甲生长的情况，判断是否合并有神经损伤等；是否有天鹅颈畸形、槌状指、杵状指等畸形。

（二）关节活动度评定

包括每一关节的主动关节活动度和被动关节活动度。通常先评定主动活动度，若正常则不必评定被动活动度。

（三）肌力评定

受累上肢肩、肘部周围肌力评定和手部肌力评定，包括握力和捏力。

（四）感觉功能评定

包括痛觉、触觉、温度觉、两点辨别觉和振动觉等。

（五）肢体体积测量

将肢体浸入容器，排水体积即为肢体体积，需测量双侧进行对比。

（六）手的灵巧性和协调性测量

常用评定方法有 Jebsen 手功能测试、简易上肢功能检查法（Simple Test for Evaluating Hand

Function，STEF）、明尼苏达操作等级测试、Purdue 钉板测试（Purdue Pegboard Test）、9 孔插板试验。测定时注意双侧对比。

（七）疼痛评定

一般可用视觉模拟评分法和 McGill 疼痛问卷进行评估。

（八）辅助检查

1. 影像学检查

（1）X 线检查：用于骨折对位对线及骨痂形成情况的评定（图 7-15A 指骨骨折 X 线影像）。

（2）CT 检查：对于腕关节骨折有较大的诊断意义，不仅可以发现 X 线容易漏诊的骨折，在判断骨折程度和类型方面都明显优于 X 线检查（图 7-15B 腕骨骨折 CT 影像）。

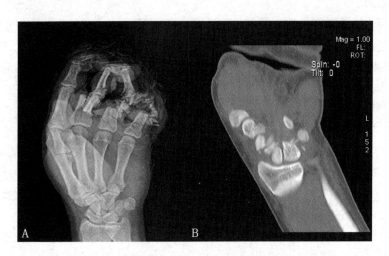

图 7-15　A. 指骨骨折 X 线影像；B. 腕骨骨折 CT 影像

（3）MRI 检查：对于骨折诊断不是必需的，但可用于判断腕骨的血供、肌腱的损伤。

2. 电生理检查　包括肌电图、神经传导速度及体感诱发电位检查等。

（九）个体活动能力和社会参与能力评定

一般可用 ADL 评分。

五、康复治疗

（一）手部骨折

1. 手术治疗　手部骨折类型多样，早期正确的临床处理至关重要，其治疗方法因骨折部位、骨折类型及程度等伤情而定。鉴于手功能的重要性，手部骨折的治疗目标不仅包括手部骨形态的恢复、周围软组织的修复，更重要的是手功能的恢复。手部骨折处理原则是（近）解剖复位，有效的固定（允许早期手指主动活动），尽早开展功能锻炼。

2. 康复治疗

（1）体位摆放：患肢抬高，改善患肢血液循环，减轻肿胀。

（2）物理因子治疗：可采用超短波、紫外线、磁疗、超声波、石蜡疗法、水疗等。

（3）运动疗法

1）患侧上肢未被固定的关节进行各个运动轴上的全范围主动运动，必要时可给予助力运动或抗阻运动，维持未受累关节的主/被动关节活动度及周围肌群的肌力。

2）健侧肢体和躯干应尽可能维持其正常活动，以改善机体全身状况。

3）当骨折处基本稳定，软组织基本愈合时，进行固定部位肌肉有节奏的等长收缩练习，以预防失用性肌萎缩,促进骨折复位愈合。

4)关节内骨折应尽早开始功能锻炼,这可促进关节软骨面的修复塑形,也可减轻关节内粘连。一般在固定 2~3 周后,根据情况进行损伤关节主动或被动运动。

5)根据肌力大小的不同,进行不同类型的肌力和耐力练习。

(4)作业治疗:根据手部骨折后患者存在的具体功能障碍,从日常生活活动、手工操作劳动和文体活动中选择一些有助于患手功能和技能恢复的作业治疗项目。

(5)矫形器的应用:应用矫形器既能稳定手骨折部位,又可提供功能活动,有利于骨折处骨痂生长,促进骨折愈合。根据应力松弛原理,当存在关节挛缩时,在治疗间歇期内用矫形器固定患肢,可减少纤维结缔组织的弹性回缩,巩固效果。需注意随着关节活动度的改善,矫形器应做相应调整。

(二)屈肌腱损伤

1. 手术治疗　肌腱损伤在手外伤中较为常见(约占手外伤 30%),可通过一期或二期手术进行修复。根据屈肌腱损伤分区,诊疗流程如下:屈肌腱Ⅰ区断裂行石膏制动,定期复查 X 线或 CT;屈肌腱Ⅱ区断裂行肌腱移植修复指深屈肌腱,吻合口避开Ⅱ区;屈肌腱Ⅲ~Ⅴ区断裂则直接修复肌腱,若缺损可行肌腱移植或肌腱移位。

2. 康复治疗　肌腱修复术后早期综合康复训练的重要前提是防止肌腱的断裂。肌腱粘连是影响手功能的重要因素,术后第 1 周粘连形成,第 2~3 周粘连更加致密。早期有控制地活动是防止肌腱粘连的有力措施,可加速肌腱愈合,减少粘连发生。早期被动活动应在严格监督及指导下进行,避免在锻炼时发生肌腱缝合处的断裂。

(1)术后 1~2 周:保护性制动,控制水肿和瘢痕,防止粘连。在佩戴背侧阻断夹板(dorsal block splint,DBS)的情况下,被动屈曲、主动伸展各手指,增加肌腱滑动性,每小时 5~10 次。在保持掌指关节和 PIP 关节屈曲的情况下,轻柔地被动活动 DIP 关节,训练其充分伸展的能力。在掌指关节屈曲的情况下,轻柔活动 PIP 关节,训练其充分伸展的能力。可配合应用超短波和紫外线治疗消肿、促进伤口愈合。

此期间禁止主动屈曲及被动伸展指间关节。注意腕关节和手指不能同时伸直。为防止指间关节屈曲挛缩,治疗间歇期应在夹板内保持指间关节充分伸直,夹板调节为腕关节屈曲 15°~30°,掌指关节屈曲 60°~70°,指间关节 0° 伸直位。

(2)术后第 3~6 周:术后第 4 周开始允许伤指逐渐进行主动屈曲练习。可针对性进行单独指浅/指深屈肌腱滑动练习、钩拳练习、直拳练习、复合握拳练习(图 7-16)等,使肌腱产生最大滑动。此阶段可选用超声波和水疗等物理治疗减轻粘连,增加手部血液循环。

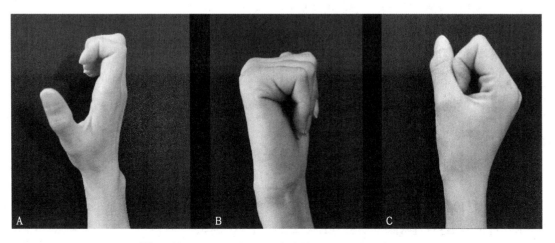

图 7-16　A. 钩拳练习;B. 直拳练习;C. 复合握拳练习

（3）术后第7~9周：继续增大被动关节活动范围，增加肌腱滑动性。第7周时能行完全被动活动，逐步进行主动肌腱滑动练习。术后第8周，腕关节在中立位时可进行抗阻练习以增强肌力及耐力。同时配合患手作业治疗，以维持手的抓握能力。需注意患手运动量应适度，避免患手较重的日常活动（如患手做饭、搬运物品等）。此阶段对肌腱活动差者可以应用神经肌肉电刺激，通过肌肉再训练促进粘连肌腱的滑行达到最大化。

（4）术后10~16周：可进行完全主动活动，握力达到健侧75%以上。继续增加抗阻练习，增强手部肌群肌力，增加精细动作控制。12周时患侧手实现完全参与日常活动。需注意第12周之前，肌腱过度施力会造成肌腱的断裂，禁止提举重物。第16周前患手不能参加体育锻炼或干重活。

（三）伸肌腱损伤

1. 手术治疗 参见屈肌腱损伤。伸肌腱损伤诊疗流程如下：伸肌腱Ⅰ区断裂行肌腱止点重建；伸肌腱其他区域断裂则直接修复肌腱，若肌腱缺损可行肌腱移植或肌腱移位。

2. 康复治疗 伸肌腱修复术后使用掌侧夹板使腕掌关节处于背伸30°~40°位，掌指关节0°位，同时用橡皮筋牵拉伸直所有指间关节。在夹板限制范围内主动屈曲手指，依靠弹力牵引被动伸展手指。

（1）术后1~2周：在夹板控制范围内练习主动屈指，被动伸指。禁止被动屈指和主动伸指。

（2）术后3~5周：去除掌侧夹板，继续主动屈指练习和依靠弹力牵引被动伸指练习。

（3）术后6周：去除夹板，开始主动伸指练习，包括各条肌腱滑动训练。

（4）术后7周：逐渐开始抗阻力训练。

（5）术后8周：去除夹板，逐渐开始从事轻度日常生活活动，增加静态抓握和协调性活动训练。

（6）术后10周：去除夹板，从事中度日常生活活动，在治疗中加入动态抓握和协调性活动训练。

（7）术后12周：恢复全部日常生活活动。

3. 康复训练注意事项

（1）受累肌腱未经手术修复者不适合上述治疗方案。

（2）根据屈肌腱和伸肌腱损伤的位置、手术方式、损伤复杂程度等不同，制动时间、被动和主动运动时间也稍有不同，如Ⅰ、Ⅱ区伸肌腱损伤患者，12周前避免中重度日常生活活动。

（3）避免在伸直练习时强调屈曲度增加。

（四）肌腱松解术后的康复

肌腱粘连严重制约手功能恢复，此时常需进行肌腱粘连松解术。

1. 术后第1周

（1）抬高患肢，配合使用冷疗、光疗等物理治疗。

（2）注意伤口护理，加压包扎，降低伤口张力，避免妨碍肌腱活动。

（3）日间鼓励患者主动进行患手屈伸练习，如指屈肌腱松解术后可去除敷料后进行单独指浅/指深屈肌腱滑动练习、勾拳、直拳、复合握拳等。

（4）夜间佩戴矫形器防止屈曲挛缩，维持腕关节背伸15°，所有手指位于可能的最大背伸位。

2. 术后2~3周

（1）伤口拆线后，开始瘢痕区域按摩压迫以减轻瘢痕增生。通过主动关节活动度练习和矫形器伸展固定，使瘢痕按期望的方向塑形，防止限制性粘连形成。

（2）继续进行肌腱滑动练习。

（3）开始进行手部功能性活动及灵巧性活动练习。

3. 术后4~10周 进行患者教育，指导患者进行瘢痕处理，最大程度促使瘢痕沿肌腱走行方向重塑。术后6周开始进行抗阻抓握练习，并逐渐增加练习频度和强度。此阶段如果存在关节挛缩，则进行关节松动、低负荷长时间伸展和静态渐进性矫形器固定。

六、预后

手外伤的愈合需要数周至数月,具体取决于损伤类型。愈合时间也因人而异。健康儿童的愈合速度通常明显快于老年人或伴其他疾病的成人。手术修复的方法也会影响预后。早期适当的功能锻炼可防止术后粘连,应准确把握关节活动度和牵伸强度,以主动运动为主,注意避免损伤。

（张　杨）

思考题

1. 手外伤后患者产生手功能障碍的原因有哪些?
2. 肌腱损伤康复训练注意事项有哪些?

第十一节　颞下颌关节紊乱病

扫码获取
数字内容

【本节要点】

1. 颞下颌关节紊乱病是一组影响口面部软组织和骨关节而产生疼痛和功能障碍疾病的总称,主要表现为疼痛、张口受限和颞下颌关节弹响。

2. 颞下颌关节紊乱病的康复评定涉及头颈部姿势、感觉、运动功能、疼痛、最大张口度评定及触诊检查等。

3. 颞下颌关节紊乱病的康复治疗原则是采用对症治疗和消除或减弱危险因素相结合的综合治疗,其中给予心理干预也是重要的一环。

4. 关节松动术和复位手法可恢复可复位性关节盘前移位患者的张口活动度,是重要的保守治疗方法,可以起到事倍功半的作用。

5. 颞下颌关节紊乱病的运动疗法包括自我牵伸、本体感觉训练、运动控制练习、姿势矫正、稳定性训练。

一、概述

（一）定义

颞下颌关节紊乱病(temporomandibular disorders,TMD)并非指单一疾病,它是一类病因尚未完全清楚而又有相同或相似临床症状的一组疾病的总称,一般都有颞下颌关节(temporomandibular joint,TMJ)区和/或咀嚼肌疼痛,下颌运动异常伴有功能障碍以及关节弹响等表现。

（二）流行病学

颞下颌关节紊乱病是第二常见的肌肉骨骼系统疾病,仅次于慢性腰痛。颞下颌关节紊乱病的全球成人发病率约为10%,近年来国内患病率有增高趋势。该病在任何年龄均可发病,女性的发病率是男性的1.5~2倍。

（三）危险因素

颞下颌关节紊乱病的危险因素有关节退变、情绪紧张、咬合异常、咀嚼肌痉挛、微创伤、自身免疫力下降和不良姿势等。

（四）分类

颞下颌关节紊乱病可分为咀嚼肌紊乱疾病、关节结构紊乱疾病、炎性疾病、骨关节病四大类。

二、解剖及病理生理

(一) 解剖

颞下颌关节是人体内最复杂的关节之一,由颞骨关节窝与下颌髁突组成,二者形成的关节面并不一致,中间需要关节盘以保证发挥正常功能。关节盘在结构与功能上将颞下颌关节分为两个不同关节腔,关节盘与髁突组成下关节腔,关节盘与颞骨关节窝组成上关节腔(图 7-17)。颞下颌关节发生功能性运动(张口)时,包含了转动和滑动两种类型,转动主要发生在关节下腔,滑动主要发生在关节上腔(图 7-18)。

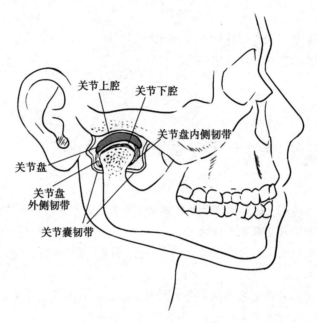

图 7-17　颞下颌关节(正面观)

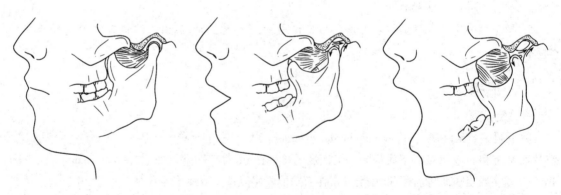

图 7-18　开口运动中正常的盘髁运动

当髁突运动出关节窝时,关节盘在盘侧韧带的牵引下在髁突上向后方转动。在整个运动过程中,转动主要发生在关节下腔,滑动主要发生在关节上腔。

咀嚼肌有咬肌、颞肌、翼内肌、翼外肌等,其中翼外肌可以细分为上翼外肌和下翼外肌。这些肌肉的感觉和运动由三叉神经支配。

(二) 发病机制

颞下颌关节紊乱病是多种危险因素共同作用的结果,关节内持续的微小创伤引起关节结构紊乱,使患者处于亚临床状态;在心理情绪改变或肌肉紧张、痉挛等因素作用下,将诱发心理神经内分泌和心理神经免疫反应的参与,亚临床状态就会发展为临床疾病,出现运动功能障碍和疼痛。

三、临床诊治

(一)临床特征

临床表现为下颌运动异常,表现为开口度、开口型异常、开闭运动出现关节绞索等;疼痛,主要在开口和咀嚼时关节区及周围肌群疼痛;关节弹响、杂音以及摩擦音等症状。此外,还可能伴随头痛、耳鸣、听力下降、眼痛、视力模糊、复视等症状。

(二)辅助检查

X线片可以发现关节间隙和骨质改变;CT常用于颞下颌关节紊乱病和关节其他疾病的鉴别鉴别,如肿瘤;MRI常用于区分关节盘和咀嚼肌病变;关节镜和关节造影检查用于发现关节盘移位、滑膜病变等。

(三)诊断与临床治疗

1. 诊断　根据病史和典型的临床表现,结合辅助检查,诊断颞下颌关节紊乱病并不困难。目前,国内应用由临床体征和症状的躯体诊断(轴Ⅰ)和心理-社会层面(轴Ⅱ)构成的双轴诊断标准。

2. 临床治疗　药物治疗、𬌗板治疗、局部封闭、外科手术治疗等。

四、康复评定

1. 姿势评定　头部位置可影响下颌骨的休息位、肌肉活动和软组织张力,从而导致颞下颌关节紊乱病,其中头前倾是临床常见的头颈部姿势异常。

2. 感觉功能评定　评估伤害性感受传导通路中功能的丧失和增加(神经敏化)情况,包括对疼痛、振动、热、电、机械刺激的评估。

3. 触诊检查　触诊颞下颌关节周围结缔组织和韧带,评估软组织的激惹性(图7-19)。

4. 运动功能评定　功能性运动常用于评估不易触诊肌肉的功能,也可以鉴别不同组织的功能障碍,如翼内肌、翼外肌以及关节囊内紊乱。常用的功能性运动有张口、抗阻前伸、用力咬牙、单侧咬压舌板以及组合动作(如单侧咬压舌板+抗阻前伸)。

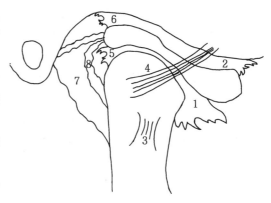

图7-19　TMJ触诊检查时易激惹性的解剖点
1. 前下滑膜区;2. 前上滑膜区;3. 颞下颌关节副韧带;4. 颞颌韧带;5. 后下滑膜区;6. 后上滑膜区;7. 盘后区下板;8. 盘后组织区。

5. 最大张口度　缓慢张口至产生疼痛,记录上下切牙间距离为最大无痛张口度;进一步张口至最大位置,此时为最大张口度。小于40mm为张口受限。此外,还可以评估张口动作的终末端感觉和运动轨迹。

五、康复治疗

颞下颌关节紊乱病的康复治疗原则是采用对症治疗和消除或减弱危险因素相结合的综合治疗。先采用保守治疗,若无效,可选用外科手术治疗,同时对患者进行康复教育,理解本病性质,给予心理支持,鼓励患者进行自我治疗。

(一)物理治疗

1. 物理因子治疗　初期采用无热量超短波疗法和红外线疗法,恢复期可采用低、中频脉冲电刺激疗法、红外线疗法、超声波疗法等。

2. 运动疗法

(1)自我牵伸:患者坐位,无痛张口至最大范围,拇指向上压在上门牙,示指压在下门牙,拇指与示指交错,做张口动作的自我牵伸。

（2）本体感觉训练:患者坐于镜子前面,在镜子前用纸遮住一半的脸,做张口和闭口练习,引导下颌骨沿纸的垂线运动,避免出现异常运动模式。

（3）运动控制训练:患者坐位,手掌置于下颌骨,施加小负荷阻力,可分别做下颌骨前突、张口和左右侧向的静力性抗阻运动。

（4）姿势矫正:①患者坐位,保持脊柱直立,做颈椎后缩动作;②患者俯卧位,以肘关节支撑上半身,脊柱保持中立位,做颈椎后缩动作。

3. 手法治疗

（1）复位手法:患者仰卧位,治疗师立于患侧,拇指压在后侧磨牙上,依次做向足侧分离牵引、向前平移滑动、向头侧关节挤压和向后平移滑动。

（2）关节松动术:有关节分离牵引,后前向、侧向松动等。以颞下颌关节的分离牵引为例,患者仰卧位,治疗师立于治疗侧,拇指指腹压在患者后方磨牙上,其余四指放松抓握下颌骨,向足侧做颞下颌关节的分离牵引。颈椎、胸椎关节松动对颞下颌关节紊乱病也有治疗作用。

（3）肌肉能量技术:以改善张口活动度为例,患者坐位,无痛张口至最大范围,治疗师立于患侧,手掌在下颌骨下缘施加小负荷阻力,做张口动作的静力性收缩。相似的手法也可以应用于改善侧向运动。

（二）中国传统治疗

1. 针灸　根据临床表现,以局部取穴为主,如上关、下关、颊车、颧髎、合谷和局部阿是穴等。

2. 按摩　通过纵向和横向按摩、静力性压迫、扳机点压力释放等,降低扳机点的激惹性、缓解肌肉和关节的疼痛,结合温热疗法,可以增强疗效。以翼内肌为例,患者仰卧位,治疗师立于患侧,示指和中指在下颌角下缘可以触及翼内肌下部,做静力性压迫。也可以经口腔,在牙弓之间的末端触及翼内肌中部,做静力性压迫。

3. 放松治疗　缓慢有节律的腹式呼吸有助于缓解情绪紧张以及与肌肉功能亢进相关的症状,配合渐进式肌肉放松疗法可进一步降低肌肉张力。

六、预后

康复治疗可减缓或终止颞下颌关节紊乱病进程,临床症状将得到改善,若存在进行性病理改变,则预后较差。

（刘忠良）

思考题

1. 颞下颌关节紊乱病的复位手法如何操作?

2. 颞下颌关节紊乱病运动功能的评定包括哪些内容?

第八章
内 科 疾 病

第一节 呼 吸 疾 病

扫码获取
数字内容

【本节要点】

1. 慢性阻塞性肺疾病等慢性呼吸疾病具有病程长、反复发作和进行性加重等特点。

2. 呼吸功能评定对于把控病情进展及个性化康复计划的制定至关重要，应贯穿在整个慢性阻塞性肺疾病治疗过程中。

3. 呼吸康复可减轻慢性呼吸疾病患者的呼吸困难症状，提高运动能力，改善健康相关生活质量。

4. 慢性阻塞性肺疾病患者的康复治疗策略包括呼吸训练、气道廓清技术、运动训练、营养支持和心理康复等。

5. 气道廓清技术可清除气道分泌物、改善肺功能，包括咳嗽训练，体位引流，胸部叩拍、震颤，主动呼吸循环技术和呼气正压技术等。

一、概述

常见慢性呼吸系统疾病包括慢性阻塞性肺疾病（chronic obstructive pulmonary disease，COPD）、支气管哮喘（bronchial asthma）和支气管扩张（bronchiectasis）等，具有病程长、反复发作和进行性加重等特点。本节以慢性阻塞性肺疾病（简称慢阻肺）为例，讲述呼吸疾病的诊治、康复评定与治疗策略。

1. 定义　慢阻肺是一种以气流受限为特征、持续存在的呼吸系统疾病，通常与暴露在有毒颗粒或气体中引起的气道和/或肺泡异常有关。慢阻肺主要病理特点为气道狭窄、阻塞，肺泡膨胀、失去弹性，肺血管增生、纤维化及肺动脉高压。临床表现为慢性咳嗽、咳痰、气短或呼吸困难、胸闷喘息、桶状胸及异常呼吸模式，晚期出现体重下降、食欲减退等表现。

2. 病因　慢阻肺是多种环境因素与机体自身因素长期相互作用所致。其中吸烟是最重要的致病因素，吸烟引起慢性支气管炎症，损伤气道上皮细胞和纤毛结构，促进支气管黏液分泌和支气管平滑肌细胞收缩，增加气道阻力，加速慢阻肺的发病过程。此外，粉尘和化学物质的吸入、空气污染、呼吸道感染及气道高反应性、自主神经功能失调等因素均是参与慢阻肺发病的主要因素。

二、解剖及病理生理

（一）解剖

1. 呼吸系统任何结构的病变均可导致呼吸功能下降。肺脏同时具有两套循环系统，肺动脉及肺静脉，输入低氧的动脉血至肺脏及输出高氧的静脉血至左心房；肺脏自有的动脉循环传送高氧的动脉血至呼吸系统的每一个组成部分。

2. 慢阻肺由肺实质病变引起，病变部位肺泡壁变薄，肺泡腔变大、破裂或形成大疱，局部血液供应减少以及弹力纤维网破坏。由于肺组织弹性下降，进而引起肺泡的过度膨胀。按照病变部位位置不同,将慢阻肺分为小叶中央型、全小叶型、混合型。

（二）病理生理

慢阻肺的病理生理特征是持续性气流受限导致肺通气功能障碍。慢阻肺患者肺部组织弹性减弱、顺应性降低,肺泡腔扩大、回缩障碍,肺容量随之减小,残气量增加;肺毛细血管受压退化,毛细血管数量减少,肺部生理无效腔扩大,引起肺功能性分流、通气与血流比例失调。严重的慢阻肺因通气和换气功能障碍引起缺氧和二氧化碳潴留,导致低氧血症和高碳酸血症,最终进展为呼吸衰竭。

三、临床诊治

（一）临床表现

慢阻肺起病缓慢、病程较长,常见临床症状包括慢性咳嗽、咳痰、气短、呼吸困难、胸闷喘息,可表现为桶状胸及异常呼吸模式,晚期可出现体重下降、食欲减退等。

（二）诊断

根据吸烟等危险因素,结合患者的症状及体征,对怀疑为慢阻肺的患者需进一步进行肺功能检查,吸入支气管扩张剂后肺功能检查显示第 1 秒用力呼气量（forced expiratory volume in one second, FEV_1）/用力肺活量（forced vital capacity, FVC）<70% 提示持续气流受限,排除其他引起气流受限的疾病可初步诊断为慢阻肺。

1. 体格检查

（1）视诊:慢阻肺患者可表现为肋间隙增宽、胸廓对称呈桶状。

（2）触诊:触诊包括胸廓扩张度（thoracic expansion）测量、胸膜摩擦感（pleural friction fremitus）及语音震颤（vocal fremitus）检查。

（3）叩诊:慢阻肺患者因肺部存在含气量增加的病变,叩诊为过清音,叩诊肺下界降低,肺下界移动度减弱。

（4）听诊:慢阻肺患者听诊时呼吸音减弱、延长。可闻及干啰音,双肺底也可闻及湿啰音,心音遥远,剑突部心音较清晰响亮。

2. 实验室和影像学检查　慢阻肺患者应常规进行血常规、凝血功能、血气分析等实验室检查,以进一步判断是否存在贫血、感染、呼吸衰竭等。

其中影像学检查包括胸部 X 线片（普通 X 线）、计算机体层摄影（computed tomography, CT）等。慢阻肺影像学表现为肋骨呈水平状、肋间隙变宽,肺野透亮度增高;两侧横膈位置低平,心脏呈垂直垂狭长,肺门血管纹理呈残根状,肺野外周血管纹理纤细稀少。

（三）临床治疗

1. 稳定期治疗　包括戒烟、远离粉尘及刺激性气体等致病因素,应用支气管扩张剂（包括 β_2 肾上腺素受体激动剂、抗胆碱能药和茶碱类药）、祛痰药,高危病患者用糖皮质激素,进行长期家庭氧疗,进行营养支持、呼吸康复训练等。

2. 急性加重期治疗　包括去除诱因（如控制感染）,应用支气管扩张剂,进行低流量吸氧,选择性应用抗生素、糖皮质激素,并发呼吸衰竭者进行机械通气等。

四、康复评定

（一）症状评定

症状评定包括呼吸困难的类型、程度的评定等。常使用的评定量表有 Borg 呼吸困难量表、改良英国医学委员会（Modified Medical Research Council, mMRC）呼吸困难量表（表 8-1）与慢性阻塞性肺疾病评估测试（COPD Assessment Test, CAT）评分（表 8-2）。

表8-1 mMRC 呼吸困难量表

级别	呼吸困难与活动量关系
1	仅在剧烈活动时会引起呼吸困难
2	平地快速步行或上坡时会引起呼吸急促
3	步行速度慢于常规也可引起呼吸困难,步行 1 609m(或 15 分钟)后,需短暂休息
4	平地步行 91.4m 后,需暂停运动进行呼吸
5	安静休息下即出现呼吸困难

表8-2 CAT 评分

严重程度(轻)	评分	严重程度(重)
我从不咳嗽	1~5 分	我一直在咳嗽
我一点痰也没有	1~5 分	我有很多很多痰
我没有任何胸闷的感觉	1~5 分	我有很严重的胸闷
当我爬坡或上一层楼梯时,我没有气喘的感觉	1~5 分	当我爬坡或上一层楼时,我感觉非常喘不过气
在家里争做任何事情	1~5 分	我在家里做任何事情都很受影响
尽管我有肺部疾病,但我对离家外出很有信心	1~5 分	由于我有肺部疾病,我对离家外出一点信心都没有
我的睡眠非常好	1~5 分	由于我有肺部疾病,我的睡眠相当差
我精力旺盛	1~5 分	我一点精力都没有

(二)肺功能评定

肺功能评定内容包括:肺通气功能、肺换气功能和肺泡弥散功能。

1. 肺通气功能 通过以下肺功能参数判断患者通气障碍类型及严重程度。

(1)潮气容积(tidal volume,VT):指平静呼吸时每次吸入或呼出的气量。正常值约为 500ml。潮气容积降低提示呼吸肌功能不全。

(2)补呼气容积(expiratory reserve volume,ERV):指平静呼气末能继续呼出的最大气量。正常值:男性 1 609 ± 492ml、女性 1 126 ± 338ml。补呼气容积 V 可随呼气肌功能的改变而发生变化。

(3)补吸气容积(inspiratory reserve volume,IRV):指平静呼气末所能继续吸入的最大气量。正常值:男性约 2 160ml、女性约 1 400ml。补吸气容积受吸气肌功能的影响。

(4)残气量(residual capacity,RV):指平静呼气末肺内所含气量。正常值:男性约 1 615 ± 397ml、女性约 1 245 ± 336ml。临床上残气量常以其占肺总量(total lung capacity,TLC)百分比(即 RV/TLC%)作为判断指标,超过 40% 提示肺气肿。

(5)深吸气量(inspiratory capacity,IC):指平静呼气末尽最大力量吸气所吸入的最大气量。正常值:男性为 2 617 ± 548ml,女性为 1 970 ± 381ml。深吸气量可用于判断吸气代偿能力,深吸气量现被认为是评定慢性阻塞性肺疾病呼吸困难症状改善的重要指标之一。

(6)肺活量(vital capacity,VC):指尽力吸气后缓慢吐气完全呼出的最大气量。正常值:男性 4 217 ± 690ml、女性 3 105 ± 452ml,是判断肺扩张能力的主要指标。肺活量减低提示有限制性通气功能障碍或有严重的阻塞性通气功能障碍。

(7)功能残气量(functional residual capacity,FRC):指平静呼气末肺内所含气量,即补呼气量加残气量。正常值:男性 3 112 ± 611ml、女性 2 348 ± 479ml。是判断肺内气体潴留的主要指标。

(8)肺总量(total lung capacity,TLC):指深吸气后肺内所含有的总气量,由 VC+RV 组成。正常值:男性约 5 020ml、女性约 3 460ml。

(9)用力肺活量(forced vital capacity,FVC):指深吸气至肺总量后以最大力量、最快速度所能呼出的全部气量。FVC 正常值：男性约 3 179 ± 117ml、女性约 2 314 ± 48ml。

（10）第 1 秒用力呼气容积（forced expiratory volume in one second，FEV_1）：指最大吸气至肺总量位后，开始呼气第 1 秒内的呼出气量，简称 1 秒量。FVC 和 FEV_1 是反映肺通气功能最重要指标。1 秒率是指第一秒用力呼气容积与用力肺活量或肺活量的比值（FEV_1/FVC% 或者 FEV_1/VC），是判断气流受限的常用指标，用以区分阻塞性或限制性通气障碍。

（11）最大呼气流量（peak expiratory flow，PEF）：指用力肺活量测定过程中，呼气流速最快时的瞬间流速，主要反映呼吸肌的力量及气道通畅情况。

2. 肺换气功能　通气 / 血流比值反映肺换气功能。

足够的通气量和血流量、合适范围内的通气 / 血流比值（ventilation/perfusion ratio，V/Q）是保证进行肺有效气体交换的关键。健康成人静息状态下每分钟肺泡通气量（V）约 4L，血流量（Q）约 5L，V/Q 比值为 0.8。V/Q 比值 >0.8 提示由于局部血流障碍，进入肺泡的气体未与血流充分交换，出现无效腔气增加；反之 V/Q 比值 <0.8，提示由于局部气道阻塞，成为无效灌注，而导致静 - 动脉分流效应。V/Q 比值失衡是肺部疾病产生缺氧的主要原因。

3. 肺泡弥散功能　肺弥散量反映肺泡弥散功能。

肺弥散量（diffusing capacity，DL）是指肺泡膜两侧气体分压差为 1mmHg 条件下，气体每分钟所能通过的气体毫升数。肺弥散量如小于正常预计值的 80%，则提示有弥散功能障碍。弥散功能障碍严重程度，见表 8-3。

表 8-3　肺弥散量占预计值比与弥散功能障碍的关系

分级	肺弥散量占预计值 %
轻度	60% ≤肺弥散量 <80%
中度	40% ≤肺弥散量 <60%
重度	肺弥散量 <40%

（三）膈肌超声

膈肌超声检查可以评定膈肌功能，用于康复治疗效果的早期评价、预测机械通气患者的撤机能力、评价脱机失败的原因、诊断 ICU 获得性衰弱（ICU acquired weakness，ICU-AW）等。膈肌超声评定内容包括：膈肌厚度及变化率、膈肌运动幅度。正常膈肌厚度为 0.22~0.28cm，正常膈肌变化率为 42%~78%（表 8-4、表 8-5）。

表 8-4　成人膈肌正常厚度及变化率

膈肌	膈肌厚度 /cm	膈肌变化率
正常	0.22~0.28	42%~78%
膈肌萎缩	<0.2	<20%

表 8-5　成人膈肌正常运动幅度　　　　　　　　　　　　　　　　　单位：cm

膈肌活动度	平静呼吸	吸气实验 - "嗅"	最大深呼吸
男	1.8 ± 0.3	2.9 ± 0.6	7.0 ± 0.6
女	1.6 ± 0.3	2.6 ± 0.5	5.7 ± 1.0

（四）活动能力评定

1. 心肺耐力评定　常用的评定方法有心肺运动试验（cardiopulmonary exercise test，CPET）、6 分钟步行试验（six-minutes walking test，6MWT）和往返步行测试等。

其中心肺运动试验作为一种非侵入性的技术被多个指南推荐应用于慢阻肺患者的评定中。该检查在动态测试中获得慢阻肺患者在峰值训练强度下机体的心肺和代谢反应，评定结果作为评定运动能力、客观判定运动不耐受的金标准。

2. 活动能力评定　长期卧床、四肢活动受限会导致患者呼吸肌力量不足、气道引流不畅、分泌物滞留等问题,大大增加呼吸道感染发生风险。通过日常生活活动能力评定有利于了解患者的功能状况并进行预后判断。常用评定方法有 de Morton 活动指数(de Morton mobility index,DEMMI)、Barthel 指数评定等。

五、康复治疗

慢阻肺患者的康复治疗策略包括呼吸训练、气道廓清技术、运动训练、营养支持和心理康复等。

（一）呼吸训练

1. 重建腹式呼吸模式

（1）放松:放松紧张的辅助呼吸肌群,减少呼吸肌耗氧量,缓解呼吸困难症状。

（2）缩唇呼气法:增加呼气时的阻力,这种阻力可向内传至支气管,使支气管内保持一定压力,防止气管过早压瘪,减少肺内残气量。其方法为经鼻腔吸气,呼气时将嘴缩紧,如吹口哨样,在 4~6 秒内将气体缓慢呼出。

（3）暗示呼吸法:通过触觉诱导腹式呼吸,常用方法有:双手置上腹部法和两手分置胸腹法。

（4）缓慢呼吸:有助于减少解剖无效腔,提高肺泡通气量。呼吸频率宜控制在 10 次 /min 左右。通常先呼气后吸气。

（5）膈肌体外反搏呼吸法:通过低频电疗或体外膈肌反搏仪,刺激胸锁乳突肌外侧、锁骨上 2~3cm 处(膈神经部位)。每天 1~2 次,每次 30~60 分钟。

2. 胸廓活动度及纠正驼背姿势练习　包括增加一侧胸廓活动;活动上胸部及牵张胸大肌;活动上胸部及肩带练习;纠正头前倾和驼背姿势。

（二）气道廓清技术

气道廓清技术的治疗目的是清除气道分泌物和改善肺功能。具体包括咳嗽训练,体位引流,胸部叩拍、震颤,主动呼吸循环技术和呼气正压技术等。

1. 胸部叩拍、震颤　采用机械振动排痰技术或手动叩击排痰技术,利用振动叩击的原理,促进黏稠的痰液脱离支气管壁,有效改善患者的通气功能,促进气道分泌物排出,减少肺部并发症。

2. 主动循环呼吸技术　主动循环呼吸技术可以促进支气管分泌物的有效清除,包括呼吸控制、胸廓扩张和呵气。呼吸控制:放松上胸部和肩部,进行潮式呼吸。胸廓扩张:将患者或物理治疗师的手置于被鼓励进行胸部扩张区域的胸壁上,在吸气相通过本体感觉刺激促进胸部扩张、增加该部分胸廓活动及通气血流灌注比;在呼气相进行胸部摇动或振动手法进一步加强松动痰液。呵气:类似于对玻璃吹雾,用力但不引起剧烈肌肉收缩。

3. 呼气正压技术　在临床上多使用呼气正压振动通气治疗系统(图 8-1),工作原理为利用平衡塞和磁铁产生振荡气流,同时机身有不同口径的阻力刻度,根据患者情况选择相应阻力,造成振荡气流和呼气末正压,促进排痰。

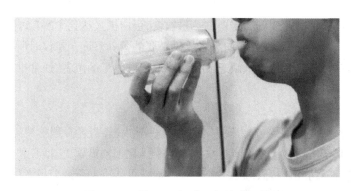

图 8-1　呼气正压振动通气治疗系统

4. 咳嗽训练　第一阶段进行深吸气,为有力咳嗽提供充足的气体,吸气量至少要达到当前肺活量的 60%;第二阶段进行短暂闭气,使气体在肺内得到最大分布后关闭声门,增强气道中的压力;第三阶段是主动收缩相关呼吸肌以增加腹内压、增加胸膜腔内压,使呼气时产生高速气流;第四阶段当肺泡内压力明显增高时,开放声门和用力呼气,促使分泌物移动,随咳嗽排出体外。

5. 体位引流　根据病变部位采用不同引流体位,利用重力协助促进各个肺段内积聚的分泌物移动和排出,同时配合雾化吸入支气管扩张剂、黏液溶解剂或吸痰设备可增加体位引流的治疗效果。

（三）运动训练

慢阻肺患者通过运动训练可提高肌肉功能和运动耐量,同时改善呼吸困难症状和日常生活活动能力。

1. 下肢训练　包括有氧训练、抗阻训练、柔韧性训练等。

推荐慢阻肺患者应先进行活动平板或功率车运动试验,以测得的实际最大心率及最大 METs 值为依据确定运动强度。美国运动医学会（American College of Sports Medicine,ACSM）建议慢阻肺患者以中等强度至高强度（50%~80% 最大 METs 或 Borg 呼吸困难量表 4~6 分或自觉疲劳程度量表 12~14 分）进行 20~60 分钟（达到靶强度的时间为 10~45 分钟）、每周 3~5 次的持续运动训练或间歇运动训练。

2. 上肢训练　上肢训练主要包括手摇车训练及抗阻训练。

（1）手摇车训练:以无阻力开始,5W 增量,运动时间为 20~30 分钟,速度为 50r/min,以运动时出现轻度气急、气促为宜。

（2）抗阻训练:可使用手持哑铃或弹力带进行抗阻训练。ACSM 推荐慢阻肺患者每周进行 2~3 次抗阻训练。初始一般可设定为 60%~70% 一次最大重复负荷（one repetition maximum,1RM）,有运动经验后至少 80% 1RM,重复 2~4 组,每组 8~12 次,肌肉耐力训练可设定为低于 50% 1RM,重复不超过 2 组,每组 15~20 次。

3. 呼吸肌训练　通过增加呼吸肌力量和耐力来改善患者的肺功能,增加肺顺应性,减轻呼吸困难症状。

（1）增强吸气肌练习:采用呼吸训练器（图 8-2/文末彩图 8-2）进行吸气肌抗阻训练。根据患者情况设定吸气阻力,并渐次增加,初始练习 3~5 分钟,每天 3~5 次,以后逐渐可增加至 20~30 分钟,以增加吸气肌肌力及耐力。

（2）增强呼气肌练习:体力较差时可选择吹蜡烛法或吹瓶法。体力较好的患者可以用呼吸训练器进行呼气肌抗阻训练,或取仰卧位,腹部放置沙袋做挺腹练习,开始为 1.5~2.5kg,以后可以逐步增加至 5~10kg,每次腹肌练习 5 分钟。

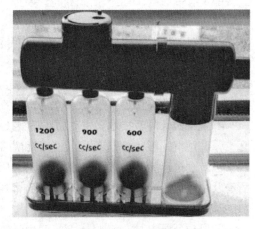

图 8-2　三球呼吸训练器

（四）营养支持

对于营养不良的患者,建议实施高蛋白高热量饮食,蛋白摄入达到 1.2~1.5 千克每公斤体重,必要时可给予营养补充剂。对于肥胖患者应向患者提供必要的营养咨询。建议对所有入住重症监护病房的危重症患者实施营养支持,对于食欲缺乏或无法摄取足够热量的患者,通常推荐少量多次供给高营养食物。

（五）心理康复

通过观察、访谈和调查量表等方式来评定患者的心理状态,明确心理精神障碍的类型与程度,探讨潜在的问题原因,基于沟通交流为患者提供有效的个体化干预措施,包括心理支持、认知行为疗法、放松训练等,坚持进行随访和持续管理。必要时药物治疗可能有助于调节患者的不良情绪状态,降低机体炎症水平,改善疾病的控制效果。

（六）健康教育

健康教育可以提高患者及其家属的健康知识水平和自我管理能力,改善功能状态,减少疾病加重和并发症发生风险。常见的健康教育内容包括正常呼吸系统解剖与生理、呼吸系统疾病相关医学知识、疾病急性加重的早期识别与处理、辅助设备的使用、药物治疗、运动训练、营养支持、氧气的正确使用等。

（陆　晓）

思考题

1. 慢阻肺患者入院需关注哪些临床问题和康复问题?
2. 腹式呼吸训练的适应证和禁忌证包括哪些?

第二节　心脏疾病

扫码获取
数字内容

【本节要点】

1. 冠心病康复一般可分为三期,即院内康复期、院外早期康复期或门诊康复期、院外长期康复期。

2. 心脏康复各期评定内容,尤其是Ⅱ期评定中心肺运动试验的参数及临床意义。

3. 运动处方的制订是冠心病运动康复程序中的核心环节,需根据患者实际情况,结合评定结果确定运动方式、运动强度、运动时间与频率。

4. 院内康复期的康复内容主要有:患者教育、早期运动康复和日常生活指导,拟订出院计划。

5. 院外早期康复期是心脏康复的核心阶段,进行康复训练前完善康复评定,根据病史与检查评定结果对患者进行危险分层指导制订康复计划。

一、概述

本节以冠状动脉粥样硬化性心脏病为例,讲述心脏疾病的诊治、康复评定与康复治疗策略。

冠状动脉粥样硬化性心脏病(简称冠心病)是多种病因综合参与发病,冠状动脉粥样硬化的发生导致冠状动脉管腔狭窄甚至闭塞,和/或因冠状动脉功能性改变(痉挛),导致心肌缺血缺氧或坏死而引起的心血管疾病。

按冠心病的发病特点和治疗原则不同,可将冠心病分为两大类:

（一）慢性冠状动脉疾病

慢性冠状动脉疾病(chronic coronary artery disease,CAD)也称慢性心肌缺血综合征,包括稳定型心绞痛、缺血性心肌病和隐匿性冠心病等。

1. 稳定型心绞痛　亦称劳力性心绞痛,心绞痛的发作通常存在明显诱因,如劳力或情绪激动时出现心绞痛,休息或服用硝酸甘油可迅速缓解。

2. 缺血性心肌病　指冠脉粥样硬化引起心肌长期慢性缺血,导致心肌纤维化改变,产生类似于原发性扩张型心肌病的临床表现。

3. 隐匿性冠心病　缺乏心绞痛的临床症状,但存在心肌缺血的客观证据的一类冠心病(存在心电活动异常、心肌血流灌注或代谢异常),亦称无症状性冠心病。

NOTES

（二）急性冠脉综合征

急性冠脉综合征（acute coronary syndrome，ACS）包括不稳定型心绞痛、心肌梗死（非 ST 段抬高型心肌梗死和 ST 段抬高型心肌梗死）。

1. 不稳定型心绞痛　胸痛的部位、性质与稳定型心绞痛相似，近 1 个月内在原稳定型心绞痛的基础上疼痛发作的频率、程度加重、持续时间延长、硝酸甘油缓解作用减弱；或为休息或轻微活动即发作的心绞痛；或为近 1 个月内新发生的心绞痛。

2. 急性心肌梗死　包括急性非 ST 段抬高型心肌梗死和 ST 段抬高型心肌梗死。发病前数日有胸部不适、心绞痛等前驱症状，发作时为新发心绞痛或原有心绞痛加重，表现为疼痛发作更频繁、程度严重、持续时间延长，休息和服用硝酸甘油不缓解，心电图呈动态演变，心肌坏死的血清心肌标志物（肌钙蛋白 T、肌钙蛋白 I、肌红蛋白、肌酸激酶同工酶等）浓度升高并呈动态改变。

二、解剖及病理生理

（一）冠状动脉的解剖

冠状动脉是供给心脏血液的动脉血管，起于主动脉根部主动脉窦内，分左冠状动脉、右冠状动脉两支，行于心脏表面。左冠状动脉自左主动脉窦发出，沿冠状沟向左前走行分为左前降支、左回旋支。左前降支沿前室间沟下行，绕过心尖切迹至心的膈面与右冠状动脉的后室间支相吻合，沿途发出间隔支动脉、对角支等分支。左回旋支向后绕行于左心耳下方至左房室沟，主要分支为钝缘支。右冠状动脉起自右主动脉窦，下行至右房室沟，延续至后室间沟，沿途发出圆锥支、窦房结支、左室后支等分支。见图 8-3。

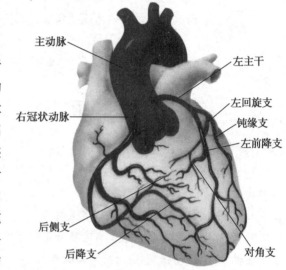

图 8-3　冠状动脉血管分布

（二）冠状动脉粥样硬化性心脏病的病理生理

冠状动脉粥样硬化性心脏病的病变基础为动脉粥样硬化的发生及发展。血脂增高和血管壁损伤是导致动脉粥样硬化形成的关键环节，主要累及体循环中的大型肌型弹力型动脉，可涉及多个组织器官。冠状动脉粥样硬化的发生，血管壁脂质沉积形成粥样硬化斑块，在斑块的基础上可以发生出血、坏死、溃疡、钙化、血栓形成，斑块破溃脱落后形成栓子进入血流，这一系列变化可以导致血管狭窄、闭塞。

冠状动脉粥样硬化性心脏病病理生理的核心是心肌耗氧和心肌供氧（供血）失平衡。血管的狭窄和堵塞引起心肌供血减少，尤其在心肌耗氧量增加（进行重体力活动、情绪过分激动、饱餐、用力排便等情况）时，心肌细胞得不到足够血供继而发生心肌缺血或坏死。

三、临床诊治

（一）临床表现

心绞痛是冠心病最典型的临床表现，以发作性胸痛为主要特点，多发生于清晨，表现为情绪激动、体力劳动或者静息时发生的胸骨后、心前区的压榨感、发闷或紧缩性，常伴有烦躁、大汗、恐惧、濒死感，疼痛持续数分钟，急性冠脉综合征患者可达数十分钟至数小时或更长时间，且疼痛经休息和含服硝酸甘油后不缓解。少数患者无疼痛或者表现为不典型的疼痛（颈部疼痛、背痛、下颌疼痛、上腹疼痛等）。部分症状不典型的患者可无胸痛，仅表现为胃肠道症状（恶心、呕吐、上腹痛、肠胀气等），或发病一开始即出现低血压、休克或者急性心力衰竭。

（二）诊断

冠心病的诊断主要依赖典型的临床症状、患者病史及相关危险因素，并结合辅助检查发现心肌缺血、坏死或冠脉阻塞的证据。

1. 临床症状　症状冠心病典型临床症状为心绞痛，通常表现为发作性胸骨后闷痛，紧缩压榨感，可放射至左肩、下颌部等，呈间断性，伴有出汗、恶心、呼吸困难、窒息感，甚至晕厥。

2. 体格检查　心肺系统（心率，心律，血压，心肺听诊，下肢触诊：水肿及动脉搏动）；心血管手术和操作后的伤口；骨科和神经肌肉状态；认知能力。

3. 实验室检查　空腹和餐后血糖、糖化血红蛋白、低密度脂蛋白、高密度脂蛋白、甘油三酯、肌钙蛋白、肌酸激酶、肌酸激酶同工酶、乳酸脱氢酶、α-羟丁酸脱氢酶、天冬氨酸转氨酶、脑钠肽等。

4. 心电图　明确冠心病类型，是否存在心肌缺血、心肌梗死、心律失常等，进行心肌缺血、心律失常等诊断与治疗疗效、冠心病预后的评价。

5. 超声心动图　采用超声心动图分析血流发生的时间、方向、流速以及血流性质，评定心脏功能。

6. 冠脉造影　目前诊断冠心病的"金标准"，通过该有创检查明确狭窄性病变血管的部位与血管病变程。

（三）临床治疗

1. 冠心病急性发作期处理　立刻休息、停止任何体力活动，避免各种诱发因素、避免情绪激动，必要时吸氧缓解症状。

2. 改善缺血、抗心绞痛的药物　包括硝酸酯类药物、β受体拮抗剂（如美托洛尔、阿替洛尔及比索洛尔）、钙通道阻滞剂（如硝苯地平、如维拉帕米）等。

3. 改善冠心病预后的药物　对于冠心病患者，有充分循证证据的二级预防用药包括：抗血小板药物、β受体阻滞剂、血管紧张素转化酶抑制剂（angiotensin-converting enzyme inhibitors，ACEI）、血管紧张素Ⅱ受体阻滞剂（Angiotensin Ⅱ receptor blocker，ARB）、他汀类药物。

4. 再灌注心肌治疗　根据冠状动脉病变数量、部位及严重程度，结合患者对手术的耐受程度等情况选择经皮冠状动脉介入治疗（percutaneous coronary intervention，PCI）或主动脉-冠状动脉旁路移植术（coronary artery bypass graft，CABG）。

四、康复评定

（一）冠心病康复的分期

冠心病康复一般可分为3期，即院内康复期、院外早期康复期或门诊康复期、院外长期康复期。

1. 第Ⅰ期（院内康复期）　Ⅰ期康复为住院期患者提供康复以及预防服务，主要对象为冠心病经积极临床治疗后病情稳定的患者，PCI及CABG术后的患者，通常为3~7天。

2. 第Ⅱ期（院外早期康复期或门诊康复期）　Ⅱ期康复为院外早期康复，一般在出院后1~6个月进行，或PCI、CABG术后2~5周进行。该期主要在门诊为患者提供康复服务。本期康复是心脏康复的核心阶段，既是Ⅰ期康复的延续，也是Ⅲ期康复的基础。

3. 第Ⅲ期（院外长期康复期）　Ⅲ期康复也被称为社区或家庭康复期，为心血管事件发生后1年后的院外康复。这个时期，部分患者已恢复到可重新工作和恢复日常活动。为减少心肌梗死或其他心血管疾病风险，强化生活方式改变、进一步坚持运动康复是必要的。此期的关键是维持已形成的健康生活方式和运动习惯。

（二）冠心病各期康复的评定内容

冠心病的评定主要通过病史询问、实验室及器械检查、量表评定等方式，识别、评定危险因素，了解是否有运动诱发的不良事件的危险，最终根据评定结果为患者制定个体化且安全有效的康复方案。

康复评定是一个动态的过程，在心脏康复启动、进行过程中及结束后均需根据患者的实际情况进行评定,了解康复治疗的效果、确定治疗的安全性,并根据评定结果进行康复治疗内容的调整。

冠心病康复的各阶段具有不同康复评定内容,以下针对冠心病康复各个分期的评定内容与重点进行具体阐述。

1. 第Ⅰ期(院内康复期) 早期评定重点为确定冠心病的诊断和目前的临床健康状况,评定并发症与心血管疾病危险因素,同时了解患者接受康复和健康教育的意愿。具体评定内容包括:疾病发生发展情况、疾病既往情况、目前的症状(如有无胸痛气喘等不适症状)、体征(生命体征是否平稳,穿刺部位有无出血、血肿等)、治疗(药物治疗及 PCI 手术情况)、合并症,实验室检查(血常规、生化等)及辅助检查结果(包括心电图、心脏超声、冠脉造影等),社会状况和职业情况。

危险因素的评定是早期评定的重要内容,包括:吸烟情况、血脂异常、高血压、体力活动水平、压力和心理状况、体重、糖尿病、酒精或其他嗜好等。此外,还必须评定患者进行运动及学习的意愿以及患者对心脏康复的预期目的。

2. 第Ⅱ期(院外早期康复期或门诊康复期)、第Ⅲ期(院外长期康复期)

院外心脏康复评定内容包括:

(1)心肺运动试验:心肺运动试验应用于冠心病患者,可判断病变严重程度,确定心肺功能及体力活动能力,帮助判断患者运动的安全性以及康复治疗效果,并作为指导康复治疗的依据。

1)试验分类:分为症状限制性运动试验和低水平运动试验。

症状限制性运动试验(symptom limited exercise test)是主观和客观指标结合的最大运动试验,以运动诱发呼吸或循环不良的症状和体征、心电图异常及心血管运动反应异常作为运动终点,用于诊断冠心病、评定心功能和体力活动能力、制订运动处方等。

低水平运动试验(low level exercise test)是以预定较低水平的运动负荷、心率、血压和症状为终止指标的试验方法,适用于急性心肌梗死或病情较重者的出院前评定,通常以患者可耐受的速度连续步行 200m 或者 6 分钟步行作为试验方法。

2)心肺运动试验的参数及临床意义

①综合反映心肺功能和肌细胞摄氧能力的指标包括:

最大摄氧量(maximal oxygen consumption, VO_2max):心肺功能联合评价"金标准"。摄氧量(oxygen consumption, VO_2)为每分钟摄取氧气值,当运动负荷增大至氧摄取量不再增加时,所测得的氧摄取量为 VO_2max。VO_2max 是一综合性指标,受参与有氧代谢的呼吸、循环、神经、肌肉等各系统整体功能共同制约,反映人体最大有氧代谢能力和心肺储备能力,是 CPET 评价的核心指标。

无氧阈(anaerobic threshold, AT):运动中当有氧代谢已无法满足机体能量需求时,细胞动用无氧代谢,引起乳酸堆积,至机体缓冲系统失代偿时,乳酸浓度急骤增加,其急骤增加起点时的 VO_2 称为 AT,即尚未发生乳酸酸中毒时的最高 VO_2 值。AT 和 VO_2max 有关,是反映心肺功能、最大有氧运动能力、运动耐力的良好指标。

代谢当量(metabolic equivalent, MET):以安静、坐位时的能量消耗为基础,表达各种活动时相对能量代谢水平的常用指标,是评定心肺功能的重要指标。1MET 相当于耗氧量 $3.5ml/(kg\cdot min)$ 或相当于 $1kcal/(kg\cdot h)$($1kcal=4.184kJ$)的代谢率。

最大呼吸交换率(respiratory exchange rate, RER):呼吸交换率定义为二氧化碳排出量 / 摄氧量的比值。在 CPET 中,达到年龄预计最大心率的 85% 为公认的达到极量的预测指标。RER $\geqslant1.1$ 时是心肺运动试验中患者达到极量的指标。

②反映肺功能的指标包括:

反映肺通气的指标:潮气量、极量运动时的每分通气量、呼吸频率、通气储备等。

反映肺换气的指标:VE/VCO_2 斜率(VE/VCO_2 slope)、生理无效腔量与潮气量比率、肺泡 - 动脉血氧分压差 $[P(A-a)O_2]$。

③反映心功能的指标包括：

心率（heart rate，HR）及心率储备（heart rate reserve，HRR）：心率储备是指运动后心率的可增加程度，心率储备 = 最大预测心率 − 运动时测得的心率，最大预测心率 =220 − 年龄（岁）。

心电图：运动时心电图动态改变，包括 ST 段的水平和下斜型的压低（≥0.1mV 持续 80ms）以及 ST 段的提高均提示运动诱发心肌缺血的出现，有助于疾病的危险分层。

血压：运动血压反应的异常包括血压过度升高、升高幅度减少或血压下降。运动时血压过度升高常见于休息时高血压患者，但如果休息时血压正常，而运动时血压过度升高则预示血压控制的异常。运动诱发血压升高，是将要发生高血压的一个早期表现。如果休息时血压正常，运动时血压≥220/95mmHg 则被称为运动性高血压。这类人群中有 1/3 将在 5 年内发展为原发性高血压。

（2）定时行走试验，包括 6 分钟步行试验。6 分钟步行试验适用于心脏功能 Ⅱ ~ Ⅲ 级的患者。按 6 分钟步行试验总步行距离，可分为 4 个等级：1 级少于 300m，2 级为 300~374.9m，3 级为 375~449.5m，4 级超过 450m。级别越低表明心功能越差。

（3）心理评定：使用心理筛查自评量表，推荐采用“患者健康问卷 9 项（PHQ-9）”和“广泛焦虑问卷 7 项（GAD-7）”来评定患者的焦虑抑郁情绪。

（4）睡眠评定：采用匹兹堡睡眠质量评定量表客观评价患者的睡眠质量。

（5）尼古丁依赖评定：采用尼古丁依赖评定量表等评定其严重程度。

（6）营养评定：采用心脏健康餐盘评定表。

五、康复治疗

心脏康复是指综合采用主动积极的身体、心理、行为和社会活动的训练与再训练，降低心肌耗氧量、增加供氧量，从而帮助患者缓解症状，改善心血管功能，在生理、心理、社会、职业和娱乐等方面达到理想状态，提高生活质量。心脏康复以运动训练为核心，同时强调积极干预危险因素，阻止或延缓疾病的发展过程，减轻残疾和减少再次发作的危险。

（一）冠心病各期康复的治疗内容

1. 第Ⅰ期（院内康复期）　该阶段的康复的目标为：缩短住院时间，促进日常生活及运动能力的恢复，增加患者自信心，减少心理痛苦，减少再住院；避免卧床带来的不利影响，督促戒烟等生活方式调整，为进行Ⅱ期康复提供全面完整的病情信息和准备。

该阶段康复的内容主要有：患者教育、早期运动康复和日常生活指导，拟订出院计划。

（1）患者教育：向患者介绍冠心病相关知识，教育患者重视控制危险因素，其中戒烟和生存教育为本阶段的宣传教育重点。

（2）运动康复及日常生活指导：通常康复干预于入院 24 小时内开始，病情不稳定时于 3~7 天以后根据病情确定康复干预时机。进行Ⅰ期运动康复的适应证包括：8 小时内无胸痛症状（新发或再发症状）、无新发心律失常或心电图动态改变；心肌损伤标志物水平较前没有进一步上升；无心力衰竭加重的症状及体征。运动康复的活动水平根据患者的耐受水平循序渐进增加，出现不良反应时需及时终止运动，并降低一个级别的运动量重新开始运动。最初从被动运动开始，逐渐过渡到坐位、坐位双脚悬吊在床边、床旁站立、床旁行走、病室内步行以及上 1 层楼梯或固定踏车训练（表 8-6）。住院患者的运动康复和日常活动指导应在心电、血压监护下进行。运动量宜控制在较静息心率增加 20 次 /min 左右。同时患者感觉不大费力（Borg 评分 <12）。如果运动或日常活动后心率增加大于 20 次 /min，患者感觉费力宜减少运动量或日常活动。

（3）拟订出院计划：进行出院后日常生活指导及拟订复诊计划，并在出院前进行运动功能状态评定，完成运动负荷试验或 6 分钟步行试验，以评定患者院外活动的风险，为患者出院后的日常活动提供建议。

表8-6 早期运动康复及日常生活指导计划

步骤	代谢当量/METs	活动类型	心率反应适合水平（与静息心率比较）
第1步	1.0~	被动运动 缓慢翻身、坐起 床边椅子坐立 床边坐便	增加5~15次/min
第2步	2.0~	床边坐位热身 床旁行走	增加10~15次/min
第3步	3.0~	床旁站立热身 大厅走动5~10分钟,2~3次/d	增加10~20次/min
第4步	3.0~4.0	站立热身,大厅走动5~10分钟,3~4次/d 上1层楼梯或固定踏车训练 坐位淋浴	增加15~25次/min

2. 第Ⅱ期(院外早期康复期或门诊康复期) 第Ⅱ期康复是心脏康复的核心阶段,既是Ⅰ期康复的延续,也是Ⅲ期康复的基础。进行Ⅱ期康复适应证包括:急性心肌梗死、急性冠脉综合征恢复期,稳定型心绞痛、即PCI、CABG术后半年内的患者,除外以下情况:不稳定性心绞痛;心功能Ⅳ级;未控制的高血压(安静状态下收缩压>160mmHg/舒张压>100mmHg)或严重的心律失常。进行康复训练前完善康复评定,包括询问既往病史、此次发病情况及合并症,用药情况、心血管危险因素和生活方式,完善体格检查和常规实验室检查,心电图、超声心动图,进行心肺运动试验及心理评定等(详见康复评定部分),根据病史与检查评定结果对患者进行危险分层(表8-7)。

表8-7 冠心病患者的危险分层

危险分层	运动或恢复期症状及心电图改变	心律失常	再血管化后并发症	心理障碍	左心室射血分数	功能储备（METs）	血肌钙蛋白浓度
低危	运动或恢复期无心绞痛症状或心电图缺血改变	无休息或运动引起的复杂心律失常	AMI溶栓血管再通,PCI或CABG后血管再通且无合并症	无心理障碍(抑郁、焦虑等)	>50%	≥7.0	正常
中危	中度运动(5.0~6.9METs)或恢复期出现心绞痛症状或心电图缺血改变	休息或运动时未出现复杂室性心律失常	AMI、PCI或CABG后无合并心源性休克或心力衰竭	无严重心理障碍(抑郁、焦虑等)	40%~49%	5.0~7.0	正常
高危	低水平运动(<5.0METs)或恢复期出现心绞痛症状或心电图缺血改变	休息或运动时出现的复杂室性心律失常	AMI、PCI或CABG后合并心源性休克或心力衰竭	严重心理障碍	<40%	≤5.0	升高

第Ⅱ期康复在第Ⅰ期康复进行的评定与教育、日常活动指导、心理支持的基础上,该阶段的康复计划增加了每周3~5次,每次持续30~90分钟的心电和血压监护下的中等强度运动康复。

运动处方的制订是冠心病运动康复程序中的核心环节,需根据患者实际情况,结合评定结果确定运动方式、运动强度、运动时间与频率等。

（1）运动方式：包括有氧运动、抗阻运动、柔韧性训练及平衡训练等。

1）有氧运动：主要以有氧代谢提供运动中所需能量的运动方式，通过大肌群、动力性、周期性的运动，骨骼肌从循环血液中摄取及利用氧能力的增加，使心脏工作负荷减轻，从而改善心血管系统功能，提高机体有氧代谢能力。步行：无须特殊设备，随时随地进行，相对安全、不易发生运动损伤，强度可有效控制。跑步：年轻、病情轻、既往有运动习惯者推荐进行跑步，较步行易造成运动损伤及跌倒；游泳：浮力可以减少体重负荷，适于合并腰腿痛患者，但需要一定技巧和特定设备与场地；骑车：推荐进行室内骑车，环境及强度可控。

2）抗阻运动：为肌肉在对抗外力情形下作静态或动态收缩的主动运动。常用的方法有利用体重（如俯卧撑）、哑铃或杠铃、运动器械以及弹力带进行抗阻训练。

3）柔韧性训练：包括主动性柔韧性训练和被动柔韧性训练，通过训练增加关节的活动幅度以及肌肉、肌腱和韧带等软组织的伸展能力。

4）其他运动方式包括神经运动训练（平衡、本体觉等）、医疗体操、气功等。

（2）运动强度

1）有氧运动：运动训练必须达到的基本训练强度称为靶强度，可用最大心率（maximal exercise heart rate，HRmax）、心率储备、最大摄氧量（maximum oxygen uptake，VO$_2$max）、代谢当量（metabolic equivalent of energy，METs）、主观运动强度评分（Rating of Perceived Exertion，RPE）等方式表达。靶强度一般为 40%~85% VO$_2$max 或 METs，或 60%~80% 心率储备，或 70%~85% HRmax。

2）抗阻运动：一次最大负荷量（one repetition maximum，1RM）指在保持正确的方法且没有疲劳感的情况下一个人仅一次重复能举起的最大重量。推荐初始进行抗阻训练的强度为上肢进行 30%~40%1RM，下肢为进行 50%~60%1RM。

（3）运动时间与频率

1）有氧运动：靶强度下每次运动持续 15~60 分钟，准备及结束活动 5~10 分钟。每周训练 3~5 天。

2）抗阻运动：每次训练 8~10 组肌群，躯体上部和下部肌群可交替训练，每周 2~3 次或隔天 1 次。

（4）运动安排：每次训练都必须包括准备、训练和结束活动。恰当的准备及结束活动是心脏康复安全性的保证。

1）准备活动：目的是热身，即让肌肉、关节、韧带和心血管系统逐步适应训练期的运动应激。运动强度较小，运动方式包括牵伸运动及大肌群活动，一般采用医疗体操、太极拳等，也可附加小强度步行。

2）训练活动：指达到训练靶强度的活动，中低强度训练的主要机制是外周适应作用，高强度训练的机制是中心效应。

3）结束活动：主要目的是放松，即让高度兴奋的心血管应激逐步降低，适应运动停止后血流动力学的改变。运动方式可以与训练方式相同，但强度逐步减小。

（5）运动注意事项：选择适当的运动，避免竞技性运动；只在感觉良好时运动。感冒或发热消失 2 天以上再恢复运动；寒冷和炎热气候要降低运动量和运动强度，避免在阳光下和炎热气候时剧烈运动。穿宽松、舒适、透气的衣服和鞋，上坡时要减慢速度。饭后不做剧烈运动；进行必要的监测，运动时如有胸痛、胸闷、气急、心慌等不适，应停止运动，及时就医；药物治疗发生变化时，要注意相应调整运动方案；警惕症状，如运动时，应停止运动，及时就医；训练必须持之以恒，如间隔 4~7 天以上，再开始运动时宜稍减低强度。

3. 第Ⅲ期（院外长期康复期）　该阶段的康复重点是维持已形成的健康生活方式和运动习惯。另外运动的指导应当因人而异，低危患者的运动康复无须医学监护，中、高危患者的运动康复中仍需医学监护，因此对患者的评定十分重要，患者也应定期到医院复诊，有必要的应当继续进行门诊康复。

此外,纠正危险因素和心理社会支持仍需继续进行。

(二) 控制危险因素

控制危险因素是防止病情加重或疾病再发的重要环节,以冠心病为例,高血压、高血脂、高血糖、肥胖等是冠心病发生的危险因素,也是导致动脉硬化斑块不稳定的重要原因。因此通过有效的二级预防,综合控制多种危险因素,能促使易损斑块稳定,显著降低再次心肌梗死和猝死的发生。控制危险因素包括以下几个环节:

1. **合理膳食**　评定饮食习惯和营养结构,包括每日能量摄入,饮食中饱和脂肪、盐及其他营养成分的比例。

2. **戒烟限酒**　彻底戒烟,并远离烟草环境,避免二手烟的危害,严格控制酒精摄入。

3. **控制体质量**　超重和肥胖者在 6~12 个月内减轻体质量 5%~10%,使体重指数维持在 18.5~23.9kg/m² ;腰围控制在男性≤90cm、女性≤85cm。

4. **控制血压**　目标:血压 <130/80mmHg。推荐措施:所有患者根据需要接受健康生活方式指导。

5. **调节血脂**　根据《2019 年 ESC/EAC 血脂异常管理指南》,在以往基础上强调了强化降脂的作用,低密度脂蛋白胆固醇酯(LDL-C)目标值越低越好,暂无明确阈值或安全性问题。对于动脉粥样硬化性心血管疾病(atherosclerotic cardiovascular disease,ASCVD)极高危因素人群,要求 LDL-C 较基线降低 50% 或控制在 1.4mmol/L(<55mg/dL)以下,对于在 2 年内发生第二次血管事件的 ASCVD 患者,LDL-C 的目标是可考虑 <1.0mmol/L(<40mg/dL)。

6. **控制血糖**　糖化血红蛋白≤7%。血糖控制在正常范围内。所有冠心病患者病情稳定后应注意空腹血糖检测,必要时做口服葡萄糖耐量试验。指导并监督患者改变生活方式,包括严格的饮食控制和适当运动,无效者使用降糖药物;强化其他危险因素的控制。包括控制体重、控制血压和胆固醇,必要时与内分泌科合作管理糖尿病。

7. **改善症状、减轻缺血**　目前改善症状及减轻缺血的主要药物包括 3 类:β 受体拮抗剂、硝酸酯类药物和钙离子拮抗药。曲美他嗪可作为辅助治疗或作为传统抗缺血治疗药物不能耐受时的替代治疗。

(三) 情绪及睡眠管理

通过一对一方式或小组干预对存在焦虑的患者进行健康教育和咨询。促进患者伴侣和家庭成员、朋友等参与患者的教育和咨询。轻度焦虑治疗以运动康复为主,对焦虑和抑郁症状明显者给予对症药物治疗,病情复杂或严重时应请精神科会诊或转诊治疗。根据匹兹堡睡眠质量指数检查,对存在睡眠障碍的患者首先纠正患者不正确的失眠认知和不正确的睡眠习惯,增加适当的运动促进睡眠,躯体治疗结合心理治疗。可根据患者年龄、过去疗效、患者的药物治疗意愿和对治疗药物的选择、耐受性及治疗费用等因素选择合适药物进行个性化治疗。

(陆　晓)

思考题

1. 如何对冠心病患者进行康复过程管理?
2. 心脏康复的五大处方是什么?

第三节　高血压病

【本节要点】

1. 高血压是指在未使用降血压药物的情况下,非同日、静息状态下测得的 3 次诊室血压,收缩压（SBP）≥140mmHg 和 / 或舒张压（DBP）≥90mmHg。

2. 高血压分为原发性高血压(高血压病)和继发性高血压(症状性高血压),本章节主要讲解原发性高血压(高血压病)。

3. 高血压病的评定包括:高血压的分级分层、靶器官损害的评定及日常生活活动能力评定、生存质量评定、背景因素评定。

4. 高血压对人体造成的危害主要是靶器官损害,因此评估是否存在心、脑、肾、眼底、四肢血管等靶器官的损害是高血压评定的重要内容。

5. 高血压病的康复治疗主要包括:不良生活方式干预、药物治疗、运动治疗（FITT-VP 原则）。运动治疗是高血压非药物治疗的重要组成部分,"运动是医药"。

一、概述

(一) 定义

高血压是指在未使用降血压药物的情况下,非同日、静息状态下测得的 3 次诊室血压,收缩压（systolic blood pressure,SBP）≥140mmHg 和 / 或舒张压（diastolic blood pressure,DBP）≥90mmHg,常伴有脂肪和糖代谢紊乱,以及心、脑、肾和视网膜等器官功能性或器质性改变,以器官重塑为特征的全身性疾病。

(二) 分型

高血压分为原发性高血压(高血压病)和继发性高血压(症状性高血压)。原发性高血压具体病因及发病机制不明,目前倾向认为是在一定的遗传背景下由于多种后天因素的影响导致正常血压调节机制失代偿的多因素疾病。继发性高血压是由某些疾病在发生发展过程中产生的症状之一,当原发病治愈后,血压也会随之下降或恢复正常。如肾实质病变、肾动脉狭窄、原发性醛固酮增多症、阻塞性睡眠呼吸暂停综合征、甲状腺功能亢进等引起的高血压。本章节主要讲述原发性高血压(高血压病)的康复。

(三) 分级分层

参照《中国高血压防治指南（2018 年修订版）》,根据血压升高水平,将高血压分为 1 级、2 级和 3 级（表 8-8）。再按心血管风险水平分为低危、中危、高危和很高危 4 个层次（表 8-9）。

表 8-8　血压水平分类和定义

分类	SBP/mmHg	DBP/mmHg
正常血压	<120 和	<80
正常高值	120~139 和 / 或	80~89
高血压	≥140 和 / 或	≥90
1 级高血压(轻度)	140~159 和 / 或	90~99
2 级高血压(中度)	160~179 和 / 或	100~109
3 级高血压(重度)	≥180 和 / 或	≥110
单纯收缩期高血压	≥140 和	<90

注:SBP:收缩压;DBP:舒张压。当 SBP 和 DBP 分属于不同级别时,以较高的分级为准。

表8-9　高血压患者心血管风险水平分层

其他心血管危险因素和疾病史	血压/mmHg			
	SBP130~139和/或DBP85~89	SBP140~159和/或DBP90~99	SBP160~179和/或DBP100~109	SBP ≥180和/或DBP ≥110
无		低危	中危	高危
1~2个其他危险因素	低危	中危	中/高危	很高危
≥3个其他危险因素,靶器官损害或CKD3期,无并发症的糖尿病	中/高危	高危	高危	很高危
临床并发症,或CKD ≥4期,有并发症的糖尿病	高/很高危	很高危	很高危	很高危

注:1. 危险因素:①男性 >55 岁,女性 >65 岁;②吸烟或被动吸烟;③糖耐量受损和/或空腹血糖异常;④血脂异常;⑤早发心血管病家族史(一级亲属发病年龄 <50 岁);⑥腹型肥胖(腰围男性 ≥90mm,女性 ≥85mm);⑦高同型半胱氨酸血症(≥15mol/L)。

2. 靶器官损害:①左心室肥厚;②估算的肾小球滤过率降低(eGFR 30~59ml·min^{-1}·1.73m^{-2})或血清肌酐轻度升高;③微量白蛋白尿:30~300mg/24h;④踝/臂血压指数 <0.9。

3. 临床并发症:①脑血管病:脑出血,缺血性脑卒中,短暂性脑缺血发作;②心脏疾病:心肌梗死史,心绞痛,冠状动脉血运重建,慢性心力衰竭,心房颤动;③肾脏疾病:糖尿病肾病、肾功能受损包括 eGFR<30ml·min^{-1}·1.73m^{-2},血肌酐升高,蛋白尿(≥300mg/24h);④外周血管疾病;⑤视网膜病变:出血或渗出,视乳头水肿;⑥糖尿病。

(四)流行病学

高血压是最常见的慢性非传染性疾病,是全球疾病负担最重的疾病,也是中国面临的重要公共卫生问题。

现我国 18 岁及以上年龄人群高血压的患病粗率为 27.9%(标化率 23.2%),据此推算,约每 4 个成人中就有一个是高血压患者,高血压总患病人数达 2.45 亿人,人群高血压的患病率仍呈上升趋势。我国人群高血压流行有两个比较显著的特点:从南方到北方,高血压患病率递增;不同民族之间高血压患病率存在差异。

(五)危险因素

高血压的危险因素主要包括两大类,一类是不可改变的危险因素,如年龄、性别、家族史等。另一类是可以改变的危险因素,如高钠低钾饮食、超重和肥胖、过量饮酒、吸烟、长期精神紧张、缺乏体力活动。其他危险因素如口服避孕药、睡眠呼吸暂停综合征、大气污染等。对上述危险因素做到早发现、早预防,可显著降低高血压的发病率。

二、病理生理

原发性高血压是遗传和环境因素相互作用的结果,病因尚未完全明确。高血压的主要病理改变是动脉的硬化和左心室的肥厚。

高血压时,各类血管收缩物质如肾素、儿茶酚胺、内皮素等增多,作用于细小动脉平滑肌使之收缩或痉挛,长此以往导致血管壁平滑肌细胞增生、肥大,细小动脉壁玻璃样变,出现动脉硬化。高血压时血液对血管壁的压力,引起血管内皮机械性损伤和功能异常,患者往往并发有脂质代谢紊乱,血浆总胆固醇在内皮损伤处沉积,最终导致动脉粥样硬化;血管内皮损伤后黏附因子表达增加,促进单核细胞与血管壁黏附引发血管炎症反应,血管舒张因子如一氧化氮等和血管收缩因子如内皮素、Ang Ⅱ 等分泌失衡,引起血管舒缩功能障碍,促进动脉粥样硬化发生发展。随病程的进展逐渐累及心、脑、肾、眼、四肢等靶器官的血管,出现结构与功能的改变。因此说,高血压是一个全身性疾病。

动脉血管发生动脉硬化/粥样硬化后,由于血管内径减小、管壁僵硬度增加和顺应性降低,导致血压尤其是收缩压升高,脉压增大以及血压变异性增加,造成血液循环压力负荷过重,心脏在收缩射血时耗氧明显增加。为克服因上述原因导致的心室排血不足、维持正常心输出量,心肌细胞逐渐发生肥大,肌节数量增加、细胞外基质生成增加、Ⅰ型及Ⅲ型胶原生成增加,从而导致左心室肥厚。非血流动力学因素包括神经内分泌因素、炎性因子、氧化应激、信号转导通路激活及遗传因素等,这些因素也会引起左心室肥厚。

高血压是最常见的慢性病,其危害主要累及全身重要器官,累及心脏时因长期压力负荷增高引起左心室肥厚和扩张,心脏舒张功能下降,冠脉血流储备下降而出现心肌缺血、心功能不全;累及脑血管时可导致脑微动脉瘤或脑动脉硬化/粥样硬化,前者可能破裂导致脑出血,后者则可发生血管闭塞引起脑梗死,致残较高;累及肾脏时可导致肾入球动脉和肌型小动脉硬化,受累肾单位因缺血而萎缩、纤维化,最终导致慢性肾功能不全;累及眼底视网膜中央动脉时可导致其变细、纤曲、动脉交叉压迫,累及视网膜时可导致其渗出、出血、视乳头水肿等,不同程度的影响视觉;累及四肢血管时因动脉硬化/粥样硬化导致当耗氧量增加时血供不足而出现四肢疼痛、间歇跛行,当动脉管腔完全闭塞、侧支循环不能代偿时则可导致干性坏疽,严重者可导致截肢等。

三、临床诊治

(一) 高血压的诊断

大多数原发性高血压患者起病缓慢,缺乏特殊临床表现,仅在测量血压时或已经发生心、脑、肾等并发症时才被发现,因此被称为"无声的杀手"。常见症状包括头晕、头疼、颈项僵硬、疲劳、心悸等非特异性症状。

高血压诊断主要根据诊室高血压,采用经核准的汞柱式或电子血压计,测量安静休息坐位时上臂肱动脉部位血压,一般需非同日 3 次测量血压值,SBP ≥140mmHg 和/或 DBP ≥90mmHg,即可诊断高血压;动态血压监测(ABPM)的高血压诊断标准为:平均 SBP/DBP 24h ≥130/80mmHg;白天 ≥135/85mmHg;夜间≥120/70mmHg。家庭血压监测(HBPM)的高血压诊断标准为≥135/85mmHg,与诊室血压的 140/90mmHg 相对应。首次接诊患者时应该测量双上肢血压,以高的一侧为准。根据血压水平确定 1 级、2 级和 3 级,具体见表 8-9。

(二) 高血压的治疗

高血压治疗的根本目标是降低发生心脑肾并发症及死亡的总风险,降压治疗的获益主要来自血压降低本身。

降压目标值:①一般高血压患者应降至 <140/90mmHg,能耐受者及部分高危及以上患者可进一步降至 <130/80mmHg;②老年高血压的降压目标主要是 SBP 达标,65~79 岁的老年人降至 <150/90mmHg,如能耐受可进一步降至 <140/90mmHg;≥80 岁的老年人应降至 <150/90mmHg;③病情平稳的脑卒中患者降压目标为 <140/90mmHg,急性缺血性脑卒中并准备溶栓患者应控制在 <180/110mmHg,急性脑出血患者参考降压目标值为 <160/90mmHg。

1. 生活方式的干预 在任何时候对任何高血压患者(包括正常高值者和需要药物治疗的高血压患者)都是合理、有效的治疗,其降低血压和心血管危险的作用是肯定的,所有患者都应采用且贯穿治疗全程。包括:减少钠盐摄入,每人每日食盐摄入量逐步降至 <6g;增加钾盐摄入;合理膳食、平衡膳食;控制体重,使体重指数(BMI)<24kg/m²,腰围男性 <90cm,女性 <85cm;不吸烟,彻底戒烟,避免被动吸烟;不饮或限制饮酒;增加运动,中等强度,每周 4~7 次,每次持续 30~60min;减轻精神压力,保持心理平衡。

2. 降压药物治疗 包括钙通道阻滞剂(CCB)、血管紧张素转化酶抑制剂(ACEI)、血管紧张素受体拮抗剂(ARB)、利尿剂和 β 受体阻滞剂五类,以及由上述药物组成的固定配比复方制剂。常用的五类降压药物均可作为初始治疗和维持用药的选择,具体要根据人群特点、合并症进行个体化治疗。优先选择长效降压药物以有效控制 24 小时血压以更有效预防心脑血管并发症。联合应用降压药物已成为降压治疗的基本方法。见表 8-10。

表 8-10　常用的降压药物

药物种类	作用机制	适用人群	代表药物
CCB	阻断血管平滑肌细胞上的钙离子通道发挥扩张血管降低血压	老年高血压、单纯收缩期高血压、伴稳定型心绞痛、冠状动脉或颈动脉粥样硬化及周围血管病患者	硝苯地平缓释片/控释片,氨氯地平,非洛地平缓释片,拉西地平等
ACEI	抑制血管紧张素转换酶,阻断肾素血管紧张素 Ⅱ 的生成,抑制激肽酶的降解	伴慢性心力衰竭、心肌梗死后心功能不全、心房颤动预防、糖尿病肾病、非糖尿病肾病、代谢综合征、蛋白尿或微量白蛋白尿患者	卡托普利,依那普利,贝那普利等
ARB	阻断血管紧张素 Ⅱ 1 型受体	伴左心室肥厚、心力衰竭、糖尿病肾病、冠心病、代谢综合征、微量白蛋白尿或蛋白尿患者以及不能耐受 ACEI 的患者,并可预防心房颤动	氯沙坦、缬沙坦、厄贝沙坦、替米沙坦等
利尿剂	利钠排尿、降低容量负荷	老年高血压、单纯收缩期高血压或伴心力衰竭患者,也是难治性高血压的基础药物之一	氢氯噻嗪,吲达帕胺,呋塞米、螺内酯等
β受体阻滞剂	抑制过度激活的交感神经活性、抑制心肌收缩力、减慢心率	伴快速性心律失常、冠心病、慢性心力衰竭、交感神经活性增高以及高动力状态的高血压患者	美托洛尔片/缓释片,比索洛尔等

3. 相关危险因素的控制　包括以下几个方面:

(1)调脂治疗:是高血压伴血脂异常患者的心血管一级/二级预防治疗。

(2)抗栓治疗:对于高血压伴缺血性心脑血管病的患者也是一级/二级预防治疗。

(3)血糖控制:采用多种方式综合控制空腹、餐后血糖及糖化血红蛋白,降低心脑血管事件的风险。

(4)其他多重危险因素的管理:如房颤、高同型半胱氨酸血症等。

四、康复评定

康复评定在高血压康复的全程管理中有着不可替代的地位。完整的康复评定,能够指导患者短期及长期的治疗方向,有助于治疗方案的制定及调整。

（一）身体的结构和功能评定

高血压对人体造成的危害主要是靶器官的损害,因此评估是否存在靶器官的损害是高血压评定的重要内容。

1. 心脏　临床常用心电图、超声心动图检查、胸部 X 线检查、冠状动脉造影、运动试验等,评估是否存在左心室肥厚(LVH)、房室腔增大、冠脉狭窄程度、心肌缺血、心律失常、心功能不全等。

2. 脑　经颅多普勒超声(TCD)、头颅 CT/CTA、MRI/MRA、弥散成像等,评估是否存在脑血管痉挛/狭窄/闭塞、脑血管瘤、脑出血灶、脑梗死灶和脑白质变性以及血流情况等。

3. 肾　尿酸、肌酐、尿液分析(尿蛋白、尿糖、尿沉渣镜检)、24 小时尿微量白蛋白、肾脏 B 超等,评估是否存在血清肌酐升高、尿白蛋白排出量增加、肾小球滤过率降低等反映肾小血管和肾功能受累情况。

4. 眼底　检眼镜、眼底照相、眼底荧光造影等,评估是否存在视网膜动脉变细、狭窄、动静脉交叉压迫、眼底出血及棉絮状渗出、视神经盘水肿等。

5. 血管　颈部及四肢血管超声检查,评估是否存在颈动脉内膜增厚、动脉粥样斑块形成、动脉闭塞等。

（二）心理功能评定

高血压本身也可以是心理疾病的躯体化表现,不良的心理状态会导致患者血压升高,血压升高后会增加患者的心理负担从而影响患者的治疗依从性,形成恶性循环。应用心理测评的手段评定高血压患者心理行为变化情况和心理特征,了解其心理障碍的性质、程度及对血压的影响,以减少影响血压控制的因素。

1. 个性/人格测验　用于了解病人的需要动机、兴趣、爱好、性格、情绪、气质、价值观念及人际关系等。常用的有埃森克人格问卷、明尼苏达多项人格测验和卡特尔16因素人格测验等。

2. 情绪的评定　主要用于观察焦虑、抑郁等症状,临床常用的包括:汉密尔顿抑郁量表、汉密尔顿焦虑量表、抑郁自评量表、焦虑自评量表等。

3. 睡眠障碍测试　可采用睡眠自测AIS量表等。

（三）日常生活活动能力评定

常用Barthel指数量表、改良巴氏指数量表、功能独立性评定（FIM）量表等。

（四）社会参与能力评定

包括生活质量评定、劳动力评定、职业评定等。

（五）背景因素评定

1. 环境因素　包括患者的经济状况、医疗条件、医疗保障情况,居住地气候条件、居住环境如小区健身场地等。

2. 个人因素　受教育程度,对高血压慢性病的认知,用药依从性、血压控制情况的了解,个人运动习惯、性格、家族史等。

五、康复治疗

高血压患者的康复治疗主要包括非药物治疗和药物治疗两大类方法。非药物治疗主要包括不良生活方式干预、运动治疗、作业治疗、心理治疗、中医治疗、健康教育及自我管理等,其中运动治疗是最主要的。应坚持以药物治疗为基础、运动治疗和健康教育并举的综合康复治疗原则,以有效控制血压,降低高血压的致残率、病死率以及提高高血压人群的生活质量为目标。本节主要介绍运动治疗。

运动治疗

是高血压非药物治疗的重要组成部分,高血压患者定期运动可降低心血管死亡和全因死亡风险。有研究表明,在患有高血压的成年人中,单次有氧运动可以平均降低静息SBP 4.8mmHg和DBP 3.2mmHg,但单次运动后的血压下降是即刻的,这种反应称为运动后低血压,其维持时间因人而异,多数持续4~6小时,部分可长达24小时。对高血压患者来说,运动即是降压药。因此,鼓励高血压患者在一周中进行5~7天的运动会起到更好的降压效果。

1. 运动训练降低血压的机制

（1）血压调节负反馈:运动训练时交感神经兴奋、心肌收缩力增强、心率增快,心排血量增加致血压升高,升高的血压对血管壁的牵张刺激引起颈动脉窦和主动脉弓处的压力感受器兴奋,并以一定的频率向中枢发放冲动,经迷走神经使心率减慢、血管紧张性降低,最终血压下降。

（2）调节自主神经系统功能:有氧运动可以减轻应激反应,使机体交感神经系统（SNS）活动下降,儿茶酚胺类释放减少,提高迷走神经系统张力,使心率减慢、血压降低（相当于β受体阻滞剂）。

（3）降低外周阻力:运动时活动肌群中血管扩张,毛细血管的数量和密度增加;长时间的运动训练使肌肉肥大的同时生成新的血管,使外周阻力进一步下降从而持续降低血压。

（4）降低血容量:运动训练可以提高钠排泄,相对降低血容量,从而降低过高的血压。

（5）血管运动中枢适应性改变：运动中一过性的血压增高可作用于大脑皮层和皮层下血管运动中枢，重新调定机体的血压调控水平，使运动后血压能够平稳在较低的水平。

（6）纠正高血压危险因素：运动配合饮食可以改善脂质代谢、控制血糖，能够减轻体重、改善不良情绪，起到预防性降压作用。

（7）抗氧化降压途径：调节神经 - 内分泌 - 免疫系统功能，促进 NO 等舒血管活性物质的分泌及活性增强，抑制 Ang Ⅱ 等缩血管活性物质的产生，通过多种生物学机制调控降压。

2. 运动处方　运动处方的制定需结合患者疾病的当前状况，根据其所评估得出的运动储备功能进行量化的制定，并符合运动处方的 FITT-VP 原则。FITT-VP 原则具体是指：频率（frequency，F，每周进行多少次运动训练）、强度（intensity，I，病人训练的速度、病人费力程度或需要达到的运动心率，根据训练形式而设定训练强度）、时间（time，T，训练一次持续时间或一周训练的总时间）、类型（type，T，运动模式或运动类型）、总量（volume，V，运动量）以及康复进程的逐级进展（progression，P，进阶）。

（1）运动频率（frequency，F）：每周 3~5 次中等强度的运动。频率的设定应循序渐进。

（2）运动强度（intensity，I）：运动强度是运动处方的核心，关系到运动治疗的疗效和安全性，高血压的运动强度一般设定为低中强度。在一定范围内，运动强度与获得的健康益处有着明确的量效关系。

运动强度的评估方法有多种：

1）心率：是确定运动强度的最简便指标，常用最大心率的 60%~70% 作为靶强度，最大心率 =220- 年龄。

2）心率储备：一般用 60%~80% 心率储备作为靶强度，心率储备 = 最大心率 – 安静状态下心率。

3）自觉疲劳程度分级法（RPE）：多采用其十五级评分法，一般推荐在 11~13 分范围内运动，一般级数 ×10 相当于运动时的心率（如 11 级 ×10=110 次 /min 心率）。

4）代谢当量（MET）：一般用 40%~85% MET 作为靶强度，MET 可从运动平板间接得出，也可从心肺运动试验（CPET）中直接得出。

5）最大摄氧量（VO_{2max}）：一般用 40%~85% VO_{2max} 作为靶强度，由心肺运动试验（CPET）直接得出。

（3）运动时间（time，T）：运动时间是指每次运动训练时间，以及每周运动的总时间。高血压患者每次应进行 30~60 分钟的低中等强度运动。

（4）运动类型（type，T）：有氧运动为主，可采用健步走、慢跑、踏车、跳舞、游泳等形式，还可选择传统中医运动如太极、八段锦、气功、瑜伽等。运动类型的选择取决于病情、体力、运动习惯、环境、监护条件及康复目标。

（5）运动总量（volume，V）：运动总量是运动的强度、时间和频率的乘积。1 次运动量 = 运动强度 × 时间，运动总量 / 周 =1 次运动量 × 频率 / 周，每周总运动量在 700~2 000cal 能够强化心血管功能。

（6）进阶（progression，P）：运动处方并不是一成不变的，因此在运动处方的实施过程中，可以通过运动处方的 FITT 原则和病人可耐受的一项或几项运动来考察运动处方的执行情况，推荐合理的进度，逐渐增加 FIT，直到达到推荐的数量和质量。

一次运动处方的组成包括：①准备运动（热身运动）：5~10 分钟的低强度有氧运动；② 20~30 分钟的靶强度有氧运动；③整理运动（凉身运动）：5~10 分钟的低到中等强度的有氧运动。

热身运动是运动处方的重要步骤，运动起始时，心率逐渐上升、血压逐渐上升，四肢血管逐渐扩张，进而缓冲了骤升的血压，维持靶器官正常的血压耐受；若热身运动空缺或热身不足时，心率快速上升、血压迅速升高，而四肢血管不能很好地扩张来缓冲骤升的血压，可能导致脑出血、心力衰竭等。凉身运动时四肢血管逐渐收缩，心率逐渐下降，血压缓慢下降，血压不至于过低，能保证靶器官灌注；若凉身运动不足时，心率快速下降，血压也随之骤降，而外周血管仍处于扩张状态，不能及时收缩，进一步加重血压的下降，可能发生休克、心肌缺血、脑梗死等靶器官灌注不足的症状。

75% 的运动意外往往发生在起始和结尾阶段,因此,充分的热身运动和凉身运动很重要。靶强度运动时反而是相对安全的,是由于运动时变化的心率、心输出量、血压能够与外周血管阻力相适应。

3. 运动训练的注意事项　制订运动处方前,对病人行全身体格检查及评估。坚持个体化原则,循序渐进,持之以恒。密切监测心率、血压、自我感觉等。选择适当的运动,避免竞技性运动;只有感觉良好时运动,注意周围环境对运动反应的影响;患者要充分了解个人能力,定期检查和修正运动处方;警惕乏力、气短、呼吸困难等可能是心肌缺血、心功能不全等容易忽视的症状。

4. 运动训练的适应证和禁忌证

（1）适应证:低危组高血压患者可先行非药物的运动治疗。对于中高危组、极高危组患者,先给予药物降压,在保证血压安全稳定的情况下再进行运动治疗等综合康复治疗。

（2）禁忌证:凡是训练过程中可能诱发临床病情恶化的情况均为禁忌证,包括原发病临床病情不稳定或合并新的临床病症等。稳定和不稳定是相对概念,与康复医疗人员的技术水平、训练监护条件、治疗理念均有关系。

六、预后

原发性高血压是可以预防、可以治疗、可以控制良好,但不能治愈、需要终生控制的疾病。

血压控制良好,则病情进展缓慢,靶器官损害轻微甚至没有,即使出现亚临床靶器官损害也可一定程度上逆转,对病人的日常生活活动、工作及社交活动影响较小。

血压控制不佳,会导致心、脑、肾、眼底及四肢血管等靶器官组织的结构和功能障碍,如心肌缺血、心律失常、心力衰竭、脑梗死、脑出血、脑白质脱髓鞘、慢性肾功能不全、眼底病变等。严重影响患者心理、日常生活活动能力和社会参与能力,严重影响患者生活质量;靶器官损害严重者可直接成为高血压病患者死亡的主要原因,预后较差。

（王宝兰）

思考题

患者李某,男,57 岁,发现高血压 5 年,最高达 165/105mmHg。1 年前曾患有脑梗死,目前规律用药,血压控制在（130~140)/(80~90）mmHg。平日里喜欢散步,请对李某的高血压水平进行分级分型,还需要进行哪些检查？患者的运动处方如何制订？

第四节　糖　尿　病

08章04节

扫码获取
数字内容

【本节要点】

1. 糖尿病是一种由胰岛素分泌或作用缺陷所引起,导致眼、肾、神经、心脏、血管等组织器官慢性进行性病变、功能减退及衰竭的疾病。

2. 我国糖尿病患病率不断上升,各地区之间存在明显差异。治疗率和控制率仍处于较低水平。

3. 糖尿病患者的康复评定包括生理、心理、社会参与能力评定等。

4. 糖尿病的治疗主要包括饮食治疗、运动疗法、药物治疗、健康教育、自我监测及心理治疗等。

5. 糖尿病足的主要结局是足溃疡和截肢,是导致糖尿病患者日常生活能力下降、遗留残疾的主要原因之一。

一、概述

(一) 定义

糖尿病（diabetes mellitus）是由遗传和环境因素共同作用引起的一组以糖代谢紊乱为主要表现的临床综合征，以血浆葡萄糖增高为特征，单独或同时引起糖、脂肪、蛋白质、水电解质等代谢紊乱，严重时可发生酮症酸中毒、高渗性昏迷、乳酸性酸中毒而威胁生命。

(二) 分型

采用世界卫生组织（WHO，1999 年）的病因学分型体系，将糖尿病分为四种类型，即 1 型糖尿病（T1DM）、2 型糖尿病（T2DM）、特殊类型糖尿病和妊娠糖尿病。糖尿病人群中 T2DM 占 90% 以上，1型糖尿病（T1DM）和其他类型糖尿病少见。另外还有一部分患者仅表现血糖升高但未达到糖尿病诊断标准，其空腹血糖、餐后 2 小时血糖或服糖后 2 小时血糖介于正常血糖与糖尿病诊断标准之间，称之为空腹血糖受损（impaired fasting glucose，IFG）或糖耐量受损（impaired glucose tolerance，IGT），又称糖尿病前期。

(三) 流行病学

根据 2020 年中国成人糖尿病流行病学最新数据，中国成人糖尿病患病率为 12.8%，中国成人糖尿病前期比例 35.2%。中国大陆糖尿病患者总数估计为 1.298 亿。随着生活方式的变化，糖尿病患病率和糖尿病前期的比例均有上升趋势。男性、高龄、糖尿病家族史、超重和肥胖、中心性肥胖是糖尿病的主要危险因素。

二、病理生理

T1DM 的病因和发病机制尚未完全明了，病理生理学特征是胰岛 β 细胞数量显著减少或消失所导致的胰岛素分泌绝对下降或缺失。T2DM 的病理生理学特征为胰岛素调控葡萄糖代谢能力的下降（胰岛素抵抗）伴胰岛 β 细胞功能缺陷所导致的胰岛素分泌减少（相对减少）。特殊类型糖尿病多是病因相对明确的糖尿病。

三、临床诊治

(一) 临床表现

早期多数患者无任何症状，仅在体检时或因其他疾病就诊时发现高血糖。随着病情进展，糖尿病的典型临床表现为"三多一少"，即多饮、多食、多尿和体重减轻，以及血糖高、尿液中含有葡萄糖等，病程久可引起多系统损害，导致眼、肾、神经、心脏、血管等组织器官的慢性进行性病变、功能减退及衰竭，病情严重或应激时可引起急性严重代谢紊乱，是导致心脑血管疾病、死亡、截肢、失明、肾功能衰竭和心力衰竭的重要原因。

(二) 辅助检查

体格检查应常规测量血压、心率、身高、体重、腰围、臀围，并计算 BMI（body mass index）和腰臀比。常用实验室检查包括糖代谢异常严重程度的检查、胰岛 β 细胞功能检查及免疫学检查。

1. 糖代谢异常严重程度检查

（1）血糖：血糖升高是诊断糖尿病的主要依据。空腹血糖（fasting plasma glucose，FPG）≥7.0mmol/L 或成人口服 75g 无水葡萄糖（oral glucose tolerance test，OGTT）2 小时后查血糖≥11.1mmol/L。

（2）尿糖：尿糖阳性提示血糖值超过肾糖阈，阴性结果不能排除糖尿病。

（3）尿酮体：酮症或酮症酸中毒时尿酮体阳性。

（4）糖化血红蛋白：糖化血红蛋白（HbA1c）≥6.5% 可作为糖尿病的诊断标准，能稳定和可靠地反映患者的预后。由于红细胞在血循环中的寿命约为 120 天，因此糖化血红蛋白反映患者近 8~12 周平均血糖水平。该指标易受贫血、血红蛋白异常疾病等因素的影响。

（5）糖化血清蛋白：其形成的量也与血糖浓度和持续时间相关,正常值为 1.7~2.8mmol/L。反映患者近 2~3 周的平均血糖水平。

2. 胰岛 β 细胞功能检查

（1）胰岛素释放试验：反映基础和葡萄糖介导的胰岛素释放功能,受血清中胰岛素抗体和外源性胰岛素干扰。

（2）C 肽释放试验：反映基础和葡萄糖介导的胰岛素释放功能,不受血清中胰岛素抗体和外源性胰岛素干扰。

3. 免疫指标　胰岛细胞抗体（ICA）,胰岛素自身抗体（IAA）和谷氨酸脱羧酶（GAD）抗体是 1 型糖尿病体液免疫异常的三项重要指标,其中以 GAD 抗体阳性率高,持续时间长,对 1 型糖尿病的诊断价值大。

（三）诊断分类标准

根据国际上通用的世界卫生组织糖尿病专家委员会（1999）提出的诊断和分类标准以及 2011 年世界卫生组织（WHO）的建议,目前糖尿病诊断标准和糖代谢状态分类标准见表 8-11 和表 8-12。

表 8-11　糖尿病诊断标准

诊断标准	静脉血浆葡萄糖水平 /（mmol/L）
典型糖尿病症状	
加上随机血糖	≥11.1
或加上空腹血糖（FPG）	≥7.0
或加上 OGTT 2 小时血糖	≥11.1
或加上 HbA1c	≥6.5%
无糖尿病典型症状者,需改日复查确认	

注：OGTT 为口服葡萄糖耐量试验；HbA1c 为糖化血红蛋白。典型糖尿病症状包括烦渴多饮、多尿、多食、不明原因体重下降；随机血糖指不考虑上次用餐时间,一天中任意时间的血糖,不能用来诊断空腹血糖受损或糖耐量减低；空腹状态指至少 8h 没有进食热量。

表 8-12　糖代谢状态分类标准

糖代谢分类	静脉血浆葡萄糖 /（mmol/L）	
	空腹血糖（FPG）	糖负荷后 2 小时血糖（2h PPG）
正常血糖（NGR）	<6.1	<7.8
空腹血糖受损（IFG）	6.1~7.0	<7.8
糖耐量减低（IGT）	<7.0	7.8~11.1
糖尿病（DM）	≥7.0	≥11.1

（四）临床治疗

糖尿病的治疗应坚持早期诊治、综合治疗、个体化方案及持之以恒的原则,主要包括 6 个方面:糖尿病教育、医学营养治疗、运动治疗、药物治疗、自我监测血糖和手术治疗。

1. 糖尿病教育　健康教育被公认为治疗成败的关键。要教育糖尿病患者懂得糖尿病的基本知识,树立战胜疾病的信心,如何控制糖尿病及控制好糖尿病对健康的益处。根据每个糖尿病患者的病情特点制定恰当的治疗方案。具体内容包括疾病知识、饮食指导、运动指导、药物指导、胰岛素使用方法、血糖的自我监测、糖尿病日记、糖尿病足等并发症的预防及应急情况的处理等。

2. 医学营养治疗　医学营养治疗是糖尿病治疗的基础,一部分轻型糖尿病患者单用营养治疗就可控制病情。其目的旨在帮助患者制订营养计划,形成良好的饮食习惯,确定合理的总能量摄入,合理均匀分配各种营养物质,应严格和长期执行。

3. 运动治疗　运动治疗对于伴肥胖的 2 型糖尿病患者尤为重要,应根据患者年龄、性别、体力、病情、有无并发症以及既往运动情况等,在医师指导下开展有规律的合适运动,循序渐进,并长期坚持。详见下文。

4. 药物治疗　药物治疗主要包括口服药和注射制剂两大类。

口服降糖药可分为主要以促进胰岛素分泌为主要作用的药物和通过其他机制降低血糖的药物,前者主要包括磺脲类、格列奈类、二肽基肽酶 - Ⅳ 抑制剂(DPP-4i);后者主要包括双胍类、噻唑烷二酮类(TZD)、α- 糖苷酶抑制剂和钠 - 葡萄糖共转运蛋白 2 抑制剂(SGLT2i)。前者可以引起低血糖,而后者单用一般不引起低血糖。注射药物有胰岛素和胰高血糖素样肽 -1 受体激动剂(GLP-1 受体激动剂)。胰岛素可分为常规、速效、中效、长效及预混胰岛素。根据患者的具体降糖需求选择不同的胰岛素。GLP-1 受体激动剂在国内上市的有艾塞那肽、利拉鲁肽等。

5. 自我监测血糖(self-monitoring of blood glucose,SMBG)　自我监测血糖是糖尿病综合管理和教育的组成部分,建议所有糖尿病患者均需进行 SMBG,监测的频率应根据患者病情的实际需要来决定,兼顾有效性和便利性。随着小型快捷血糖测定仪的逐步普及,病人可以根据血糖水平随时调整降血糖药物的剂量。

6. 手术治疗　多用于对药物控制不理想的严重肥胖的 2 型糖尿病患者。常用的手术方式有"腹腔镜下可调节胃束带术""腹腔镜胃旁路术""胆胰转流十二指肠转位术"。

四、康复评定

糖尿病的康复评定包括生理功能评定、心理状况评定、日常生活活动能力评定及社会参与能力评定。

(一) 生理功能评定

糖尿病生理功能评定包括胰岛功能评定、糖尿病靶器官功能水平评定及糖尿病康复疗效评定。

1. 胰岛 β 细胞功能检查　包括胰岛素释放试验、C 肽释放试验及免疫功能检查。

2. 靶器官损害程度评定　主要包括视网膜、周围神经、心、脑、肾及足等靶器官功能水平的评定。

(1)糖尿病性视网膜病变的评定:依据眼底检查结果分为非增殖型、增殖型。非增殖型糖尿病视网膜病变是早期改变,分为轻度、中度和重度;增殖型改变是一种进展型改变;也可根据黄斑水肿有无和轻重程度来评定。

(2)糖尿病周围神经病变的评定:包括感觉神经、运动神经和自主神经功能体格检查及电生理评估。

(3)糖尿病足评定:糖尿病足的基本发病因素是神经病变、血管病变和感染,其评定围绕周围神经、血管病变和感染进行评定。其他感染方面可通过细菌培养和药敏试验、X 线检查来进行评定。①神经功能检查:检查评定有无周围神经病变造成的感觉缺失,包括:振动觉、两点辨别觉、轻触觉及足跟反射。也可采取肌电图、神经传导速度及诱发电位等电生理检查进行定量评定。②周围血管检查:可通过触诊足背动脉和胫后动脉的搏动,如足背动脉、胫后动脉搏动明显减弱时,则需要检查腘动脉、股动脉搏动。采用血压计测量踝动脉与肱动脉收缩压的比值,又称踝肱指数(ankle brachial index,ABI)(ABI 正常值为 0.9~1.3,ABI ≤0.9 提示有明显的缺血;ABI>1.3 也属于异常,提示有动脉钙化)。必要时可进行 X 线、经皮氧分压(transcutaneous oxygen tension,$TcPO_2$)、血管超声、血管造影或 CT、磁共振血管造影检查。

(4)糖尿病性冠心病的评定:主要为心功能评定。

(5)糖尿病性脑血管病的评定:主要包括运动功能评定、认知功能评定、语言功能评定等。

(6)糖尿病性肾病的评定:先通过尿常规检查筛查有无糖尿病肾病,再根据尿白蛋白排除率、尿液白蛋白与肌酐比值、尿液微量白蛋白、肾小球滤过率(eGFR)及肾脏穿刺病理检查,来评价慢性肾脏病的分期情况。糖尿病肾损害分为 5 期,1 期为肾小球高滤过期,2 期为正常的白蛋白尿期,3 期为微量的白蛋白尿期,4 期为大量的蛋白尿期,5 期为终末期的肾脏病期,约每 5 年进展一期。

3. 糖尿病康复疗效评定　糖尿病康复治疗疗效的评价实际上与临床治疗疗效评价是一致的。糖尿病的控制目标见表 8-13,对判断糖尿病康复治疗的疗效具有较好的参考价值。

表 8-13　中国 2 型糖尿病的综合控制目标

测量指标	目标值
毛细血管血糖 /(mmol/L)	
空腹	4.4~7.0
非空腹	<10.0
糖化血红蛋白 /%	<7.0
血压 /mmHg	<130/80
总胆固醇 /(mmol/L)	<4.5
高密度脂蛋白胆固醇 /(mmol/L)	
男性	>1.0
女性	>1.3
甘油三酯 /(mmol/L)	<1.7
低密度脂蛋白胆固醇 /(mmol/L)	
未合并动脉粥样硬化性心血管疾病	<2.6
合并动脉粥样硬化性心血管疾病	<1.8
体重指数 /(kg/m^2)	<24.0

(二) 心理功能评定

糖尿病患者的心理改变,主要是缺乏疾病相关知识而产生的焦虑、抑郁等,选择相应的量表进行测试评定,如 Hamilton 焦虑量表、Hamilton 抑郁量表、简明精神病评定量表、症状自评量表等。

(三) 日常生活活动能力评定

糖尿病患者日常生活活动能力评定可采用改良 Barthel 指数评定表,高级日常生活活动能力(包括认知和社会交流能力)的评定可采用功能独立性评定量表。

(四) 社会参与能力评定

主要进行生活质量评定、劳动力评定和职业评定。

五、康复治疗

(一) 医学营养治疗

1. 制订每日摄入的总热量　建议糖尿病患者能量摄入参考通用系数方法,按照 105~126kJ(25~30kcal)·kg^{-1}(标准体重)·d^{-1} 计算能量摄入。再根据患者身高、体重、性别、年龄、活动量、应激状况等进行系数调整(表 8-14)。不推荐糖尿病患者长期接受极低能量(<800 kcal/d)的营养治疗。

表 8-14　不同状态的成人糖尿病患者每日能量供给量　　单位:kJ(kcal)/kg 标准体重

身体活动水平	体重过低	正常体重	超重或肥胖
重(如搬运工)	188~209(45~50)	167(40)	146(35)
中(如电工安装)	167(40)	125~146(30~35)	125(30)
轻(如坐式工作)	146(35)	104~125(25~30)	84~104(20~25)
休息状态(如卧床)	104~125(25~30)	84~104(20~25)	62~84(15~20)

注:标准体重参考世界卫生组织(1999 年)计算方法:男性标准体重 = [身高(cm)-100] × 0.9(kg);女性标准体重 = [身高(cm)-100] × 0.9(kg) - 2.5(kg);根据我国体重指数的评判标准,≤18.5kg/m^2 为体重过低,18.6~23.9kg/m^2 为正常体重,24.0~27.9kg/m^2 为超重,≥28.0kg/m^2 为肥胖。

2. 营养物质分配　合理的饮食结构为:碳水化合物的摄入量占总热量的 50%~65%,餐后血糖控制不佳的糖尿病患者,可适当降低碳水化合物的供能比;脂肪量热量不超过全天总热量的 30%,其中饱和脂肪酸应 <10%,控制膳食中胆固醇的过多摄入;蛋白质的摄入量占总热量的 15%~20%。成人每天膳食纤维摄入量应 >14g/1 000 kcal。

3. 制定食谱　根据各种食物的产热量确定食谱。每克碳水化合物和蛋白质均产热 4kcal,每克脂肪产热 9kcal。根据需要,按每日三餐可分配为 1/5、2/5、2/5 或 1/3、1/3、1/3;也可按四餐分配为 1/7、2/7、2/7、2/7。

4. 营养教育与管理　营养教育与管理有助于改善糖耐量,降低糖尿病前期发展为糖尿病的风险,并有助于减少糖尿病患者慢性并发症的发生。应对糖尿病患者制订营养教育与管理的个体化目标与计划,并与运动、戒烟一起作为糖尿病及其并发症防治的基础。

(二) 运动治疗

1. 运动治疗的作用机制　运动可以增加肌细胞膜胰岛素受体的数量,提高肌细胞对胰岛素的敏感性;运动加速脂肪组织分解,促进游离脂肪酸和胆固醇的利用,降低胆固醇和低密度脂蛋白浓度,提高高密度脂蛋白浓度,从而改善人体内脂质代谢;适当的运动可改善身体心脑肺功能,促进血液循环,从而起到预防糖尿病后期并发症的作用。

2. 运动处方

(1) 运动方式:运动方式的选择应该结合患者自身的生活环境生活习惯及经济背景来考虑,适用于糖尿病患者的训练是低至中等强度的有氧运动。常采用有较多肌群参加的持续性周期性运动,如步行、慢跑、游泳、太极拳等活动,运动方式因人而异。如 T1DM 患者多为儿童和青少年,可根据他们的兴趣爱好及运动能力选择如游泳、跳绳等娱乐性运动训练,以提高他们的积极性;T2DM 患者适合平道快走或步行、太极拳、自行车等低强度的运动;合并周围神经病变的糖尿病患者可进行游泳、上肢运动、低阻力功率车等训练;下肢及足部溃疡者可采用上肢运动和腹肌训练。坚持规律运动的糖尿病患者,死亡风险显著降低。

(2) 运动强度:运动量是运动方案的核心,运动量的大小由运动强度、运动持续时间和运动频度三个因素决定。必须根据个体化差异、肥胖程度、糖尿病的类型和并发症的不同,给患者制定出能将风险降低至最低的个体化运动处方。运动强度过低只能起到安慰作用;运动强度过大则无氧代谢的比重增加,治疗作用降低,且可能加重原有并发症脏器的损害。运动后精力充沛,不感疲劳,心率常在运动后 10 分钟内恢复至安静时心率说明运动量合适。运动强度决定了运动治疗的效果,一般以运动中的心率作为评定运动强度的指标。临床上将能获得较好运动效果,并能确保安全的运动心率称为靶心率(target heart rate, THR)。靶心率的确定最好通过运动试验获得,即取运动试验中最高心率的 60%~80% 作为靶心率,开始时宜用低运动强度进行运动,适应后逐步增加至高限。如果无条件做运动试验,靶心率可通过以下公式获得:靶心率 =[220- 年龄(岁)]×(60%~80%),或靶心率 =(最高心率 – 安静心率)×(60%~80%)+ 安静心率。

(3) 运动时间:运动时间是准备活动、运动训练和放松活动三部分时间的总和。每次运动一般为 40 分钟,其中达到靶心率的运动训练时间以 20~30 分钟为宜。运动实施时间选在餐后 60~120 分钟效果最佳,可有效抑制餐后血糖的升高。但是需要注意的是,餐后运动应该避开降糖药物作用的高峰期,以免运动过程中出现低血糖。成年 T2DM 患者每周至少 150 分钟中等强度的有氧运动。

(4) 运动频率:一般每周运动 3~5 次或每天 1 次。次数过少,运动间歇超过 3~4 天,则运动训练的效果及运动蓄积效应将减少,已获得改善的胰岛素敏感性将会消失,这样就难以达到运动的效果。

3. 运动注意事项

(1) 制定运动方案前,应对患者进行全面检查,详细询问病史,并进行血糖、血脂、血酮体、肝肾功能、血压、心电图、运动负荷试验、胸部 X 线片、关节和足的检查。

（2）运动训练坚持个体化原则，循序渐进，持之以恒。

（3）运动实施前后必须要有热身活动和放松运动，以避免心脑血管意外发生或肌肉关节损伤。

（4）注意运动时的反应，预防运动期间低血糖，密切监测心率、血压、心电图及自我感觉等。发现不良情况及时采取措施，如运动时携带补充能量食品，适当补充糖水或甜饮料，随身携带患者卡片等，并随时修改运动方案，调整运动量。

（三）心理治疗

在治疗糖尿病的同时，必须重视心理康复治疗，减少各种不良心理刺激，并学会正确对待自身的疾病，取得对自身疾病的正确认识，树立信心，达到心理平衡，从而有利于控制糖尿病。心理治疗包括支持疗法、分析疗法、集体疗法、生物反馈疗法、音乐疗法、家庭心理疗法等。

六、糖尿病慢性并发症的康复

当糖尿病发展到一定程度而出现慢性并发症时，在上述康复治疗的基础上，还需对其各种组织和器官的功能障碍进行针对性的治疗。本节将重点介绍糖尿病足的康复治疗。

糖尿病足是糖尿病患者足部出现感染、溃疡和 / 或深部组织破坏，通常伴有下肢神经病变和 / 或不同程度的周围血管病变。糖尿病足的主要结局是足溃疡和截肢，是导致糖尿病患者日常生活能力下降、遗留残疾的主要原因之一。

根据 Wagner 分级系统，糖尿病足按其病变程度可分为 0~5 级，具体见表 8-15。

表 8-15　糖尿病足 Wagner 分级

分级	临床表现
0	高危足，有发生足溃疡危险因素存在，但无溃疡
1	皮肤表浅溃疡，无感染
2	较深的溃疡，常合并软组织炎，无脓肿或骨的感染
3	深部溃疡，伴有脓肿或骨髓炎
4	局限性坏疽（趾、足跟、足背）
5	大部分或全足坏疽

（一）糖尿病足的分类

糖尿病足一般采用综合治疗，包括内科、外科和康复治疗三个方面。治疗前，首先要鉴别溃疡的性质是属于神经性溃疡、缺血性溃疡还是感染性溃疡，再采取不同的治疗方法。

1. 神经性溃疡　常见于反复受压的部位，如跖骨头的足底面、胼胝的中央，常伴有感觉缺失或异常，而局部供血良好，治疗主要是制动减压，特别要注意患者的鞋袜是否合适。

2. 缺血性溃疡　多见于足背外侧、足趾尖部或足跟部，局部感觉正常，但皮肤温度低、足背动脉和 / 或胫后动脉搏动明显减弱或不能触及，治疗重视改善下肢血供，轻 - 中度缺血的患者可以实行内科治疗，主要使用扩血管药物、抗血小板药物、降糖降脂药物等；病变严重的患者可予介入治疗或血管外科成形手术。

3. 感染性溃疡　需定期去除感染和坏死组织。根据创面的性质和渗出物的多少，选用合适的敷料，在细菌培养的基础上选择有效的抗生素进行治疗。

（二）康复治疗

在针对上述不同溃疡性质的糖尿病足进行积极的内外科治疗同时，尚可综合运用下列康复治疗方法，主要包括物理治疗、作业治疗、康复工程、心理治疗等。

1. 物理治疗　糖尿病足溃疡的物理治疗主要在于控制感染、增加血供及促进溃疡面肉芽生长。

（1）按摩及运动疗法：适合0级糖尿病足患者。按摩患肢，从足趾开始向上至膝关节，每次20次；穿大小适中的软鞋。早晚坚持循序渐进的步行运动，步伐均匀一致。步行中出现不适可休息后继续行走，避免盲目加大运动量。

（2）超短波治疗：无热量，10~15分钟，可抗感染并促进溃疡愈合。

（3）紫外线治疗：小剂量紫外线（1~2级红斑量）可促进新鲜溃疡愈合，大剂量紫外线（3~4级红斑量）可清除溃疡表面感染坏死组织。

（4）红外线治疗：温热量局部照射可促进新鲜溃疡加速愈合，如患者合并肢体感觉障碍、缺血应慎用，如溃疡面有脓性分泌物则禁用。

（5）He-Ne激光治疗：He-Ne激光可刺激血管扩张，促进上皮细胞及毛细血管再生，减少炎症渗出，使组织代谢加强，促进肉芽组织生长，从而达到抗感染、镇痛、加速溃疡面愈合的作用。一般选用散焦照射，输出功率25mW，光斑直径3cm，实用照射电流10mA，距离25~50cm，照射时间15分钟。照射时应保持光束与溃疡面相垂直，溃疡面若有渗液应及时吸干。每天照射1次，15次一个疗程。疗程间隔1周。照射完毕用无菌纱布敷盖溃疡面。

（6）高压氧治疗：可降低血糖，提高机体对胰岛素的敏感性，增加血液氧含量，改善缺氧状态。采用多人氧舱，均匀加压20分钟，至0.2MPa稳压下戴面罩吸氧60分钟，中间休息10分钟，匀速减压20分钟后出舱。

值得注意的是，上述物理治疗应根据患者溃疡分级选择运用。糖尿病足处于0级时，可指导患者掌握按摩手法，鼓励患者进行适宜的运动。1~3级的糖尿病足则可选用无热量超短波及紫外线控制感染、促进溃疡愈合。所有新鲜创面的溃疡都可运用红外线、He-Ne激光或高压氧以促进肉芽生长，2~3级患者还可根据设备条件加用气血循环仪。

2. 作业治疗　糖尿病足溃疡或截肢可影响患者的步行功能。作业治疗主要在于改善患者的步行功能，提高患者日常生活能力，包括ADL训练、矫形器具的正确使用和穿戴、拐杖或轮椅的操作技能训练、假肢步行训练、适合患者的职业训练以及适当的环境改造等。

3. 康复工程　采用特殊鞋袜以减轻足部压力。如足前部损伤可以采用只允许足后部步行的装置来减轻负荷，即"半鞋"（half-shoes）或"足跟开放鞋"（heel-sandals）。全接触式支具或特殊支具靴通过把足装入固定型全接触模型可以减轻溃疡部分的压力。对于步行障碍的患者还可以使用拐杖或轮椅，截肢患者则可根据情况安装假肢，以改善患者的步行功能。

4. 心理治疗　糖尿病足溃疡经久不愈以及对步行功能的影响，严重影响患者的日常生活、工作和社会交往。加之对截肢的恐惧，给患者带来沉重的心理负担。适时的心理治疗不仅可帮助患者树立战胜疾病的信心，还可增强治疗效果。具体的心理治疗方法参见本节糖尿病康复治疗。

七、预后

目前糖尿病尚不能完全治愈。但自胰岛素发现使用以来，采用饮食控制配合降糖药物或者胰岛素，结合运动、心理治疗的治疗方案，可以较好控制症状，大大提高糖尿病患者的生活质量。

（蒋松鹤）

思考题

请简述2型糖尿病的运动处方原则及运动注意事项。

第五节　肿　瘤

【本节要点】

1. 肿瘤康复是对肿瘤疾病本身和肿瘤治疗手段所导致的各种功能障碍,综合运用康复理念、评定和治疗技术,使肿瘤患者能最大限度地延长生存期、恢复身心功能、提高生活质量的全程管理过程。

2. 肿瘤本身造成的功能障碍:①原发肿瘤本身造成的损害;②肿瘤转移所造成的功能弱化或丧失;③全身系统性症状。

3. 肿瘤治疗造成的功能障碍:①手术治疗造成的功能障碍;②放疗造成的功能障碍;③化疗造成的功能障碍。

4. 肿瘤患者康复治疗分期原则:第一期诊断期,预防性康复;第二期观察期,恢复性康复;第三期复发期,支持性康复;第四期妥协期,辅助性康复;第五期安宁缓和期,关爱性康复。

5. 运动对肿瘤患者是有益的,应贯穿始终。主要的运动方式有心肺耐力训练(有氧训练),肌力训练(包括抗阻训练),肌耐力训练、柔韧度训练。

一、概述

(一)定义

1. **肿瘤(tumor)**　是机体成熟或发育中的正常细胞在各种致癌因素作用下,呈现失去控制的过度增生或异常分化而形成的新生物,局部常形成肿块。肿瘤细胞具有异常的形态和代谢功能,常呈持续性生长,而且可发生扩散转移的肿瘤称为恶性肿瘤。

2. **肿瘤康复(tumor rehabilitation)**　是对肿瘤疾病本身和肿瘤治疗手段所导致的各种功能障碍,综合运用康复理念、评定和治疗技术,使肿瘤患者能最大限度地延长生存期、恢复身心功能、提高生活质量的全程管理过程。本节主要介绍恶性肿瘤的康复。

(二)危险因素

1. **化学因素**　如煤焦油、沥青、苯并芘、乙苯胺、亚硝胺、石棉、霉菌毒素等。

2. **物理因素**　主要包括电离辐射、紫外线辐射。

3. **生物因素**　包括病毒、细菌、寄生虫等,如 EB 病毒、幽门螺杆菌、人乳头瘤病毒、肝炎病毒分别与鼻咽癌、胃癌、宫颈癌、肝癌的病因有关。

4. **遗传因素**　遗传因素决定肿瘤的易感性,各种环境致癌因素可独立或相互协同作用于机体,在遗传因素影响下,通过不同复杂机制引起肿瘤的发生。

5. **年龄**　随着年龄的增加,癌症的发生风险显著增加。近年来中国恶性肿瘤的发病率呈持续上升趋势,与人口老龄化和预期寿命增加相关。

6. **不良生活方式**　吸烟、饮酒、不规律饮食、缺乏体育锻炼等,其中吸烟是导致癌症发生的主要危险因素,其次是饮酒与肥胖。

(三)流行病学

近十年在全球范围内,新发癌症病例数从 2010 年的 1 870 万增加到 2019 年的 2 360 万,增长了26.3%。全球癌症死亡总数从 2010 年的 829 万增加到 2019 年的 1 000 万,增加了 20.9%。此外,2019年癌症死亡人数占全因死亡总数的比例也有所增加,从 2010 年的 15.7% 上升到 17.7%(JAMA 肿瘤发布)。2021 年 1 月,世界卫生组织国际癌症研究署(IARC)发布了 2020 年全球癌症负担数据的最新估计值。预估数据显示,2020 年全球新发癌症病例 1 929 万例,其中男性 1 006 万例,女性 923 万例。

使用 2020 年全球癌症负担数据和联合国人口数据估算了 2022 年的癌症新增病例和新增死亡人数。在 2022 年,中国和美国将分别有约 482 万和 237 万例新发癌症病例,以及 321 万和 64 万例癌症死亡。中国癌症新发病例数是美国的约 2 倍,但死亡病例数约是美国的 5 倍。据研究统计:美国的癌症平均五年生存率是 66.9%,中国是 40.5%。但各国家之间癌症防治水平的判断依据,需综合考虑发病年龄情况、疾病谱等多种因素来综合分析。

我国整体癌症发病率持续上升,2022 年国家癌症中心在《国家癌症中心杂志》(JNCC)上发布中国最新癌症报告《2016 年中国癌症发病率和死亡率》。2016 年我国约有 406.4 万例新发癌症病例,241.35 万例死亡病例。根据报告数据估算,我国平均每天有超过 1.11 万人被诊断为新发癌症,有将近 6 600 人因癌症死亡,每分钟有 8 个人患癌。

无论发病人数还是死亡人数,肺癌在中国长期处于第一位。仅 2016 年就有超过 80 万人诊断肺癌,肺癌是男性最常见的癌症,约占男性癌症总数的 24.6%,其次为肝癌、胃癌、结直肠癌和食管癌。女性中乳腺癌是最常见的类型,占所有新发癌症的 16.72%,其发病率位居女性恶性肿瘤的首位,其次是肺癌、结直肠癌、甲状腺癌和胃癌。

从地区差异方面,肿瘤发病率总体城市高于农村(189.7/10 万 和 176.2/10 万),城市地区结直肠癌、肺癌、女性乳腺癌、前列腺癌、淋巴瘤的发病率高于农村地区,但城市地区中,包括食管癌、胃癌和肝癌在内的一些消化道癌的年龄标准化发病率却低于农村地区。

从年龄角度看,癌症发病率和死亡率均随年龄增长而增加。60~64 岁和 50~54 岁年龄组患癌症病例最多,60~79 岁年龄组癌症死亡人数最多。其中肺癌是男性 45 岁及以上人群中最常见的癌症。乳腺癌和肺癌则分别是 15~59 岁和 60 岁以上年龄段女性中最常见的癌症。白血病、脑癌、淋巴瘤以及肝癌和骨癌是男性和女性最致命的五种癌症。我国传统高发而预后较差的食管癌、胃癌、肝癌等肿瘤死亡率逐年降低,但宫颈癌死亡率仍呈上升趋势。

(四) 肿瘤康复的兴起

20 世纪 60~70 年代,美国癌症研究院对癌症患者功能状态进行普查,发现 54% 的患者存在一种或多种功能障碍,同时有研究发现 80% 的癌症患者在康复治疗后会有显著的功能进步,虽然医务人员已发现癌症患者存在非常高的康复需求,但由于康复人力资源不足等原因肿瘤康复未得到发展。

但随着癌症筛查的普及,早期诊断能力的提高,治疗技术发展,癌症患者的生存期延长,对许多患者来说"癌症等于慢性病"或可以"与癌共存",不再是过去谈癌色变、"癌症等于死亡"的观念,肿瘤康复治疗日益受到重视,无论癌症根治的患者,还是患癌生存的患者,都存在不同程度的功能障碍,都需要康复的及时介入,以期提高生存质量。肿瘤康复逐渐成为肿瘤治疗过程中不可或缺的一部分,并逐渐形成肿瘤康复亚专业。

二、病理生理

肿瘤发生的病理生理特点主要由于细胞信号转导的改变,是多成分、多环节的,肿瘤早期主要是增殖、分化、凋亡有关的基因发生改变,造成调控细胞生长、分化和凋亡信号转导异常,使细胞出现高增殖、低分化、凋亡减弱等特征。而晚期则主要是控制细胞黏附和运动性的基因发生变化,使肿瘤细胞获得转移性。主要机制:

1. 促细胞增殖的信号转导过强

(1)生长因子产生增多:自分泌机制在肿瘤发生发展中发挥重要作用。

(2)受体改变:恶性肿瘤常伴有某些生长因子受体表达的异常增多;突变使受体组成型激活。

(3)细胞内信号转导蛋白的改变:导致细胞过度增殖与肿瘤发生。

2. 抑制细胞增殖的信号转导过弱,使细胞生长负调控机制减弱或丧失

恶性肿瘤的分级是描述恶性程度的指标,三级分级法使用较多,Ⅰ 级为高分化,分化良好,恶性程度低;Ⅱ 级为中分化,中度恶性;Ⅲ 级为低分化,恶性程度高。肿瘤分期有多种方案,国际上广泛采用 TNM 分期系统。T 指肿瘤原发灶的情况,随着肿瘤体积的增加和邻近组织受累范围的增加,依次用 T_1~T_4 来表示。Tis 代表原位癌。N 指区域淋巴结受累情况。淋巴结未受累时,用 N_0 表示。随着淋巴结受累程度和范围的增加,依次用 N_1~N_3 表示。M 指远处转移(通常是血行转移),没有远处转移者用

M_0 表示,有远处转移者用 M_1 表示。在此基础上,用 TNM 三个指标的组合划出特定的分期。

以肺癌为例,肺癌术后的病理分期主要是肿瘤大小以 3cm 为界,3cm 以内是 T_1 的肿瘤,3~5cm 是 T_2 的肿瘤,5~7cm 是 T_3 的肿瘤,而大于 7cm 以上是 T_4 的肿瘤。如肺门淋巴结转移则为 N_1 的淋巴结,纵隔淋巴结转移 N_2 淋巴结,锁骨上淋巴结转移是 N_3 的淋巴结转移情况。乳腺癌的临床分为五期,0 期:原位癌,无淋巴结及远处转移;第 I 期:小肿瘤(直径 <2cm),淋巴结阴性,未查出远处转移;第 II 期,肿瘤直径 2~5cm,阴性淋巴或肿瘤直径 <5cm,淋巴结阳性,但未查出远处转移;第 III 期,肿瘤直径 >5cm,或肿瘤不论大小,但侵犯皮肤或胸壁或伴有锁骨上淋巴结阳性,但未查出远处转移;第 IV 期:肿瘤不论大小,淋巴结阳性或阴性,有远处转移。有的肿瘤,如消化道肿瘤是以肿瘤侵犯深度决定的,黏膜层是早期,而侵犯肠壁外层就达肿瘤晚期。综上,肿瘤患者要得到精确的治疗,首先要有精准的病理分期。

三、临床诊治

(一)肿瘤的诊断依据

1. 临床诊断 根据临床症状、体征,参考疾病发展规律,在排除非肿瘤性疾病后所作出的推测诊断。

2. 理化诊断 包括影像学检查:如 X 线、B 超、CT 和 MRI,提供原发肿瘤位置,受累和播散情况的相关信息;实验室检查:如癌胚抗原、甲胎蛋白测定等,肿瘤相关标记产物。

3. 手术诊断 经手术或各种内镜检查,仅以肉眼看到的肿物而作出的诊断,未经病理学证实。

4. 细胞病理学诊断 根据各种脱落细胞、穿刺细胞检查而作出的诊断。

5. 组织病理学诊断 各种癌症经穿刺、钳取、切取、切除后,制成病理切片后的诊断。

在这五级中,其诊断的可靠性依次增加。最终诊断多是依据症状、体征及辅助检查基础上,手术或有创检查后病理活检明确,病理学活检是肿瘤诊断"金标准"。肿瘤完整诊断,包括病理组织学检查、分子分型诊断和临床分期诊断,肿瘤相关功能障碍评定等。

目前,肿瘤治疗主要有化学药物疗法(化疗)、放射治疗(放疗)、外科疗法(手术)和靶向药物治疗等,这些治疗手段各有其特点,但亦都有其局限性,单纯依赖一种治疗手段均难以取得理想的治疗效果,因此个体化的综合治疗方案尤为重要。

(二)肿瘤相关功能障碍

在临床诊治中,只要肿瘤诊断及其治疗计划确立,肿瘤本身及其相关治疗所造成的功能障碍是可预测的,具体如下:

1. 肿瘤本身造成的功能障碍

(1)原发肿瘤本身造成的损害:如脑肿瘤等,在诊断前就可能出现肢体无力,偏瘫失语,吞咽困难等症状,治疗后功能障碍通常更显著。

(2)肿瘤转移所造成的功能弱化或丧失:如肝癌、肺癌、卵巢癌等,早期并无显著的功能障碍,但若出现脑、脊柱等远处转移时,就会造成患者明显的功能障碍。

(3)全身系统性症状:副肿瘤综合征所导致的神经系统损害,如脑干炎、脊髓炎、小脑变性、周围神经病变等。

2. 肿瘤治疗造成的功能障碍

(1)手术治疗造成的功能障碍:根治性手术切除时行淋巴结清扫,会遗留组织粘连和淋巴水肿;乳腺癌术后除淋巴水肿外,还可能造成肩关节活动受限;口咽部肿瘤患者术后造成张口受限、吞咽困难等。

(2)放疗造成的功能障碍:分急性损害,继发性损害,迟发性损害。如黏膜破损发炎、皮肤红肿溃疡;瘢痕;组织慢性缺血病变、肌肉纤维化、皮肤及皮下组织纤维化导致关节活动障碍、股骨头坏死、脊髓病变、周围神经病变。

（3）化疗造成的功能障碍:有越来越多的研究证实化疗药物对器官系统的毒性作用,如心肌毒性可造成心力衰竭,肺脏毒性可造成肺炎和肺纤维化,神经毒性可造成本体感觉丧失、四肢无力、麻木疼痛,肌肉骨骼毒性可造成骨质疏松、关节疼痛僵硬肿胀。

四、康复评定

（一）身体结构与功能评定

1. 结构评定 肿瘤细胞生长及治疗损伤导致结构异常,不同肿瘤损伤部位不同,肿瘤细胞浸润生长,压迫周围组织,导致结构异常等,可通过 X 线、CT、MRI、B 超和 PET 等检查,必要时可行活组织或分泌物等细胞病理学检查评估结构改变。

2. 功能评定

（1）癌痛评定

癌痛（cancerous pain）:肿瘤压迫邻近的神经、血管、器官,肿瘤浸润周围组织,手术、放疗、化疗致神经等组织损伤引起的疼痛。癌症转移至骨所引起的疼痛最重、最多见。

通用的疼痛评定法:常采用视觉模拟评分法（VAS）,McGill 疼痛问卷法。

（2）各系统功能评定:肿瘤生长、转移及治疗(手术、放化疗)过程中会对器官系统会造成功能损害,则按相应受累器官系统作出相应的评定。如:

1）脑:运动功能（Brunnstrom 分期、Fugl-meyer 评定、Berg 平衡量表、肌张力、Holden 步行能力）、感觉功能(深浅感觉、复合感觉)、认知功能（MMSE、Moca 量表）、言语功能（ABC、BDAE、WAB）、吞咽功能(饮水试验、V-VST、吞咽造影、电视内镜)等。

2）心肺

心功能评定常用评估方法:纽约心脏病学会心功能分级（NYHA）、6 分钟步行试验、心肺运动试验、心脏超声等。

肺功能评定常用方法:肺功能检查、呼吸困难评定、呼吸肌力测定等。

3）肌肉骨骼:关节活动范围（ROM）、肌力（MMT）、肢体周径、下肢长度测定等。

4）脊髓:ASIA 量表,二便功能。

5）淋巴水肿:围度测量(皮尺法、水容积法)、生物电阻抗分析（BIS）、淋巴水肿扫描仪（Lymph Scanner）测量等。

（3）营养状况评定

常用指标如:体重指数（BMI）、血清白蛋白水平、前白蛋白水平、血红蛋白、三头肌皮褶厚度、营养风险筛查量表（NRS）。

（二）心理功能评定

1. 心理评定方法

（1）情绪测验:汉密尔顿焦虑量表（HAMA）、汉密尔顿抑郁量表（HAMD）等。

（2）人格测验:采用艾森克人格问卷。

2. 心理障碍过程

（1）确诊前后:缺乏疾病相关认知,误认为"肿瘤等于死亡",而产生恐惧、抑郁、焦虑、悲观,有的出现否认、淡漠等异常情绪,处于心理休克期、冲突期。

（2）治疗前后:肿瘤患者对治疗作用及治疗后可能出现的副作用、后遗症常存在疑问、焦虑、恐惧等心理障碍,处于震惊、混乱期。

（3）终末期:进入肿瘤晚期后,因面对死亡而出现个性改变,极大的悲观失望。癌痛患者因不能耐受剧烈疼痛而出现精神崩溃、不能自控甚至自杀。

（三）日常生活活动能力评定

评定肿瘤患者日常生活能力常采用巴氏指数（Barthel index,BI）量表、功能独立性评分（FIM）,恶性肿瘤患者还常使用 Karnofsky 功能状态量表。

Karnofsky 功能状态量表主要按照患者能否自理生活、是否需要他人照顾、能否进行正常生活和工作的进行评定，采用百分制（Karnofsky 患者活动状况评定分级标准详见数字资源）。

（四）社会参与能力评定

常采用生存质量评定（QOL）。

（五）背景因素

1. 环境因素　如居住环境、医疗保险、医疗条件、经济条件、家人支持情况等。

2. 个人因素　文化程度、性格类型、宗教信仰等。

五、康复治疗

目前肿瘤康复领域，整合了基础医学、分子生物学、流行病学等多学科的研究成果，从遗传学、细胞学、营养学、康复医学、传统医学等多学科论述思考，结合临床医学与基因、细胞的关联性，提出了多学科、个体化、立体化、全方位的肿瘤精准康复新策略，以及全程管理的新理念。

肿瘤患者根据其不同分期将采用不同的治疗策略，即按肿瘤患者分期康复原则。第一期：诊断期，进行预防性康复；第二期：观察期，进行恢复性康复；第三期：复发期，进行支持性康复；第四期：妥协期，进行辅助性康复；第五期：安宁缓和期，进行关爱性康复。

（一）第一期：诊断期（diagnosis stage）

即诊断和初步治疗期（diagnosis and initial treatment），患者可能因体检意外发现自己罹患肿瘤，患者本身没有任何功能障碍；或是因为不适症状就诊而诊断肿瘤，此时患者可能已有部分的功能障碍，此期康复治疗以预防性康复为主，对肿瘤本身已造成的功能障碍以及对治疗（手术、化疗、放疗）将导致的功能障碍进行预判和实施康复。初次的根除性治疗结束后，功能是否可以完全恢复到病前的水平，取决于肿瘤所影响到的器官而定。器官若是功能储备良好，则不会造成往后重大的影响，例如：肝癌，患者接受局部肝切除或栓塞，并不会造成之后肝功能的异常，反之，若发生肿瘤的器官其功能储备很差，则肿瘤根除性治疗完成后可能会遗留下一定的功能障碍；例如：乳癌患者接受腋下淋巴结廓清后可能导致淋巴水肿、肩关节活动受限，康复治疗可于围手术期开展，如进行肩关节牵伸、活动度训练、淋巴引流、贴扎治疗等。口咽部肿瘤患者术后造成张口受限、吞咽困难，进行张口训练、颞颌关节松动训练、口颜面肌肉训练、吞咽训练等。肺脏部分切除，除与切除的范围有关，也和患者病前的肺部功能有关，康复治疗可行呼吸模式训练、呼吸肌力训练、排痰训练、有氧耐力训练、全身肌力训练等。

整体而言，癌症患者在第一期是否会造成功能障碍，视肿瘤类型而定，但也受患者病前功能、生活状态影响，此期康复治疗重点是预防和改善治疗后的功能障碍。

因患者所患肿瘤、心理承受力、文化教育背景、年龄、兴趣爱好、生命观、家庭社会支持体系、经济条件等方面存在着很多不同，患病时，就会出现各种各样的表现，在康复过程中需要我们去关注这些不同，给予合理可行同时更有利于患者的治疗方案。例如乳腺癌根治术后，如何面对残缺的乳房，配偶对患者的态度如何；宫颈癌治疗后的性功能状态，与配偶的关系；肺癌患者更强调肺功能的改善，如何克服癌性疲劳；直肠造口患者在生活质量与社交方面则有许多需要克服的障碍；胃癌患者的营养状况则是关注的重点；老年患者在康复方面则更强调护理的意义。患者因治疗所带来的经济损失对家庭的影响；照顾者因长期情感压抑、社交缺失、身体疲惫所出现的问题。

（二）第二期：观察期（surveillance stage）

此期患者需定期随访，了解肿瘤是否复发。这时患者的病情相对平稳，但可能会逐渐开始出现放化疗损害，此期针对损害造成的功能障碍，使用综合康复治疗技术，促进患者功能恢复或延缓恶化，提高活动能力。

化疗急性损害如：恶心、呕吐、腹泻、黏膜损伤、皮肤病变、脱发等，这些损害会在治疗结束后慢慢恢复。慢性损害则会持续数年,甚至终身无法恢复,如:神经毒性、心脏毒性、肺毒性以及肌肉骨骼毒性。心脏及肺毒性会让患者的心肺功能下降;神经毒性会使患者感觉受损、神经痛、肌肉萎缩无力;肌肉骨骼毒性则使患者肌肉关节疼痛,关节粘连挛缩,活动受限。放疗损害在被照射器官都可能发生持续性、进展性的纤维化,这些损害本身是不可逆的,甚至会恶化。

对于肿瘤患者放化疗后的康复计划,除了要进行功能障碍对应的康复治疗,来改善功能状态,也要预防性的康复,避免继发性的症状发生。此期,在患者耐受情况下,应强调运动训练对患者的益处。

患者若长期处于观察期,肿瘤稳定无复发,甚至已完全治愈,此时患者门诊随访主要就诊于康复医学科,此期康复除处理患者各种慢性后遗症,同时必须警惕患者病情恶化的症状体征,协助鉴别诊断是肿瘤复发或单纯的并发症。与肿瘤科医师合作,尽早发现复发征兆。

(三)第三期:复发期（recurrent stage）

若患者随访期间发现肿瘤复发,若可行根除性治疗,患者通常会接受第二次的治疗,手术范围通常比第一次更广,而放化疗的毒性通常会累加,加上患者的身体状况较前衰弱,因而会遗留更严重的功能障碍。若复发范围较大、出现远处转移或患者的身体状况已无法耐受根治性治疗,则直接进入第四期妥协期。

此期康复治疗以支持性康复为主,对患者进行全面的营养状况评估,给予营养支持、有氧训练,改善全身状况,针对再次治疗后的功能障碍,积极应用康复措施,综合处理,提高患者的生存质量。

(四)第四期:妥协期（temporization stage）

当肿瘤已有局部严重浸润、淋巴转移或远处转移,无法接受根治性治疗时,则进入妥协期,在肿瘤分期的体系中（TNM system）,已属于终末期。根据不同肿瘤类型,以及对治疗的反应,若预估患者即在六个月内走向死亡,此时患者已进入安宁缓和期。若预估患者有超过六个月的寿命,则患者仍在妥协期。

在妥协期中,肿瘤的治疗策略不再是根治,而是长期使用各种治疗,抑制肿瘤生长及扩散的速度,同时考虑更多的放化疗累积性损害,以辅助性康复治疗为主。

此期最常见的症状是疲惫。疲惫是难以通过休息缓解的症状,影响患者日常生活活动能力,是心理与生理因素的综合表现,包括心肺功能减退、神经肌肉功能退化、贫血、身体代谢速率下降、食欲变差、体重下降、恶心、焦虑、失眠等因素,都会恶化疲惫的症状。此时期患者若能接受适度的运动治疗,仍可以缓解疲惫症状,提升治疗效果。

此阶段患者运动治疗较不容易,常被许多症状所限制,如气喘、疼痛、恶心、害怕等。运动治疗的强度进展通常较缓慢,因为患者的各种症状,以及间歇性的化学及放射治疗,会使患者的运动能力时有起伏,较不易稳定进步。对于有骨骼转移的患者,行个别的评估,避免骨转移处的冲击,为其设计适合的运动方案。

(五)第五期:安宁缓和期（palliative stage）

当预期患者生命周期不足六个月时,则进入安宁缓和期。此期病情恶化无法被阻止,患者及家属常处于焦虑与恐惧状态,患者功能障碍非常严重且持续恶化,而且患者、家属及相关医疗人员都处于巨大压力中,往往需要多学科共同参与,协助患者走过生命最艰难的时期。

此期患者康复介入前,需与患者及家属沟通康复期望,评估患者是否有机会达到预期,再进行短期的康复介入。虽然短期可能会有功能上的进步,但不能逆转结局。康复是为了让患者能够回家,在家中有更高的生活品质,执行更多的活动,而不是延长患者的住院时间、挑战更高的康复目标。此时期的医疗介入,没有绝对的对与错,而是生命哲学的选择。康复医疗主要以关爱性康复为主,以一颗尊重的心来评估每一个医疗行为对患者身心的利弊影响,为此期的肿瘤患者,以康复的角度,让患者不觉得被放弃,让生命更有尊严。

(六)肿瘤患者常见的运动方式

无论对治愈的肿瘤患者,还是长期与癌共存的、复发的,以及处于各期的肿瘤患者,运动都是有益的,并且应贯穿始终。

1. 运动对肿瘤患者的作用意义　大量研究已证实运动可降低肿瘤的发病、复发、恶化、死亡风险。Holmes 等对乳腺癌死亡风险与运动的相关性进行研究,发现运动可降低乳腺癌死亡风险,不同的运动强度、运动时间对降低死亡风险的效应是不同的,在一定范围内的运动强度,可显著降低死亡风险,但死亡风险并不随运动强度的增加而持续降低。<3MET 小时/周,<1 小时活动,死亡风险无下降;3~8.9MET 小时/周,1~3 小时活动,死亡风险下降 20%;9~14.9MET 小时/周,3~5 小时活动,死亡风险下降 50%;15~23.9MET 小时/周,3~5 小时中等到高强度活动,死亡风险下降 46%;>24MET 小时/周,>5 小时中等到高强度活动,死亡风险下降 40%。Kenfield 等研究了前列腺癌存活率和运动的关系,发现每周进行 ≥3 小时剧烈运动的男性,全因死亡率降低 49%,前列腺癌死亡风险降低 61%。Friedenrelch 等对运动与癌症特定死亡率相关研究的荟萃分析,发现在乳腺癌、结肠直肠癌和前列腺癌患者的 26 项研究中,与最少运动的患者相比,癌症特定死亡的风险降低 37%。Hardee 等对 2 863 名癌症幸存者进行抗阻训练和癌症存活率的关系研究,发现抗阻训练使全因死亡率降低 33%。

运动主要通过以下机制降低肿瘤死亡风险:调节血液中物质的构成(包括胰岛素、生长因子、类固醇激素),改善肌细胞因子和脂肪细胞因子谱,延长端粒长度进而延长生存时间,改善免疫功能,提高激素受体适应性,减少免疫损伤和氧化应激,改变肿瘤血管生成,调节基因表达。

运动不是化学疗法的替代品,而是一种关键的协同治疗。诊断后尽快开始运动训练,不论癌症类型、阶段,都应保持训练。量身定制的运动处方可满足特定需求:如为手术、放化疗、靶向治疗做术前预康复,加强基础治疗,改善治疗副作用,提高心肺适应性,减轻疲劳,改善乏力,减轻抑郁和焦虑,改善睡眠,减少并发症和复发,提高生存质量。

由于癌症生存者所患癌症的类型、程度、治疗方法和健康状况的不同,其出现的症状和副作用,以及对运动耐量产生的影响也会不同。因此在开始运动之前,应接受综合评估(即心肺适应性、肌肉力量和耐力、身体成分和柔韧性),并结合癌症特定因素,进行个性化评估,制订运动处方,以改善癌症症状。对于大多数患者而言,未评估前可开始低强度的有氧训练(即步行或骑自行车),根据患者自身耐受情况逐渐进行抗阻训练或制订更灵活的计划。

2. 不同肿瘤患者运动方式不同　对于不同肿瘤的患者,在运动过程中应根据肿瘤与治疗所造成的功能损害而区别对待,如:肺癌根治术后要加强呼吸训练;乳腺癌根治术后患者需行伸展运动、抗阻运动等,可预防上肢淋巴水肿;神经系统受损患者,可能造成肢体无力,首要进行肌力训练,以提高日常活动能力;对于接受过放疗的患者,照射区组织粘连挛缩风险高,需加强牵伸训练,胸廓活动度及呼吸训练,预防胸闷气短症状,柔韧度训练需持续终身;四肢力量训练,可以改善代谢,提高日常生活活动能力,提高患者生活自理的信心。

3. 肿瘤患者常用的运动方式　常用的运动方式有心肺耐力训练(有氧训练),肌力训练(包括抗阻训练),肌耐力训练、柔韧度训练。

有氧运动是涉及大肌群的持续性,长时间,循环往复的运动。方式可以选择健步走,慢跑,跳舞,骑自行车,划船,游泳等,中等强度的持续训练(MICT)或高强度间歇训练(HIIT)皆可,50%~75% 最大耗氧量(VO₂peak、VO₂max、MET)、70%~80% 最大心率(HRmax,220−年龄)、40%~60% 心率储备(HRR,最大心率−静息心率),必须从中等到高强度才能受益,目前研究建议频率在每周 3~5 次,每次 30~60 分钟。中高强度的心肺运动,并不会造成患者较多的并发症。正在接受放化疗患者,给予心肺耐力训练 3~4 个月,仍有效提升患者的心肺功能 1MET 左右。

中高强度的心肺训练,通常适用于观察期以及部分妥协期有能力配合的患者,若妥协期有骨转移的,不适合进行此类较为剧烈的运动,可改执行无骨转移肢体的肌力及耐力训练。处于安宁缓和期的患者因体质虚弱,一般无法进行心肺耐力运动,此时可让患者进行肌力训练,也可有效提升生活品质、协助症状控制。当患者肌力训练都难以负荷的时候,可安排一般的活动训练。活动训练无法强化心肺耐力,也没有体能恢复的效果,其目的在于增加患者的活动能力,减轻照护者的负担,增加患者的自主性,并预防制动造成的并发症,甚至可以增加存活时间。在活动训练时,可采用能量节约技术、康复辅具协助,帮助患者完成活动目的。

肌力训练 抗阻8~15RM,可以分组练习,1~2次完成,中间休息1~2分钟,应循序渐进,每周2~3次。患者不一定要在健身房进行训练,可以使用健身弹力带、进行自重训练(如上斜俯卧撑、椅子深蹲或举哑铃等)。一些类似的需要体力及具有强度的家庭劳动也可以算在其中,例如耕种、搬运。加强腿部、背部、胸部以及手臂的肌力训练。

特定剂量的有氧运动、抗阻训练、肌耐力训练、柔韧度训练,或多种组合,进行训练,在保证安全的情况下,患者在能力范围内尽量多运动。

4. 肿瘤患者运动时的注意事项　免疫力低下者,在白细胞计数恢复到正常水平之前,应避免到公共场所锻炼;对于接受过放疗的肿瘤患者,应避免长期到含有氯消毒剂的游泳池锻炼;接受化疗或放疗患者,治疗期间不宜参加过于激烈的运动,以免过度疲劳而降低自身免疫功能;运动时保持呼吸顺畅,若出现心慌胸闷、呼吸困难等不适时,应立即停止运动;若运动过程中某些部位有出血倾向,或出现发热,应停止训练,避免意外发生。

六、常见肿瘤相关功能损害的康复

(一)乳腺癌术后的肩关节活动障碍

乳腺癌根治术切除胸部、腋下大量皮肤、皮下组织,遗留组织粘连和淋巴水肿,胸、腋部皮肤张力高,常造成肩关节活动受限。其中最易受限的是外展角度,进而影响后续的放疗定位,可能会延误治疗。同时,放疗后由于皮肤及皮下组织会发生继发性的纤维化,甚至粘连到下方的肌肉、骨骼或瘢痕组织,也会影响肩关节活动度。

1. 康复评定　肩关节活动范围测定:对术后肩关节被动与主动活动范围进行的测定,并与健侧对比。

2. 康复治疗　详见表8-16。

表8-16　乳腺癌术后肩关节活动度康复原则

时间	关节活动度方向	治疗目标	注意事项
术后第1~3天	内旋、外旋	改善肩关节内旋和外旋活动度	以主动支持性运动为主,勿过度牵拉腋下伤口。外展、前屈不得超过40°
术后第3~5天	内旋、外旋、前屈	内旋、外旋90°	以主动支持性运动为主,前屈时以无痛或微痛为原则,外展不得超过45°
术后第5~7天	内旋、外旋、前屈、外展	前屈90°	以主动支持性运动为主,前屈及外展时无痛或微痛为原则
术后第7~12天	内旋、外旋、前屈、外展	前屈135°、外展90°	若伤口已拆线且愈合良好,可执行轻度牵拉运动
术后第4~12周	内旋、外旋、前屈、外展	正常肩关节活动度	若伤口已拆线且愈合良好,可执行牵拉运动

(二)淋巴水肿

当淋巴管或淋巴结构受到破坏,淋巴液无法回流,滞留在皮下组织区域,就会形成淋巴水肿。人体一天约产生4L的淋巴液,绝大部分由组织间液组成,为来自微血管系统渗透到组织中的液体,包含了白细胞、代谢产物、细菌、癌细胞及其他的大分子蛋白质等。浅层淋巴液主要分布于皮下组织,深层淋巴液主要分布在肌筋膜以下的肌肉、关节及内脏器官中。心血管系统循环依赖心脏的泵作用,淋巴系统循环是靠外周肌肉泵作用。全身循环一次,血液需4~5分钟,而淋巴需3~5天。

肿瘤侵犯、手术切除以及放疗，都会破坏淋巴管或淋巴结，就会形成淋巴水肿（lymphedema），由于淋巴液是富含蛋白质的液体，堆积在周边的皮下组织会造成正常的蛋白质沉积，诱发慢性过敏反应及免疫反应，造成皮肤、皮下组织、肌肉的慢性变性、纤维化、硬化、增生。淋巴水肿影响到皮下组织，其厚度会不均匀增加，皮下组织异常变性时，会使皮肤和肌骨组织粘连，继发引起关节活动度障碍，特别是手指与手腕等处。

1. 康复评定

（1）临床评定：大部分淋巴水肿依靠临床评定就可以诊断。临床上首先检查皮肤，观察皮肤是否有异常的病变，其次检查肿胀的皮下组织，最后检查相关的关节活动度是否受限。淋巴水肿的严重程度分级（Casley-Smith），I级：以水分滞留为主，属于凹陷性水肿，好发于上肢的背外侧，呈现内外不均一分布。II级：出现蛋白质沉积的炎症反应，皮肤出现红、热过敏现象。皮下组织硬化，呈非凹陷性水肿，水肿若发生在手指、手腕区域，可出现关节活动度障碍。III级：皮下组织硬化，皮肤组织也开始病变（色素沉着、象皮肿、蜂窝织炎）。

（2）影像学评定：最常使用磁共振来评估淋巴水肿，也可以使用 CT、肌骨超声评估。

（3）水肿的测量：常用的有肢体围度法和水置换法：

1）肢体围度法：在肿胀肢体与健侧肢体相对应位置测量其围度的差异，若相差 2cm 可诊断。轻度：相差 2~3cm；中度：相差 3~5cm；重度：大于 5cm。

2）水置换法：可发现不足 1% 的体积变化，患肢和健肢体积相差 200ml，可界定淋巴水肿。轻度水肿：两侧体积相差小于 20%，中度水肿：两侧体积相差 20%~40%，重度水肿：两侧体积相差大于40%。

2. 康复治疗　目前国际上推崇包含皮肤护理、加压治疗、淋巴引流、运动等在内的综合性消肿疗法（complex decongestive therapy，CDT）。

（1）皮肤护理：主要靠患者宣教，包括注意保持患肢皮肤清洁湿润、避免干燥、注意观察皮肤变化。

（2）压力治疗：常用多层次低弹性包扎治疗，压力臂套或足套。目前认为多层次的低弹性包扎是效果最好的治疗。

（3）淋巴引流：包括手法引流和仪器引流。手法力度浅而轻柔，可配合呼吸运动、肢体伸展运动，引流时间约 30~40 分钟，根据具体情况而定。淋巴引流先从近心端开始，逐渐向远心端进行。现也使用贴扎治疗，利用粘胶布带的弹性与牵拉作用，使淋巴管口开放，促进淋巴引流。

（4）主动运动：肌泵运动、有氧运动、肌力训练及柔韧性训练，运动最好在淋巴引流之后进行，可与压力治疗同时进行。术后可做伸指、握拳、屈肘、踝背伸活动及肢体等长收缩。有氧运动可提高心输出量及调节交感神经活性，促进淋巴管的内生性收缩，改善淋巴循环。肌力训练可提高局部肌肉的收缩力及淋巴管内生性收缩频率。柔韧性训练可牵拉皮下组织，进而促进淋巴管口的开启，加速淋巴回流。

淋巴水肿还可以用各种手术方法治疗，包括淋巴结移植以及淋巴管旁路移植。

（三）癌痛

由于肿瘤逐渐长大压迫邻近的神经、血管、器官，肿瘤浸润周围组织，手术、放疗、化疗致神经等组织损伤引起的疼痛，称为癌痛（cancerous pain）。特定类型癌症患者的疼痛率高：如癌症转移至骨、胰腺癌、头颈癌。

1. 康复评定　多采用视觉模拟评分法（VAS）、数字疼痛分级法（NPRS）、McGill 疼痛问卷法来评估疼痛。

视觉模拟评分法（visual analogue scales，VAS）：具体方法是在纸上画一条 100mm 长的横线，横线的一端为 0，表示没有疼痛；另一端为 100，表示剧烈的疼痛；中间部分表示不同程度的疼痛。患者根据疼痛的自我感觉，在横线上标记出疼痛程度的具体位置，此时有刻度一面朝向检查者。0 表示没有疼痛;30 以下轻微疼痛;40~60 中度疼痛,但不影响睡眠,尚能忍受;70~100 重度疼痛,难以忍受,影响睡眠。NPRS 疼痛程度分级同 VAS。

McGill 疼痛问卷法,包含三部分:疼痛评级指数(PRI)评估,视觉疼痛评分(VAS),现时疼痛状况(PPI)。

2. 康复治疗

(1)药物疗法:疼痛处理应遵循世界卫生组织推荐的三阶梯镇痛方案及原则:①按阶梯给药;②无创给药;③按时给药;④个体化;⑤注意具体细节。目前药物是治疗疼痛的主要手段,实践证明,绝大多数的癌性疼痛可以通过止痛药物治疗得到有效控制。对癌痛患者要及早评估,合理用药,拒绝隐忍。

三阶梯镇痛方案是根据止痛药物缓解疼痛能力划分为轻度 - 中度、中度 - 严重、严重三个级别。

1)轻度至中度疼痛:采用第一阶梯用药,应用非阿片类镇痛剂,首选非甾体抗炎药。可先用阿司匹林、对乙酰氨基酚等解热镇痛药,效果不明显时改用布洛芬、吲哚美辛等非甾体抗炎药。

2)中度至较重疼痛:采用第二阶梯用药,首选弱阿片类镇痛剂,如可待因、芬太尼等。

3)严重疼痛:采用第三阶梯用药,首选强阿片类镇痛剂,如吗啡、哌替啶、美沙酮等。

在上述各阶梯给药时,适当给予一些辅助用药,包括皮质类固醇、三环类抗抑郁药(阿米替林等)、抗惊厥药(卡马西平、加巴喷丁等)、抗组胺药、抗痉挛剂、肌肉松弛剂及破坏神经的药物,骨转移疼痛还可应用双膦酸盐类药物。联合用药可增强镇痛效果,降低麻醉性镇痛剂的级别,减少用药剂量。

(2)物理治疗:经皮神经电刺激疗法(TENS)、运动疗法、手法治疗(关节松动术)等方法,对肌肉骨骼相关疼痛有一定的作用。

(3)放射疗法:对恶性肿瘤尤其是癌痛有较好的缓解效果,可在数日内使疼痛得到缓解。

(4)注射治疗:末梢神经阻滞、神经根阻滞、交感神经阻滞、硬膜外腔阻滞、脊神经后根冷冻或射频凝固等注射疗法有一定作用。

(5)手术治疗:对顽固的严重疼痛可进行病灶切除或部分切除术、神经松解术、神经切断术、脊神经后根切断术、脊髓前柱切断术等。

(6)矫形器与支具的应用:对恶性肿瘤转移引起脊柱或肢体骨骼破坏的患者,可应用相应的矫形器或支具,以防止病理性骨折而引起继发性伤害,亦可减轻疼痛。

(7)心理疗法:可给予咨询、暗示、放松、行为认知等疗法。

(8)康复护理:将癌痛患者安排在舒适、温和、无刺激的环境中;医护人员与家属亲友对患者温和体贴,使患者平静,减轻疼痛。

七、预后

随着健康意识的增强,通过改变饮食、营养和运动等方式,30%~50% 的肿瘤可预防。随着医疗技术的进步,肿瘤逐渐成为可防可控的慢性病,据统计,约 1/3 的肿瘤患者经治疗后痊愈,约 1/3 患者与癌共存。康复运动疗法可显著降低肿瘤复发、恶化、死亡。据统计,我国乳腺癌生存率82%,前列腺癌生存率66.4%,结直肠癌生存率56.9%,肺癌生存率19.7%。由此可见不同类型肿瘤,5 年生存率有所不同。

存活的患者中,往往身心功能障碍较重,需要康复积极介入,改善功能,最大限度提高其生存质量。肿瘤患者康复需求逐年增高,肿瘤康复亚专业在我国正在兴起。

(王宝兰)

思考题

　　肿瘤终末期的患者功能障碍非常严重且病情恶化无法被阻止,患者及家属常处于焦虑与恐惧状态,压力巨大,会疑惑肿瘤都转移了,还有必要积极治疗吗? 有人认为与其花费巨额的医疗费,结局还是死亡,还不如早早放弃治疗。有人认为医学进步很快,还是应该积极康复治疗,延长患者生命,减轻痛苦。结合本章节学习内容,请谈谈你对肿瘤终末期患者是否要康复治疗的看法,作为医学生,如何对待这类患者?

第六节　骨质疏松症

扫码获取
数字内容

【本节要点】

　　1. 骨质疏松是由于多种原因导致的以骨密度和骨质量下降,骨微结构破坏,易发生骨折为特征的全身性骨病。

　　2. 骨质疏松患者的康复评定包括:危险因素评估,功能、结构及参与评定等。

　　3. 骨质疏松康复的目标是缓解疼痛、控制病情发展、提高骨质量、预防继发性骨质疏松、降低骨折发生率。

　　4. 骨质疏松后常见的康复治疗方法包括运动治疗、物理因子治疗、作业治疗、心理治疗等。

一、概述

(一) 定义

　　骨质疏松症(osteoporosis,OP)是由于多种原因导致的以骨密度和骨质量下降,骨微结构被破坏,致骨脆性增加,易发生骨折为特征的全身性骨病。

(二) 分型

　　OP 分为原发性和继发性两大类。其中,原发性骨质疏松症包括绝经后 OP(Ⅰ型)、老年 OP(Ⅱ型)和特发性 OP(包括青少年型)。继发性骨质疏松症指由任何影响骨代谢疾病和 / 或药物及其他明确病因导致的骨质疏松。本节主要介绍原发性 OP。

(三) 流行病学

　　骨质疏松症是一种与增龄相关的骨骼疾病,随着年龄增长发病率增高。根据 2018 年国家卫生健康委发布的中国骨质疏松症流行病学调查结果显示,50 岁以上人群骨质疏松症患病率为 19.2%,中老年女性骨质疏松问题尤甚,50 岁以上女性患病率达 32.1%,远高于同龄男性的 6%,而 65 岁以上女性骨质疏松症患病率更是达到了 51.6%。此外,我国男性骨质疏松症患病率水平与各国差异不大,但女性患病率水平显著高于欧美国家,与日韩等亚洲国家相近。调查还指出,我国低骨量人群庞大,是骨质疏松症的高危人群。因此 OP 已成为严重的公共健康问题之一。

二、病理生理

　　成人骨骼终生不间断地更新和重建,目的是新旧交替、维持骨强度平衡。这一骨重建过程,依赖于破骨细胞的骨吸收和成骨细胞的骨形成两个过程精确协同。OP 的发病机制为破骨细胞降解骨骼的速率超过相对的成骨细胞骨形成能力,结果造成负性骨平衡。

三、临床诊治

骨质疏松症的诊断基于全面的病史采集、体格检查、骨密度测定、影像学检查及必要的生化测定。

(一) 临床表现

骨质疏松症早期通常没有明显的临床表现,但随着病情进展,骨量不断丢失,骨微结构破坏,患者可有疼痛和乏力、脊柱变形、身高短缩等临床症状。多数患者可无临床症状,仅在行骨密度检查或发生骨折后才被诊断为 OP。

1. 疼痛和乏力　患者可出现腰背疼痛或全身骨痛,疼痛多为弥散性,没有固定的痛点。通常在翻身时、起坐时及长时间行走后出现,夜间或负重活动时疼痛加重,并可能伴有肌肉痉挛,甚至活动受限。乏力常于劳累或活动后加重,负重能力下降或不能负重。

2. 脊柱变形　严重骨质疏松症患者,因椎体压缩性骨折,可出现身高变矮或驼背等脊柱畸形。多发性胸椎压缩性骨折可导致胸廓畸形,甚至影响心肺功能;严重的腰椎压缩性骨折可能会导致腹部脏器功能异常,引起便秘、腹痛、腹胀、食欲减低等不适。

3. 骨折　骨质疏松性骨折属于脆性骨折,是指低能量或非暴力骨折。骨折发生的常见部位为椎体(胸、腰椎),髋部(股骨近端),前臂远端和肱骨近端;其他部位如肋骨、跖骨、腓骨、骨盆等部位亦可发生骨折,其中最常见的是椎体骨折。骨质疏松性骨折发生后,再骨折的风险显著增加。

4. 心理症状　主要包括恐惧、焦虑、抑郁、自信心丧失等。老年患者常因自主生活能力下降及骨折后缺少与外界接触和交流而产生心理负担。

(二) 辅助检查

1. 骨密度测定　骨密度是指单位体积(体积密度)或者是单位面积(面积密度)所含的骨量。目前临床和科研常用的骨密度测量方法有双能 X 线吸收检测法(dual energy X-ray absorptiometry, DXA)、定量计算机断层照相术(quantitative computed tomography, QCT)、外周骨定量 CT(peripheral quantitative computed tomography, pQCT)和定量超声(quantitative ultrasound, QUS)等。

(1) DXA 法:双能 X 线吸收法的测定值是目前全世界公认的诊断骨质疏松症的金标准。临床上推荐的测量部位是腰椎 1~4、总髋部和股骨颈。骨密度通常用 T- 值(T-score)表示,T- 值 =(实测值 – 同种族同性别正常青年人峰值骨密度)/ 同种族同性别正常青年人峰值骨密度的标准差。

(2) QCT 法:分别测量松质骨、皮质骨的体积密度。通常用它来测量腰椎 / 股骨的松质骨骨密度。它将专业的体膜和分析软件与传统 CT 相结合,测量真正的体积骨密度,不受周围组织的影响,可以较早反映骨质疏松的情况,判断临床用药效果。

(3) pQCT 法:测量部位多为桡骨远端和胫骨。该部位测量结果主要反映的是皮质骨骨密度,可用于评估绝经后妇女髋部骨折的风险。因目前无诊断标准,尚不能用于骨质疏松的诊断及临床药物疗效判断。另外,高分辨 pQCT 除测量骨密度外,还可显示骨微结构及计算骨力学性能参数。

(4) QUS 法:定量超声测量的主要是感兴趣区(包括软组织、骨组织、骨髓组织)结构对声波的反射和吸收所造成超声信号的衰减结果,常用于跟骨测量,目前主要用在风险人群的初筛、监测骨骼的变化,以及评估骨折的风险,尚不能用于诊断和药物疗效的判断。

2. 骨转换标志物　骨转换标志物(bone turnover markers, BTMs)分为骨形成标志物和骨吸收标志物,前者反映成骨细胞活性及骨形成状态,后者代表破骨细胞活性及骨吸收水平。原发性骨质疏松症患者的骨转换标志物水平往往正常或轻度升高。如果骨转换生化标志物水平明显升高,需排除高转换型继发性骨质疏松症或其他疾病的可能性,如原发性甲状旁腺功能亢进症、畸形性骨炎及某些恶性肿瘤骨转移等。

骨转换标志物中,推荐空腹血清 I 型原胶原 N- 端前肽(procollagen type 1 N-peptide, P1NP)和空腹血清 I 型胶原 C- 末端肽交联(serum C-terminal telopeptide of type 1 collagen, S-CTX)分别为反映骨

形成和骨吸收敏感性较高的标志物。

3. 骨折的 X 线筛查 因为脊柱椎体骨折,常常会因为没有明显症状,从而被忽略,因此需要在骨质疏松性骨折的高危人群中,通过胸腰椎的 X 线影像学方法,开展椎体骨折的筛查。

（三）诊断标准

骨质疏松症的诊断主要基于 DXA 骨密度测量结果和 / 或脆性骨折。

1. 基于骨密度测定的诊断 DXA 测量的骨密度是目前通用的骨质疏松症诊断指标。对于绝经后女性、50 岁及以上男性,建议参照 WHO 推荐的诊断标准,基于 DXA 测量结果(表 8-17)。

表 8-17 基于 DXA 测定骨密度分类标准

分类	T- 值
正常	T- 值 ≥ -1.0
低骨量	-2.5 < T- 值 < -1.0
骨质疏松	T- 值 ≤ -2.5
严重骨质疏松	T- 值 ≤ -2.5 + 脆性骨折

儿童、绝经前女性和 50 以下男性其骨密度水平的判断用 Z- 值,Z- 值 =（骨密度测定值 – 同种族同性别同龄人骨密度均值）/ 同种族同性别同龄人骨密度标准差。将 Z- 值 ≤ -2.0 视为低骨量。

2. 基于脆性骨折的诊断 如髋部或椎体发生脆性骨折,不依赖于骨密度测定,临床上即可诊断骨质疏松症。而在肱骨近端、骨盆或前臂远端发生的脆性骨折,即使骨密度测定显示低骨量 -2.5 < T- 值 < -1.0,也可诊断骨质疏松症。

（四）临床治疗

骨质疏松症的临床治疗主要包括基础措施和药物干预。

1. 基础措施 包括调整生活方式和骨健康基本补充剂。

（1）调整生活方式:①建议摄入富含钙、低盐和适量蛋白质的均衡膳食。推荐每日蛋白质摄入量 0.8~1.0g/kg 体质量,并每日摄入牛奶 300ml 或相当量的奶制品。②注意规律运动及充足的日照。③避免嗜烟、酗酒和慎用影响骨代谢的药物等。④采取防止跌倒的各种措施,如注意是否有增加跌倒危险的疾病和药物,加强自身和环境的保护措施(包括各种关节保护器)等。

（2）骨健康基本补充剂:①钙制剂:根据我国膳食营养学会建议,成人每日钙推荐摄入量为 800mg(元素钙),50 岁及以上人群每日钙推荐摄入量为 1 000~1 200mg,尽可能通过饮食摄入充足的钙,饮食中钙摄入不足时,可给予钙剂补充。②维生素 D:成人推荐剂量为 400IU（10μg）/d,老年人因缺乏日照、摄入不足和吸收功能减退常有维生素 D 缺乏,故推荐剂量为 400~800U（10~20μg）/d。维生素 D 用于骨质疏松症防治时,剂量可为 800~1 200IU/d。骨化三醇 $[1,25-(OH)_2D_3]$ 和 α- 骨化醇为维生素 D 的衍生物,常用量为 0.25μg/d,应用期间应监测血钙、磷浓度变化,防止发生高钙和高磷血症。

2. 药物治疗 药物应用应遵循早期、长时、联合用药的原则。按作用机制可分为骨吸收抑制剂、骨形成促进剂、其他机制类药物及传统中药。通常首选使用具有较广抗骨折谱的药物(如阿仑膦酸钠、唑来膦酸、利塞膦酸钠等)。对低、中度骨折风险者(如年轻的绝经后妇女,骨密度水平较低但无骨折史)首选口服药物治疗。对口服不能耐受、禁忌、依从性欠佳及高骨折风险者可考虑使用注射制剂(如唑来膦酸、特立帕肽等)。如仅椎体骨折高风险,而髋部和非椎体骨折风险不高的患者,可考虑选用雌激素或选择性雌激素受体调节剂(如雷洛昔芬)。新发骨折伴疼痛的患者可考虑短期使用降钙素。此外,中药古方青娥丸、六味地黄丸、左归丸、右归丸、仙灵骨葆胶囊等具有改善骨质疏松症的中成药,临床上均可根据中医辨证施治的原则运用。

四、康复评定

(一) 危险因素和风险评估

1. 危险因素　骨质疏松症的危险因素分为不可控因素与可控因素,前者主要有种族(患骨质疏松症的风险:白种人高于黄种人,黄种人高于黑种人)、老龄化、女性绝经、脆性骨折家族史。后者包括不健康生活方式、疾病、药物等。

2. 骨质疏松风险评估工具　临床评估骨质疏松症风险的方法较多,较常用的有:国际骨质疏松基金会(IOF)骨质疏松症 1 分钟测试题、亚洲人骨质疏松症自我测评工具(Osteoporosis Self-assessment Tool for Asian,OSTA)、简易计算的骨质疏松危险评价工具(The Simple Calculated Osteoporosis Risk Estimation,SCORE)以及 WHO 推荐应用骨折风险预测简易工具(Fracture Risk Assessment Tool,FRAX)等。推荐初筛使用更简单量表如 OSTA 和骨质疏松风险一分钟测试题等。

亚洲人骨质疏松自我筛查工具(OSTA)的计算方法是:OSTA 指数 =[体质量(kg)– 年龄(岁)] × 0.2,结果评定见表 8-18。需要指出,OSTA 所选用的指标过少,其特异性不高,需结合其他危险因素进行判断,且仅适用于绝经后妇女(表 8-18)。

表 8-18　OSTA 指数评价骨质疏松风险级别

风险级别	OSTA 指数
低	>–1
中	–1~–4
高	<–4

注:OSTA:亚洲人骨质疏松自我筛查工具。

3. 跌倒及其危险因素评估　跌倒是骨质疏松性骨折的独立危险因素,跌倒的危险因素包括环境因素和自身因素等。①环境因素:光线暗、路上有障碍物、路面滑、地毯松动、卫生间缺少扶手。②自身因素:包括年龄老化、肌少症、视觉异常、感觉迟钝、神经肌肉疾病、缺乏运动、平衡能力差、步态异常、既往跌倒史、维生素 D 不足、营养不良、心脏疾病、直立性低血压、抑郁症、精神和认知疾患、药物(如安眠药、抗癫痫药及治疗精神疾病药物)等。

(二) 功能评定

1. 感觉功能　主要是疼痛评定,包括疼痛的强度和特点、疼痛的时间、疼痛的部位、疼痛对行为和情感的影响以及影响疼痛的因素等。疼痛评定采用目测类比法(VAS)。

2. 运动功能　由于骨质疏松症所致的骨痛、继发性骨折可以引起不同程度的肌肉的萎缩和关节活动度减少等运动功能障碍。主要为肌力评定和关节活动度评定。

3. 平衡协调功能评定　通过平衡评定预测被试者跌倒的风险是骨质疏松症患者功能评定的重要方面,具体参见本教材康复评定相关章节。

4. 心肺功能　脊柱变形常影响心肺功能,可以使用 6 分钟步行试验,心肺运动试验等进行评估。

5. 心理功能评定　由于骨质疏松症是一种慢性代谢病,病程长、临床症状重,且多发于老年和妇女,长期的疾病的煎熬使患者的心理功能发生障碍。因此,心理功能评定在骨质疏松症的评定中至关重要。

(三) 结构评定

X 线检查是首选方法,但只有骨量丢失超过 30% 时才能显现骨质疏松征象。骨质疏松晚期表现:皮质骨变薄,松质骨椎体中央部出现透亮区,并且逐渐向周围扩大,横向骨小梁减少,纵向骨小梁异常突出。随着病情的进展,纵向骨小梁也随之减少,椎体不同程度地变扁,上下缘内凹如鱼脊样,椎间隙增宽呈梭形,第 11、12 胸椎或第 1、2 腰椎常有压缩骨折,椎体变扁或呈楔形,多数病例同时伴有椎体边缘不同程度增生、骨赘形成。常规胸腰椎 X 线侧位片的范围应分别包括胸 4 至腰 1 和胸 12 至腰 5 椎体。

基于胸腰椎侧位 X 线影像并采用 Genant 目视半定量判定方法;压缩椎体最明显处的上下高度与同一椎体后高之比;若全椎体压缩,则依据压缩最明显处的上下高度与其邻近上一椎体后高之比。椎体压缩性骨折的程度可以分为 I 或轻度(椎体压缩 20%~25%)、II 或中度(椎体压缩 >25% 且 ≤40%)、III 度或重度(椎体压缩 >40%)。

CT 可以测量骨密度,并对骨质疏松的鉴别诊断很有帮助。MRI 评价骨质疏松症主要目的在于鉴别诊断,尤其是排除恶性肿瘤。放射性核素骨显像适用于骨质疏松等骨骼疾病的诊断,敏感性高,特异性强,便于动态观察及定量分析,尤其在鉴别诊断及查找某些继发性骨质疏松的病因上,已渐渐成为临床应用中常规的检查项目。

（四）活动评定

骨质疏松症给患者的日常生活活动带来严重的影响,所以评定患者日常功能水平具有十分重要的意义。可采用改良 Barthel 指数评定表,高级日常生活活动能力的评定可采用功能独立性评定量表。

（五）参与评定

OP 患者的职业、社交及休闲娱乐均受到影响,为评定患者的社会功能,常需评定其社会生活能力、就业能力和生活质量。常用量表有:简明健康调查表 MOS-SF36、疾病影响程度量表（Sickness Impact Profile,SIP）,记录 OP 患者的自我感觉和从事社会活动的情况。

五、康复治疗

由于骨质疏松症是由不同原因所致,且个体差异大,故治疗原则强调综合治疗、早期治疗、个体化治疗、防跌倒宣传教育四者相结合。治疗目标是缓解骨痛、控制病情发展、提高骨质量、防止失用综合征、预防继发性骨质疏松、降低骨折发生率以及改善 ADL 能力和生活质量。康复治疗对骨质疏松症的作用在于发挥肌肉质量对骨质代谢所起的调节促进作用,纠正这类患者常见的驼背畸形,通过康复治疗,防止或减少这类由于肌力不足而导致的跌倒,对已经发生的骨折进行及时的康复治疗,改善症状,增强全身体力和耐力,提高生活质量等。

（一）物理治疗

包括运动疗法及物理因子治疗。运动疗法简单实用,不仅可增强肌力与肌耐力,改善平衡、协调性与步行能力,还可改善骨密度、维持骨结构,降低跌倒与脆性骨折风险等,发挥综合防治作用。而物理因子治疗具有较好的止痛效果,非甾体类消炎镇痛药对绝大部分老年人来说是不可能长期使用的,因此选择性地运用各种物理因子(如中频、低频电疗)对骨质疏松引起的急慢性疼痛应作为首选方法。

1. 运动疗法

（1）运动方式和运动量:在一定范围内,运动强度越大,对骨的应力刺激也越大,也越有利于骨密度的维持和提高。因而爆发力运动比耐力运动更能维持和增加骨量。在身体功能状况许可下,适当采用大负荷、爆发性训练方式,如跑步时,可采用负重跑或快速跑;利用综合训练器健身时,可采用中、大负荷或爆发性运动形式进行锻炼等。各项运动对于骨密度增加都有部位的特异性,因此,选择运动项目要有目的性,如登楼梯可预防股骨和髋部 OP 造成的骨折,体操训练可预防腰椎 OP 所造成的骨折。渐进抗阻练习是促进 OP 逐渐走向恢复的重要方法。锻炼要坚持长期有计划、有规律的运动,建立良好的生活习惯,对延缓骨量丢失确有一定作用。锻炼频率以次日不感疲劳为度,一般负重运动每周 4~5 次,抗阻运动每周 2~3 次。四肢瘫、截瘫和偏瘫的患者,由于神经的损伤和肌肉的失用容易发生继发性骨质疏松。这些患者应增加瘫痪肢体的抗阻运动以及负重站立。要注意锻炼适当,任何过量的、不适当的活动或轻微损伤均可引发骨折。

（2）增强肌力训练：是提高肌肉质量的最佳康复治疗方法。肌力增强后，不仅能提高骨的强度，而且强壮的肌肉可以保护关节免受损伤，而过分的负荷又可通过骨周围强有力肌群的收缩得以缓解，从而避免骨折的发生。

常用的四肢肌力训练方法：等张抗阻练习法，如直接举起哑铃、沙袋等重物，通过滑轮及绳索提起重物，牵拉弹簧或橡皮筋等弹性物，使用专门的肌力训练器械和利用自身体重作为负荷练习等。以上各种训练所加的负荷应该逐渐增加，且不宜增加过快。四肢肌力练习还可采用等长练习法，即肌肉收缩过程中并不产生关节的活动，仅有肌张力的增高。握力锻炼能防治桡骨远端、肱骨近端 OP，适用中老年 OP 患者，每日坚持握力训练 30 分钟以上。

腰背部肌肉肌力训练方法：在俯卧位下进行上胸部离床的抬高上体练习，以及使髋部离床的抬高下体，然后再同时抬高上、下体，而仅有腹部接触床。每次练习维持 10 秒，重复 10 次为 1 组，开始时只要求动作完成准确，并维持数秒即可，以后逐步增加到维持 10 秒和完成 10 次。腰背肌等长训练在仰卧位下进行，在头部和足部各垫一高约 10cm 物体，收缩背肌，使臀部离床，人如平板状，可以从每次维持 10 秒开始，逐步延长至最大可耐受时间。另外，还可以使用"桥式运动"增加腰背肌的力量训练。

（3）纠正畸形训练：做背伸肌肌力练习，以增强背伸肌对脊椎的保护并分散脊椎所承受的过多的应力，而且可以牵伸挛缩，缓解部分症状。同时还应该对屈肌群进行牵张练习，包括扩胸、牵张上肢、腹肌和下肢肌群，宜注意循序渐进，一次不应牵张次数过多，时间过长，以免发生损伤。除此之外，还应在日常生活中注意保持正确的姿势，坐或立位时应伸直腰背，收缩腹肌和臀肌，增加腹压，吸气时扩胸伸背，接着收颌和向前压肩，或背靠椅坐直；卧位时应平仰、低枕，尽量使背部伸直，坚持睡硬板床。水中练习可以利用水的浮力消除部分重力的影响，同时还有利于松弛挛缩的肌群，对纠正畸形有很好的帮助。

（4）增强平衡性训练：跌倒是引起骨折的最常见原因。防止跌倒的方法除了多做增强下肢肌力的练习外，还应进行脊椎灵活性练习和增强平衡协调性的练习。脊椎灵活性练习对防止跌倒有很好的预防作用。由于中轴线灵活性的增强，常使四肢的活动也得以改善，从而使姿势反射完成更为及时，可避免很多可能发生的跌倒。增强平衡协调性练习通常是从重心较低位，支持基底较大且平整（如坐位），活动幅度较小开始练习，逐步达到重心较高位，缩小支持基底面积，增加活动幅度和复杂程度，甚至使支持基底不平整，或在可活动的基底下进行练习。开始时要求视力协调调节平衡，其后则要求无须在视力协调下保持平衡。

（5）针对骨折的康复治疗：①脊椎骨折患者首先应卧床休息，并给予必要的止痛药物，可做简单等张训练。卧床休息 2 周后可做翻身和背肌增强练习。对骨质疏松患者的脊椎骨折治疗没有必要用石膏腰围固定，以免加重骨质疏松。可短期应用围腰支具，不推荐长期应用。OP 脊椎压缩性骨折患者大部分可自行恢复。②股骨颈骨折患者常需立即进行骨科急诊治疗，因为其发生股骨头无菌性坏死的机会极高。因此有条件可作股骨头置换，争取早日下床，以此来减少卧床所带来的不利影响。③桡骨远端骨折患者宜立即进行复位，石膏固定。然后即可作肩部大幅度主动运动，以及屈肘伸握拳，拇指对指等练习，逐步增加用力程度。骨折愈合后即可进行腕屈伸和前臂旋转活动练习，1~2 周后增加腕掌支撑练习。

（6）增强全身健康状态的训练：美国运动医学会推荐的 OP 预防运动方案是健身跑和行走。通常采取有氧训练法，鼓励多做步行练习、呼吸练习和各种文娱活动，以提高整体健康水平。中老年人单纯采用大负荷，爆发力训练会对患者循环系统产生不利，因此推荐以全身有氧运动为主，如行走、慢跑、登山、中老年健美操、广播操、登梯、游泳、骑自行车、网球、羽毛球等，也可做跳跃、短跑等专项肌力训练。我国传统健身方法太极拳等可增加髋部及腰椎骨密度，增强肌肉力量，改善韧带及肌肉、肌腱的柔韧性，提高本体感觉，加强平衡能力，降低跌倒风险。运动锻炼要注意少做躯干屈曲、旋转动作。

2. 物理因子治疗

（1）低频脉冲电磁场疗法：通过外界低频脉冲电磁场刺激可改变人体的生物静电，改善生物场，加速骨组织的生长，提高全身骨密度，治疗骨质疏松。20Hz、5~10mT 治疗可增加骨密度、降低骨质疏松症患者骨折的发生率，减轻骨痛，促进骨折愈合。

（2）高频电疗：对于继发性骨折所引起的急性期的炎症性疼痛可采用超短波和微波治疗以减轻疼痛和促进炎症的吸收。20min/次，15 次 1 个疗程。

（3）中频电疗：对于骨质疏松继发的疼痛可采用调制中频、干扰电治疗以减轻疼痛，同时可以减少肌肉萎缩。20min/次，15 次 1 个疗程。

（4）低频电疗：功能性电刺激（FES）、电体操、感应电，可减少肌肉萎缩；经皮神经肌肉电刺激（TEN）可以止痛；直流电钙离子导入疗法可以治疗骨折，促进骨折愈合。

（5）超声波：采用 $0.1~0.4W/cm^2$，20min/次，15 次 1 个疗程，可以促进骨折愈合。

（6）光疗：红外线、红光、氦氖激光等，可以改善局部血液循环，减轻水肿。紫外线全身照射，可促进体内的活性维生素 D 生成，增加骨质的生成。治疗时采用无红斑量紫外线全身照射或高压汞灯全身照射。

（二）作业治疗

原发性骨质疏松的作业治疗主要从三个方面进行干预：治疗性活动、环境干预及安全性教育。在对 OP 患者功能障碍情况进行全面评价以后，有目的、有针对性地从日常生活活动、职业劳动、感认知活动中选择一些作业治疗性活动，如治疗性游戏、园艺活动、生产性活动、体育活动。户外的活动可以接受充分的阳光照射，有助于皮肤合成更多的维生素 D，提高人体对钙的吸收能力。经常参加活动可以提高人体内分泌系统的功能状态，促进钙在人体内的转化。指导患者进行训练，以改善或恢复患者躯体、心理功能和预防骨质疏松骨折。另外 OP 患者的环境干预也非常重要。尽量改造和移除家庭和周边环境的障碍，如扶手的安装、门槛的改进、厕所及浴室地面的改进、便器的改进、照明的改进、家具的摆放等。对 OP 患者和家属的安全性教育以预防跌倒的发生，更是不可忽视的作业治疗对策。

（三）康复工程

骨质疏松最常出现的问题是椎体压缩性骨折、脊柱畸形、股骨颈骨折、桡骨远端骨折和肱骨近端骨折。因此在治疗中应用康复工程原理，为患者制作适合的支具、矫形器和保护器是固定制动、减重助行、缓解疼痛、矫正畸形、预防骨折发生、配合治疗顺利进行的重要措施之一。如脊柱支具能限制脊柱的过度屈伸，又使患者有一定的活动度，预防椎体出现压缩骨折；又如髋保护器对髋部骨折有预防作用。

（四）心理治疗

OP 患者的心理治疗长期以来不被人们所重视，近年来，人们逐渐认识到，患者症状轻重与人的心理状态关系密切。心胸广阔、心情愉快、性格豁达者症状往往较轻，治疗效果也好；心胸狭窄、心情压抑、性格怪僻者症状常表现得较重，治疗效果也较差。因此，针对患者心理状态的心理疏导必须受到重视，向患者介绍康复效果明显的骨质疏松症案例，增加患者的信心，消除患者因疾病而产生的不良情绪，以便患者尽快康复，构建良好的医患关系。必要时要对患者进行行为治疗和药物治疗。

六、预后

骨质疏松症与 50 岁或 50 岁以上人群 80% 的骨折有关。如果不能完全恢复，脆性骨折可能伴随慢性疼痛、残疾，严重者并发死亡，脊椎和骨盆部的骨折尤其如此。

DXA 和 QCT 在骨质疏松症的预后监测中有其重要意义。DXA 选择腰椎区域作为检测骨密度变化的扫描区域是理想选择，但当存在退行性病变时，髋关节区域应成为首选。脊柱 QCT 在检测骨丢失方面具有较高的敏感性,并能更好地预测椎体骨折风险。

总体来说,骨质疏松症关键在于对高危人群早期筛查和早期识别。即使经历过脆性骨折,合理的治疗依然发挥预防骨折风险的作用。

(蒋松鹤)

思考题

骨质疏松的物理治疗有哪些?

第九章
儿科疾病

第一节 脑性瘫痪

09章01节

扫码获取
数字内容

【本节要点】

1. 脑瘫是由于发育中的胎儿或婴幼儿脑部非进行性损伤所致,主要症状为中枢性运动和姿势发育障碍、活动受限。

2. 脑瘫通常伴有感觉、知觉、认知、交流和行为障碍等多种症状,需全面评估和早期康复。

3. 脑瘫高风险状态患儿可在5月龄前开始康复干预。

4. 脑瘫诊断四个必备条件:中枢性运动障碍持续存在、运动和姿势发育异常、肌力及肌张力异常、反射发育异常。

5. 脑瘫康复遵循早发现、早诊断、早干预原则,不同年龄康复策略不同。

一、概述

(一)定义

脑性瘫痪(cerebral palsy,CP)又称脑瘫,是一组持续存在的中枢性运动和姿势发育障碍、活动受限症候群,这种症候群是由于发育中的胎儿或婴幼儿脑部非进行性损伤所致。脑瘫的运动障碍常伴有感觉、知觉、认知、交流和行为障碍以及癫痫和继发性肌肉、骨骼等问题。

(二)流行病学

脑瘫发病率在全球活产儿中约为1.4‰~3.2‰。我国1~6岁儿童发病率为2.46‰,男性(2.64‰)略高于女性(2.25‰)。不同地区发病率存在一定差别,城乡差异不明显。

(三)病因

分为产前、产时、产后、发育畸形和遗传因素。70%~80%的脑瘫与出生前因素相关。

1. 产前 早产(尤其是胎龄<28周、出生体重低于1 000g的极度未成熟儿)、多胎、宫内感染、胎儿不良环境暴露(母亲酗酒、吸烟、吸毒,接触放射线、毒物、高热)。

2. 产时 胎盘早剥、脐带脱垂、羊水栓塞等引起胎儿宫内窘迫、新生儿窒息,并由此导致严重的围生期脑损伤。

3. 产后 各种脑损伤和急性脑病,如中枢神经系统感染、低血糖脑病、胆红素脑病、严重的脑实质出血、脑梗死、代谢性脑病。

二、解剖及病理生理

(一)解剖

脑由胚胎时期神经管的前部分化发育而成,分为延髓、脑桥、中脑、小脑、间脑和端脑。躯体运动受脑的控制,从大脑皮质至躯体运动效应器(骨骼肌)的神经联系称为躯体运动传导通路,包括锥体系和锥体外系。锥体系由上、下运动神经元组成。上运动神经元胞体主要位于大脑皮质运动区,投射至脑神经一般躯体运动核、特殊内脏运动核及脊髓前角运动神经元。下运动神经元胞体位于脑神经一般躯体运动核、特殊内脏运动核及脊髓前角细胞。锥体外系是指锥体系以外影响和控制躯体运动的所有传导通路,主要功能是调节肌张力、协调肌肉活动、维持姿势和习惯性动作。锥体系是运动的发起者,与锥体外系相互协调确保运动的精确完成;在运动技巧习得后,则转由锥体外系进行管理。

(二)病理生理

1. 累及锥体系、锥体外系或小脑的损伤 常以单部位病变为主,也可有多部位损伤。

(1)锥体系损伤:多为大脑皮质(灰质)、锥体束(白质)损伤。可引起躯干及肢体的随意运动障碍,多见于痉挛型脑瘫,临床表现为全身性瘫痪或不同部位的瘫痪。

(2)锥体外系损伤:主要损伤部位为基底节、丘脑及海马等部位,可引起随意运动障碍、肌张力障碍、肌张力突然变化或忽高忽低,多见于不随意运动型脑瘫,常累及全身。

(3)小脑损伤:发生的部位不同,可导致共济失调、平衡障碍、震颤等,多见于共济失调型脑瘫,常累及全身。

2. 中枢神经系统发育障碍及先天畸形 主要包括脑干神经核、灰质神经元结构改变,白质神经纤维变化、髓鞘形成障碍、轴突受损、先天性小脑发育不全等。病变可累及语言、视觉或听觉中枢及传导通路,伴有语言、视觉、听觉障碍。

三、临床诊治

(一)症状

脑瘫核心表现为持续性运动障碍及姿势异常,可出现运动发育落后、平衡功能异常、日常生活活动能力受限。70%以上有其他伴随症状及共患病,包括智力发育障碍、癫痫、语言障碍、吞咽障碍、视听觉障碍等。

(二)临床分型

《中国脑性瘫痪康复指南(2022)》将脑瘫分为7型。

1. 痉挛型四肢瘫(spastic quadriplegia) 以锥体系受损为主,包括皮质运动区损伤。牵张反射亢进是本型的特征。四肢肌张力增高,上肢背伸、内收、内旋,拇指内收,躯干前屈,下肢内收、内旋、交叉、膝关节屈曲、剪刀步、尖足、足内外翻,拱背坐,腱反射亢进、踝阵挛、锥体束征以及肌张力检查时呈折刀征等。

2. 痉挛型双瘫(spastic diplegia) 症状同痉挛型四肢瘫,主要表现为双下肢痉挛及功能障碍重于双上肢。

3. 痉挛型偏瘫(spastic hemiplegia) 症状同痉挛型四肢瘫,表现为一侧肢体痉挛及功能障碍。

4. 不随意运动型(dyskinetic) 以锥体外系受损为主,主要包括舞蹈性手足徐动(chroeoathetosis)和肌张力障碍(dystonic)。本型肌张力可高可低(安静时降低,兴奋时增高),可随年龄改变。本型最明显特征是非对称性姿势,头部和四肢出现不随意运动,且夹杂多余动作,难以自控。

5. 共济失调型(ataxia) 以小脑受损为主,锥体系、锥体外系也可有损伤。主要特点是由运动觉和平衡觉障碍造成的不协调运动。肌张力可偏低、头部活动少、身体僵硬、可有意向性震颤及眼球震颤。

6. Worster-Drought综合征 是一种以先天性假性延髓(球上)轻瘫为特征的脑瘫,表现为嘴唇、舌头和软腭的选择性肌力减低,吞咽困难、发音困难、流涎和下颌抽搐。

7. 混合型(mixed types) 至少两型脑瘫典型症状混合存在。

(三)辅助检查

1. 头颅神经影像学检查 包括磁共振、CT、颅脑超声。

磁共振在缺血缺氧性脑病(hypoxic-ischemic encephalopathy,HIE)、脑室周围白质软化症(periventricular leukomalacia,PVL)等方面具有明显的优势。磁共振对判断脑瘫患儿预后有利,敏感度高于CT。

异常 CT 分为非脑畸形表现及脑畸形表现。非脑畸形表现主要有脑萎缩、脑室扩大、脑沟增宽、脑软化灶、脑积水、空洞形成等。脑畸形主要有脑裂畸形、巨脑回畸形、灰质异位等。

颅脑超声的最大优势是无创、便捷，可床边操作，对早产儿脑损伤中的脑室周围 - 脑室内出血具有特异性诊断价值。但图像存在盲区，图像完整性不及 CT 与 MRI，且对直径 <2mm 的极小病灶探查效果欠佳。

2. 脑电图（electroencephalogram,EEG） 应用于有惊厥病史患儿，不作为脑瘫病因学诊断的常规检查。

3. 脑干视、听觉诱发电位 疑有视、听觉损害者，可进行此项检查。

4. 遗传代谢病检查 若患儿伴有特定先天畸形，或面容异常、通贯掌等，并高度怀疑遗传代谢病时，应考虑该检查。

（四）诊断

1. 早期识别 脑瘫早诊断、早干预可最大程度利用其神经可塑性，优化运动、认知发育，提高患儿及照护者的生活质量。"脑瘫高风险状态"可在患儿 5 月龄前通过以下两点早期识别：①存在运动功能障碍：包括运动质量下降、神经系统异常、运动发育落后或异常；②满足至少 1 条附加标准：头颅神经影像学异常，或临床病史提示脑瘫风险。给予运动评估正常但存在非正常运动表现的婴儿高度关注。以下 4 个量表常用于早期筛查，也可配合其他检查用于脑瘫诊断。

（1）Alberta 婴儿运动量表（Alberta Infant Motor Scale,AIMS）：常用于 0~18 月龄患儿的神经系统检查，从俯卧、仰卧、坐、站 4 个体位下对患儿运动技能的获得即运动质量进行评定。操作简便，易于推广，得分低于 5% 则建议早期干预。

（2）Hammersmith 婴幼儿神经系统检查（Hammersmith Infant Neurological Examination,HINE）：常用于 2~24 月龄患儿的神经系统检查，包含了神经学检查、发育里程碑和行为三个方面，其中神经学检查包含脑神经功能、姿势、运动数量和质量、肌张力、反射与反应 5 个方面共 26 条内容，每条评分为 0~3 分，总分为 0~78 分。矫正月龄小于 5 月龄婴儿得分不足 73 分为异常，灵敏度为 90%，在安全可行的前提下联合 MRI 检测可提高对脑瘫高风险状态诊断的准确率。

（3）婴儿运动表现测试（Test of Infant Motor Performance,TIMP）：重点针对胎龄 34 周到纠正月龄 4 月龄具有高危因素的早产儿和脑损伤高危婴儿，用于筛查早期姿势和运动异常的婴儿。

（4）年龄与发育进程问卷（Ages and Stages Questionnaire,ASQ）：是一系列用于筛查和监测 1 月龄至 5 岁的婴幼儿发育状况的调查问卷，可判定婴幼儿发育状况是否和其年龄相符，是否需早期干预。

2. 明确诊断

（1）必备条件：包括中枢性运动障碍持续存在、运动和姿势发育异常、反射发育异常、肌力与肌张力异常。

1）中枢性运动障碍持续存在：婴幼儿发育早期抬头、翻身、坐、站和走等运动功能障碍，或发育显著落后。运动障碍具有持久性、非进行性，但并非一成不变，部分轻症患儿病情可随生长发育逐渐缓解，重症患儿可因失用等原因造成病情加重，最终可致关节畸形。

2）运动和姿势发育异常：应根据不同年龄段特点判断姿势发育是否异常，包括在各体位下的姿势异常，及运动模式异常。

3）反射发育异常：主要表现有原始反射延缓消失和立直反射、平衡反应的延迟出现或不出现，可有病理反射阳性。

4）肌力与肌张力异常：大多数患儿肌力降低。不同类型肌张力异常特征不一，可能会出现肌张力增高，或肌张力控制异常，如在兴奋或运动时增高，安静时减低。

（2）参考条件：存在引起脑瘫的病因学依据，或颅脑磁共振影像学（MRI）佐证。

（五）鉴别诊断

1. 发育迟缓 运动、认知、言语语言能力中任一项的发育里程碑出现延迟，也可能出现睡眠模式的变化。6 周龄时对声音或视觉刺激无反应、3 月龄时无社交反应、6 月龄时头控仍差、8 月龄时不会坐、12 月龄时不会用手指物、18 月龄不会走路和不会说单字、2 岁时不会跑和不能说词语、3 岁时不能爬楼梯或用简单的语句交流时应进行评估。

2. 孤独症谱系障碍　具有典型临床症状,至少含有以下表现中的 2 项:刻板或重复的运动动作、使用物体或言语;坚持高度相同的,缺乏弹性的或仪式化的语言或非语言行为模式;高度固定的兴趣,其强度和专注度异常;对感觉输入的过度反应或反应不足,或在对环境的感受方面有不寻常的兴趣。

3. 暂时性智力发育障碍　智力发育障碍(发育商 <70 分),个体是婴儿或 4 岁以下儿童,或个体由于感觉或躯体障碍(如失明、学语前聋)、运动障碍、严重的问题行为或并发精神行为障碍,无法进行智力功能和社会适应性行为的有效评估者。国际疾病分类(ICD)-11 应用 PIDD 取代了全面性发育迟缓(global developmental delay,GDD)的名称。

4. 发育性协调障碍　运动协调性的获得和执行低于正常同龄儿童应该获得的运动技能,动作笨拙、缓慢、不精确;这种运动障碍会持续而明显地影响日常生活、学业、工作,甚至娱乐;障碍在发育早期出现;运动技能的缺失不能用智力发育障碍或视觉障碍解释;也不是由脑瘫、肌营养不良和退行性疾病等引起的运动障碍。

5. 骨骼疾病、内分泌疾病、自身免疫病、遗传性疾病

（六）临床治疗

1. 药物治疗　包括降低肌张力的药物如地西泮、抑制不自主运动的药物如左旋多巴、神经肌肉阻滞剂、抗癫痫药物、改善骨密度药物、神经营养因子等。

2. 手术　痉挛型脑瘫肌张力增高,可有肢体畸形等表现,常见的手术治疗有骨性手术、肌腱手术、神经手术。骨性手术用于已经伴有四肢畸形的患儿,需在 12 岁后进行。选择性脊神经后根切断术(selective posterior rhizotomy,SPR),即在肌电诱发电位、神经阈值测定仪帮助下选择性切除 I a 类纤维,比例为 25%~50%,是目前常用的微创手术,用于降低肌张力,解除痉挛。严重挛缩、肌力差或伴共济失调为手术禁忌。术前术后进行康复评定、康复训练是功能改善的重要保障。

3. 癫痫管理　药物等控制癫痫临床发作、高度失律或睡眠癫痫等严重痫性放电,以防发生癫痫性脑损伤。药物治疗期间需定期复查肝功能,预防肝损伤;同时药物剂量需谨遵医嘱,不可自行增减药量或服药频率,不可自行停药或增加药物种类。目前也有手术、生酮饮食等治疗方法。

4. 髋关节管理　痉挛型脑瘫由于屈肌、内收肌过度紧张而伸肌、外展肌相对较弱,髋关节周围肌肉组织失衡,易造成髋关节脱位或半脱位。早期行髋关节外展位姿势管理,预防发育异常。2 岁以上的痉挛型脑瘫,需定期拍摄骨盆 X 线片监测髋关节直至骨骼成熟,若怀疑有脱位则需骨科随访。髋关节手术前、后进行康复治疗,术后行石膏或下肢矫形器固定以维持下肢外展位,牵伸痉挛肌肉;注重恢复髋关节及下肢的正常活动,同时持续开展非固定肢体的康复治疗。家庭康复应指导家长正确睡姿、抱姿及矫形器佩戴护理。

四、康复评定

脑瘫康复评定包括传统的神经肌肉评定、神经发育评定、日常生活活动功能评定、生活质量评定,以及 ICF 新理念下 ICF-CY 评定,是基于身体功能、身体结构、活动和参与、环境因素的多领域评定。

（一）神经肌肉评定

1. 肌力　儿童常用 6 级分法徒手肌力评定(manual muscle testing,MMT),需评定双侧肢体并对比。

2. 肌张力　常用改良 Ashworth 痉挛量表(Modified Ashworth Scale,MAS)、改良 Tardieu 痉挛量表(Modified Tardieu Scale,MTS)评定姿势性肌张力和运动性肌张力。超声弹性成像可量化评估脑瘫肌张力水平。

3. 反射　反射的过早消失或提早出现提示中枢神经系统损害,包括深反射、原始反射、病理反射。

4. 平衡 平衡功能包括静态、动态平衡,评定方法包括简易评定法、Fugl-Meyer 平衡功能评定等。

5. 运动协调性 协调功能评定包括观察法、协调性试验如指鼻试验、对掌试验等。

(二)神经发育综合评定

1. 粗大运动

(1)粗大运动功能分级系统(gross motor function classification system,GMFCS):为脑瘫专用量表,是根据患儿运动功能随年龄变化的规律所设计的一套分级系统,以自主运动为依据,尤其强调坐、转换及移动能力,能客观反映患儿的粗大运动功能发育情况。GMFCS 分为 5 个年龄组,包括 0~2 岁、2~4 岁、4~6 岁、6~12 岁和 12~18 岁,每个年龄组根据运动功能表现分为 5 个级别,Ⅰ 级为最佳,Ⅴ 级为最差。GMFCS(6~12 岁)各级别最高能力描述详见表 9-1。

表 9-1 GMFCS(6~12 岁)各级别最高能力描述

级别	最高能力描述
Ⅰ	能够不受限制地行走;在完成更高级的运动技巧上受限
Ⅱ	能够不需要使用辅助器具行走;但是在室外和社区内的行走受限
Ⅲ	使用辅助移动器具行走;在室外和社区内的行走受限
Ⅳ	自身移动受限;孩子需要被转运或者在室外和社区内使用电动移动器具行走
Ⅴ	即使在使用辅助技术的情况下,自身移动仍然严重受限

(2)粗大运动功能评定量表(Gross Motor Function Measure,GMFM):为脑瘫专用量表,分为 88 项和 66 项,评定患儿粗大运动功能随时间或干预而出现的改变。

(3)Peabody 运动发育量表(Peabody Develop Motor Scale,PDMS)粗大运动部分:对 6~72 月龄所有儿童的粗大运动功能进行评定,反映患儿相对于同龄正常儿童的粗大运动功能水平。12 月龄以下测试反射、姿势和移动能力,12 月龄及以上测试姿势、移动和实物操作能力。

(4)Gesell 发育诊断量表、贝利婴幼儿发展量表、Griffith 精神发育量表:用于粗大运动功能的评定。

(5)AIMS:用于可疑异常运动模式的监测。

2. 精细运动 包括手的精细运动功能、上肢精细运动功能和操作物体的能力。

(1)脑瘫儿童手功能分级系统(Manual Ability Classification System,MACS):为脑瘫专用量表,用于 4~18 岁患儿在日常生活中双手操作物品能力的分级评定。

(2)精细运动功能评定量表(Fine Motor Function Measure Scale,FMFM):主要评定患儿的精细运动功能水平,区分不同类型患儿精细运动功能的差别,也可评定患儿精细运动功能随月龄增长而出现的变化。

(3)PDMS 精细运动部分:用于评定 6~72 月龄的所有儿童的精细运动功能发育水平,可反映患儿相对于同龄正常儿童的精细运动技能水平。

(4)上肢技能质量评定量表(Quality of Upper Extremity Skills Test,QUEST):用于评定 18 月龄 ~8 岁患儿上肢运动技能质量。

(5)精细运动分级(Bimanual Fine Motor Function,BFMF):用于评定各年龄段的患儿的精细运动功能,可同时判断单手和双手功能,特别是单手功能。

3. 言语语言功能

(1)语言精神功能评定:S-S 语言发育迟缓评定法(Sign-Significate Relations,S-S)可用于脑瘫语言发育迟缓的评定。

(2)言语功能评定:汉语沟通发展评定量表(Chinese Communicative Development Inventorymandarin Version，CCDI）的两个分量表分别用于评定 8~16 月龄和 16~30 月龄患儿的言语功能；儿童神经心理发育量表语言能区和 Gesell 发育诊断量表语言能区可用于评定 0~6 岁脑瘫语言发育情况。

4. 认知评定

（1）智力功能评定：韦氏幼儿智力量表适用于 2 岁 6 个月 ~6 岁 11 个月儿童，韦氏儿童智力量表适用于 6~16 岁儿童，贝利婴幼儿发展量表适用于 0~30 月龄脑瘫早期智力评定，中国比内测验用于 2~18 岁脑瘫智力评定，Griffith 精神发育量表是诊断性量表，用于 0~8 岁儿童发育评定。

（2）气质和人格功能评定：包括失眠严重程度（睡眠障碍评定量表）和气质、性格的评定（Carey 儿童气质系列评定问卷和学龄前儿童气质性格量表）。

（三）日常生活活动功能评定

1. 儿童功能独立性评定量表（Wee-Functional Independence Measure，WeeFIM）　基于在独立生活中最必要的基本活动，对儿童功能独立性包括躯体、言语、认知和社会功能 4 个方面进行评定，适用于 6 个月 ~21 岁发育落后者。

2. 残疾儿童能力评定量表中文版　用于评定 6 月龄 ~7.5 岁儿童的日常生活活动能力（自理能力、移动能力和社会功能）、功能变化与年龄的关系；在评定早期或轻度功能受限的情况下更具优势；能有效地评定残疾儿童每个领域或能区的损伤情况，判断康复治疗疗效、制订康复计划和指导康复训练。

（四）生活质量评定

可使用儿童生存质量测定量表（the Pediatric Quality of Life Inventory Measurement Models，PedsQL）与脑瘫专用模块、KIDSCREEN 儿童青少年健康相关生存质量量表、儿童结果资料收集量表（Pediatric Outcome Data Collection Instrument，PODCI）、脑瘫儿童生存质量评价量表（Cerebral Palsy Quality of Life Questionnaire for Children，CP QOL-Child）等进行评定。

（五）ICF-CY 评定

《国际功能、残疾和健康分类（儿童与青少年版）》（International Classification of Functioning，Disability and Health，Children and Youth Version，ICF-CY）不仅强调功能的水平，还要注重儿童发育和发展水平。脑瘫 ICF-CY 核心分类为患儿的功能诊断、功能干预和功能评估提供了方法和工具。

脑瘫 ICF-CY 核心分类组合在考虑发育里程碑的基础上，5 个版本所含类目数不同，包括综合版核心分类组合、简明通用版核心分类、3 个年龄段简明版核心分类组合［6 岁以下、6~14 岁（含 6 岁）、14~18 岁（含 14 岁）］，使用者可根据不同需求选择对应版本。

（六）其他评定

了解患儿是否出现继发畸形，包括挛缩、脊柱侧弯、关节脱位、上下肢短缩等，必要时行 X 线等影像学检查，了解患儿是否需要配置矫形器。

五、康复治疗

康复治疗的目的在于帮助患儿在运动、认知、言语语言、社会适应等方面得到最大程度改善，充分发挥残存功能，促进患儿身心健康发展，提高生活质量，并积极融入社会。

（一）治疗原则

1. 早发现、早干预　出生后应定期体检，一旦发现发育神经学异常表现如反射异常、运动模式异常、运动发育落后等，应早期干预。

2. 定期评定　了解患儿生长发育状况、康复治疗疗效，便于治疗方案优化。

3. 综合性康复　以功能为核心，以目标为导向，采取多种康复手段，结合辅助技术，根据患儿身心发育需求，促进其全面发育。

4. 康复训练与日常生活相结合　将康复训练贯穿于日常生活中，使治疗日常化；同时可以增加康复运动游戏，提高患儿康复训练的兴趣和主动性。

（二）康复治疗方法

全面综合的脑瘫康复治疗可改善脑瘫儿童的运动、言语、行为和认知、社会交往与社会适应能力，优于单项治疗。痉挛型和共济失调型脑瘫的康复治疗以降低肌张力为基础，增强拮抗肌的收缩、扩大关节活动度；抑制异常姿势反射，学会主动运动；诱发随意性的、分离性的运动，鼓励进行自发的活动，提高平衡能力。不随意运动型脑瘫的康复治疗以抑制异常肌紧张和非对称姿势为基础，通过压迫、负重、抵抗等方法提高肌肉同时收缩能力进行持续性姿势控制，给予适当的刺激进行感觉强化教育以提高平衡能力。

1. 物理治疗　包括物理因子治疗和运动疗法。

（1）物理因子疗法

1）电疗法：①功能性电刺激疗法：改善中枢神经系统对运动功能的控制能力，用于改善站立、步行能力、手功能。②经颅直流电刺激：利用恒定、低强度直流电调节大脑神经元活动，可缓解肌肉痉挛，改善粗大运动能力。③深部脑刺激：借助立体定向手术，将刺激电极植入大脑深部，对特定核团进行慢性刺激达到改善肌张力的目的。苍白球内侧核是目前首选靶点。

2）水疗：通过水的温度刺激、机械刺激和化学刺激进行治疗，既是一种运动疗法，又是一种物理因子疗法，包括涡流浴、气泡浴、伯特槽浴、步行浴，其中步行浴在浴槽内可进行各种体位训练。在运动治疗、言语治疗、作业治疗前进行水疗最佳。

3）生物反馈疗法：生物反馈疗法可促进脑瘫儿童自主调节肌张力的能力，增强肌肉功能。根据肌张力水平选择降低神经肌肉兴奋性的松弛训练或提高神经肌肉兴奋性的功能性。

4）传导热疗法：儿童常用石蜡涂抹法，促进血液循环，改善肌肉营养，松解肌腱挛缩，适用于肌肉痉挛的患儿。

（2）运动疗法：基于儿童运动发育的规律，以主动运动、诱发运动为主，抑制异常运动模式，同时诱导正常运动模式，促进患儿运动协调性、维持正常姿势，促进左右对称的姿势和运动，并对患儿的功能障碍进行处理。运动疗法主要选择采用多种技术与方法的联合运用，要点在于头部的控制、翻身、坐、站立以及步行训练。

1）强制性诱导运动疗法（constraint-induced movement therapy，CIMT）：限制健侧肢体，同时强化患侧使用。脑瘫所致不对称性上肢功能障碍的康复治疗包括：①重复性任务—导向训练；②坚持增强行为策略；③限制健侧、强迫使用患侧。健侧限制通常采用悬吊带、无指手套等方法。

2）任务导向性训练（task-oriented training，TOT）：制定"功能性任务"，基于运动控制理论，应用有针对性的主动任务性训练，改善运动功能，并强调将训练获得的功能向环境适应转化。要求患儿通过主动的尝试，获得完成目标任务的方法（而不是单一的肌肉激动模式），以完成功能性任务；结合其他康复训练，可以有效改善脑瘫患儿的肌力、步态、平衡功能及手功能，提高生活自理能力。

3）情景聚焦疗法（context-focused therapy）：通过改变任务或环境的限制，鼓励脑瘫患儿在自然环境下进行训练，允许使用患侧进行代偿，以促进其功能表现。

4）牵伸训练：可作为预防因痉挛引起继发的肌肉、肌腱甚至骨关节畸形的一种方法

2. 作业治疗　针对患儿的上肢、手功能障碍，以及脑瘫的伴随问题（如行为异常、学习障碍、精神发育迟滞），通过姿势控制训练、上肢功能训练、认知功能训练、生活能力训练、环境改造、感觉统合治疗、辅助器具和矫形器使用等方法，使患儿逐渐学会处理自身问题的能力。

3. 言语治疗　根据患儿具体的言语功能障碍，制定言语治疗的方法，常用方法包括：呼吸运动训练、构音器官运动训练、发声训练、语言沟通能力训练、日常生活交流能力的训练、读写能力训练、利用语言交流辅助器具进行交流的能力训练。

4. 肉毒毒素注射　对于痉挛型脑瘫，痉挛的控制是改善其运动控制，预防髋关节脱位、关节挛缩等继发畸形的基础。肉毒毒素能安全、有效缓解局灶性肌肉痉挛，局部注射后配合康复训练，可以改善患儿的步态与功能。

肉毒毒素注射的主要目的是通过降低脑瘫痉挛肌肉的过度活动,创造一个干预时间窗,以提高患儿的运动和活动表现能力。根据患儿的临床症状及异常姿势找出相关痉挛靶肌群,从而确定注射部位。在超声、肌电图、电刺激等辅助下定位,注射到靶肌肉的神经肌肉接头高密度区域。目前 A 型肉毒素(botulinum neurotoxin A,BoNT-A)应用较为广泛。每次注射最大总剂量<400U,根据功能障碍程度,确定具体剂量。每次大肌内注射的最大剂量为 6U/kg,小肌内为 2U/kg,每个注射位点的最大剂量50U。重复注射应至少间隔 6 个月。首次注射效果最好,其后续疗效可能随着患儿注射次数的增加而降低。肉毒毒素注射后联合肌肉牵伸、力量训练及上肢功能目标训练等康复治疗提高疗效。

5. 家庭康复　家庭康复是医疗机构康复的延伸,根据患儿具体功能缺陷,结合家长的问题和要求,制订训练计划。可借助家庭环境建立运动内容丰富的游戏环境,开展早期、强化、丰富而具体的目标导向运动训练,提高患儿对康复治疗的接受性与主观能动性,强化自发运动潜能。提倡医疗康复与教育康复相结合,鼓励家长的合作和参与。

6. 康复辅具　康复辅具可根据不同类型、年龄、瘫痪部位及不同目的进行适配。脑瘫患儿可采用日常生活辅具如轮椅、治疗性辅具如弹力带、矫形器如踝足矫形器(ankle foot orthoses,AFO)等辅助器具提升其运动能力、改善日常生活自理能力、预防继发畸形等。提倡制作和使用简单易行的辅助器具。近年来,随着人工智能的快速发展,各种高端智能康复机器人相继出现,联合虚拟现实技术与人机交互界面,增加康复训练的趣味性,提高患儿的依从性,有助于提升康复治疗疗效,节省人力成本。但康复机器人价格昂贵,目前应用并不广泛。

7. 中国传统疗法　包括推拿、按摩、针灸、中药熏洗等。

8. 其他治疗　包括多感官刺激治疗、游戏及文体治疗、音乐治疗、虚拟现实康复训练、运动想象。

9. 向成年期过渡康复治疗　随着年龄的增长,患儿逐渐向成年期过渡。家长需在前期重点培养患儿独立使用移动辅具的能力,生活会自理,包括进食、穿脱衣、洗漱等;加强社交能力与社会服务参与能力;注重患儿的兴趣培养,尊重患儿意愿,学一技之长。

10. 脑瘫共患癫痫的康复治疗　遵循循序渐进原则,考虑患儿病情和体质承受能力;谨慎使用物理因子治疗等可能诱发癫痫发作的疗法。一旦出现癫痫急性发作或加重,应立即暂停所有康复,控制癫痫发作,治疗原发疾病;持续存在发作间期痫样放电的脑瘫,需定期进行脑电图随访及发育、认知功能评估。

六、预后

脑瘫患儿的预后与脑损伤的部位、程度、功能障碍严重程度、开始进行康复治疗的年龄、治疗的依从性等均相关。由于临床表现各异,预后差别很大,可通过以下指标粗略判断脑瘫的预后。

(一)脑损伤程度

重症患儿由于运动功能障碍、进食困难、身体虚弱,加之合并有多种并发症,因此预后较轻症患儿差。

(二)原始反射

对于 1 岁以上患儿,可观察:①非对称性紧张性颈反射;②颈翻正反射;③对称性颈紧张性反射;④伸肌伸张反射;⑤紧张性迷路反射;⑥足放置反射;⑦拥抱反射。上述每项阳性反应得 1 分,0 分预后好,1 分预后要慎重考虑,总分 2 分及以上提示预后不良。

(三)运动发育

大部分 2 岁前出现降落伞反射者、能独坐的患儿最终可独立行走;2 岁前不能坐,但能翻身的患儿,可能在 6 岁前获得独立步行能力。若 2 岁时仍不能坐,不能爬,则患儿基本上丧失独立行走的能力。患儿如 3 岁前还没有形成优势手,或上肢仍不能超过躯干中线活动,则其上肢功能预后不良。4岁不能独坐或 6 岁仍不能独立跪立行走,是将来不能独立行走的可靠指标。偏瘫患儿多在 18~21 月龄会走。

（四）并发症

认知损害越严重,则语言言语障碍发生率越高,程度越重。而不能控制的癫痫会加重各种形式的交流困难。

脑瘫需要全生命周期的健康护理,早期发现、早期康复治疗,抑制异常运动发育,防止挛缩和畸形,注重功能训练,学会生活自理以顺利过渡到成年期。

（杜　青）

思考题

　　1. 脑性瘫痪的分型和特点有哪些?
　　2. 脑性瘫痪明确诊断的必备条件和参考条件分别是什么?

第二节　发育迟缓

09章02节

扫码获取
数字内容

【本节要点】

　　1. 婴幼儿在正常发育过程中,其运动、认知、言语语言能力中任一项的发育里程碑没有达到相应年龄段应有的水平,称为发育迟缓。

　　2. 发育迟缓是一种描述性诊断,通常在未明确原发性疾病时作出暂时性、过渡性的诊断。

　　3. 发育迟缓可依据发育里程碑是否延迟或发育量表检查的结果进行诊断。

　　4. 只有1项标志性的发育指标落后,或发育量表检查有1个功能类目分值低于2个标准差,其他类目正常时,可诊断为发育迟缓。

　　5. 遵循早期识别、早期干预的原则,重视多种康复治疗方法的应用,鼓励开展家庭康复治疗。

一、概述

（一）定义

发育迟缓,又称为发育指标延迟或发育里程碑延迟,是指婴幼儿在正常发育过程中,其运动、认知、言语语言能力中任一项的发育里程碑,如站立、步行和语言表达能力等出现延迟。同时,睡眠模式异常也被认为是发育迟缓的一种类型。全球范围内患病率为5%~15%,男女比例约为1.5~4.7∶1。

发育迟缓是一种描述性诊断,通常原发性疾病未明确时作出的过渡性诊断。随着检查深入或病情进展,诊断明确时则不再使用发育迟缓的诊断。

（二）病因

发育迟缓受遗传因素和环境因素共同影响。

　　1. **遗传因素**　婴幼儿的生长发育受遗传因素影响,发育的特征、潜力均与遗传存在关联。研究显示,发育迟缓主要与染色体和基因的变异相关。

　　2. **孕期因素**　母亲年龄、多胎妊娠、孕期射线、烟草或毒物暴露等均与发育迟缓相关。此外,妊娠期高血压、糖尿病、先兆流产等也可能与子代发育迟缓有关。

　　3. **个体因素**　早产、低出生体重、新生儿窒息、宫内窘迫以及新生儿缺血缺氧性脑病的新生儿易发生发育迟缓。出生后营养不良、超重等也是粗大运动发育迟缓的危险因素。

　　4. **家庭环境因素**　父母的教育水平、家庭社会经济水平、父母陪伴、屏幕暴露时间等也可能与发育迟缓的出现相关。

NOTES

二、发育里程碑及病理生理

(一) 发育里程碑

发育里程碑是发育监测中常用的指标,正常儿童的运动发育里程碑,见表9-2。

表9-2　正常儿童的粗大和精细运动发育里程碑

粗大运动	年龄	精细运动	年龄
悬垂俯卧位		紧握拳	1月龄
头完全下垂	新生儿	手张开	3月龄
头在躯干水平片刻	6周	看自己的手	3~5月龄
头保持在躯干水平	2月龄	两手凑到一起	4月龄
头保持在躯干水平以上	3月龄	抓住脚	5月龄
俯卧位		主动抓握	5月龄
头转向一侧	1月龄	倒手	6月龄
抬头片刻	1月龄	尺侧手掌抵握积木	5~6月龄
抬头45°	2月龄	桡侧手掌抓握积木(大鱼际)	6~8月龄
抬头90°	3~4月龄	手指抓握积木(拇指近端)	8~10月龄
前臂支撑	3~5月龄	成熟手指抓握积木(拇指远端)	10~12月龄
手支撑(肘伸展)	5~6月龄	示指接近小丸、以拇食指捏取	10月龄
牵拉坐起		主动放下	10月龄
头完全后滞、圆背	新生儿	扔	10~13月龄
头稍后滞	3月龄	搭2块积木的"塔"	13~15月龄
头无后滞、背伸直	5月龄	搭4块积木的"塔"	18月龄
头主动抬起	6月龄	搭6~7块积木的"塔"	2岁
坐		搭10块积木的"塔"	3岁
扶坐-圆背	新生儿		
扶坐-背伸直	5月龄		
手支撑坐	6~7月龄		
独坐	7月龄		
站和走			
支撑部分体重	3月龄		
支撑大部分体重	6月龄		
牵拉站起	9月龄		
扶家具侧行	11月龄		
牵一只手走	12月龄		
独走	13月龄		
走稳	15月龄		
跑	2岁		
上下楼			
两步一台阶	2岁		
一步一台阶上楼	3岁		
一步一台阶下楼	4岁		
双脚跳	2.5岁		
单脚跳	4岁		
单脚站	4岁		

语言发育方面,8~9月龄婴儿可理解父母的语言与手势,1岁以后能将语言联系到具体事物,并开始说出有意义的词。5岁时可掌握汉语的基本发音,6岁时可以流利地完成交流。

(二)病理生理

大多数发育迟缓的病理生理学机制尚不明确。约30%发育迟缓患儿存在头颅MRI影像异常,多为脑萎缩和脑白质软化。

三、临床诊治

(一)临床特征

1. 症状　根据不同的发育迟缓类型,患儿可表现为运动、认知、语言或睡眠等单一因素发育落后于同龄儿童发育水平。

(1)运动发育迟缓:临床上最多见,分为粗大运动与精细运动两个方面。粗大运动发育迟缓主要表现为头控、独坐、独站、独走等能力的延迟,6月龄头控仍差,18月龄不会走路,2岁不会跑,3岁不会爬楼梯;精细动作发育迟缓可表现为抓握时不会松开、手眼协调落后,不会握笔、翻书、搭积木等,12月龄时仍无法用手指物。

(2)认知发育迟缓:可表现为6周龄时对声音或视觉刺激无反应,3月龄时无社交反应,随着年龄的增长未及时出现眼神交流,不会笑,不能区分家庭成员。

(3)语言发育迟缓:主要表现为18~36月龄时无法有意识地叫"爸爸""妈妈"。

(4)睡眠模式发育迟缓:表现为新生儿期每日睡眠时长小于8小时,或新生儿期后每天睡眠时间过长,清醒时间不足2小时。

2. 体征　体格检查内容需包括一般情况检查、神经系统检查、脊柱和四肢检查,观察患儿在各种体位下的姿势和反应。大多数患儿无明显姿势异常,仅少数患儿可出现一过性轻微踮足。运动发育迟缓患儿可有肌力、肌张力偏低。多数患儿无反射异常,部分患儿可出现握持反射消失延迟或病理反射阳性。

(二)辅助检查

1. MRI　运动发育迟缓患儿的头颅MRI可见额叶脑外间隙增宽、脑室扩大、脑萎缩或脑室周围白质软化;语言发育迟缓患儿的头颅MRI可见颞叶脑外间隙增宽和脑白质偏少;部分患儿头颅MRI检查可完全正常。

2. 听视觉脑干诱发电位　建议可能存在视觉、听觉障碍的患儿进行。

3. 脑电图　伴有惊厥者应行脑电图检查。

4. 其他　建议可能存在遗传代谢疾病的患儿行血糖、血氨、肝功能、肌酸磷酸激酶、血清甲状腺素等血生化检查,必要时可进行基因检测。

(三)诊断与鉴别诊断

1. 诊断　可依据发育里程碑是否延迟或相关发育量表检查的结果进行诊断。

(1)依据发育里程碑:有1项标志性的发育指标/里程碑(如竖头、坐、站、走和语言等)没有达到相应年龄段应有水平。如6个月不能竖头,8个月不能独坐,18个月不能独走,可诊断为运动发育迟缓。18个月不会说单字可诊断语言发育迟缓。

(2)依据发育量表:发育量表检查有1个功能类目分值低于2个标准差,而其他类目均正常时,可诊断发育迟缓。

2. 鉴别诊断

(1)全面性发育迟缓:对于5岁以下的儿童,同时存在运动与认知或社会适应能力两个以上发育迟缓,可被认为是全面性发育迟缓。

(2)脑性瘫痪:是指一组持续存在的导致活动受限的运动和姿势发育障碍症候群,主要由胎儿或婴幼儿发育中的脑部非进行性损伤引起。脑瘫患儿具有明确的脑部损伤证据,肌张力、反射异常较运动发育迟缓的患儿更为严重。

（3）孤独症谱系障碍：本病存在特征性的社会沟通及社会交往的缺失，重复、刻板行为，兴趣狭窄，在发育早期出现，且可造成严重的社交功能障碍。

（四）临床处理

1. 早期多学科协作治疗　发育迟缓的临床处理需要由康复医学科、营养科、儿神经内科、儿童发育行为科、儿童心理科及其他相关学科共同进行。

2. 对症干预　发育迟缓患儿营养摄入不足的风险较高，应保证患儿每日能量、蛋白质、维生素 D 等摄入达到年龄推荐量。有行为问题的患儿可采取行为矫正治疗、心理治疗。

3. 尚没有确切的证据支持发育迟缓患儿行神经营养因子治疗、高压氧治疗。

四、康复评定

（一）运动发育评定

评定患儿运动质量、运动功能和运动发育水平，常用的评定方法有 Alberta 婴儿运动量表（Alberta Infant Motor Scale，AIMS）和 Peabody 运动发育量表（Peabody Developmental Motor Scales，PDMS）。

1. Alberta 婴儿运动量表　包含有 58 个项目，分为俯卧位、仰卧位、坐位及站立位 4 个分量表。详见本章第一节。

2. Peabody 运动发育量表　目前在儿童早期干预领域中应用广泛，适用于 0~72 月龄的儿童。详见本章第一节。

（二）语言发育评定

患儿的语言发育水平和构音功能需进行评定，常用的评定方法有语言发育迟缓检查法、Peabody 图片词汇测验、Frenchay 构音障碍评定等。

（三）认知发育评定

根据患儿的年龄采用标准化评定量表对患儿认知能力进行评定，常用丹佛发育筛查测验、Gesell 发育诊断量表、贝利婴幼儿发展量表和韦氏学前儿童智力量表。

五、康复治疗

（一）运动发育迟缓

早期康复治疗能够显著促进运动发育迟缓患儿肌肉骨骼发育、脑运动中枢发育与正常运动能力的发展，增加患儿与周围环境的交流频率，有助于促进其认知发育。

1. 体位摆放　正确的体位摆放和姿势管理可有效地提高患儿的刺激应激，预防颅骨不对称，促进正确运动模式的形成，预防异常肌张力的出现。建议早产患儿颈部、躯干及四肢经常保持屈曲位，促进屈肌的发育。有胃食管反流的患儿推荐置于俯卧位。体位摆放时，要注意避免无支持/边界、边界太小/太大的体位，避免异常姿势，避免头始终偏向一侧。

2. 运动疗法　早期运动疗法可促进患儿运动皮层活动，使大脑运动系统发育和细化、神经可塑性最大化，产生有效功能，同时促进肌肉，韧带、骨骼的生长发育。对于运动发育迟缓患儿，应结合日常生活活动进行粗大运动功能的训练。

目标 - 活动 - 运动环境（goals -activity-motor enrichment，GAME）疗法 GAME 疗法是基于现代运动学习原理，以家庭为中心的康复治疗方式。根据父母的需求和患儿所面临的问题制定训练方案，将运动训练、家长教育和丰富的儿童学习环境相结合。运动训练包括蹲、站、坐等。家长教育包括患儿的发育、喂养、睡眠、玩耍等。每周至少进行 1~2 次，每次 30~90 分钟。

3. 作业治疗　对于精细运动发育落后的患儿，可进行抓握、抛接、画画等精细运动功能训练。

4. 肌内效贴　通过改善感觉输入、促进贴扎处的肌肉收缩，或通过贴布的张力，促进筋膜的活动度，最终达到引导患儿的主动运动的目的。

5. 中国传统疗法　针对性的取穴推拿可促进患儿粗大运动的发育，提高总体运动水平。

（二）语言发育迟缓

可进行发音准备训练、发音训练、手势符号训练、文字训练、交流训练等,促进患儿的语言发育。

1. 发音准备训练 适用于发音困难、吐词不清、存在构音障碍的患儿。对患儿进行呼吸训练以及口周、舌、上下颌肌肉力量、协调性和运动控制训练,为正确发声打下基础。

2. 发音训练 按照语言发育的规律进行发音训练,从双唇音开始,逐步推进至元音和元辅音结合;再过渡到单词、句子或短文训练。

3. 手势符号训练 对中、重度语言发育迟缓的患儿可将手势符号训练作为导入,逐步过渡到幼儿语、口语训练。

4. 文字训练 适用于言语理解与表达发育均迟缓的患儿。包括文字形状辨别、文字符号与意义的结合、文字符号与音声的结合等。

5. 交流训练 交流训练目的在于帮助患儿参与社会活动,鼓励其与其他孩子一起活动,在游戏中应用所学词汇和语句,增进其日常生活交流能力,促进语言发育。

（三）认知发育迟缓

1. 感觉统合训练 认知来源于感觉器官与周围环境的交互,将感觉信息向中枢系统输送。感觉统合训练强调多种感觉来源共同刺激,能够促进患儿对外界环境的认知和脑发育,可用于辅助治疗认知发育迟缓。

2. 电脑辅助认知训练 电脑能够呈现文字、图形、动画以及色彩,可吸引患儿注意力,提高学习积极性。适用于认知能力达到两岁的儿童。

3. 艺术治疗 艺术治疗能显著改善认知发育迟缓患儿的基础认知、注意力和记忆力。包括音乐治疗、美术治疗和戏剧治疗。

（四）睡眠模式发育迟缓

患儿入睡困难、睡眠维持时间短,不利于患儿神经、运动、免疫等各系统的正常发育,易诱发情感或行为问题。睡眠时间过长则会减少体力活动和与照护者的交流,影响运动与认知发育。睡眠模式发育迟缓的康复治疗方法包括行为疗法与健康宣教。

1. 行为疗法 指导照护者调整与患儿的互动,对适当睡眠行为进行正强化,减少或撤销训斥、惩罚等负强化。

2. 健康宣教 向照护者强调正常睡眠习惯的建立与行为控制的重要性。在生活中照护者可采用安抚物或患儿依赖的条件,如奶嘴、娃娃、轻拍、抚摸等帮助睡眠启动困难儿童入睡;对于睡眠不安的情况,可指导照护者在患儿进入睡眠时尽量避免过度参与和干扰。

六、预后

70% 以上的发育迟缓预后良好,但仍约有 15% 的患儿难以改善,部分患儿发展为全面性发育迟缓(约占 6.30%)、脑瘫(约占 4.50%)或孤独症谱系障碍(约占 0.9%)。母孕期贫血、吸烟、吸毒,产前和产后抑郁,亲密伴侣暴力,早产、低出生体重、营养不良,缺乏父母教育等因素可能与不良预后有关。此外,需重视"预警特征"对预后的影响,包括听力和 / 或视力障碍、已习得技能的倒退、持续肌张力减退或高肌张力、不对称运动、头围异常等。

发育迟缓是发展为神经发育障碍或综合征的一个重要的风险因素。早发现、早诊断以及早期康复干预可有效促进发育迟缓患儿的发育。发育迟缓患儿应进行定期规范的随访。

（杜　青）

思考题

发育迟缓的诊断要点有哪些?

NOTES

第三节　孤独症谱系障碍

【本节要点】

1. 孤独症谱系障碍是一组以不同程度的社会交往障碍、兴趣狭隘、重复刻板行为以及感知觉异常等为主要特征的神经系统发育障碍性疾病。

2. 孤独症谱系障碍的心理行为评定量表包括修订版婴幼儿孤独症筛查量表、儿童孤独症评定量表等,运动评定常用 Peabody 运动发育量表。

3. 孤独症谱系障碍康复治疗包括应用行为分析疗法、作业治疗、结构化教学法、图片交换交流系统、人际关系发展干预、社交能力训练、运动干预。

4. 孤独症谱系障碍康复治疗原则:早期长程、科学系统、个性化训练、家庭参与、合理使用原则。

5. 孤独症谱系障碍的计算机辅助康复是目前不可或缺的部分,如共同注意力训练系统结合应用性行为分析和回合试验教学的训练模式,提高患者共同注意力。

一、概述

(一)概念

孤独症谱系障碍(自闭症,autism spectrum disorder,ASD)是一组以不同程度的社会交往障碍、兴趣狭隘、重复刻板行为以及感知觉异常等为主要特征的神经系统发育障碍性疾病。

(二)病因

迄今为止,孤独症的病因及发病机制尚未完全明确,多被认为是带有遗传易感性的个体在特定环境因素作用下发生的疾病。

1. 遗传学病因

(1)孤独症相关的染色体异常——拷贝数变异:多篇文献均报道了染色体畸变与孤独症的密切相关性,其中 15 号染色体和 X 染色体的异常是报道最多的。

(2)孤独症的易感基因研究:① 7 号染色体上的候选基因;② 15 号染色体上的潜在基因;③ *SHANK* 基因。

2. 环境因素　各种不同的非特定的风险因素,例如高生育年龄、低出生体重或胎儿期接触丙戊酸钠,均可能是孤独症谱系障碍的风险因素。

二、临床表现

1. 社会交流交往障碍　在社会交流交往方面存在质的缺陷,在言语交流和非言语交流方面均存在障碍,其中以言语交流障碍最为突出,通常是儿童就诊的最主要原因。

2. 兴趣狭窄和刻板重复的行为方式　常见表现有:①兴趣范围狭窄和不寻常的依恋行为,例如迷恋看电视广告、天气预报、旋转物品、排列物品或听某段音乐、某种单调重复的声音等,对非生命物品可能产生强烈依恋,如瓶、盒、绳等都有可能让儿童爱不释手,随时携带。②行为方式刻板重复,常坚持用固定方式做事,拒绝日常生活规律或环境的变化,如坚持走一条固定路线,坚持把物品放在固定位置,拒绝换衣服或只吃少数几种食物等。③仪式性或强迫性行为,常出现刻板重复、怪异的动作,如重复蹦跳、拍手、将手放在眼前扑动和凝视、用脚尖走路、反复闻物品或摸光滑的表面等等。

3. 其他表现　常伴有睡眠障碍、精神发育迟缓、注意障碍、运动发育迟缓、感知觉异常、自笑、情绪不稳定、冲动攻击、自伤等行为;认知发展多不平衡,音乐、机械记忆、计算能力相对较好甚至超常;还有一部分儿童伴有抽动秽语综合征、癫痫、脑瘫、感觉系统损害、头围超大等。

三、临床诊治

孤独症谱系障碍诊断主要通过详细询问病史、精神检查、体格检查、心理评定和其他辅助检查,由临床医生根据诊断标准作出诊断。

（一）诊断

1. 询问病史　详细了解儿童生长发育过程，对发育落后及异常的领域进行仔细询问，并收集孕产史、家族史、既往疾病史和就诊史等资料。

2. 精神检查　主要采用观察法，在自然情境下观察儿童的表现，结合同理心、依恋反应、游戏互动、交流等方面的反应综合判定。

3. 体格检查　主要是躯体发育情况，如头围、身高、体重、面部特征，有无先天畸形，有无视听觉障碍，是否有神经系统阳性体征等。

4. 辅助检查　可根据临床表现有针对性地选择实验室检查，包括电生理检查（如脑电图、诱发电位）、影像学检查（如头颅 CT 或磁共振）、遗传学检查（如染色体核型分析、脆性 X 染色体检查）、代谢病筛查等。

（二）诊断标准

《精神障碍诊断与统计手册》第 5 版（DSM-5）中的 ASD 诊断标准：

DSM-5 将 ASD 的 2 个核心领域的 7 项标准详细列出，ASD 的诊断需要满足社会交往和沟通障碍领域的全部 3 项标准，以及狭隘兴趣与刻板行为领域 4 条标准中的至少 2 条标准。

（1）诊断标准 A：在多种场所下，社交交流和社交互动方面存在持续性的缺陷，表现为目前或历史上的所有下列情况（以下为示范性举例，而非全部情况）：①社交情感互动中的缺陷；②在社交互动中使用非语言交流行为的缺陷；③发展维持和理解人际关系的缺陷。

（2）诊断标准 B：受限的、重复的行为模式、兴趣或活动：①刻板或重复的躯体运动，使用物体或言语；②坚持相同性，缺乏弹性地坚持常规或仪式化的语言或非语言的行为模式；③高度受限的、固定的兴趣，其强度和专注度方面异常；④对感觉输入的过度反应或反应不足，或在对环境的感受不同寻常的兴趣。

（3）诊断标准 C：症状必须存在于发育早期（但是，直到社交需求超过有限的能力时，缺陷可能才会完全表现出来，或可能被后天学会的策略所掩盖）。

（4）诊断标准 D：这些症状导致社交、职业或目前其他重要功能方面的有临床意义的损害。

（5）诊断标准 E：这些症状不能用智力障碍（智力发育障碍）或全面发育迟缓来更好地解释。智力障碍和孤独症（自闭症）谱系障碍经常共同出现，作出孤独症（自闭症）谱系障碍和智力障碍的合并诊断时，其社交交流应低于预期的总体发育水平。

四、康复评定

（一）心理行为评定

1. 常用行为筛查量表　孤独症行为量表（Autism Behavior Checklist，ABC）。

2. 常用诊断量表　儿童孤独症评定量表（Childhood Autism Rating Scale，CARS）：适用范围 2 岁以上。

3. 发育评定及智力测验量表　常用的发育评定的量表有 Gesell 发育诊断量表（Gesell Developmental Diagnostic Scale，GDDS）等。

（二）运动评定

常用 Peabody 运动发育量表（Peabody Developmental Motor Scale，PDMS-2）：该量表分为粗大运动和精细运动两部分。

五、康复治疗

（一）治疗原则

1. 早期长程　应当早期诊断、早期干预、长期治疗，强调每日干预。对于可疑的儿童也应尽早及时进行康复教育干预。

2. 科学系统　既包括针对孤独症核心症状的干预训练,也包括促进儿童身体发育、疾病防治、减少干扰行为、促进智能发育、提高生活自理能力和社会适应能力等方面的训练。

3. 个性化训练　针对 ASD 儿童在症状、智能、行为等方面的问题,在评定的基础上开展有计划的个性化训练。

4. 家庭参与　给予儿童家庭全方位的支持和教育,提高家庭参与程度,帮助家庭评定教育干预的适当性和可行性,并指导家庭选择科学的训练方法。

5. 合理使用原则　以促进交流为核心,理解容忍不良行为,改变不良行为,培养正常行为、发现培养与转化特殊能力,建立治疗教育计划和疗效观察记录,将家庭训练置于专业指导之下。

(二) 主要治疗的方法

1. 应用行为分析疗法(applied behavioral analysis therapy,ABAT)　是迄今为止最广为人知的综合干预模式之一。

2. 作业治疗　目的是改善孤独症儿童对感觉刺激的异常反应、运动协调能力及认知障碍,提高认知水平;培养孤独症儿童的兴趣,提高日常生活活动能力。

3. 结构化教学法　以认知、行为理论为基础,针对孤独症儿童在语言、交流及感知觉运动等方面的缺陷进行有针对性的训练。

4. 图片交换交流系统　主要目的是教儿童学会图片这种简单易学的沟通方法,促进他们有意义地交流以及提高交流的主动性。

5. 人际关系发展干预(relationship development intervention,RDI)　是人际关系训练的代表,着眼于孤独症儿童人际交往和适应能力的发展。通过父母与儿童之间的各种互动,促进其交流能力,特别是情感交流能力。

6. 社交能力训练(social skill training,SST)　目的是提高孤独症儿童的社会交往能力。可进行对视训练、面部表情训练、共享注意训练、模仿训练、用手与人交流训练、拥抱训练、游戏训练、轮流等待训练等。

7. 运动干预　主要包括:①体育活动干预;②运动技能干预;③马辅助干预;④水上运动干预;⑤体育电子游戏干预;⑥体育课程干预。

(三) 早期干预方法

1. 早期干预地板时光是将人际关系和社会交往作为训练的主要内容。

2. 文化游戏介入主要是以文化学习有关的能力为主要的介入目标,包括社会性趋向、相互调控、模仿、意图解读、社会性参照、游戏、分享式注意力等。

3. Denver 模式(ABA+ 人际关系干预)课程覆盖领域包括语言、联合注意、社交互动、精细运动、粗大运动、模仿、认知、游戏、生活自理。

(四) 计算机辅助康复

共同注意力训练系统　以共同注意力干预方法为指导,结合应用性行为分析(Applied Behaviour Analysis,ABA)和回合试验教学(Discrete Trial Training,DDT)的训练模式,采用阶段式康复设计理念,通过触控人机交互和多媒体动画技术的形式,设计并实现共同注意力评定与干预平台。

(五) 其他干预方法

社交故事、语言训练、听觉统合训练以及辅助沟通系统。

(六) 药物治疗

1. 作用于多巴胺系统的药物,如氟哌啶醇等。

2. 作用于 5-HT 系统的药物,如利培酮等。

3. 中枢神经兴奋剂,如哌甲酯等。

六、预后

孤独症谱系障碍预后范围极大,从保持无语言状态到能够独立生活工作等有极大的不确定性。

(陈卓铭)

思考题

何为孤独症谱系障碍?

第四节　先天性肌性斜颈

扫码获取
数字内容

【本节要点】

1. 先天性肌性斜颈是指一侧胸锁乳突肌先天性纤维化挛缩,导致头颈部偏斜,同时伴有面部不对称的一类疾病。

2. 先天性肌性斜颈可于生后2周内触及患侧胸锁乳突肌椭圆形或梭形肿块,质地硬,不红,无压痛,随胸锁乳突肌移动。

3. 先天性肌性斜颈患儿的胸锁乳突肌超声图像表现为患侧肌肉中下段呈梭形增粗,肌肉条纹增粗、变短、扭曲、中断,内部可及肿块回声。

4. 先天性肌性斜颈的康复治疗应遵循早期诊断、早期治疗的原则,包括牵伸、主动活动训练、对称性运动训练、手法治疗、肌内效贴等。

5. 家庭康复对于先天性肌性斜颈治疗至关重要,应指导家长在养育中注意促进患儿对称性运动的发育,预防继发性颅面部畸形、斜头畸形。

一、概述

(一)定义

先天性肌性斜颈(congenital muscular torticollis,CMT)是指一侧胸锁乳突肌先天性纤维化挛缩,导致头颈部偏斜,同时伴有面部不对称的一类疾病。

(二)流行病学

本病发病率为0.3%~3.92%,是儿童常见的先天性骨骼肌肉系统疾病。

(三)病因

本病病因尚不明确,目前认为可能与子宫内挤压、胸锁乳突肌胚胎发育异常、遗传因素等有关。

二、解剖及病理

(一)解剖

胸锁乳突肌的胸骨头起自胸骨柄前面,锁骨头起自锁骨内1/3段上缘,二头会合斜向后上方,止于颞骨的乳突。由副神经及第2~4颈神经前支支配。

胸锁乳突肌一侧收缩,使头颈向同侧屈,并转向对侧;两侧收缩,肌肉合力作用线在寰枕关节额状轴的前面使头屈,肌肉合力作用线在寰枕关节额状轴的后面使头伸。

(二)病理

CMT患儿一侧胸锁乳突肌挛缩、变性,由于胸锁乳突肌的牵拉导致颈部歪斜、头偏向患侧,同时下颌转向健侧,形成特殊的姿势畸形。对病变组织行常规 HE 染色,光镜下见肌纤维间质大量增生,部分肌纤维萎缩,且间质纤维组织和肌肉的比例随着年龄增长而增大,病变中未见出血、炎症反应、钙化和血管周围淋巴细胞浸润。电镜观察显示肌纤维间纤维母细胞呈梭形、椭圆形,胞质有长突起,内充满扩张的粗面内质网,部分扩大成囊或泡状,内有灰染絮状物胞质,外周区见多少不等的微丝、微管及致密斑。

三、临床诊治

(一)临床表现

患儿临床表现为头偏向患侧,下颌转向健侧,两侧颜面部发育不对称,主动或被动向患侧旋转下颌的活动受限。患侧胸锁乳突肌可于生后 2 周内触及椭圆形或梭形肿块,肿块质地硬,不红,无压痛,随胸锁乳突肌移动。后多数肿块逐渐消失,发展为胸锁乳突肌挛缩和纤维化。部分患儿合并斜头畸形、发育性髋关节发育不良、运动发育迟缓等。

(二)辅助检查

超声检查主要检查内容为两侧胸锁乳突肌的形态、结构、长度、厚度、肌肉内部回声,并测量肿块大小。患儿患侧的胸锁乳突肌超声图像主要表现为肌肉中下段呈梭形增粗,肌肉条纹增粗、变短、扭曲,甚至中断,内部可及肿块回声。此外,6 月龄以下还需进行髋关节超声检查,用于髋关节发育不良的筛查。

(三)诊断

根据临床表现及胸锁乳突肌超声检查即可明确诊断。

(四)鉴别诊断

1. 眼性斜颈　患儿因眼部肌肉麻痹、屈光不正等原因产生头部歪斜的代偿姿势。此类患儿颈部无肿块和肌肉挛缩,遮住患侧眼时歪头症状减轻。

2. 骨性斜颈　患儿因齿状突发育畸形或颈椎融合等原因导致头部偏斜,X 线或 CT 可明确诊断。

3. 锁骨骨折　患儿骨折处局部肿胀,头部常向患侧歪斜,以缓解胸锁乳突肌牵拉引起的疼痛。此类患儿常有明确外伤史,颈部肿块压痛明显,皮温升高,可及锁骨异常活动。

(五)严重程度分类

根据颈部不对称发现的时间、就诊时间、颈部倾斜角度、是否存在胸锁乳突肌肿块,对斜颈进行分类,由轻到重分为 Grade1~7。

1. 3 月龄内发现颈部不对称

(1)3 月龄内就诊:姿势性斜颈或颈部倾斜角度 <15°,属于 Grade1,即早期轻度;颈部倾斜角度在 15°~30°,属于 Grade2,即早期中度;存在胸锁乳突肌肿块或颈部倾斜角度在 >30°,属于 Grade3,即早期重度。

(2)4~6 月龄就诊:颈部倾斜角度 <15°,属于 Grade1,即早期轻度;颈部倾斜角度在 15°~30°,属于 Grade2,即早期中度;存在胸锁乳突肌肿块或颈部倾斜角度在 >30°,属于 Grade3,即早期重度。

(3)7~9 月龄就诊:姿势性斜颈或颈部倾斜角度 <15°,属于 Grade 4,即后期轻度;颈部倾斜角度在 >15°,属于 Grade6,即晚期重度;存在胸锁乳突肌肿块,属于 Grade7,即晚期极重度。

(4)10~12 月龄就诊:姿势性斜颈或颈部倾斜角度 <15°,属于 Grade 5,即晚期中度;颈部倾斜角度 >15°,属于 Grade6,即晚期重度;存在胸锁乳突肌肿块,属于 Grade7,即晚期极重度。

(5)1 岁后就诊:存在胸锁乳突肌肿块或颈部倾斜角度 >30°,均属于 Grade7,即晚期极重度。

2. 3~6 月龄内发现颈部不对称

(1)7~9 月龄就诊:姿势性斜颈或颈部倾斜角度 <15°,属于 Grade 4,即晚期轻度;颈部倾斜角度在 >15°,属于 Grade6,即晚期重度;存在胸锁乳突肌肿块,属于 Grade7,即晚期极重度。

(2)10~12 月龄就诊:姿势性斜颈或颈部倾斜角度 <15°,属于 Grade 5,即晚期中度;颈部倾斜角

度 >15°,属于 Grade6,即晚期重度;存在胸锁乳突肌肿块,属于 Grade7,即晚期极重度。

（3）1 岁后就诊:存在胸锁乳突肌肿块或颈部倾斜角度 >30°,均属于 Grade7,即晚期极重度。

（六）临床治疗

晚期极重度患儿建议手术治疗,手术方式包括开放或腔镜下的肌腱切开术、切除术或患侧胸锁乳突肌的 Z 型延长,同时对邻近筋膜、软组织进行松解。1~3 岁患儿进行手术的疗效较好,一般不宜超过 5 岁以免影响视力或造成面部畸形。术后尽早开始康复治疗。

四、康复评定

（一）临床评定

评估者需记录家长对患儿的照顾情况,包括喂养偏好、患儿睡姿、日常俯卧位时间。根据患儿年龄,检查其相应体位下身体的对称性、皮肤完整性、颈部和臀部皮肤褶皱的对称性、头骨形状和颅面对称性,以排除颅骨畸形、髋关节发育不良等合并症或并发症。

（二）关节活动度评定

评估颈部主动及被动侧屈、旋转的关节活动度,可用量角器进行测量,通常取仰卧位检查。3 岁以下儿童的正常颈部侧屈角度为 65°~75°,颈部旋转角度为 50°~55°。

（三）运动发育评定

早期 CMT 患儿大运动发育迟缓的发病率较同龄儿显著升高。临床上有多种发育评估量表,详见本章第二节。

（四）国际功能,残疾和健康分类(International Classification of Functioning,Disability and Health,ICF)

《国际功能、残疾和健康分类 - 儿童和青少年版》(ICF-CY)是评估儿童和青少年健康和功能的工具,可从身体结构和功能、活动参与、环境因素等方面标准化评估患儿身体情况(表 9-3)。基于 ICF-CY 的康复干预可提高先天性肌性斜颈患儿的疗效。

表 9-3 CMT 患儿 ICF 评定的类目与临床表现

组成要素	ICF 类目	CMT 临床表现
身体结构与功能	B7108 其他特指的关节活动功能	颈部主动、被动活动度
	B7300 独立肌肉和肌群的肌力	颈部侧屈、旋转的肌力;俯卧位颈部和背部伸肌肌力;拉坐中胸锁乳突肌肌力的对称
	B7350 独立肌肉和肌群的张力	增高、降低
	B7600 简单随意运动的控制	转向患侧的追视;躯干的对称运动;上下肢功能的发育
	S7103 头颈部关节	颈部主动和被动活动度
	S7104 头颈部肌肉	胸锁乳突肌形态与肿块
	S7108 其他特指的头颈部结构	面部与颅骨的对称性
	S7401 / S75001 骨盆部关节 / 髋关节	发育性髋关节发育不良
活动	D110 看	AIMS*,主动关节活动度,眼性斜颈
	D440 手的精细运动	手的中线位运动,偏侧综合征
	D445 手和手臂的使用	手的中线位运动,偏侧综合征,AIMS*,AROM**
参与	D7600 父母 - 子女关系	家长掌握相关的知识与家庭康复方法
	D7601 子女 - 父母关系	孩子参与到喂养、玩耍中
	D920 娱乐和休闲	AIMS*,对玩具的注意

注:AIMS*:Alberta 婴儿运动量表,适用于矫正月龄 0~18 月的患儿。AROM**:主动关节活动度。

五、康复治疗

（一）康复治疗的原则

康复治疗应遵循早期诊断、早期治疗的原则。早期治疗是预防继发头、颅面畸形的关键。Grade1~6 级患儿均建议先行康复治疗。

（二）康复治疗方法

常用的 CMT 康复治疗方式有牵伸、主动活动训练、对称性运动训练、手法治疗、肌内效贴等。

1. 牵伸训练

（1）被动牵伸：能够有效缓解胸锁乳突肌挛缩，考虑到患儿年龄小，推荐采用低强度、无痛性的被动牵伸训练。单人牵伸适用于小月龄患儿，治疗师单手固定患儿患侧肩部，另一手缓慢用力将头部往健侧侧屈，以充分牵伸患侧胸锁乳突肌。双人牵伸适用于较大月龄患儿，由一人负责固定患儿双肩，另一人按上述方法对患侧胸锁乳突肌进行牵伸。牵伸训练每天进行，每次 30~60 秒，每组 5~10 分钟。

注意事项：①被动牵伸时，需保持患儿颈部在冠状面和矢状面处于中立位；②治疗过程中出现患儿哭闹、不配合等情况时应暂缓治疗；③治疗师应与患儿构建信任关系，选择适当的玩具和舒缓的音乐帮助缓解患儿紧张情绪。

（2）主动牵伸：可通过取患侧卧位哺乳，用玩具吸引患儿注意力等方式引导其向患侧旋转头颈。家庭康复治疗中通过体位调整，姿势维持等方式持续进行低强度的主动牵伸训练。

2. 主动活动训练　CMT 患儿长期的颈部不对称会导致患儿双侧颈部肌力不均衡和运动方式异常，弱化患儿中线方位感，对爬行、站立、行走等发展不利。因此，应强化患侧颈部肌力和姿势控制训练，维持双侧颈部肌肉的平衡，改善患儿姿势，促进对称性运动发育。利用直立反射增强患儿头部控制能力，配合玩具、儿歌等视听觉刺激，促使患儿主动旋转颈部训练颈部肌肉。还可进行颈部抗重力训练、中线处头部主动控制训练等。

3. 对称性运动训练　部分 CMT 患儿合并肢体、躯干活动不对称，影响患儿运动发育。可对患儿进行和其年龄匹配的运动技能促进训练，尤其注重抗重力条件下的对称性运动，预防坐、爬、站立、行走时的运动不对称。

4. 中国传统疗法　可放松患侧胸锁乳突肌。以胸锁乳突肌和肿块作为重点操作部位，包括按揉、推揉、拿捏、弹拨、捻转及牵拉旋转拔伸为主的手法，要求均匀柔和、平稳着实及深透肌层。手法治疗时可在患儿颈部涂抹天然婴儿滑石粉，以减少摩擦，避免皮肤损伤。

5. 肌内效贴　可起改善头颈部歪斜的效果，适用于较大龄儿童。贴扎前先清洁患儿颈部皮肤，剃除毛发。I 型贴布的锚点为患侧胸锁乳突肌的胸骨柄起点处，沿着胸锁乳突肌进行贴扎，使其近端固定于乳突。Y 型贴布的锚点位于健侧肩峰处，将贴布一端沿着胸锁乳突肌贴扎，止于乳突，另一端沿着斜方肌贴扎，止于脊柱旁。使用期间应检测皮肤状况，发现过敏立即停止使用。

（三）术后康复

手术治疗的 CMT 患儿应根据具体情况，术后即刻或 2 周内开始康复治疗。

1. 关节活动度训练　包括牵伸、主动与被动颈部活动度训练。早期训练应注意保护手术切口，强度不宜太大。

2. 运动控制训练　包括头部中线位维持训练、颈部肌肉力量训练，以保持颈部两侧肌力的平衡，使颈部维持正确姿势。姿势矫正镜可利用视觉反馈用于姿势控制训练，加强头部中线位的自主控制能力。

3. 矫形器佩戴　斜颈矫正托在术后早期应常规佩戴，通过被动牵伸患侧肌肉以维持肌肉长度，有助于维持颈部稳定。6~8 周视情况停止佩戴矫形器后，应立即开始手法牵伸训练，避免已松解的颈部软组织再度粘连挛缩，训练时间应至少持续 1 年。

（四）合并症的康复治疗

1. 髋关节管理　2.5%~17% 的患儿可能合并髋关节发育不良。6 月龄内的患儿可通过髋关节超声进行筛查,存在异常则根据严重程度选择支具穿戴或闭合复位、石膏固定等矫正股骨头和髋臼的发育异常,降低髋关节功能障碍的风险。

2. 运动发育促进训练　0~18 月龄的患儿,如 AIMS 评估提示运动发育可能存在异常,应早期根据具体情况进行运动发育促进训练。

（五）家庭康复

1. 家庭康复指导　指导家长在养育中注意患儿姿势的对称性,引导患儿进行头颈部旋转、侧屈和抗重力活动。怀抱时扶持患儿头部,尽量保持其位于中线;定期调整床的朝向和玩具位置,避免患儿头部长时间朝向同一侧;在玩耍和游戏中,通过玩具、儿歌等视听觉刺激,诱导患儿向患侧转头,纠正姿势。

2. 家庭体位管理　3~6 月 CMT 患儿建议采用患侧倾斜抱姿势,这种抱姿可训练健侧颈部肌力,促进迷路性立直反射的发育以及纠正异常姿势。患儿背靠家长,家长一手穿过患儿双腿中间至腰部,另一手从腋下穿过环抱于胸前,缓慢将其躯干向患侧倾斜,引导患儿颈部主动向健侧侧屈。哺乳时引导患儿头部转向患侧,训练患侧颈部活动。在俯卧位睡眠姿势管理中,家长可适时调整患儿姿势,将其头部转至患侧,下颌对准患侧肩峰,同时注意关注患儿的呼吸状态。此外,应尽早发现、诊断、干预患儿的不良姿势,在日常生活中注意患儿的体位,引导对称性姿势、促进对称性运动发育,预防继发性颅面部畸形、斜头畸形的发生。

六、预防及预后

（一）预防

先天性肌性斜颈的病因较为复杂且尚未完全明确,目前尚不能对病因进行针对性预防,该疾病的防治关键是早发现、早诊断、早治疗。

（二）预后

先天性肌性斜颈应早期诊断,早期干预。1 岁以内、颈部活动度活动受限 <30°、面部无明显不对称的患儿,早期康复治疗疗效更佳,如从 1 月龄前开始康复治疗治愈率可达 98%。6 月龄及以上患儿多需 9~10 个月的康复治疗干预;1 岁以上患儿如康复治疗效果不佳,根据颈部畸形情况可考虑进行手术治疗。

（杜　青）

思考题

先天性肌性斜颈的临床表现有哪些?

第十章

其他系统疾病

第一节 重症康复

【本节要点】

1. 重症康复是指疾病处于危重症阶段期间，旨在保持或促进脏器功能稳定的全面积极性康复。

2. 重症患者的康复管理需要多学科联合，建立在系统评估和协同工作基础上；干预时机上提倡早期康复。

3. 在生命体征相对平稳、无明显禁忌证的前提下，重症康复提倡与临床救治同步进行；重症康复介入的方法和手段因人因时因地而异。

4. 重症康复核心内容是脏器康复，即围绕重要脏器功能，医、护、治协同，减少因疾病和并发症、医疗干预的不利方面导致的脏器功能损害。

5. 重症康复有利于并发症防治，缩短重症住院时间，减少总体医疗支出。

一、概述

（一）重症康复概念

重症康复（intensive care rehabilitation，ICR）原指仅在重症单元实施的康复干预，后泛指疾病处于危重症阶段期间，包括从重症单元转至普通病房（不仅仅是康复病房）或高度依赖单元（亚重症康复）以脏器康复为主要核心内容的综合性康复干预。

（二）重症康复的目标

1. 重症单元康复目标　重症单元主要通过各种生命支持技术最大程度的挽救患者生命。此时重症康复的主要目标是减少疾病本身和生命支持技术（如插管和呼吸机所致气道与肺损伤）对各重要脏器的负面影响，特别是呼吸系统。防治因各种并发症导致的撤机困难，缩短重症单元住院时间，维持和改善身体功能，降低死亡率。

2. 亚重症康复病房康复目标　亚重症康复病房指基于现代康复医学理念，使用适宜的康复技术和设备，对重症单元转入的处于亚急性期的重症患者进行集中化规范化系统化康复管理的医疗单元。此时的主要康复目标是延续并全面积极地提升患者的重要脏器功能状态，为移动能力的恢复做好准备，预防疼痛和痉挛，提高其生存质量。

（三）重症康复的安全性和可行性

早期重症康复是安全和可行的，即使患者正在接受辅助通气、循环支持、体外膜氧合器治疗和连续性肾脏替代治疗。重症单元内实施康复措施时，需注意防止连接患者身上的管线脱落情况，监测并避免不恰当的干预导致血流动力学不稳定和血氧饱和度下降。围绕重症康复安全性，建议按下表四个维度考虑康复干预执行的契机（表10-1）。

表 10-1 重症康复安全性

主要指标脏器系统	康复干预实施主要指标	康复干预暂停主要指标
循环系统	收缩压 100~160mmHg； 心率 50~100 次 /min； 无频发心律异常反复发作和活动后心绞痛样发作； 无不稳定深静脉血栓事件(包括肺动脉栓塞)	收缩压低于 100mmHg 或高于 160mmHg； 康复干预过程中心率变化大于 20~30 次 /min； 康复干预过程中突发心律异常或有活动后胸闷气短发作
呼吸系统	血氧饱和度 96% 以上； 自主呼吸频率 16~20 次 /min； 无哮喘、明显痰液潴留体征	康复干预过程中血氧饱和度低于 96%； 康复干预过程中自主呼吸频率大于 25 次 /min； 康复干预过程中发生哮喘、明显痰液潴留体征
神经系统	原发性神经系统疾病不进展	明显的谵妄状态； 可疑康复训练疲劳导致嗜睡
其他问题	脊柱、骨盆、四肢骨骼关节无进一步外科处置指征； 疼痛得到适当处置； 无严重肝肾功能基础疾病； 体温不超过 38.5℃	监测或医学干预管线脱落； 体温超过 38.5℃； 康复干预过程中发生明显的疼痛

(四) 重症康复的组织和实施

重症康复实施在不同工作场景下组织方式有所差异。

1. 重症单元康复的组织和实施 重症单元工作模式，重症康复团队应重症单元主管医生邀请，在重症单元工作框架下对重症患者进行康复管理。总体而言，重症康复是重症单元 标准化 "ABCDE" 程序的重要一环，康复团队主要帮助重症患者实现在重症单元内早期移动和运动，防治并发症。

2. 亚重症康复病房组织和实施 亚重症康复病房工作模式，以康复医师为核心的医、护、治团队成为患者整体康复的主要决策者和执行人。在患者病情允许的前提下，康复团队内部充分协作，执行更为全面、系统的康复评定和治疗干预。

二、重症康复评定

患者危重症阶段通常长期卧床，或因意识障碍及必要的镇静剂使用致其完全无法离开病床，因此与非重症阶段的康复评定不同，核心内容是脏器康复评定。主要包括意识障碍、吞咽和上呼吸道保护、膈肌瘫痪和肺功能、胃瘫和营养管理、神经源性膀胱和肠道功能等 5 大方面。

(一) 意识障碍评定

1. 急性期意识障碍评定常用格拉斯哥昏迷量表 (Glasgow Coma Scale, GCS)，从眼动、言语、运动三个维度评估最佳反应以评估觉醒程度。

2. 病程 1 个月以上者的意识障碍评定建议用修订昏迷恢复量表 (Coma Recovery Scale Revised, CRS-R)，在眼动、言语、运动基础上，增加听觉、指令、情绪三个维度，帮助识别有觉醒潜力的患者，主要是微小意识状态 + (minimally conscious state+) 和微小意识状态 - (minimally conscious state-) 两类患者，前者可完成不连续的指令执行，后者无指令执行但有眼动追随。

3. 谵妄可分为躁动型和抑制性两种，躁动型表现为躁动不安、幻觉及精神行为异常，临床上容易识别；抑制型则以精神状态差及注意力下降为主要表现，临床上易被忽略。

4. 如有条件，建议进行包括功能性磁共振成像及正电子发射计算机断层显像在内的脑功能神经影像检查。也可进行基于 EEG 的相关技术包括标准 EEG、各种认知 EEG、事件相关电位 (event

related potential,ERP)技术和经颅磁刺激联合 EEG 等电生理检查,有助于识别觉知 - 运动分离现象。

(二)吞咽和上呼吸道功能评定

重症患者常有管饲和气道插管或气管切开,在此状态下,无论是否存在神经系统疾病继发的吞咽障碍或睡眠呼吸暂停综合征,均可出现继发性吞咽功能减退和上呼吸道气道保护能力丧失。

此时常规的吞咽筛查量表和容积黏度试验(见相关章节)均难以实施,必须通过喉镜和鼻咽部、喉部 CT 进行评估。

(三)膈肌瘫痪和肺功能评定

重症患者常发生膈肌瘫痪或乏力,可以直接为神经系统疾病导致膈神经瘫痪,也可以是继发性肌少症所致,如因为卧床、全身炎症、药物和强制性机械通气产生萎弱,导致撤机失败和呼吸功能障碍。同时,因咳嗽反射能力下降、气道廓清能力不足,痰液分泌物潴留在肺叶或肺段,导致肺不张;吞咽障碍并发的渗漏和误吸也时有发生。

视诊胸廓起伏对称性、呼吸频率节律、呼吸深浅、呼吸运动模式(胸式呼吸为主或胸腹矛盾呼吸,常提示膈肌麻痹或疲劳),评估呼吸效率及疲劳程度;触诊胸廓扩张度,间接评估膈肌力量;听诊肺部呼吸音强弱或局部是否消失、有无干湿啰音和痰鸣音,并通过吸痰观察咳嗽及咳痰能力,评估痰液潴留程度、是否发生肺不张、气道廓清能力。

此外,须结合血气分析、上呼吸道及肺部影像学评估氧合能力、二氧化碳潴留、酸碱代偿、上下呼吸道是否塌陷、肺不张等以进一步确认患者的肺通气、换气能力。

如有条件,呼吸道外接呼吸机等装置者(有压力容积曲线记录模块功能),可以通过呼吸机获取相关呼吸功能参数,有助于直接评估肺通气功能,如功能残气量(FRC)、第一秒用力呼气容积(FEV_1)、呼气峰值流速(PEF)、最大自主通气量(MVV)。

膈肌和肺超声是重症康复床边肺功能评定的重要手段,肺部 CT 不仅可观察气道和肺部异常,确认肺不张、胸腔积液等情况,还可确认是否发生肺动脉栓塞这一重要临床情况。

(四)胃瘫和营养管理评定

重症患者常有管饲(胃管和肠管),胃管留置主要原因是吞咽障碍,肠管留置主要原因是胃瘫(胃排空障碍)。恢复胃排空能力是恢复胃肠功能的一个重要指标。

目前较为公认的评估方法是检测胃内容物残留量,一般认为大于 250ml 即可认为存在胃功能障碍。此外,超声评估单切面胃窦残余量也是一个可行的量化评定方法。

(五)神经源性膀胱和肠道评定

1. 神经源性膀胱和肠道评定　重症患者留置导尿十分常见,除下尿路本身基础性潜在疾病外(如男性前列腺疾病,女性压力性尿失禁),神经源性膀胱是患者失去尿控能力的一个重要原因。

重症单元工作模式下,较少展开神经源性膀胱相关评定,但如患者意识清醒,尿意明显,建议先行拔除导尿管,或间歇导尿过渡,待转至亚重症病房后再展开相关检查和膀胱功能评定。

结合病史、体征和包括尿动力学检测、录影尿动力学检测、盆腔 MRI 和 CT 在内的特定检查后,临床上往往按储尿期、排尿期的逼尿肌活动(过度活跃和活动不足)及括约肌活动(过度活跃和活动不足)分为四型(Madersbacher 分类法,见相关章节),进而制订康复计划。

2. 神经源性肠道评定　神经源性肠道的主要临床表现是腹胀、便秘或积粪,体征上主要表现为全腹叩诊鼓音为主,肠鸣音减弱,但一般不会表现为完全性肠梗阻,也不会出现肠道血运异常,这是与外科肠梗阻的明显区别。评定肠功能较为便捷的方法是通过口服碘佛醇等造影剂行胃肠传输试验(全腹 CT),如限于条件,可以分次吞服不同形状的钡条,定时腹部 X 线片,观察不同形状的钡条在特定时间在肠道内的位置及数量,以此作为肠道传输功能的评定依据。

三、重症康复干预原则

(一)重症单元内重症康复干预原则

重症单元内,围绕早期脱机,恢复自主呼吸功能这一主要目标,康复干预原则包括:减少患者对机械通气的依赖,促进分泌物的排出,预防肺不张,增加肺复张,改善通气、顺应性和通气血流比,减少呼吸阻力和呼吸做功,改善膈肌等呼吸肌功能,优化氧合;同时兼顾吞咽功能维持和上呼吸道廓清能力。如患者意识清楚,早期行体位适应性训练,为恢复移动能力做准备。如患者意识不清,早期行电动起立床训练,有助于改善通气血流比、促进膈肌活动和胃肠功能恢复,减少下肢痉挛发生,同时增进本体觉以助于促醒。

(二)亚重症康复病房康复干预原则

1. 意识障碍康复管理　目前尚无特殊有效的治疗方法。原则上存在意识障碍的重症患者一旦生命体征平稳,应尽快进行康复促醒治疗。有指南明确认为,多学科康复团队主导是获得最佳诊治、康复与并发症管理的必要条件,且在发病3个月内的康复治疗效果最为显著,可明显提高苏醒率。目前康复促醒治疗方法包括无创和有创神经调控两大类,无创神经调控更多的证据倾向于经颅直流电刺激优于经颅磁刺激,新出的低频经颅聚焦式超声的疗效值得期待,经典的右侧正中神经电刺激、多感觉刺激仍值得尝试;有创神经调控包括硬脊膜外脊髓电刺激、脑深部电刺激和颈部迷走神经电刺激。另外,高压氧、氢气治疗等,其治疗效果还需要更多的临床试验来证实。

合并脑积水的意识障碍往往需行脑室-腹腔分流术,重建脑脊液循环平衡,单纯的康复或药物脱水效果有限。

谵妄影响康复执行,需积极处置。一方面,需注意腹胀便秘、导尿管不通导致的谵妄;另一方面,需注意谵妄是否合并间脑发作(发作性中枢性植物症状为特点,伴或不伴惊厥),如有间脑发作,建议使用右美托咪定或可乐定阻断蓝斑核去甲肾上腺能通路,有效控制后,对意识恢复有明显帮助。

2. 吞咽和上呼吸道康复管理　对于气管切开患者,通常建议先拔除气管套管再考虑经口进食;临床上有部分气管切开患者,咽反射存在、吞咽功能基本正常的,可考虑在穿戴通气说话瓣膜情况下,适量经口治疗性进食,同时密切观察氧饱和度和呼吸道安全性,定期监测胸部影像学。强调良好的口腔护理、体位管理、人工气道导管管理、严格执行鼻胃管或鼻空肠管管饲等是治疗吞咽功能障碍的关键;同时推荐采用吞咽肌低频电刺激、口腔感觉运动训练、通气说话瓣膜等技术促进吞咽及生理气道功能恢复,减少误吸发生。

3. 膈肌瘫痪和肺功能康复管理

(1)肌肉力量再训练

1)吸气肌训练:膈肌是维持通气泵功能的主要呼吸肌。对重症患者进行呼吸肌训练仍有争议,目前尚无公认的最优训练方法。虽然呼吸肌训练并不适合所有的重症患者,但对撤机困难的患者进行呼吸肌训练则可以提高撤机的成功率。

2)外周肌力再训练:重症患者出现外周肌肉萎弱对预后具有重要影响,不仅影响骨骼肌肉系统,还会加重心血管系统、呼吸系统、神经系统和内分泌系统的功能障碍,同时会导致撤机困难,死亡率增加。因此,外周肌力再训练是早期重症康复中的重要组成,主要技术是不同体位下的主动肌力训练。由于重症患者早期可能因为使用镇静剂或存在意识认知障碍或生理条件的限制,可选取包括床旁下肢功率车、持续被动关节活动和牵拉或神经肌肉电刺激等治疗技术。

(2)肺复张治疗:肺复张是通过复张塌陷的肺泡来纠正低氧血症和保证呼气末正压效应的一种干预措施。对急性呼吸窘迫综合征的患者尤为重要。能有效增加肺容积、改善肺的顺应性、优化通气血流比和减轻肺水肿。肺复张治疗包括:呼吸机过度通气技术、球囊鼓肺技术、复张手法和深呼吸训练。

（3）胸部物理治疗：胸部物理治疗是帮助患者进行气道分泌物清除的所有治疗的统称，也是早期重症康复干预措施中使用最为频繁的技术之一，其目的在于帮助患者恢复气道纤毛功能，改善肺容量和通气血流比，减少肺内分流和肺炎进展风险。基于院内感染防控和患者有低氧血症的限制，对重症患者早期康复时应更谨慎。推荐的胸部物理治疗技术包括：体位引流、高频胸壁振动、正压呼气治疗 /震荡正压呼气治疗、呼吸机过度通气技术、球囊鼓肺技术和活动等。

4. 胃瘫和营养康复管理

（1）胃瘫康复管理：胃肠道缺血缺氧是胃瘫的核心机制。病因上可分类为疾病相关性（下丘脑功能障碍、低钾血症、腹部手术后等）、肠内营养喂养相关性和药物相关性。

根据胃瘫程度和病理生理机制，胃瘫康复管理可分步骤采取以下措施：避免或减少使用损伤胃肠动力的药物（如儿茶酚胺、阿片类药物）、应用胃肠动力药、幽门后喂养、提倡滋养型肠内营养喂养；应用抑酸剂、生长激素抑制剂。

（2）营养康复管理

管理原则是：依据能量需求喂养，优先供给肠内营养，早期足量给予，肌萎缩应供给标准能量营养，监测和补充电解质（血磷）、维生素（维生素 B_1）及微量元素。另外，早期肠内营养优于早期肠外营养，但当存在各种肠内营养支持禁忌证或胃肠道不耐受，肠内营养不能满足营养目标时，应给予补充性肠外营养。肠内营养流程参照相关章节。

5. 神经源性膀胱和肠道康复管理

（1）神经源性膀胱康复管理

膀胱管理的首要目标是：保护上尿路功能（肾脏功能），确保储尿期和排尿期膀胱压力处于安全范围（膀胱内压力长时间高于 $40cmH_2O$，导致肾后性肾功能损害）。

次要目标是：恢复或部分恢复下尿路功能，提高控尿 / 排尿能力，减少残余尿量（残余尿量 <100ml），预防泌尿系感染，提高患者的生活质量。

留置导尿管时，注意预防膀胱过度储尿；保持引流通路的密闭性，减少细菌逆行感染；有尿意患者，应早期拔除导尿管，鼓励自行排尿，排尿后残余尿量大于 150ml 者，采用间歇导尿协助膀胱排空，导尿频率 4~6 次 /d，形成定期排尿习惯，以利于膀胱及神经功能恢复。每次导尿量小于 400ml，提示导尿间隔正常。不能完成间歇导尿者可选择经耻骨上膀胱造瘘或骶神经刺激植入术进行有创尿控。

（2）神经源性肠道康复管理：严重腹胀是指肠道潴留过量气体，超过每日生理量的 150ml，造成腹部严重胀气。多由重症患者肠道屏障完整性受损，气体从血管弥散至肠腔，或食糜被肠菌酵解产生大量气体，胃肠动力不足，不能及时排放。显著胀气，膈肌抬高，影响呼吸及回心血量。

临床上应积极治疗原发病，在去除病因、改善循环的基础上，给予：①床头抬高 30°~45°，及时排除胃肠道梗阻后给予促进胃肠动力药物，如腹胀不缓解给予幽门后喂养并停用促动力药；②维持水电解质平衡，胃肠减压，择期手术后患者不推荐常规使用鼻胃管减压；③盲肠直径 >10cm 且 24 小时无改善者，排除机械性肠梗阻后建议静脉使用新斯的明；④盲肠直径 >10cm 保守治疗 24~48 小时未改善者，使用结肠镜减压；⑤盲肠直径 <12cm 时，联合结肠镜减压的保守治疗可持续 48~72 小时；⑥保守治疗无效者多存在穿孔风险，建议外科手术治疗，推荐使用胸椎硬膜外麻醉的腹腔镜手术。

（陈作兵）

思考题

1. 谈谈重症单元内肺功能评定的要点。
2. 谈谈亚重症康复病房康复干预原则。

扫码获取
数字内容

第二节　加速术后康复

【本节要点】

1. 加速术后康复(ERAS)是外科学发展的必然结果,是康复医学与临床医学的紧密融合,旨在减少术后应激、降低功能损伤,加速患者恢复。

2. ERAS工作模式是围绕外科手术,整合麻醉、护理、营养、康复等临床多学科力量,基于循证证据来制定多学科优化治疗方案。

3. 康复是ERAS中非常关键的一环,以功能为主要出发点,通过各种康复手段干预,解决临床疼痛、血栓性疾病、肺部感染等并发症。

4. ERAS康复干预主要包括术前预康复、术后康复和回归家庭、社区康复。

5. ERAS评定指标首先是安全,然后才是住院时间、术后并发症下降、医疗费用下降等。

一、概述

(一)加速术后康复概念和简史

加速术后康复(enhanced recovery after surgery,ERAS)是指在围手术期通过综合应用多学科管理方法整合一系列具有循证医学证据的优化措施,通过有效、合理、适度地改良常规手术治疗流程(术前、术中、术后),降低手术应激反应,减少手术并发症和手术风险,加快术后恢复,缩短住院时间,减少住院费用,提高患者的生命质量。ERAS的核心是尽量减轻术中术后机体的应激反应,阻断传入神经对应激信号的传导,减轻患者心理及机体的损伤,预防并发症,预防更重于治疗。

ERAS理念由丹麦外科医师Kehlet H于1997年首次提出,我国黎介寿院士于2007年引入该理念,并率先在胃癌手术随机对照临床研究中证实ERAS理念可使胃切除术的胃癌患者在围手术期获益。目前国内外已相继发布择期结直肠手术、胃切除手术、肝胆手术、梗阻性黄疸、胰十二指肠手术、根治性膀胱切除及尿流改道术、妇科手术等的ERAS指南和专家共识。

(二)加速术后康复的核心项目与措施

无论手术方式如何,ERAS的临床路径实施围绕住院前、术前、术中、术后、出院后各阶段均有其共性,现将其共性部分以要点形式总结见表10-2,以便读者较为全面地了解ERAS各环节全貌。

表10-2　ERAS主要阶段核心项目及相应措施要点

主要阶段	核心项目	相应措施和目的
术前	1. 术前宣教	重点介绍麻醉、手术及围术期处理等诊疗事项,包括术后早期进食、早期下床活动必要性,缓解焦虑
	2. 术前戒烟、戒酒	术前戒烟戒酒4周
	3. 术前访视与评估	筛查营养状态、心肺功能及基础疾病,并针对性处理;评估手术指征、麻醉与手术的风险及病人耐受性等,制定相应预案,初步确定是否具备进入ERAS相关路径的条件 术前麻醉访视,重点评价围手术期气道、心脏、神经系统并发症风险。合并肝脏疾病以及黄疸病人,关注凝血功能、有无合并低蛋白血症以及血胆红素水平
	4. 术前预康复	通过术前干预措施改善机体生理及心理状态,以提高对手术应激的反应能力
	5. 术前营养支持	筛查营养风险,制定以肠内营养为主的营养支持方案
	6. 预防性抗血栓治疗	静脉血栓栓塞症(venous thromboembolism,VTE)高危人群筛查(恶性肿瘤、化疗、复杂手术和长时间卧床),预防性抗凝和间歇压力治疗

续表

主要 阶段	核心项目	相应措施和目的
术前	7. 禁食禁饮和肠道准备	提倡禁饮时间延后至术前 2 小时,禁食时间延后至术前 6 小时;通常在术前 10 小时饮用 12.5% 碳水化合物饮品 800ml,术前 2 小时饮用 ≤400ml 不推荐腹部手术病人常规进行机械性肠道准备。机械性肠道准备仅适用于需要术中结肠镜检查或有严重便秘者
术中	1. 预防性应用抗生素与皮肤准备	尽量选择单一抗菌药物预防用药,并在切皮前 30~60 分钟输注完毕;推荐葡萄糖酸氯己定乙醇皮肤消毒液作为皮肤消毒的首选
	2. 麻醉方法、麻醉药物选择与抗应激管理	选择全身麻醉联合硬膜外或椎旁神经阻滞、切口浸润麻醉等可满足手术无痛的需求并抑制创伤所致的应激反应;有助于降低阿片类药物用量,减轻阿片类药物对麻醉苏醒以及术后肠功能的不良影响
	3. 镇痛策略	术中低阿片多模式镇痛策略利于术后肠功能快速恢复。切皮前 30 分钟给予 NSAIDs 预防炎性痛;K 受体激动剂可增强内脏痛的镇痛效果
	4. 炎症管理	抗应激措施,包括全身麻醉联合区域神经阻滞或切口浸润麻醉,并可复合右美托咪定、氯胺酮和利多卡因等;提倡精准、微创及损伤控制理念;优化循环、容量、全身及器官氧供需平衡并实施低气腹压,避免脏器缺血缺氧;对术中外科操作引起的缺血再灌注损伤过程,需要预防性给予相应的炎症管控措施,如糖尿皮质激素或胰蛋白酶抑制剂(乌司他丁)等药物
	5. 重要脏器保护策略	气道管理与肺保护策略(气管内插管;肺保护通气策略和肺间质层保护;间断性肺复张性通气);脑保护策略(BIS 值 40~60);术中输液及循环管理(维持等血管容量原则);体温管理(核心体温不低于 36℃);血糖控制(≤8.33mmol/L)
	6. 手术方式与手术质量	提倡在精准、微创及损伤控制理念下完成手术,以降低创伤应激
	7. 鼻胃管和导尿管留置	不推荐常规留置鼻胃管减压; 导尿管一般 24 小时后应予拔除
术后	1. 术后疼痛管理	多模式镇痛方案,目标是:①有效的动态痛控制(VAS 评分 <3 分);②较低的镇痛相关不良反应发生率;③促进病人术后早期胃肠功能恢复;④有助于术后早期下地活动,降低术后跌倒风险
	2. 术后恶心呕吐防治	对于存在术后恶心呕吐危险因素的病人提倡使用 2 种及以上止吐药联合预防;5-HT$_3$ 受体拮抗剂为一线用药,可联用小剂量地塞米松(5~8mg)
	3. 术后饮食	早期恢复经口进食、饮水可促进肠道功能恢复,有助于维护肠黏膜屏障,防止菌群失调和移位,从而降低术后感染发生率及缩短术后住院时间
	4. 术后贫血管理	输血治疗需要按照严格的指标来进行,维持血红蛋白浓度(HB)70~80g/L
	5. 术后早期下床活动	可促进呼吸、胃肠、肌肉骨骼等多系统功能恢复,有利于预防肺部感染、压疮和下肢深静脉血栓形成;推荐术后清醒即可半卧位或适量在床上活动,无须去枕平卧 6 小时;术后 1 天即可开始下床活动,建立每日活动目标,逐日增加活动量

(三) ERAS 康复团队的角色

ERAS 理念的实施是一项系统工程,以外科为主体,康复团队与护理、麻醉、营养团队合作,在 ERAS 各阶段均可发挥积极的促进功能恢复的作用。如术前预康复、术中气道和肺保护策略的辅助实施、术后吞咽障碍筛查、心肺体适能、早期移动能力恢复等方面。

二、加速术后康复的康复介入

（一）ERAS 康复介入流程

在多学科协作模式下，康复团队最早可于术前待床期间辅助外科团队展开康复介入，如向患者告知将行择期手术常见组织损伤导致的疼痛对呼吸和移动的影响，指导正确的呼吸代偿方式，帮助建立正确的应对康复策略。

住院后术前，康复团队第一时间参与到外科团队主导的工作中，与护理、麻醉、营养团队讨论，帮助制订以功能为导向的康复目标和计划，以及在术前外科病房、术中手术室预防性处置的可能性，减少功能性损伤。

患者术后麻醉复苏后，先行脏器康复，后逐渐过渡到肢体移动能力的康复。

（二）ERAS 康复介入的功能性模块

ERAS 整体上围绕受损脏器的功能性问题展开，故按功能性模块实施康复干预能更好地与外科、护理、营养团队的工作有效衔接。主要的 ERAS 康复介入功能性模块包括：呼吸系统、心血管系统、消化系统和肌肉骨骼系统四大方面。

1. 呼吸系统的加速康复管理　手术相关肺部并发症、术中全身麻醉、术后疼痛和卧床制动等因素导致患者胸廓活动受限、肺顺应性减小、功能残气量下降。同时呼吸道纤毛活动减弱，咳嗽减弱，分泌物易发生潴留，导致肺不张。围手术期呼吸系统康复可显著减少术后肺部感染发生，促进呼吸功能早期恢复。

（1）术前呼吸肌训练：术前进行肺功能评估，如是否有吸烟史，当前是否有呼吸困难及其程度、咳痰能力、肺功能水平等，必要时可行心肺运动试验检查（如胸外科患者），有助于识别高危患者和选择手术类型及范围。呼吸肌训练包括：①膈肌呼吸（腹式呼吸）：胸廓尽量减小活动幅度，深慢呼吸扩大膈肌活动范围，增加肺通气量，提高呼吸效率，缓解呼吸困难；②缩唇呼吸：用鼻子吸入气体，口唇作口哨状，收紧腹部慢慢呼气，利于肺泡内气体排出；③指导患者有效咳嗽体位和方法；④抗阻呼吸训练：患者取坐位，以胸带固定胸部，深吸气后用力吹气球，3~5 次 /min，3~4 次 /d，提升呼吸肌的肌力和耐力。

（2）术后气道管理：术后气道管理应在术后 24 小时内启动。建议的气道管理技术有：复张手法、主动呼吸循环技术、肺容积扩张（如激励式肺量计、深呼吸训练）等。此外，胸部物理治疗可促进气道纤毛功能，改善肺容量和通气血流比，并积极控制疼痛以减少肌肉紧张。如仍需呼吸机辅助的，可考虑过度通气技术复张肺部。

同时，术后继续执行术前的呼吸肌训练计划，如上肢上举带动胸廓牵伸呼吸肌，并引发咳嗽反射促进气道廓清，对于昏迷或者不能配合者，可通过被动活动上肢牵伸胸廓增进胸肺顺应性。

2. 心血管系统的加速康复管理　阻抗运动可减轻机体制动对心血管系统的不良影响。术前进行如快步走、慢跑、上下楼梯等全身有氧运动可改善心肺功能。术后及早进行体位适应性训练，通过调节病床的高度，甚至通过站立架、站立床帮助患者尽快适应体位变化，预防直立性低血压，防治深静脉血栓。相关物理因子治疗包括：体外反搏技术、间歇性压力治疗、弹力袜等。

3. 消化系统的加速康复管理　胃肠功能紊乱是阻碍外科患者术后快速康复的一大问题。一方面，术后胃肠蠕动减弱，排便困难；另一方面，包括镇痛药、麻醉药等在内的围手术期用药等药物导致肠道菌群失调和肠道感染，容易造成腹泻，严重者引起血肠屏障损伤。此时，在减少相关药物剂量的同时，体位适应性训练可促进十二指肠直肠反射，针灸疗法、腹部热疗、中频和超短波治疗均可促进肠胃蠕动，减轻反流和便秘等症状，改善消化系统功能。

4. 肌肉骨骼系统的加速康复管理　围手术期的活动和运动训练对于患者体能和独立活动能力的恢复尤为重要。

（1）术前预康复：术前优化患者的身体状态，可以减轻手术引发的损伤、应激炎症反应，调动正常的免疫功能,有利于组织修复。相关肌肉骨骼系统训练包括运动平板、四肢肌肉力量训练、功率自行车、上下楼梯等有氧运动维持和改善体能状态。

（2）术后四肢肌力再训练:四肢肌力再训练是早期重症康复中的重要部分,一旦患者情况允许,即应尽早开始,其主要技术是在不同体位下的主动肌肉力量训练,常采用床旁上下肢功率自行车运动等训练方式。对于相对病情较重者,可选取的治疗技术包括床旁下肢功率车持续被动关节活动、牵拉或神经肌肉电刺激治疗。

术后早期下地有助于患者肺功能的恢复,促进睡眠改善,保持肌肉张力,也有利于降低深静脉血栓风险,改善代谢水平,如减轻胰岛素抵抗和肌蛋白丢失。鼓励患者从术后第 1 天开始积极下床活动并完成每日制订的活动目标。镇痛方案是否有效会显著影响患者术后四肢肌力再训练的效果。

上述 ERAS 康复干预时均需密切监测心率、血氧饱和度,确保运动方式和运动量的安全性。

三、总结

ERAS 理念不仅是外科临床路径的实施,而是一系列的服务创新和技术创新的整合,更涉及医患之间、政策保障、社会发展的问题。鉴于医疗临床实践的复杂性及患者的个体差异性,不同学科团队的紧密合作更超越了传统的多学科会诊模式,因此 ERAS 实施过程需要从更广泛的视角,结合经济学、管理学、社会学等各个领域的知识和理论,结合实际情况,因地制宜推动其健康发展。

（陈作兵）

思考题

1. 如何在外科团队主导下充分发挥康复团队参与 ERAS 的优势?
2. 术后阶段,ERAS 康复干预的核心项目具体包括哪些?

扫码获取
数字内容

第三节　产后康复

【本节要点】

1. 产后功能障碍主要包括产后盆底功能障碍、产后腹直肌分离、产后腰痛、产后耻骨联合分离、产后骨盆旋移、产后乳房功能障碍、产后情感障碍等。

2. 妊娠中晚期,为平衡腹部重量的增加,会导致骨盆前倾、腰椎前凸、胸廓后凸、颈椎前凸、肩带牵拉、膝关节过伸、踝关节伸展等代偿性姿势。

3. 产后临床症状表现形式多样:包括慢性盆腔疼痛、尿失禁、腰痛、盆腔器官脱垂、腹直肌分离、耻骨联合分离、情感障碍等。

4. 产后康复评定包括:病史采集、疼痛定量评估、体态评估、肌筋膜检查、腰痛评估、腹直肌分离评估、健康问卷或情感量表筛查等。

5. 产后康复治疗主要有健康宣教、物质治疗、传统康复治疗、患者健康教育。

一、概述

世界卫生组织（WHO）指出,产后时期对于产妇、婴儿以及家庭来说,在生理、心理、社会层面都是关键的过渡期。产后进行系统、积极的康复性措施对产妇身体康复乃至未来对身体健康都有极其重要的意义。

(一)定义

产后康复(postpartum rehabilitation)指针对产后女性出现的身体形态、功能、能力、心理等方面功能障碍给予综合多专业的,多手段的,以改善功能、缓解疼痛、促进身体及心理恢复、提高生活质量为目的的非药物自然疗法。

(二)产后功能障碍分类

产后功能障碍性疾病主要包括产后盆底功能障碍性疾病、产后腹直肌分离、产后腰痛、产后耻骨联合分离、产后骨盆旋移综合征、产后乳房功能障碍、产后情感障碍以及产后肥胖。

(三)流行病学

我国妊娠及分娩女性盆底功能障碍的发病率高达 40%~60%。近年的一项回顾性调查显示,产后腰痛的患病率在 50% 左右。近年产后精神障碍越来越被重视,研究发现,国内产后心理障碍的发生率为 11%~15%。

二、解剖及病理生理

(一)解剖

骨盆由一块骶骨、一块尾骨及左右两块髋骨组成。骨盆的关节包括耻骨联合、骶髂关节和骶尾关节(图 10-1)。

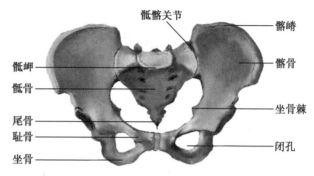

图 10-1　骨盆的解剖

(二)病理生理

由于内分泌因素影响,使耻骨联合韧带松弛,胎儿分娩时耻骨联合可轻度分离,尾骨也会后移;加之腹部重量增加,骨盆底组织支持作用减弱,容易发生相应部位器官松弛、脱垂或功能缺陷。

妊娠中晚期,由于激素及身体重心的变化,骨盆逐渐前倾,耻骨尾骨向后移动,腰椎前屈程度增加,引起脊柱其余部分产生连锁反应,胸椎后屈程度增加,颈椎前屈程度增加,由于乳房重量增加,双肩内扣,导致颈腰部后侧肌肉紧张,妊娠晚期,身体还出现肩带牵拉、膝关节过伸、踝关节伸展的姿势(图 10-2)。

三、临床诊治

(一)临床特征

产后女性由于激素撤退、怀孕期间身体生物力学变化、睡眠节律打乱、过度劳累甚至是家庭角色变化等多重因素,临床症状表现形式多样。

（1）症状

1）慢性盆腔疼痛:表现为盆腔局部或扩散性疼痛,可涉及生殖、泌尿、肌骨等多系统和精神因素,疼痛形式复杂多样。

2）尿失禁:表现为排尿自控能力丧失,尿液会不自主地流出体外。

3）腰痛:表现为腰部疼痛,可伴有或不伴下肢疼痛。

4）盆腔器官脱垂:表现为子宫脱垂和阴道前后壁膨出。

5）腹直肌分离:表现为腹壁松弛膨隆,形成悬垂腹,严重者可呈鼓状。

6）耻骨联合分离:表现为耻骨联合区域疼痛,翻身、坐起及下肢抬举困难。是产后常见且严重的并发症。

7）情感障碍:表现为心境低落等负性认知模式、精神运动性迟滞或焦虑、睡眠障碍、进食紊乱、精力下降和性功能障碍,严重者可有自杀观念和行为。

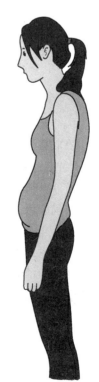

图 10-2　力学图

（2）体征：体格检查表现为头颈前伸，双肩不等高，"圆肩驼背"，肩胛前伸，胸椎后凸增加，腰椎前凸增加，骨盆前倾，双下肢不等长，耻骨联合距离增宽、错动或扭转，腹直肌分离超过2指、腰围增粗，膝关节过伸，髋关节外旋，足部旋前增加等。

（二）辅助检查

1. 影像学检查　影像学检查手段主要有腹部X线片、骨盆X线片；盆腔器官B超；盆底功能性磁共振等检查。

2. 内镜检查　主要有腹腔镜检查、宫腔镜检查、膀胱镜检查、结肠镜检查，协助产后慢性盆腔痛的诊断。

3. 电生理检查　盆底肌电评估，一般采用Glazer盆底肌评估方案。

4. 心理学评价　评估内容包括疼痛的程度、患者对疼痛的认知能力、疼痛日记、是否存在抑郁和焦虑症状等。

（三）诊断

根据孕产史及相应的临床表现，结合影像学检查等，可明确诊断。

1. 产后腰痛　表现为孕期或产后肋缘以下、臀横纹以上部位的疼痛，可伴有或不伴下肢疼痛；患者常出现骨盆前倾、腰椎前凸增加等体征，抱孩子时出现顶髋、骨盆躯干侧移等动作。诊断较容易。

2. 腹直肌分离　表现为悬垂腹，状如"麻袋裹腹"，严重者可呈鼓状，腰围增粗，常伴腰部疼痛，触诊可发现腹直肌间距较宽，严重者甚至可导致腹疝。

3. 尿失禁　表现为孕晚期或产后排尿自控能力丧失，尿液会不自主地流出体外，咳嗽等腹压突然增加时可诱发。结合病史与孕产史可明确诊断。

4. 盆腔器官脱垂　表现为子宫脱垂和阴道前后壁膨出。患者可自觉有阴道块状物脱出，伴不同程度的腰骶部酸痛或下坠感，站立过久或劳累后症状明显，卧床休息可减轻。结合病史及妇科查体可明确诊断。

（四）临床处理

产后功能障碍的临床处理包括药物治疗，对症止痛、调节情绪障碍；手术治疗，针对重度疼痛的产后慢性盆腔疼痛患者或产后腹直肌分离患者经过保守治疗无缓解者；介入治疗，利用射频热凝术、交感神经阻滞等治疗慢性盆腔疼痛；还有心理治疗，针对产后抑郁和产后焦虑等产后时期特殊心理疾病等。

四、康复评定

（一）病史采集

在收集、分析资料的过程中，应注意诊断思维的客观性，在聆听患者叙述过程中不断思考、鉴别和判断，并有针对性地提出问题，力求病史资料完整。

（二）疼痛定量评估

目前临床上使用最广泛的是视觉模拟评分法（Visual Analogue Scale，VAS）。

（三）体态评估

检查者按照顺序从后面、侧面、前面分别进行观察评估。可先从整体出发，观察个体的重心分布和身体受力情况，以综合观察身体的对称性和平衡。包括颈椎区域、肩关节高度、肩胛骨区域、胸椎及胸廓、腰椎、骨盆、臀线等。

（四）腰痛评估

包括腰椎活动度评估、腰椎稳定性试验、腰部力量测试及神经张力检查等。

（五）腹直肌分离评估

腹直肌分离的评估方法主要有手指触诊法、卡尺测量法、超声成像法。手指触诊法操作简单，不需要特殊设备；卡尺测量法简便经济有效；超声能够在患者不同体位或不同腹内压时进行，且有助于腹疝的诊断。

（六）健康问卷或情感量表筛查

包括抑郁筛查量表（PHQ-2）、疼痛恐惧回避问卷（FABQ）、疼痛灾难化量表（PCS）和 Oswestry 功能障碍指数（ODI）。

五、康复治疗

（一）患者健康教育

1. 在妊娠期就应告知孕妇保持正确的站姿和坐姿,学会激活核心肌群,学会躯干动态控制,学会呼气时用力等;产妇在分娩后短期内避免提拿重物,避免做引起腹压增高的动作,如遇严重咳嗽或便秘,可佩戴束腹带给予腹部支撑。

2. 产后女性需要得到及时的饮食指导、哺乳指导、姿势指导、早期的盆底康复指导及心理干预。

（二）物理治疗

1. 手法治疗　主要有肌筋膜治疗手法,盆底肌肉锻炼,普拉提运动,悬吊运动,腰椎骨盆带整复,躯干力量、耐力和协调性训练等。

2. 物理因子治疗　主要有经皮神经电刺激疗法、高频电疗法、仿生物电刺激治疗等。

3. 生物反馈疗法　是一种新兴的生物行为治疗方法。近年来逐渐应用于慢性盆腔疼痛的治疗。

4. 盆底磁刺激治疗　通过磁场作用影响人体,从而达到镇痛作用。主要应用于盆腔疼痛的治疗。

5. 其他　体外冲击波治疗,可深入盆腔,松解粘连、镇痛;肌内效贴扎技术可用于解决产后骨骼肌肉系统疼痛、损伤、功能受限等问题。

（三）传统康复治疗

传统医学认为,女性分娩后,阴血骤虚,元气耗损,阳气易浮。所以传统医学历来非常重视产后调护。主要有针灸、推拿、中药调理和穴位按摩。

六、预后

产后功能障碍的预后据病情程度与开始康复的时间有关。随着现代人们对产后康复认知的加深,康复方式的多样化,产后功能障碍的预后比较乐观。

（梁　英）

思考题

　　患者,女,32岁,产后2年余,主因"腰部困痛3月余"来就诊。我们应如何接诊?

第四节　老 年 康 复

扫码获取
数字内容

【本节要点】

1. 老年康复是康复医学的一个分支,是针对老年人群功能障碍的预防、评定和治疗的方法。

2. 随着增龄,老年人体内平衡控制能力减弱,调节功能减退,对不同环境的适应能力下降。

3. 老年综合评估又称"老年健康综合评估",是采用多学科方法评估老年人的身体健康、功能状态、心理健康和社会环境状况的诊断过程。

4. 老年疾病康复治疗的目的一方面是采取有效措施延缓生理性衰退过程,另一方面预防和减轻因疾病造成的残疾,尽可能独立地在家庭和社会生活。

5. 老年人康复治疗包括物理治疗、作业治疗、言语治疗、心理治疗、文体治疗、传统中医治疗、康复医学工程,以及康复护理、社会服务等。

一、概述

(一) 定义

老年康复是康复医学的一个分支,是针对老年人群功能障碍的预防、评定和治疗的方法。涉及的范围很广,既有正常老化的功能退变,又有伴随疾病造成的功能障碍,既针对老年期患病后的康复,又包括中青年残疾患者进入老年期后的康复。

老年康复的研究内容主要包括:①研究老年人致残原因并制定疾病预防措施;②老年人的康复功能评定;③制定老年常见病及功能障碍的康复治疗方案;④老年人康复疗养与护理;⑤老年人家庭、社区的康复医疗;⑥延缓衰老和功能退化;⑦研发老年人康复用品及康复设备。

(二) 流行病学

随着经济的发展、社会的进步、生活水平的提高,人类的平均寿命普遍延长,老年人在人口总数中所占的比例越来越大。未来的 20~30 年间,中国将是世界上人口老龄化速度最快的国家之一。然而我国老年人健康状况不容乐观,2018 年我国人均预期寿命为 77.0 岁,但据研究,我国人均健康预期寿命仅为 68.7 岁。患有一种以上慢性病的老年人比例高达 75%,失能和部分失能老年人超过 4 000 万,老年人对健康服务的需求非常迫切。推进健康老龄化是建设健康中国的重要任务,也是积极应对人口老龄化的长久之计。

二、解剖及病理生理

随着增龄,老年人除了形体的改变,循环系统、呼吸系统、神经系统、消化系统、泌尿系统、内分泌系统等器官储备能力下降,体内平衡控制能力减弱,调节功能减退,对不同环境的适应能力下降。

(一) 形体的变化

随着年龄增长,老年人身高逐渐下降,头发开始变白脱落,面部皱纹明显增多,皮肤干燥,皱纹多,常出现棕褐色圆形扁平斑点,也就是所谓的 "老年斑"。

(二) 循环系统

随着增龄,老年人心肌细胞数量减少,心肌收缩力减弱,心输出量减少,心脏供血量和供氧量减少。老年人血管壁的弹性纤维减少,胶原纤维增多,血管弹性降低,血管阻力增加,导致高血压的发生率随增龄而升高。

(三) 呼吸系统

随着增龄,呼吸道黏膜因萎缩而变薄,润化气体的功能减弱。肺小动脉硬化,血管内膜胶原纤维增生,肺循环血流灌注减少,肺泡壁的毛细血管减少。呼吸肌纤维减少,脂肪组织增加,导致肌肉收缩力下降,呼吸运动效率减退。

(四) 神经系统

随着增龄,老年人大脑重量减轻,脑组织萎缩,以额叶、颞叶、顶叶最为显著,脑沟加宽,侧脑室扩大,脑脊液增多。在周围神经系统中,神经束内结缔组织增生,神经内膜增生、变性,神经传导速度减慢。

(五) 消化系统

随着增龄,老年人胃肠黏膜萎缩,消化酶分泌减少,小肠黏膜变薄,细胞数量减少。老年人肝脏重量减轻,肝脏中的脂质和脂褐素增多,肝脏代谢和解毒功能降低。胆囊壁增厚,容积变小,胆囊收缩和排空能力减弱。胰腺腺泡萎缩,消化酶分泌减少。

（六）泌尿系统

老年人的肾脏发生萎缩,肾脏重量减轻,体积变小,肾小球与肾单位也逐渐减少。肾小球血管硬化,肾血流量减少,肾小球滤过率降低,肾脏功能减退。

（七）血液系统

随着增龄,老年人的红细胞寿命轻度缩短,外周血中白细胞总数和分类变化不明显,但感染时白细胞升高不如年轻人明显。血小板黏附性和聚集性增高,凝血因子增多,纤溶系统活性降低。

（八）内分泌系统

随着增龄,老年人下丘脑 - 垂体 - 性腺系统活性减弱、甲状腺功能减退、肾上腺皮质功能下降、胰岛素分泌减少,对应激的反应能力变差,保持内环境稳定的能力也降低。

三、临床诊治

（一）临床特点

老年人由于生理功能的减退,机体的抗病能力和对疾病的反应性也会出现不同程度的降低,因此老年人的疾病谱与中青年不同。老年疾病的特点如下:

1. 临床表现不典型　老年人由于神经系统和免疫系统发生退行性改变,代偿能力差,感觉、体温、呼吸、咳嗽、呕吐等神经中枢的反应性降低,自觉症状轻微,使一些老年疾病的表现极不典型,疾病应有的症状不出现,给临床诊断带来困难,容易因延误诊断而丧失最佳的治疗时机。

2. 多病共存　老年人同时患多种疾病极为常见,多病共存的表现形式可以是同一器官的多种病变,也可以是多系统疾病同时存在。由于多病共存,治疗一种疾病可能加重其他疾病的严重程度,制定治疗方案显得十分复杂,必须全面地了解和掌握患者的全部病史,根据老年人的意愿、整体状况、循证医学、预期寿命等多方面考虑,制定个体化、多学科的综合治疗方案。

3. 病情重,变化快　老年人脏器功能减退,内环境稳定性降低,疾病临床表现不典型,当出现明显的症状或体征时,往往病情严重,迅速进展、恶化。由于组织器官的储备能力和代偿能力差,在急性病或慢性病急性发作时,容易出现各种危象和脏器功能衰竭。

4. 易发生意识障碍　老年人不论患何种疾病,都易发生意识障碍,这与老年人患有脑血管硬化,脑供血不足,加之各器官功能减退有关。当老年人发生感染、发热、脱水、心律失常等时,容易出现嗜睡、谵妄、意识不清,甚至昏迷等症状,一旦原发疾病得到控制,意识障碍也会好转。

5. 并发症多　老年患者尤其是高龄老年人患病后极易发生多种并发症,如水、电解质和酸碱平衡紊乱、感染、压疮、血栓形成和栓塞等,严重者可并发多脏器功能衰竭而导致死亡。

6. 病程长,康复慢　老年人患病后,恢复过程缓慢,恢复期卧床时间较长,导致情绪不佳、消化不良、食欲减退、排便困难、排痰不畅以及肺炎、压疮、静脉血栓形成和肺栓塞等。容易对疾病失去信心,产生悲观消极情绪,应鼓励病人及家属树立信心,使患者和家属积极参与配合诊疗。

7. 药物不良反应多　老年人因肝肾功能减退导致药物代谢与排泄降低,对药物的耐受性和敏感性与中青年不同,加之多药合用等原因,老年人用药容易发生不良反应,甚至危及生命。老年人用药剂量宜小,对肝、肾功能有影响的药物需慎用,可用可不用的药物最好不用,以免造成不良后果。

8. 对治疗的反应不同　随着增龄,机体内环境的稳定性降低,表现为代谢水平下降,药物易在体内蓄积,耐受能力降低,治疗量与中毒量更加接近。个体间的差异极大,应用同一剂量的药物,在不同个体老年人之间反应不同。

（二）诊断要点

对老年病的处理,要尽早确立诊断,以便给予及时、必要的治疗。然而,下列特点使得老年人尤其是高龄老年病人的疾病诊断变得比较困难:①老年病人往往有多种疾病共存,疾病的表现复杂;②一些疾病在老年病人中的表现常常不典型,容易被医生忽略;③老年病人由于衰老而变得反应迟钝,或者衰老的变化与疾病表现相混淆,容易将疾病的表现误认为是衰老的自然进程。因此,在老年病人的病史采集、体格检查以及诊断过程中要充分考虑到这些因素。

（三）治疗

1. 病症的分析和安排   老年人随着增龄，机体各系统、器官在功能和结构上都发生了不同程度的退行性变化，对体内外各种刺激的应答及适应能力降低，严重影响了治疗的决策。老年病人一人多病非常普遍，治疗多病共存的老年人，医生必须认真分析所有病症，分清轻重缓急，找到主要矛盾，合理安排。

2. 治疗措施   老年病人药物治疗容易发生不良反应，承受麻醉和手术的能力也低下，手术并发症发生率、手术致残率、手术死亡率均较高。医生在选择治疗措施时务必综合权衡，制定合理的治疗方案，充分评估病人和病情的特点，选择毒性低、不良反应轻的药物，治疗方案要简单、药物品种要少。做手术治疗尽可能选择风险小、创伤小的手术。在机体不能承受根治性治疗时，可采用对症治疗、姑息治疗，或危及生命的急救处理。

3. 治疗方案   以药物治疗为例，就是指药物的选择和联合、剂量、剂型、给药间隔、疗程等。必须了解老年病人的特点，根据其药代动力学特征设计合理的给药方案。如需手术应做好充分的术前评估和准备，以降低手术死亡率和减少术后并发症的发生，使手术得到满意的结果。

4. 治疗监护   老年人病情好转慢但恶化快，治疗的不良反应和并发症多，而且合并症恶化又会进一步引起病情加重和复杂化，因此老年病人更应当加强治疗监护。

四、康复评定

老年综合评估（comprehensive geriatric assessment，CGA）又称"老年健康综合评估"，采用多学科方法评估老年人的身体健康、功能状态、心理健康和社会环境状况的诊断过程。CGA 的适宜对象是患有多种慢性疾病、老年问题和 / 或老年综合征，伴有不同程度的功能障碍、衰弱的老年患者；而完全健康的老年人、疾病终末期完全卧床的老年人、严重痴呆或完全功能丧失的老年人，不适合做 CGA。老年综合评估内容较广泛，主要包括一般医学评估、躯体功能评估、精神心理评估、社会行为能力评估、环境评估、老年综合征和老年照护问题评估及生活质量评估。CGA 的目的是及早发现潜在的功能障碍，制订有针对性的预防干预措施，实时评估干预效果，动态调整治疗方案，最大程度地提高老年人的生活质量。

1. 一般医学评估   进行完整的病史采集、细致的体格检查和必要的辅助检查，并做好详细的用药记录。

2. 躯体功能评估

（1）日常生活活动能力评估：包括基础性日常生活活动能力（ basic activities of daily living，BADL）评估和工具性日常生活活动能力（ instrumental activities of daily living，IADL）评估。常用评估量表为Bathel 指数量表、功能活动问卷。

（2）平衡与步态的评估：常用的评估方法包括功能性前伸测试、5 次起坐试验、起立行走试验、Tinetti 平衡与步态评估量表。

（3）吞咽功能评估：常用的评估方法包括洼田饮水试验、进食评估问卷调查和吞咽造影检查等。

（4）失能评估：最常用的失能评估量表是功能独立性量表。

（5）视力与听力评估：视力评估一般通过询问患者"您在阅读、开车、行走或看电视时有困难吗？"进行初筛，必要时请专科会诊。听力评估一般可通过询问患者"房间内有人用正常声音跟您说话，如果不戴助听器和不看对方的脸，你能听到并听懂吗？"进行初筛，必要请专科会诊。

3. 精神心理评估

（1）认知功能评估：常用的评估工具包括单词再认测试、画钟试验（Clock Drawing Test，CDT）、简易智能评估量表（Mini-Mental Status Examination，MMSE）、痴呆简易认知功能评估量表（Mini-Cog

Assessment Instrument for Dementia, Mini-Cog）和蒙特利尔评估量表（Montreal Cognitive Assessment, MoCA）等。

（2）谵妄的评估：评估患者是否处于谵妄状态，常用谵妄评定方法（Confusion Assessment Method, CAM）进行评估。

（3）抑郁症的评估：常用的抑郁症评估方法包括汉密尔顿抑郁量表（Hamilton Depression Rating Scale, HAMD）、Zung 抑郁自评量表（Self-rating Depression Scale, SDS）和老年抑郁量表（Geriatric Depression Scale-15, GDS-15）等。

（4）老年焦虑评估：常用的焦虑评估方法包括汉密尔顿焦虑量表（Hamilton Anxiety Scale, HAMA）和焦虑自评量表（Self-Rating Anxiety Scale, SAS）等。

4. 社会行为能力评估

（1）社会支持评估：社会支持评估通常采用社会支持评定量表（SSRS）等。

（2）经济状况评估：经济状况评估通常采用问答的形式进行，评估内容主要包括个人收入情况、家庭负担、子女赡养、医疗保险等。

（3）老年歧视或受虐评估：应对老年人进行老年歧视或老年受虐的评估，及时发现并解决问题。

5. 环境评估

（1）居家安全评估：常用的评估方法为家庭危险因素评估工具（Home Fall Hazards Assessments, HFHA）。

（2）老年孤独评估：应及时发现老年人的孤独问题，及早采取有效的预防干预措施。

6. 老年综合征和老年照护问题评估

（1）跌倒风险的评估：临床上常用的跌倒风险评估量表包括简易老年跌倒风险评估工具和比较复杂的老年跌倒风险评估工具。

（2）痴呆的评估：怀疑老年人患有痴呆时，可用神经精神症状问卷（Neuropsychiatric inventory, NPI）、总体衰退量表（Global Deteriorate Scale, GDS）、临床痴呆量表（Clinical Dementia Rating, CDR）和 Hachinski 缺血指数量表（Hachinski Ischemic Score, HIS）等进行进一步评估。

（3）尿失禁的评估：尿失禁评估可采用国际尿失禁咨询委员会尿失禁问卷简表（ICI-Q-SF）或尿失禁问卷表（ICI-Q-LF）。

（4）营养不良的评估：常用的营养不良的评估量表包括简易营养评价简表（MNA-SF）、简易营养状况评估量表（MNA）等。

（5）多重用药的评估：评估药物之间的相互作用及产生的不良反应。

（6）压疮风险的评估：常用的评估方法包括 Norton 皮肤评分量表法和 Bradan 量表评分法等。

7. 生活质量评估
主要是通过量表进行，常用的评估量表包括 MOSSF-36 量表、WHOQOL 量表、诺丁汉健康调查量表、生活质量指数量表、社会支持量表、生活满意度量表等。

五、康复治疗

（一）老年疾病康复治疗的目的

一方面是采取有效措施延缓生理性衰退过程，另一方面预防和减轻因疾病造成的残疾，使老年患者尽可能恢复到发病前的水平，提高肢体和脏器功能，提高生活质量，尽可能独立地在家庭和社会生活。

（二）老年人康复治疗

物理治疗、作业治疗、言语治疗、吞咽治疗、心理治疗、文体治疗、传统中医治疗、康复医学工程以及康复护理、社会服务等。

1. 物理治疗（physical therapy, PT）
是老年人康复治疗的重要组成部分，包括运动治疗

（movement），又称为功能训练（functional training）、物理因子治疗（modality）、手法治疗（manual therapy）。物理因子治疗的具体手段包括声、光、电、磁、力（含运动、压力）、热、冷等。物理治疗的重点是改善躯体的运动功能，如卧、坐、站的体位及相互间转换，平衡和协调能力，以及行走能力。

2. **作业治疗**（occupational therapy，OT）   针对有功能障碍的老年人，协助其选择、参与、应用有目的和意义的活动，以达到最大限度地恢复躯体、心理和社会方面的功能，增进健康，预防能力的丧失及残疾的发生，以发展为目的，鼓励他们参与及贡献社会。

3. **言语治疗**（speech therapy，ST）   重点改善交流能力。言语治疗是指通过各种手段对有言语障碍的老年患者进行针对性治疗，从而改善言语功能，使其重新获得最大的沟通与交流能力。言语治疗的目的是提高患者对语言的理解和表达能力及独立应用语言来交流的能力，使其与他人的直接言语交际能力得以恢复、改善。吞咽障碍的治疗主要是恢复或提高患者的吞咽功能，改善身体的营养状况；改善因不能经口进食所产生的心理恐惧与抑郁：增加进食的安全，减少吸入性肺炎等并发症发生的机会。

4. **心理治疗**（psychotherapy）   又称精神治疗，是应用心理学的原则和方法，通过治疗者与被治疗者的相互作用，医治患者心理、情绪、认知行为等方面的问题。

5. **文体治疗**（recreation therapy，RT）   通过文娱和体育的方式，改善患者各种功能状态的方法。体育和文娱活动不但可以增强肌力和耐力，改善平衡和运动协调能力，还能增强患者的信心，使其得到娱乐，从而改善患者的心理状态。根据患者的功能情况，选择一些适合老年人的文体活动进行功能训练，在娱乐和竞争中得到功能恢复。

6. **传统中医治疗**（traditional Chinese medicine treatment）   是利用中医独特的康复理论和中国传统的治疗方法，达到老年人防病、治病以及减轻功能障碍的目的。主要包括中药、针灸、推拿、气功、武术、五禽戏、八段锦等。

7. **康复医学工程**（rehabilitation engineering，RE）   是应用现代工程学的原理和方法，研制康复器械以减轻、代偿或适应患者残疾的科学。主要包括假肢、矫形器、轮椅和支具等。

8. **康复护理**   是用护理学的方法照顾老年残疾者，在一般的治疗护理基础上，采用与日常生活活动密切相关的 PT、OT 的方法，帮助功能障碍患者进行自理生活功能训练。康复护理突出的特点是使功能障碍患者从被动地接受他人的护理转变为自我照护，内容包括在病房中训练患者利用自助具进食、穿衣、梳洗、排泄，做关节的主动、被动活动等。

9. **社会服务**（social work，SW）   是指从社会的角度，采取各种有效措施为老年人创造一种适合其生存、创造、发展、实现自身价值的环境，达到全面参与社会生活的目的。

为了满足患者社会生活的需要，应对老年人的家庭成员构成情况和相互关系、社会背景、家庭经济情况、住房情况、社区环境等社会适应能力进行评定。在评定的基础上制订相应的工作目标和计划，以帮助其尽快熟悉和适应环境，正确对待现实和规划未来，向社会福利、服务、保险和救济部门求得帮助，并为治疗小组的其他成员提供其社会背景信息。

总之，老年康复要充分把握老年人生理和疾病特点，了解衰老和疾病的关系，正确地对老年人各种功能状态进行评估，制定合理的康复目标，选择最佳的康复治疗方案，以达到全面康复，提高生活质量。

六、预后

老年人发病后预后不良，治愈率低和死亡率高。在老年人三大致死性疾病中，由动脉粥样硬化所致的心、脑血管病总趋势是随增龄而加重，当今的治疗只能缓解症状。恶性肿瘤病因不明，缺乏有效措施，更谈不上治愈。糖尿病和慢性阻塞性肺疾病只能控制而不能根治，所以老年人患病的病程长，治愈率低，随增龄而死亡率上升，乃至出现所谓的"老死"，即全身器官组织衰竭而死亡。老年人患病往往因病情复杂、并发症多,导致病程一般比非老年人长,且康复慢。通过康复治疗,改善患者的社会生活环境,帮助患者家属合理指导患者生活,让患者维持一定的社会活动和生活能力,提高患者的生存质量,减轻社会及家庭负担。

(李　哲)

思考题

如何进行老年人跌倒风险评估?

第五节　烧伤康复

扫码获取
数字内容

【本节要点】

1. 烧伤是以火焰、热水、热蒸气、热油、热水泥、电流以及化学物质和放射性物质等因子,作用于人体皮肤、黏膜、肌肉等造成的损伤。
2. 烧伤康复评定包括烧伤面积评定、烧伤严重程度评定、肥厚性瘢痕评定、运动功能评定、心肺功能评定、心理评定、日常生活活动能力评定等方面。
3. 烧伤康复治疗包括早期创面、后期创面的康复治疗。
4. 早期关节功能障碍的预防,尤其是烧伤后各部位常见挛缩及对抗策略。
5. 烧伤的后遗症主要是肥厚性瘢痕和挛缩。肥厚性瘢痕可依赖各种康复手段预防和减轻其发展。而挛缩的防治需从受伤开始,即早期给予全面康复介入。

一、概述

(一)定义

烧伤是以火焰、热水、热蒸气、热油、热水泥、电流以及化学物质和放射性物质等因子,作用于人体皮肤、黏膜、肌肉等造成的损伤。烧伤康复是指通过各种有用的措施,以减轻烧伤对生存者的影响和使其重返社会的学科,是烧伤外科学与康复医学的交叉学科,综合应用烧伤临床治疗并结合现代康复治疗手段,预防烧伤后残疾、最大限度减轻残疾影响、促进患者重返社会。

(二)流行病学

烧伤是现代社会的常见病、多发病,依据人民卫生出版社《烧伤治疗学》第3版(2006年)的数据,国内的烧伤发病率大约为总人口的0.5%~1.0%。最新的全球数据来源于2014年世界卫生组织(World Health Organization,WHO)的报告:全球每年有265 000人死于烧伤或烧伤相关事故,其中95%发生在资源有限的国家或发展中国家,在美国每年有150万~200万人被烧伤,7万~10万人需要住院,其中3.5万~5万人遗留暂时性或永久性残疾。从烧伤年龄分布看,儿童和青壮年是烧伤的主要人群。儿童烧伤的发生多与看护疏忽有关,4岁以下儿童及残疾儿童是烧伤发生和致死的最主要危险人群。烧伤最易受累的部位为头、颈和上肢,这些部位的损伤可能引起功能和容貌缺陷,从而导致残损和残疾。

二、解剖及病理生理

(一)皮肤解剖

皮肤是人体最大的器官,由表皮和真皮两层组成,表皮细胞从基底层逐渐移向表层,当细胞接近表面时,经过角质化并变平,在表面留下一薄层角质纤维,提供保护屏障以防细菌的入侵和体液的丧失。表皮细胞不仅排列在表皮基底层还排列在毛囊和汗腺,毛囊和汗腺深入到真皮。真皮位于表皮之下,由血管结缔组织构成,负责为表皮和皮肤附属物提供支持和营养。真皮包含神经末梢、毛细血管、淋巴管以及附件包括毛囊、汗腺和皮脂腺。汗腺通过排汗将热量自体表散发,从而有利于体温调节。皮脂是皮脂腺分泌的油性物质,保护皮肤和毛发并且湿润皮肤。真皮的胶原纤维和弹力纤维交织使皮肤具有强度和弹性。皮肤的厚度与年龄和部位相关,背部和颈后部皮肤较厚,上臂和大腿内侧的皮肤较薄。

(二) 烧伤的病理生理

1. 烧伤后的局部反应　热力作用于皮肤和黏膜后,不同层次的细胞因蛋白质变性和酶失活等发生变质坏死而后脱落或成痂;强热力则可使皮肤甚至其深部组织炭化。烧伤区及其邻近组织的毛细血管可发生充血渗出、血栓形成等变化。渗出是血管通透性增高所致,渗出液为血浆成分(蛋白浓度稍低),可形成表皮真皮间的水疱和其他组织的水肿。

2. 烧伤后的全身反应　主要是由于烧伤后因大量液体的渗出等导致的血容量下降,及由此引起的低血容量性休克,肾功能衰竭和感染等也是常见的全身反应。如处理不好,常可导致死亡。

三、临床诊治

(一) 现场急救

正确施行现场急救,为后续的治疗奠定良好基础。反之,不合理或草率的急救处理,会耽误治疗和妨碍愈合。

1. 保护受伤部位　主要措施有:迅速脱离热源,如邻近有凉水,可先冲淋或浸浴以降低局部温度;避免再损伤局部,伤处的衣、裤、袜等应剪开取下,不可剥脱。转运时,伤处向上以免受压;减少污染,用清洁的被单、衣服等覆盖创面或简单包扎。

2. 镇静止痛　安慰和鼓励受伤者,使其情绪稳定、勿惊恐、勿烦躁。酌情使用地西泮、哌替啶等药物。因重伤者可能已有休克,用药须经静脉,但又须注意避免抑制呼吸中枢。手足烧伤的剧痛,常可用冷浸法减轻。

3. 呼吸道护理　火焰烧伤后呼吸道受烟雾、热力等损害,须十分重视呼吸道通畅,要及时切开气管(勿等待呼吸困难表现明显),给予吸氧。已昏迷的烧伤者也须注意保持呼吸道通畅。

此外,注意有无复合伤,对大出血、开放性气胸、骨折等应先施行相应的急救处理。

(二) 创面处理

Ⅰ度烧伤创面一般只需保持清洁和避免再损伤,面积较大者可用冷湿敷或市售烧伤油膏以缓解疼痛。Ⅱ度以上烧伤创面首先需进行初期处理,即清创术,然后依据创面烧伤的程度和面积选择合适的药物,创面清洁和用药后可以实施包扎或暴露。

四、康复评定

(一) 烧伤面积及深度和严重程度的评定

1. 烧伤面积评定　是按照烧伤范围占全身体表面积的百分数来确定,我国一般采用经实测中国人体表面积而建立的"中国新九分法"来表示,将体表面积划分为 11 个 9% 的等份,另加 1%,构成 100% 的总体表面积,即头颈部 =1×9%;躯干 =3×9%;双上肢 =2×9%;双下肢 =5×9%+1%,共为 11×9%+1%(会阴部)(图 10-3)。估算面积时,女性和儿童有所差别。一般成年女性的臀部和双足各占 6%;儿童头大,下肢小,可按下法计算:头颈部面积 = [9+(12- 年龄)]%,双下肢面积 = [46-(12- 年龄)]%。

此外,不论性别、年龄,病人并指的掌面约占体表面积 1%,如医者的手掌大小与病人相近,可用医者手掌估算,此法可辅助九分法,测算小面积烧伤较便捷(图 10-3)。

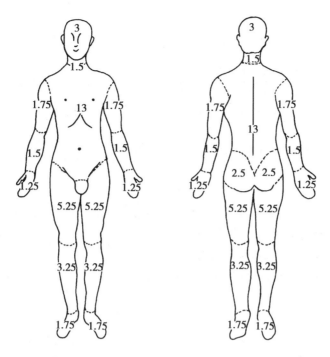

图 10-3 成人体表各部分所占百分比示意图

2. 烧伤深度评估 烧伤深度的判定一般采用三度四分法,即将烧伤深度分为Ⅰ度、浅Ⅱ度、深Ⅱ度、Ⅲ度(详见数字资源)。

3. 烧伤严重程度评定

(1)轻度烧伤:Ⅱ度烧伤面积 10% 以下。

(2)中度烧伤:Ⅱ度烧伤面积 11%~30%,或有Ⅲ度烧伤但面积不足 10%。

(3)重度烧伤:烧伤总面积 31%~50%;或Ⅲ度烧伤面积 11%~20%;或Ⅱ度、Ⅲ度烧伤面积虽然不到上述百分比,但已发生休克、合并较重的吸入性损伤和复合伤等。

(4)特重烧伤:烧伤总面积 50% 以上;或者Ⅲ度烧伤 20% 以上。

(二)肥厚性瘢痕的评定

肥厚性瘢痕是皮肤真皮损伤后形成的色红、质硬、高出周围皮肤的病理结构,以结缔组织过度增生、胶原过度沉积为其病理特征,主要影响是毁容和挛缩。

肥厚性瘢痕是烧伤后遗症,处于关节部位的肥厚性瘢痕发生挛缩,可造成患者关节活动受限,甚至关节强直。肥厚性瘢痕评定可分为临床评定和仪器评定两方面。

1. 临床评定 目前临床上常用的评价方法是温哥华瘢痕量表(the Vancouver Scale, VSS),此量表采用血管分布(vascularity)、色泽(pigmentation)、柔软度(pliability)及厚度(height)等四个指标对瘢痕进行描述性评估,评分标准如下:

血管分布:0分:瘢痕肤色与身体正常部位近似;1分:肤色偏红;2分:肤色偏红;3分:肤色呈紫色。

色泽:0分:瘢痕颜色与身体正常部位皮肤色近似;1分:色泽较浅;2分:混合色泽;3分:色泽较深。

柔软度:0分:正常;1分:柔软的(在最少阻力下皮肤能变形的);2分:柔顺的(在压力下能变形的);3分:硬的(不能变形的,移动呈块状,对压力有阻力);4分:弯曲(组织如绳状,瘢痕伸展时会退缩);5分:挛缩(瘢痕永久性短缩,导致残疾与扭曲)。

厚度:0分:正常;1分:<1mm;2分:1~2mm;3分:2~4mm;4分:>4mm。

量表总分为 15 分,评分越高表示瘢痕越严重。此量表主要特点:操作简单,内容相对全面,且用于评定增生性瘢痕时具有良好的内部一致性和重测信度。

2. 仪器评定

（1）超声波测量：高分辨率脉冲超声波的分辨率达 0.05mm，频率在 10~15MHz，根据两个主要峰之间的距离计算出瘢痕的厚度。

（2）经皮氧分压（TCPO$_2$）的测定：可反映肥厚性瘢痕的代谢状况。用血氧测量计测定瘢痕的 TCPO$_2$，肥厚性瘢痕的 TCPO$_2$ 明显高于正常瘢痕和正常皮肤，且与治疗效果成反比。

（三）运动功能评定

主要包括关节活动度评定、肌力评定、平衡与步行能力评定、手功能评定、感觉功能评定等。详见相关章节。

（四）心肺功能评定

在烧伤患者急性期和康复期的临床诊治和康复治疗过程中，心肺功能障碍由于与烧伤创面和瘢痕等显而易见的问题相比较不突出，常常容易被忽视。然而，烧伤时合并的吸入性损伤、长期的卧床和活动减少以及胸廓、颈部等部位的瘢痕增生等，都会直接或间接地影响心肺功能。评定方法主要包括：踏车运动试验、活动平板试验、手摇车试验、等长收缩试验以及呼吸和气体代谢测定等。详见相关章节。

（五）心理评定

烧伤患者很容易产生焦虑、抑郁、恐惧等不良心理，心理评定结果对于康复治疗方案和康复目标的设定有重要意义。常用的心理评定有汉密顿焦虑评定、汉密尔顿抑郁评定、自我效能评定等。详见相关章节。

（六）日常生活活动能力评定

大面积损伤后，因烧伤皮肤瘢痕增生，全身各关节可能存在不同程度的活动受限，致患者日常生活活动能力下降。常用的日常生活活动能力评定包括改良 Barthel 指数、改良 PULSES 评定量表、功能独立性评定量表（FIM）等。详见相关章节。

五、康复治疗

烧伤后由于皮肤等组织及器官的损害、患者长期制动、并发症的出现等，会引起一系列问题，这些都需要康复处理。烧伤康复的处理原则是促进创面愈合、保护关节功能、减少挛缩、抑制肥厚性瘢痕形成、预防并发症发生等，最终目标是提高烧伤患者的生活自理能力和生活质量。

（一）早期创面的康复治疗

烧伤创面愈合前，物理治疗的目的主要是预防和控制感染，促进肉芽和上皮生长，加速创面愈合，为早日进行功能训练奠定坚实的基础。

1. 水疗　可根据患者的具体情况，采用盆浴或淋浴，以清除坏死组织和分泌物，保持创面的清洁，水中可加入 1∶5 000 高锰酸钾溶液或 1∶1 000 苯扎溴铵溶液起到消毒的作用，水温以 37~39℃ 适宜，时间为 15~20 分钟，每日或隔日一次。

2. 光疗

（1）电光浴、红外线照射疗法：主要作用是使创面干燥结痂，减少血浆渗出，预防和控制创面感染。大面积烧伤时采用全身或局部电光浴，每日 1~2 次，持续 30~60 分钟，必要时可进行较长时间的治疗。小面积烧伤时采用红外线照射，每次 30~60 分钟，每日 1~4 次。

（2）紫外线疗法：创面的坏死组织或脓性分泌物较多，肉芽生长不良，用中或强红斑量照射；当分泌物减少或者脱痂露出新鲜肉芽组织时，应减量至阈红斑量。浅平而新鲜的创面，可用亚红斑量紫外线照射，每日 1 次。

3. 短波及超短波治疗　主要用于局部烧伤的治疗，短波、超短波穿透较深，能穿透敷料，可以促进坏死组织分离、脱落，有消炎、镇痛和促进组织再生的作用。采用微热量，每日 1~2 次，每次 15 分钟。若创面合并有蜂窝织炎，采用无热量，起到消炎、消肿的作用，每次治疗 10 分钟，每日 1 次，疗程视具体病情而定。

（二）早期关节功能障碍的预防

1. 体位保持 保持正确的体位，可以预防关节挛缩，一般采用抗挛缩体位（详见数字资源），应注意避免长期屈曲和内收的体位。当患者不能自觉维持正确体位时，可采用毛巾垫、枕头或矫形器、牵引等维持肢体在恰当的位置上。

2. 维持关节活动范围的运动 目的是维持关节活动范围，防止关节挛缩，保持肌肉力量和功能。运动应尽早开始，尽可能进行主动或助力运动，只有患者不能主动运动时才进行被动运动。若无禁忌证，躯体运动在急性期就应开始，以防形成体位畸形。

3. 以下情况功能训练应慎用

（1）手背部烧伤，无论是深Ⅱ度烧伤，还是Ⅲ度烧伤，运动疗法均受到限制，应立即用夹板固定，在治疗师的指导和监督下训练。

（2）穿着弹力衣治疗时，治疗师不能直接观察创面张力变化，容易造成创面撕裂。

（3）关节或肌腱暴露时，不能进行运动，即使轻柔的关节活动也应避免，否则可能导致肌腱或关节囊的断裂或关节结构的移位。

（4）关节深部疼痛，提示关节存在病理性变化，查出原因前停止关节运动。

（5）皮肤移植术后 5~7 天内，禁止被动关节运动。

（三）后期创面的康复治疗

烧伤后期创面已基本愈合，主要存在新生上皮起水泡、裂开、糜烂、溃疡，肥厚性瘢痕的增生、粘连，瘢痕区疼痛、瘙痒等问题。

物理治疗可以促进残余创面愈合、促进烧伤区新生皮肤的"老化"，软化瘢痕、减轻疼痛和瘙痒症状。

1. 音频电疗 对瘢痕有止痛、止痒、消炎消肿的作用，可能还有软化瘢痕和松解粘连的作用。

2. 蜡疗 具有较强、较持久的温热作用，可减轻疼痛，加速组织的修复生长，松解粘连，软化瘢痕，促进炎症消散，消肿以及润滑皮肤。此法不适用于肥厚性瘢痕增殖期。

3. 超声波 中、小剂量的超声波可改善皮肤营养，加速真皮再生，同时也有镇痛的作用。超声波疗法结合冰疗，对瘢痕组织镇痛效果较好。

4. 红外线及低能量激光 能促进渗出吸收、消肿、镇痛，促进肉芽组织和上皮的生长，松解粘连的作用。

5. 紫外线 红斑量的紫外线照射可促进烧伤残余创面的愈合，同时小剂量的紫外线对愈合不稳定的烧伤新生皮肤，有促进其"老化"的作用，一般采用弱红斑量。

6. 直流电碘离子导入 能起软化瘢痕和粘连、消除慢性炎症的作用。

（四）后遗症的康复治疗

烧伤的后遗症主要是肥厚性瘢痕和挛缩。肥厚性瘢痕可依赖各种康复手段预防和减轻其发展。而挛缩的防治需从受伤开始，即早期给予康复医学的全面介入。

1. 挛缩

（1）原因

1）长期卧床：患者长期卧床，身体不能自由活动，同时疼痛、创面未愈等因素也导致患者不敢活动，加上不正确体位（多表现为肢体的屈曲、内收松弛位）的摆放，久之必然造成关节挛缩。

2）深Ⅱ度和Ⅲ度烧伤容易产生肥厚性瘢痕，位于关节附近肥厚性瘢痕收缩，造成关节挛缩。

（2）治疗

1）运动疗法：①牵引：包括牵伸、滑车训练、起立矫正台、足关节背伸训练、矫形器等。②被动运动：对已经发生挛缩的患者，越早开始运动疗法效果越好，主动运动和被动运动结合，以被动运动为主。为改善软组织的延伸性,在运动前进行温热治疗,以改善结缔组织的黏弹性,增加牵伸的效果。

2)作业疗法:①支具(夹板):目前多使用低温热塑夹板制作,除有固定作用外,尚可置敷料于表面加压包扎。夹板固定于抗痉挛位,每天做主动活动时除去夹板。②功能性作业活动:结合患者的挛缩情况和人生角色的需要设计有目的、有意义的作业活动,改善挛缩的同时增强患者康复意志,使患者主动参与治疗,帮助患者尽早适应以后的工作和生活。

3)手术治疗:对严重影响关节活动功能而保守治疗无效的挛缩部位,可以选择手术治疗,手术可采用局部松解、皮片移植、皮瓣修复等方法,手术后配合康复治疗可以提高和巩固手术效果。

2. 肥厚性瘢痕

(1)病因及病理:肥厚性瘢痕往往局限于损伤范围内,一般在烧伤后 3 个月开始出现,0.5~1 年最明显,最后自行变软、变薄,由增厚到成熟的过程可以持续 2~3 年,最终为部分缓解或完全缓解,也可能终生不缓解。其病因及发病机制尚不完全清楚。肥厚性瘢痕的形成与烧伤深度、创面愈合时间、移植物、受伤部位、年龄、皮肤张力等有关。

(2)预防与治疗

1)压力治疗:是目前公认的预防和治疗肥厚性瘢痕最有效的方法。持续施以与毛细血管压力 3.33kPa(25mmHg)相等或更大的压力,可以减少局部的血液供给和组织水分,阻碍胶原纤维的合成、毛细血管的增生和肌成纤维细胞的收缩,并能使胶原纤维重新排列。

预防性加压时机原则上是创面愈合后越早开始越好,必须每天持续加压包扎 23 小时以上,坚持 0.5~3 年,甚至更长时间,直到瘢痕成熟(变薄、变白、变软)为止。压力治疗的方法主要有弹性包裹、管形加压绷带、紧身服(套)。对于高低不平的部位需使用轻薄而可塑的弹性物,塑成体表形态,支具下的缝隙部位可垫以可塑的弹性物,或注入可迅速固化的硅酮凝胶,以保持均匀持久加压。

压力治疗的效果取决于压力的合适与否和患者的合作态度,二者缺一不可。压力治疗效果肯定,但也有不足之处:费用较高,部分患者难以承受使用时间长,给患者生活带来不便,难以坚持使用;特殊部位如关节、面部、腹部等难以维持有效压力;有一定并发症,如手部长期压力治疗可破坏手掌弓形结构,影响手的功能,儿童长期使用可影响其局部生长发育。

2)支具(夹板):合适的夹板配合压力治疗对烧伤后瘢痕,特别是手部瘢痕有明显的预防和治疗效果,既能控制瘢痕的发展,又能减少手指畸形的发生。

3)硅胶治疗:硅胶治疗能使肥厚性瘢痕在短时间变薄、变软,目前已广泛使用。硅胶治疗宜早期使用。一般采用硅胶膜贴敷的方法,需持续使用,疗程大于 3 个月,直到瘢痕消退为止。硅胶还可作为皮肤与夹板间的连接,使其固定在充分的伸展位,且有润滑皮肤、防止瘢痕发展的作用。硅胶填充在脸部面具内,可作为压力治疗的衬垫,使凹凸不平的区域也能获得充分的压力。硅胶治疗具有周期短、可作用于人体任何部位、副作用较少的优点。硅胶治疗的原理尚不清楚。

4)手术治疗:手术切除对皮肤造成二次创伤,单纯的手术治疗肥厚性瘢痕复发率较高,只适用于严重影响功能者。大面积的肥厚性瘢痕发生挛缩时,只能行切开或部分切以松解挛缩。在手术同时于切口边缘注射激素,术后配合压力治疗或放疗,则可减少瘢痕复发。

5)放射治疗:浅层 X 射线和 β 射线均能破坏细胞的分裂,减少肥厚性瘢痕的形成,故在瘢痕形成早期有一定效果。单独的放射治疗效果不肯定,结合手术治疗则效果较肯定。但此法不宜治疗大面积肥厚性瘢痕,否则可能产生全身副作用。

6)药物治疗:糖皮质激素类是目前最常用的药物治疗,临床一般用醋酸地塞米松注射于瘢痕区,每次用量在 20mg 以内,每周 1 次,4 次为 1 个疗程。

7)物理治疗:音频电疗、超声波治疗、按摩等。

8）心理疗法：心理疗法针对烧伤患者的焦虑、抑郁、恐惧等精神症状进行干预，改善非适应性行为。具体治疗方法详见相关章节。

六、预后

不同烧伤深度，预后不同，一般Ⅰ度烧伤3~5天可痊愈，不留瘢痕；浅Ⅱ度烧伤2周可痊愈，有色素沉着，不留瘢痕；深Ⅱ度烧伤3~4周痊愈，遗留瘢痕；Ⅲ度烧伤愈合缓慢，需创面植皮或其他方式手术愈合，愈后遗留瘢痕、畸形及功能障碍。

此外，大面积烧伤患者经历过双重痛苦折磨，心理上也受到巨大打击，很容易出现各种不良情绪，有报道显示，烧伤产生后患者心理障碍发生率在60%左右，伤后1年仍有30%左右的患者存在创伤后应激障碍，伤后2年还有50%左右的患者存在抑郁症状，对患者的生存质量造成严重影响。

我国的烧伤治疗处于世界领先水平，但在康复治疗、康复护理方面起步较晚，因此，对患者进行护理、康复治疗及心理干预等方面是目前临床研究的热点和焦点。通过对大面积烧伤患者进行综合康复治疗及护理干预，对其进行不断的健康教育，纠正其错误认知，从而使治疗能够得以长久持续有效地进行；通过个性化心理干预，使患者积极配合治疗；进行用药饮食指导和功能康复训练，可使患者快速康复，回归社会。

（李　哲）

思考题

某患者，男，56岁，不慎被开水烫伤，双上肢被烫伤，水疱较小，去表皮后创面红白相间，可见网状栓塞血管，感觉迟钝。

（1）请分析评估该患者烧伤面积、烧伤深度以及预后转归情况。

（2）为了预防该患者再次出现关节挛缩或功能障碍，针对肩关节早期应采取怎样的体位摆放？

（3）若该患者后期遗留肥厚性瘢痕，可以采取哪些预防与康复治疗的方法？

第六节　听觉、前庭觉、视觉障碍康复

10章06节
扫码获取
数字内容

【本节要点】

1. 听觉障碍治疗原则　一般原则是早期发现、早期诊治。尽量恢复已丧失的听力，保存并利用残余的听力。

2. BPPV的康复治疗方法　主要包括头部运动训练、固视训练、平衡训练、本体感觉训练、行走训练等。

3. 早期前庭康复治疗的重要性　选择合适的训练方式并坚持训练，可帮助建立代偿机制，有效缓解症状，尽早恢复正常生活状态。

4. 低视力治疗目的　改进远距、中距和近距的视力；改进阅读、畏光、独立安全行走的、日常生活的能力。

5. 低视力患者康复治疗方法　助视器使用训练、定向行走能力训练、日常生活技能训练、学习和工作能力训练等。

一、先天性耳聋康复

（一）概述

1. 定义　先天性耳聋（congenital hearing loss）是指出生时或出生后不久即出现的一类听力障碍，由遗传因素或妊娠、分娩过程中发生异常所导致。

先天性耳聋分为遗传性和非遗传性两大类。根据部位和性质不同可分为传导性、感音神经性和混合性。

2. 流行病学　在世界范围内新生儿耳聋的发病率为 2‰~3‰，在先天性耳聋中遗传因素致聋占比达 50% 以上。我国新生儿耳聋发病率为 1‰~3.47‰，遗传因素致聋占比达 50%~60%。

3. 病因

（1）遗传性先天性耳聋：指由于基因或染色体异常等遗传缺陷而导致的听力障碍，多为感觉神经性耳聋。

（2）非遗传性先天性耳聋：指胎儿在胚胎发育期、围产期或分娩期受到母体感染、中毒或外伤等病理因素导致的听力障碍。通常为药物因素、疾病损害、分娩过程损伤等导致。

（二）解剖及病理生理

1. 解剖　人的听觉系统主要包括外周听觉器官、听神经、听觉的中枢神经系统共同组成，是人类接受和感受声音信号、传递声音信号、处理声音信息的重要系统。

2. 病理生理　声音通过鼓膜和听骨链传入内耳，称空气传导（简称气导），还可通过颅骨传导到内耳，称骨传导（简称骨导）。正常情况下，以空气传导为主。从听觉生理功能看，外耳起集音作用，中耳起传音作用，将空气中的声波传入内耳，内耳具有感音功能。镫骨足板的振动激动内耳淋巴产生波动，从而引起蜗窗膜朝相反的方向振动。内耳淋巴波动引起基底膜振动，导致其上的螺旋器的听毛细胞受到刺激而感音，神经冲动经听神经传至听觉中枢。

（三）临床诊治

1. 临床表现　遗传性先天性耳聋分为非综合征型和综合征型，非综合征型只出现耳聋症状，占遗传性耳聋的 70%，综合征型除耳聋外，同时伴有心脏、肾脏、神经系统、颌面及骨骼系统、代谢内分泌系统、皮肤和视器等组织器官畸形或系统病变，这类占遗传性耳聋的 30%。

非遗传性先天性耳聋指患儿在胚胎期、围产期、分娩期受到母体感染、中毒或外伤等病理因素的影响所导致的听力障碍。常见病因有药物因素、疾病损害、分娩过程中产伤等。

2. 临床诊断　通过系统收集患者病史、个人史、家族史，全面的临床检查，听力学检查，必要的影像学、血液学、免疫学、遗传性等检查，确诊先天性耳聋的病因与类型。

3. 治疗方法

（1）助听器选配及人工中耳植入：助听器和人工中耳均是提高声音强度的装置，是提高先天性耳聋患者听觉的重要干预工具。

（2）人工耳蜗植入：是先天性感觉神经性耳聋的主要干预手段，适合于高功率助听器无效、耳内无活动性病变、影像学检查排除内耳严重畸形、听神经缺如的患者。

（3）手术干预：由于中耳畸形导致的传导性耳聋，可根据病因、病变的部位、性质及范围进行相应的听力重建手术。

（四）康复评定

1. 听力评定　听力水平的准确评定，有助于康复治疗方案的确定，也影响到康复治疗的效果。

（1）主观测听法

1）行为测听法：主要目的是观察 1 岁以下受试小儿对声音刺激的一致性反应，是一种被动反应测听方法。

2）条件探索听力反应检查：是一种附加强化条件刺激的行为测听法，常选择视觉刺激作为听觉的强化条件。

3）听力计检查法：又称电测听法，是利用不同频率、不同强度的纯音作为测试声源，分别测试受试者的骨导听阈和气导听阈，对受试者的听力水平作出量化的评估，并能绘出听力曲线，是目前临床中最常见的听力检查。

4）言语测听：是将标准词汇录制好，通过耳机和自由声场对受试者进行测试。

（2）客观测听法

1）声导抗测听法：是临床中最常用的客观听力检查法。

2）听诱发脑干反应：通常使用一定频率的短声重复刺激听觉系统，在头颅表面记录电位变化，可据此估算客观听阈及诊断听觉系统病变。

3）耳声发射：是一种产生于耳蜗、并经听骨链及鼓膜传导释放入外耳道的音频能量，反映了耳蜗外毛细胞的功能状态，而外毛细胞又是耳蜗内主要的感音结构，因此耳声发射的能量显然同听觉有密切关系。

4）耳蜗电图：耳蜗电图测听法是通过记录给予声音刺激后受试者的耳蜗和听神经点活动的近场或远场电位来进行听力学诊断的方法。

5）多频稳态听觉诱发电位测试：是一种以经过振幅调制或频率调制的正弦波为刺激信号所诱发出的大脑稳态电反应信号。

2. 语言评定　对于听力障碍儿童的评定应该是全面的，既要对听力水平进行评定，也要对语言能力进行评定。内容包括：言语清晰度、构音检查和语言发育检查。

（五）康复治疗

1. 治疗原则　一般原则是早期发现、早期诊治。尽量恢复已丧失的听力，保存并利用残余的听力。由先天性中耳畸形导致的传导性耳聋可手术矫治；而对先天性感觉神经性耳聋，目前尚无有效方法；有残余听力者，可根据具体情况，尽早佩戴适当的助听器；使用植入式助听器者，术后尽早进行听力言语康复训练。

2. 听觉言语训练　听觉训练是借助助听器利用残余听力或人工耳蜗植入重建听力的基础上，通过长期有计划的声响刺激，逐步培养其聆听习惯，提高听觉察觉、听觉注意、听觉定位及识别、记忆等方面能力。

言语训练是依据听觉、视觉和触觉等互补功能，借助适当的仪器，以科学的方法训练发声、读唇，进而理解并积累词汇，掌握语法规则，灵活准确地表达思想感情。

（1）听觉训练的方法：聋儿听觉训练的基本原则：根据聋儿的听力状况、智力以及语言发展水平，尽早充分地利用其残余听力进行听觉唤醒训练，最大限度地提高他们对日常各种声音的辨认、区别和理解能力，使他们重新回到有声世界。训练方法有声刺激训练、乐音刺激训练、辨音训练。

（2）构音训练方法：呼吸训练、声气结合训练、嗓音训练。

（3）语言训练：发音训练、语言训练。

（4）听力辅助技术

1）助听器：助听器是一种通过放大声音以改善听障患者声音感知能力的装置。

2）人工中耳植入：人工中耳又称植入式助听器，能将振动直接传递到中耳或内耳上的植入元件，不影响鼓膜及外耳道声音传导。

3）人工耳蜗植入：人工耳蜗是一种为重度、极重度或全聋的成人或小儿重建听力的一种电子装置，可把声音信号转变为电信号直接刺激听神经纤维而产生听觉。

（六）预后

先天性聋儿经过积极康复治疗，可能恢复或部分恢复丧失的听力。部分聋儿验配助听器或进行人工耳蜗植入,配合系统的康复治疗,可有效地预防并发症,提高聋儿的听力、语言理解和表达能力,大大改善聋儿的生活质量。

二、良性阵发性位置性眩晕

(一)概述

1. 定义　良性阵发性位置性眩晕(benign paroxysmal positional vertigo,BPPV),又名"耳石症",是以头位改变所诱发的、反复发作的短暂眩晕和特征性眼球震颤为表现的外周前庭病变。常具有自限性,而被称为"良性眩晕"。

2. 流行病学　BPPV 是最常见的前庭周围性眩晕疾病,女性略高于男性,通常 40 岁以后高发。

(二)解剖及病理

1. 解剖　前庭功能是维持人体平衡的 3 个主要因素之一。负责前庭功能的器官称为前庭,位于内耳,包括 3 个半规管(外、上和后半规管)、椭圆囊和球囊。椭圆囊和球囊中各有一囊斑,或称耳石器。这些都是前庭末梢感受器。

前庭的三个半规管感知身体旋转的角加速度,椭圆囊和球囊,其主要功能是感受静止状态和直线加速度运动。例如坐在行进的车中即使不看窗外,也可感知车的速度及转弯方向,从而产生眼球、颈肌、四肢及躯干肌反射来调整姿势维持平衡,在这种姿势反射中,前庭系统的作用比视觉重要。

2. 病因与病理　约半数患者病因不明,属特发性 BPPV。多见于老年人及女性,可能与年龄增长所致的耳石退化加速、吸收能力下降及耳石的稳定性降低等有关,激素水平改变、钙代谢紊乱及骨质疏松等也可能是易患因素。继发性 BPPV 继发于其他耳科或全身系统疾病。最常见的原因是头部外伤和前庭神经炎,其他有:梅尼埃病,突发性聋,中耳或内耳的感染和手术,长期卧床等。

(三)临床诊治

1. 诊断标准

(1)相对于重力方向改变头位后出现反复发作的、短暂的眩晕或头晕(通常持续不超过 1 分钟)。

(2)位置试验中出现眩晕及特征性位置性眼震。

(3)排除其他疾病,如前庭性偏头痛、前庭阵发症、中枢性位置性眩晕、梅尼埃病、前庭神经炎、迷路炎、前半规管裂综合征、后循环缺血、直立性低血压、心理精神源性眩晕等。

2. 鉴别诊断　BPPV 需与中枢性眩晕、梅尼埃病、前庭神经炎、前半规管裂综合征以及椎基底动脉缺血性疾病等鉴别。

3. 基础治疗　BPPV 有一定自限性,自然病程数天至数月,很少超过一年,一个月内自愈者约50%,但可反复发病。最有效的方法是耳石复位。

(1)耳石复位治疗(canalith repositioning procedure,CRP)

1)Epley 法(图 10-4):是目前治疗后半规管 BPPV 最常用的手法。该法通过依次改变患者头位,使耳石在重力作用下移动,从后半规管排出。患者坐于治疗床上:①头向患侧转 45°;②在治疗者帮助下迅速取仰卧位,头垂于床边;③头向健侧转 90°,此时相当于健侧的 Dix-Hallpike 检查体位;④将患者头部连同身体一起继续向健侧翻转 90°,使其侧卧于治疗床上,此时头部偏离仰卧位达 135°;⑤恢复坐位,完成一个治疗循环;⑥上述每一体位至少保持 30~60 秒或维持到眼震消失为止。整个治疗过程反复进行,直到任意位置均无眩晕和眼震出现后再重复 2~3 个循环。

2)Lempert 法:又称 Barbecue 翻滚法,用于治疗水平半规管 BPPV。

3)耳石复位仪:可作为一种复位治疗选择,适用于手法复位操作困难的患者。

复位禁忌证:有严重的颈椎病,颈椎活动严重受限的患者,这部分患者可用复位机进行复位。

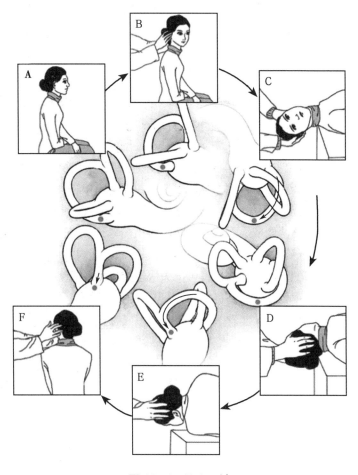

图 10-4 Epley 法

（2）药物治疗：原则上药物并不能使耳石复位，但当合并其他疾病时，或复位后有头晕、平衡障碍等症状时，可给予改善内耳微循环的药物。

（3）手术治疗：适用于极少数手法复位后仍迁延不愈，对日常工作和生活有较大影响的 BPPV 患者，可考虑行半规管填塞术。

（四）康复评定

1. **前庭功能评定** 平衡功能评定，协调功能评定，摇头试验，头脉冲试验，前庭自旋转试验等。

2. **神经功能评定** 脑神经功能评定，运动功能评定，感觉功能评定等。

3. **心理评定** 精神状态及心理应激状态评定。

4. **位置性评定** 通过头位改变，体位改变，以及颈部位置进行评定的方法。

5. **结构评定** 了解中耳、内耳、内耳道及颅内的影像学情况。

6. **听力学评定** 声阻抗检查、纯音检查等，有助于眩晕诊断。

7. **眼科评定** 视力检查、屈光度检查、复像检查，判断是否为眼性眩晕。

8. **其他评定** 全身检查、专科检查、实验室检查等。

（五）康复治疗

选择合适的训练方式并坚持训练，进行早期前庭康复治疗，可帮助建立代偿机制，有效缓解症状，尽早恢复正常生活状态。

1. **康复治疗适应证** BPPV 复位无效患者；复位后仍有头晕或平衡障碍的患者；复位治疗前使用，以增加患者对复位的耐受性；患者拒绝或不耐受复位，前庭康复训练可作为替代治疗。

2. 康复治疗方法

（1）头部运动训练：运动方向包括前屈、后伸，左、右侧屈，左、右旋转，每次训练 15~20 个，每天 1~2 次。

（2）固视训练

1）摇头固视：患者视线前方正中位放置一固定静止视靶，水平或垂直方向转动头时，眼睛始终注视视靶，头眼移动方向相反。持续转头 1~2 分钟，适应后可加快移动速度，连续运动不要停止，除非看不清视靶上的字或感觉头晕加重。

2）交替固视：在头前方的两侧或上下放两个固定静止视靶，头在视靶之间做水平或垂直方向移动时，眼睛要随着头移动交替注视两个不同方向的视靶，头眼移动方向相同。持续转头 1~2 分钟，适应后可加快移动速度，连续运动不要停止，除非看不清视靶上的字或感觉头晕加重。

3）分离固视：在头前方的两侧或上下放两个固定静止视靶，视靶可以是远距离或近距离，头眼同时对准一侧视靶，以能看清视靶为准，然后头保持不动，只有眼睛转向另一侧视靶固视，使头与眼之间产生分离距离，在能看清视靶并停留片刻之后，再把头快速转过来，在转头的时候要保持能看清视靶。当头和眼再次同时对准这个视靶片刻后，以相同的方式重复上述动作。持续转头 1~2 分钟，适应后可加快移动速度，连续运动不要停止，除非看不清视靶上的字或感觉头晕加重。

4）反向固视：手持视靶，沿水平或垂直方向移动时，眼睛固视视靶并随之移动，头向视靶移动方向相反的方向转动，直到超出视野范围。再换另一个方向移动视靶，眼睛固视移动视靶随之移动，头向视把相反的方向移动。反复训练 1~2 分钟，不要停止，除非移动过程中看不清视靶上的字或感觉头晕加重。

（3）平衡训练：静态平衡训练及动态平衡训练。

（4）本体感觉训练：对本体感觉功能的加强有助于前庭功能的恢复。

（5）行走训练：从慢速开始，逐步增加速度和频率，同时增加头动幅度、速度和频率。

（6）训练中的注意事项：从患者可以接受和适应的难度开始，先易后难循序渐进。

1）坐位训练：在坐位状态下分别选择上述康复训练。

2）站位训练：先设定两脚间距离，随着功能改善再逐渐缩小两脚间距离。

3）海绵垫上站位训练：站立在海绵垫上，先设定两脚间距离，再逐渐缩小两脚间距离。

4）视靶变化训练：视靶由远距离逐步到近距离。

5）行走训练：从慢速开始，逐步增加速度和频率，同时增加头动速度和频率。

6）先进行水平方向训练，再进行垂直方向训练。

（六）预后

BPPV 是一种自限性外周性前庭疾病，易反复发作。复位法与前庭康复治疗相比，复位法可立竿见影，前庭康复治疗的远期疗效优于复位法。经手法复位后的患者有较高的残余头晕发生率，随着时间推移，残余头晕发生率会逐渐下降，残余头晕有一定自限性，辅以前庭康复治疗可有效地改善残余头晕症状。

三、低视力康复

（一）概述

1. 定义 低视力是指双眼中相对好眼的最佳矫正视力≤0.3 者。

2. 流行病学 低视力和盲的患病率随着年龄的增高明显增加，女性高于男性，农村高于城市，半数以上是可以预防和治疗的。

3. 发病病因

（1）先天性主要原因：先天性眼病，遗传性眼病。

（2）后天性主要原因：视觉器官疾病如未矫正的屈光不正、未治疗的白内障、青光眼、沙眼、角膜混浊、眼部感染、眼部外伤等；全身性疾病如年龄相关性黄斑变性、糖尿病视网膜病变等。

（二）解剖及病理生理

1. 视觉的解剖　光首先进入角膜，穿过角膜后充满房水的前房，接着光穿过瞳孔，虹膜调节光通量并使眼睛在外观上具有了颜色。在虹膜后，光穿过晶状体，其形状由附着在其边缘的睫状肌调控。然后光再穿过玻璃体腔，最后到达终点视网膜，视网膜通过光感受器将光转化为神经冲动经过视神经、视交叉、视束、外侧膝状体、视放射和视皮质最终成像。

2. 病理生理　低视力的发生有先天性的，如胚胎期损伤、发育性异常等；有遗传性的，如视网膜色素变性，Stargardt 黄斑变性等；也有获得性的，如眼部感染、外伤及全身性疾病引起。

（三）临床诊治

1. 低视力的诊断　临床上将双眼中相对好眼的最佳矫正视力≤0.3 者定义为低视力。

2. 视力损伤分类　我国低视力及盲的标准见表 10-3。

表 10-3　我国低视力及盲的标准（1987 年）

类别	级别	最佳矫正视力（双眼中较好眼）
盲	一级盲	<0.02~光感，或视野半径 <5°
	二级盲	<0.052~0.02，或视野半径 <10°
低视力	一级低视力	<0.10~0.05
	二级低视力	<0.30~0.10

（四）康复评定

低视力康复评定是康复治疗方案制定的基础，评定包括视觉康复需求评定、视觉功能评定以及眼部医学评定。

1. 视觉康复需求评定　评定目的是了解患者目前生存状态、独立行为能力和安全程度，以及其对自身视觉状态的理解和此次康复治疗的情况。

评定包括病史询问、生存质量（quality of life，QOL）调查、视觉行为能力评定。详细的病史询问可获得患者疾病史、治疗经过及康复治疗史。

2. 视功能评定

（1）视力检查：视力检查包括远视力和近视力检查。低视力患者的视力检查遵循视力检查的一般原则，但有一定特殊性。低视力视力表（GB11533—2011）、ETDRS 视力表、Baily-Lovie 视力表是常用的低视力检查用视力表。

（2）屈光检查：所有低视力患者都应该进行详细的屈光检查。屈光检查包括客观验光和主觉验光。对低视力患者，特别是儿童，客观验光受限，建议采用最小可察觉差异主觉验光法对低视力患者进行主觉验光。

（3）对比敏感度检查：低视力患者视力受损严重，远距离对比敏感度检查很难实行，通常评定近距离对比敏感度。

（4）视野检查：低视力患者由于中心视力损害严重，自动视野计检查配合度欠佳，容易导致误差，建议使用具有注视跟踪功能的黄斑微视野计检查中央视野。对于无法配合机器检查的患者，可采用对比视野检查法进行粗略判断。

（5）其他视觉功能检查：除上述主要检查项目之外，可根据患者的视觉功能情况及诊断、康复治疗需求，选择相应的补充检查。

3. 眼部医学评定　眼部医学评定的目的:明确原发疾病,对于进展性疾病,了解疾病的进程,采取积极的干预措施,延缓视力下降的速度并及时调整视觉康复治疗方案。部分低视力患者可能伴有全身性疾病,必要时进行全身检查。

（五）康复治疗

依据低视力康复评定结果,结合患者的需求制定个体化的康复治疗方案,主要包括原发疾病的治疗、低视力康复治疗以及康复计划实施的随访。

康复治疗目的:①改善远距、中距和近距的视力;②改进阅读能力;③减少畏光或改进对亮或暗的适应;④改进独立安全行走的能力;⑤改进一定日常生活的能力,提高生活质量。

低视力康复治疗主要包括视觉性康复治疗、非视觉性康复治疗、康复训练及心理治疗等。

1. 视觉性康复治疗

（1）屈光矫正:适合于因未矫正屈光不正导致的视力低下的患者,对于低视力儿童、病理性近视、角膜混浊、先天性白内障术后的视觉康复治疗,屈光矫正尤为重要。除关注光学效果的同时,还要考虑患者的配合程度、经济能力,对于依从性差的患者,不建议使用角膜接触镜。

（2）助视器:借助助视器,可使低视力患者的残存视力得以充分利用。助视器的选择要根据患者的最佳矫正视力和视觉需求,同时还需考虑使用环境、身体条件、经济条件、配合程度等因素。

1）光学助视器:①远用视力的光学助视器:通常情况下望远镜是不能在行走状态下使用的,以避免安全隐患。双目望远镜通常适用于中度视觉损伤;单目望远镜倍率高,适用于短时间看远处细小目标,或在双眼矫正视力后,视力相差仍比较大时使用。在具有单视能力者,使用单目眼镜式望远镜可以行走,方法是在行走时,用没有佩戴望远镜一侧的眼观察路况信息和周围环境,用佩戴望远镜的眼睛看对侧眼无法看清的细节。②近用视力的光学助视器:主要有眼镜式助视器、放大镜及近用望远镜。眼镜式助视器和普通眼镜最为相似,可在长时间阅读时使用,但工作距离短,容易引起颈椎疲劳;手持式放大镜的使用距离相对较远,且可依据需要来改变,适合于短时间辨认精细目标时使用;台式放大镜的阅读距离相对正常,视野相对较大,适合视野缺损、儿童或不能长时间使用手持放大镜患者;近用望远镜可利用远用望远镜辅助阅读帽达到视近目的,其阅读距离取决于阅读帽的屈光度,近用望远镜最大的特点是在较高放大倍率下仍有较长的工作距离。③中距离视力的光学助视器:主要为望远镜,包括可调焦眼镜式望远镜和普通望远镜加阅读帽,中距离助视器多双目设计,可解放患者双手。

2）非光学助视器:非光学助视器主要有电子助视器、智能手机的放大应用软件、大字印刷品等。

电子助视器:因其屏幕大、放大倍率大、对比度和阅读模式可调等特点,其视觉效果明显优于光学助视器。台式近用电子助视器适用于在固定场所使用。近用手持式电子助视器使用便捷;台式远近两用电子助视器既可聚焦在远处目标也可聚焦在近处目标,同时满足看远和看近需求,适合学生上课使用。智能手机放大应用软件:逐步应用到视觉康复治疗领域。

大字印刷品将需要看的目标的体积放大,便于低视力患者使用。中度视觉损伤且调节力尚可的患者,也可通过靠近目标来实现阅读。

（3）改善对比度:增加对比度可以让低视力患者提高视觉质量。调整对比度的方法有过滤光线、控制反射光、调整颜色和控制照明等方式。低视力患者使用亮度和照明方向均能调整的照明方式,有利于提高辨识度。

（4）扩大视野:视野康复是建立在视力康复的基础上。中心视力尚可但视野缩小的患者,可使用倒置望远镜、负镜片、棱镜来扩大视野。中心视力严重损害的患者,可训练偏心注视能力来提高视觉质量。中心视力极差并有视野严重缩小的患者,可使用带有扩视野功能的智能助视系统或盲杖。偏盲患者可通过棱镜来补偿缺损侧视野。另外通过眼球和头部运动幅度的增加可扩大视野。

2. 非视觉性康复治疗　最大限度地利用听觉、触觉、嗅觉等非视觉感觉来获取外界信息,是视觉康复的重要补充。以听觉代偿视觉不足的有：兼有语音功能的书、标记卡、计算器、体重计等；以触觉代偿视觉不足的有：墙缘防护、扶手、导盲犬、盲道、盲杖等；低视力辅助软件、智能眼镜、超声波导向仪、全球定位系统等，帮助低视力患者获得信息。

3. 现代技术　现代科技的发展给视力损伤患者带来福音。声呐眼镜、障碍感应发生器、激光手杖、字声机、触觉助视器等，虽不能给视力损伤者带来正常人那样的影像，但可显著提高他们的生活质量。人工视觉的研究进展，有可能使盲人重建视觉。

4. 康复训练　低视力患者康复治疗方法包括：助视器使用训练、定向行走能力训练、日常生活技能训练、学习和工作能力训练等。

（1）助视器使用训练：助视器使用训练原则是先简单后复杂、先静止后运动，放大倍数先低后高，单次训练的时间不宜太长。

望远镜及放大镜训练：定位目标大小、位置变化并调焦、跟踪、追踪、搜寻训练。跟踪和追踪训练分别是指视线跟随静止目标、动态目标的能力，搜寻训练是在跟踪和追踪训练基础上，训练患者在周围环境中寻找某一目标的能力。扩视野助视器训练：患者需适应新的视觉模式，学会识别模糊图像，并配合头位改变迅速发现行走过程中的障碍物。患者在训练空间中能够熟练使用助视器后，可转移至现实环境中训练。

（2）定向行走能力训练定向培训：是指导患者学会利用周围环境中任何物件产生的视觉、听觉、嗅觉、触觉等刺激来进行自身定位。盲杖是盲人和低视力患者最常见、最具独立性的辅助行走工具。对于有驾驶需求的低视力者，对比度以及视野检查尤为重要。

（3）日常生活技能训练：日常生活技能康复训练使用电器、家务劳动、做饭、衣物整理等活动。日常生活技能康复训练的目的是提高患者在生活上的安全性和独立性。

5. 心理治疗　低视力及盲人适应生活的能力因视觉障碍发生的年龄、性格、教育程度、经济状况等因素而相差很大，老年人可能会较平静接受，而对青、壮年人则会造成巨大打击，出生就失明或逐渐失明的人会相对平静的接受。低视力患者的心理康复，首先要认知自身视觉状态，积极接受帮助，才能顺利、有效开展康复工作。

（六）预后

低视力是个功能性定义，指经过手术、药物治疗及标准的屈光矫正后，视力仍达不到患者需要的标准。处于低视力或盲的状态，这些患者并非没有希望，通过积极的康复干预，改善视觉活动能力，利用残余视力进行工作和学习，提高生活质量，尽可能像正常人一样生活。

（张锦明）

思考题

请简述视力损伤康复治疗的重要性。

10章07节

扫码获取
数字内容

第七节　带状疱疹康复治疗

【本节要点】

1. 带状疱疹是指由潜伏在神经节中水痘‐带状疱疹病毒再激活导致，表现为以感觉神经支分布的单侧区域出现簇集性水泡，常伴显著的神经痛。

2. 单侧带状分布、簇集性水泡、显著的神经痛是其典型临床特点。

3. 带状疱疹后神经痛是带状疱疹的主要并发症。

4. 带状疱疹治疗以镇痛、消炎、防治感染、增强免疫力、缩短病程为目的。

5. 带状疱疹急性期以药物和物理因子治疗为主，慢性期主要表现为后遗神经痛，需要药物、神经阻滞、神经调控技术等综合治疗。

一、概述

（一）定义

带状疱疹（herpes zoster，HZ）是指由潜伏在神经节中水痘-带状疱疹病毒（varicella-zoster virus，水痘-带状疱疹病毒）再激活导致，表现为以脑神经或脊神经感觉神经支分布的单侧区域出现簇集性水泡，常伴显著的神经痛。

多认为免疫力降低，特别是特异性细胞免疫抑制，是造成病毒激活的主要原因，常见因素如创伤、疲劳、虚弱、恶性肿瘤以及使用免疫抑制剂等。

（二）流行病学

本病常散发，无季节性。带状疱疹年发病率约为（1.90~6.42）/1 000 人年，带状疱疹易感性随着年龄的增长而增加。多见于 50 岁以上人群，小儿发病少见。多数患者无明显诱因，但血液系统肿瘤、HIV 感染、接受激素或细胞毒性药物的患者发生带状疱疹风险显著增加，病情也较严重。

二、解剖及病理生理

（一）解剖

脑神经中，带状疱疹好发于三叉神经眼支分布区域皮肤，其次为面神经及前庭蜗神经。脊神经中，带状疱疹常累及胸腰段周围神经感觉支分布区域皮肤，尤其是肋间神经支配区域。

（二）病理生理

水痘-带状疱疹病毒（水痘-带状疱疹病毒）为人疱疹病毒Ⅲ型，病毒呈砖形，有立体对称的衣壳，内含双链 DNA 分子，只有一种血清型，人是其唯一宿主。本病主要为潜伏在神经节细胞中的水痘-带状疱疹病毒基因组被激活，激活的病毒沿感觉神经轴索到达所支配区域皮肤，在皮肤细胞内增殖，产生水疱，同时周围及中枢神经受累后形成痛觉敏化，产生神经病理性痛。

三、临床诊治

（一）临床特征

1. 典型症状

（1）前驱症状：发疹前可有乏力、低热、纳差等前驱症状，患处皮肤常自觉灼热或灼痛，触之有明显的痛觉异常，也可无明显不适症状。

（2）好发部位：依次为肋间神经、颈神经、三叉神经、腰骶部神经等支配区域。

（3）疱疹特点：病灶处最先出现片状水肿性红斑，很快出现粟粒至黄豆大小丘疹，簇状分布，常于数小时后变为水疱，外周绕有红晕。各簇群间皮肤正常，皮损多呈单侧带状排列，一般不超过正中线，神经痛为本病重要特征（图 10-5/文末彩图 10-5）。

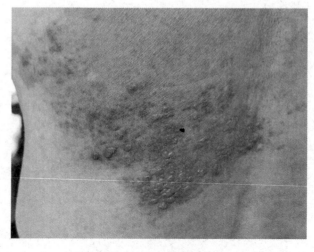

图 10-5　带状疱疹（腰背部）

2. 特殊表现 由于水痘 - 带状疱疹病毒侵袭的神经节及神经纤维不同,临床出现许多特殊类型,主要包括眼带状疱疹、耳带状疱疹、咽喉带状疱疹、内脏带状疱疹、播散性带状疱疹等。HIV 患者带状疱疹发生率显著增高,皮损较重或不典型,病程较长并易复发。

3. 带状疱疹相关性疼痛(zoster-associated pain,ZAP) 带状疱疹在发疹前、发疹时和疱疹消退后都可能出现疼痛,统称为带状疱疹相关性疼痛,主要包括急性期疼痛和带状疱疹后神经痛(postherpetic neuralgia,PHN)两个阶段。

(1)急性期疼痛:多指发病 1 个月内出现的疼痛,以皮损区域疼痛为主,混合神经病理性痛及伤害感受性疼痛,常在发疹前后出现,多表现为患处烧灼样、针刺样、闪电样疼痛或钝痛,可伴皮肤感觉过敏或瘙痒。

(2)带状疱疹后神经痛:疼痛在疱疹消退后仍然持续存在超过 1 个月称为带状疱疹后神经痛,属于神经病理性痛,其受累部位通常大于皮损区域。

疼痛性质主要类型为烧灼样、针刺样痛、电击样痛、撕裂样痛或者放射样痛、触觉和痛觉超敏、感觉过敏、感觉障碍和感觉异常等。带状疱疹后神经痛常造成不同程度烦躁、抑郁、失眠等,影响患者生活质量。

(二)诊断与鉴别诊断

(1)诊断:单侧带状分布、簇集性水泡、显著的神经痛是本病的典型特点,根据典型临床表现即可诊断,必要时可应用 PCR 检测法、监测水痘 - 带状疱疹病毒的 DNA 及病毒培养予以确诊。

对于皮损严重、范围广泛、愈合时间长的患者应注意明确基础病及诱因。

(2)鉴别诊断:胸腰部疼痛,需与肋间神经痛、胸腹脏器疾病相鉴别,如心绞痛、胸膜炎、胃痉挛、胆石症、泌尿系结石等。

对于伴发严重神经痛或发生在特殊部位的带状疱疹,如眼、耳、脑脊髓等部位,需同时请相关专业医师会诊。

(三)临床治疗

1. 药物治疗

(1)抗病毒治疗:一般选择在出疹后 72 小时内开始使用。能够缩短病程,缓解神经痛症状。常用药物为伐昔洛韦、泛昔洛韦、溴夫定、阿昔洛韦等。根据患者免疫功能、肾功能及年龄调整患者使用的剂量。

(2)镇痛治疗:可选择使用:①钙离子通道调节剂:加巴喷丁、普瑞巴林;②5- 羟色胺、去甲肾上腺素再摄取抑制药:文拉法辛、度洛西汀;③三环类抗抑郁药:阿米替林、去甲替林;④镇痛药:羟考酮、曲马多、吗啡。

(3)糖皮质激素:早期合理应用对减轻炎症反应有效,缩短急性期疼痛病程,无禁忌证可以应用,对带状疱疹后神经痛无确定预防作用。

2. 局部药物治疗

(1)皮肤外用药:①干燥、消炎:水疱未破时可用炉甘石、阿昔洛韦乳膏或喷昔洛韦,疱疹溃破可用硼酸溶液、呋喃西林溶液湿敷;②镇痛:利多卡因乳膏、贴剂或辣椒素局部外用。

(2)眼部处理:合并眼部损伤需眼科医生协同处理,可外用阿昔洛韦眼膏,碘苷滴眼液,禁用糖皮质激素类外用药。

3. 神经阻滞治疗 神经阻滞治疗(nerve block therapy,NBT)是指在神经干、丛、根或者交感神经节等神经组织周围,通过注射局部麻醉药和 / 或皮质类固醇制剂、神经营养药物,或用物理因子刺激,干扰或阻断神经传导功能,达到镇痛目的。神经阻滞疗法一般用于疼痛剧烈的带状疱疹后神经痛治疗。

4. 神经调控技术　剧烈或顽固性疼痛,可应用神经调控技术。非侵入性神经调控技术包括外周或中枢的磁刺激、电刺激等。侵入性神经调控技术包括脉冲射频调控、温控射频热凝治疗、背根神经节和脊髓电刺激等技术,侵入性神经调控治疗尤其是有神经毁损时,需要疼痛或相关学科医生实施。

5. 疫苗　临床试验显示 50 岁以上人群应用重组带状疱疹疫苗,可诱导机体产生体液免疫和细胞免疫,能够起到一定预防作用。

四、康复评定

1. 一般情况评定　局部皮肤感觉、弹性;皮疹范围、程度、性质及影响肢体运动情况等。

2. 疼痛评定　可选用数字分级评分法、视觉模拟评分表、麦吉尔疼痛问卷、ID 疼痛量表、DN4 问卷等。

3. 心理评定　焦虑自评量表、汉密尔顿焦虑量表、疼痛焦虑症状表、抑郁自评量表、汉密尔顿抑郁量表等。

4. 生活质量评定　日常生活能力评定、36 项简明健康调查问卷等。

评定量表具体内容见疼痛康复评定及相关章节。

五、康复治疗

带状疱疹康复治疗以镇痛、消炎、防治感染、增强免疫力、缩短病程为目的。急性期以镇痛、促进水疱干燥、结痂、脱屑为主,后遗症期以止痛为主。

（一）物理因子治疗

1. 紫外线　急性期及疼痛剧烈患者可应用紫外线治疗,紫外线有消炎、减轻疼痛、预防感染等作用。应用弱 - 中等红斑量分别照射疱疹区及相应神经根区。面部慎用,应用时必须佩戴护眼镜,眼球部位禁用直接照射。

2. 超短波　可改善循环、消除神经水肿、降低神经兴奋性、促进皮损愈合,急性期有消炎、抗感染、止痛作用,能够预防带状疱疹后神经痛。

使用无热量或微热量,疱疹区与神经节段区并置或对置。操作时注意电极片隔消毒纱布,注意防止疱液交叉感染。有心脏起搏器及恶性皮肤病患者禁用。

3. He-Ne 激光　应用于急慢性神经痛及皮疹患者,有消炎镇痛、促进皮疹消散的作用。散焦照射疼痛部位,黑色素及黑头发部位避免照射,防止灼伤。

4. 磁疗　主要为消炎、消肿、止痛作用。用旋磁法,将磁头置于病灶,隔消毒纱布,避免交叉感染。

5. 重复经颅磁刺激（rTMS）　疱疹后神经痛属于慢性病理性痛,rTMS 对慢性病理性痛有确切疗效。多采用高频 rTMS（≥5Hz）刺激疼痛对侧 M1 区。

6. 经皮神经电刺激　TENS 以止痛为主,可全程应用,在病灶区应用双向对称方波,以患者能够耐受的麻刺感为度。

中频电疗法、干扰电疗法、红外偏振光、超声波等有较好的止痛作用,也可应用于带状疱疹相关性疼痛治疗。

（二）心理康复

心理治疗能够消除患者焦虑、恐惧、失眠、悲观厌世心理的作用。多采用心理支持及心理疏导,有利于整体康复。

（三）康复护理

早期注意卧床休息,避免疱疹部位摩擦。合理饮食及营养,适当进行有效的功能锻炼,有利于提高机体免疫力,促进疾病快速恢复。

六、预后

本病预后相对较好,但也有部分患者会发生疱疹后神经痛,持续时间较长。大部分患者可获得持久的细胞免疫,一般不会复发,但也有复发风险。

(袁　华)

思考题

带状疱疹急性期选择哪些治疗方法?

第十一章
常见临床问题的康复

第一节　疼　痛

【本节要点】

1. 疼痛是一种与实际或潜在的组织损伤相关的不愉快的感觉和情绪情感体验,或与此相似的经历。

2. 痛觉的传导通路:伤害性感受器接受伤害性刺激,经传入纤维传递至脊髓,在脊髓换元后经上行传导束至丘脑及痛觉中枢,产生痛觉。

3. 疼痛的临床治疗以药物为主,镇痛药物可分为非甾体抗炎药,中枢类镇痛药和其他类辅助药物,使用镇痛药物时要注意三阶梯原则。

4. 针对疼痛患者,尤其是慢性疼痛患者,常常采用多种量表进行全面、综合评定。

5. 对于各种原因造成的慢性疼痛,明确诊断后应用物理因子治疗、运动疗法、中医治疗及心理行为治疗等治疗,有助于缓解疼痛,提高生活质量。

一、概述

(一) 定义

疼痛是一种令人不愉快的感觉和精神上的感受,是个人的主观感受。国际疼痛研究协会将疼痛定义为疼痛是一种与实际或潜在的组织损伤相关的不愉快的感觉和情绪情感体验,或与此相似的经历。

(二) 分类

按疼痛的原因可将疼痛分为伤害性疼痛、炎性疼痛、神经病理性疼痛、癌痛、精神(心理)性疼痛。按疼痛的范围可分为局部痛、放射痛、牵涉痛。按疼痛持续时间又可将疼痛分为急性疼痛和慢性疼痛。

1. 急性疼痛　通常由明确的伤害性刺激(例如应力、灼烧或者化学伤害)引起,在刺激后瞬时或立即出现,其疼痛程度与伤害程度成正比。急性疼痛是机体的预警系统,从某种程度来说是对人体的保护。对急性疼痛的治疗,通常以对症止痛治疗以及避免或去除伤害刺激为重点。

2. 慢性疼痛　以原发或继发性的痛觉过敏、痛觉超敏、自发性疼痛、感觉倒错、感觉迟钝以及精神心理因素为特征。与急性疼痛不同,慢性疼痛不只是躯体的感觉,还可因器官的病理变化、生理应激、精神心理等因素加重,其躯体的潜在组织病变或损伤可与疼痛程度间并无直接的相关性。对慢性疼痛的治疗,需要立足疼痛的复杂性和个体反应的差异,才能有效缓解疼痛症状。

二、病理生理

疼痛是对多种原发性感觉通路的综合感知。根据其传递过程,可大致分为周围神经传导机制和中枢传导机制。

（一）疼痛的周围神经机制

伤害性感受器可感知伤害性刺激,伤害性感受器接收到的信号首先传入背根神经节,再经背根神经元的中枢轴突传至脊髓后角,完成初级感觉信息的传递。

传递伤害性刺激信息的外周初级传入纤维主要分为较细的有髓 Aδ 纤维和无髓的 C 纤维。通过 Aδ 纤维传导的信息较早到达大脑皮层,引起锐痛,又称快痛;通过 C 纤维传导的信息较晚到达大脑皮层,引起钝痛,又称慢痛。

（二）疼痛的中枢神经机制

脊髓是疼痛信号处理的初级中枢,伤害性刺激经传入纤维到达脊髓后角,经信息整合、调制后,一方面传递至脊髓前角运动细胞产生局部防御性反射,另一方面则向上传递至皮层下中枢。

脊髓背角是疼痛调制的关键部位,可通过突触前抑制、前馈抑制和对上行投射神经元的突触后抑制减少外周传入冲动信息向脊髓背角神经元的传递。在脑干水平由中脑导水管周围灰质、延脑腹内侧头端网状结构、蓝斑等组成脑干下行性抑制的中枢结构,通过脊髓背角对疼痛起调节作用。

痛觉中枢可分为皮层下中枢和大脑皮质。皮层下中枢主要指丘脑、下丘脑以及脑内的部分核团和神经元。大脑皮质是痛觉的分辨和痛觉信息整合的高级中枢。通常认为,第一感觉区为痛觉分辨区,第二感觉区为内脏痛觉,第三感觉区主要参与深感觉的分辨和疼痛反应活动,边缘系统主要参与内脏疼痛和心理反应的调控。

在疼痛的形成和调节通路的多个环节都可能发生敏化,如果受伤组织或细胞释放的致痛物质能使疼痛加剧,即发生外周敏化。如果脊髓和脊髓上水平痛觉网络的兴奋性增强,称为中枢敏化。

三、临床诊治

（一）病史采集

病史采集应包括疼痛的性质、部位、严重程度、是否向其他部位放射、持续时间、缓解或加重的因素等,是否有明确的原发病或其他的伴随症状,曾应用治疗手段以及治疗后改善情况。患者的个人史中有无烟酒毒品等不良嗜好等须详细地了解。

（二）体格检查

首先进行系统全面的查体,包括一般情况和各专科检查,尤其神经系统、运动功能的检查,然后根据不同的情况进行局部的、有针对性的查体。

1. 疼痛部位在浅表组织时,观察局部有无红、肿等炎症反应,可通过触诊了解局部有无肿块,以及肿块的大小、质地、深度、局部皮温。

2. 骨关节及肌肉系统疼痛时,应注重累及关节及相邻关节活动度、肌容积、肌力、肌张力等,检查手法初始应轻柔,范围由大到小,并逐渐由轻到重,避免引起紧张和痉挛而影响判断。患者不能耐受时应立即停止检查,通常急性病症患者压痛反应较强烈,而慢性疼痛则相反。

3. 考虑神经病理性疼痛时,则需对相应的神经支配区域内的感觉功能进行检查,有无感觉异常、自发性疼痛、痛觉过敏和痛觉超敏等,有无肌张力障碍、腱反射异常、肌肉萎缩等异常。

（三）辅助检查

1. **影像学检查** 在疼痛诊疗中起着重要的作用,尤其是有器质性病变的疾病。X 线片用于初步筛查。CT 具有高分辨率,适用于颈椎、腰椎等病变。ECT 在疼痛诊疗中起到鉴别排除骨肿瘤的作用。MRI 对软组织的分辨度高于其他影像学检查,是诊断肌肉、韧带、神经、血管等疾病常用的辅助检查手段。

2. **超声检查** 超声诊断技术被应用于肌骨类疼痛疾病的诊断,可实时动态观察肌肉、肌腱、血管、骨关节、神经干的情况。

3. **医用红外热成像** 利用红外热像仪器记录体表温度分布及温度变化,通常温度升高部位提示局部代谢旺盛或有局部炎症反应,常见于损伤急性期或肿瘤组织;低温区可见于慢性劳损、坏死、钙化的肿瘤区域也可呈低温成像。

（四）药物治疗

药物可以快速、有效地缓解疼痛，是较为常用的、基本的疼痛治疗手段，可分为三类：非甾体抗炎药、麻醉类镇痛药以及其包括抗抑郁药、糖皮质激素等他类型的辅助药。

疼痛用药应该遵循三阶梯原则：轻度疼痛（NRS≤3分）时使用非甾体类药物。中度疼痛（3分<NRS<7分）时使用弱阿片类，也可联合使用非甾体类及其他辅助用药。重度疼痛（NRS>7分）时首选阿片类镇痛药，并可联合使用非甾体类及其他辅助用药。

1. 非甾体抗炎药 该类药物安全性相对较高，长期使用不易产生药物依赖及成瘾性，对中等程度的急、慢性疼痛有较好的效果，常用于肌肉疼痛、骨关节疼痛、牙痛、头痛、神经痛以及术后镇痛。通过减少前列腺素而起到抗炎、镇痛等作用；也有降低感受器对前列腺素的敏感性、抑制组胺释放等作用达到镇痛作用。

2. 麻醉性镇痛药物 又称阿片类镇痛药物，常用于治疗急性创伤性疼痛及周期性、顽固的疼痛如癌痛等。

常用的阿片受体激动药有吗啡、可待因、羟考酮、美沙酮、芬太尼及其衍生物、哌替啶、丁丙诺啡。

此类药物属于中枢性镇痛药，通过诱导内源性内啡肽和脑啡肽起到较强的镇痛作用，同时还有镇静作用，有产生呼吸抑制等严重副作用的风险。连续使用或不当滥用容易产生药物依赖性、成瘾性并形成耐受性。除疼痛的严重程度以外，是否有器质性的病变也被作为使用阿片类镇痛药的限制条件。

此类药物还有人工合成的曲马多等，对各种类型的慢性癌性疼痛和非癌性疼痛，包括神经源性疼痛均有效，耐药性和依赖性较低。其中可待因、曲马多等也属于弱阿片类。

3. 其他类型辅助药物

（1）抗抑郁药：在部分由于心理因素导致的疼痛，抗抑郁药物可缓解慢性疼痛带来的情绪问题，也可通过降低中枢伤害性信号的传导，提高5-羟色胺、多巴胺浓度，钝化痛觉通路而实现镇痛作用。常用药有氟西汀、帕罗西汀、左洛复、多塞平等。

（2）抗癫痫药：可用于治疗神经病理性疼痛，用于不能耐受抗抑郁药治疗的患者，也用于阿片类药物引起的肌阵挛者。常用的有卡马西平、奥卡西平和拉莫三嗪。卡马西平和奥卡西平为指南中推荐的三叉神经痛一线药物。

（3）镇静催眠药：在慢性疼痛的治疗中作为其他镇痛药物的辅助用药，常用的为苯二氮䓬类，但容易形成药物依赖及耐药性。

（4）糖皮质激素：此类药物的抗炎作用，可用于慢性炎症性疼痛的治疗。常用的有地塞米松、甲基泼尼松龙、倍他米松、曲安奈德。

（5）钙通道调节剂：普瑞巴林和加巴喷丁，指南中推荐神经病理性疼痛一线治疗药物。

（6）维生素：维生素 B_1、维生素 B_{12} 在神经修复中起重要作用，因此可应用于神经炎、三叉神经痛及其他病神经病理性疼痛的治疗。

（五）神经阻滞疗法

神经阻滞是根据不同疾病的性质，可通过经皮、鞘内、硬膜外注射等方式，应用药物或物理因子治疗，通过阻断痛觉神经的传导通路、阻断疼痛的恶性循环，同时控制炎症反应、改善局部循环，达到镇痛的目的。治疗范围及治疗时效选择性较强，即时效果可靠，同时根据治疗的效果，亦可辅助判断病变部位。

1. 经皮用药（transdermal medication） 将一定浓度局麻药在痛点周围的真皮和皮下浸润注射，可用于带状疱疹后神经痛的治疗。常用药物：普鲁卡因、利多卡因等。

2. 激痛点注射（trigger point injections） 激痛点，又称扳机点，见于肌肉筋膜疼痛疾病中，大部分肌源性疼痛都可找到相应激痛点。激痛点局部局麻药注射后，可进行目标肌肉的牵伸、放松，在注射前也可先使用热磁、蜡疗等热疗达到解除痉挛的作用。

3. 腱鞘内注射　将局麻药联合抗炎药注射入腱鞘内,起到镇痛、抗炎、松解粘连的作用,可用于腱鞘炎、腱鞘囊肿等的治疗。

4. 关节内注射　将玻璃酸钠、抗炎药等注射入关节腔内,可减少关节内部摩擦、改善炎症反应,治疗关节活动时的疼痛。

5. 椎管内硬膜外给药　将药物持续或间断注入椎管内硬膜外腔隙中,可消肿、减轻炎症反应,缓解周围组织对神经根的压迫,缓解疼痛。可用于腰椎间盘突出症、下肢痛等。

6. 鞘内注射　用药物输注泵将药物输注至蛛网膜下腔,作用于相应脊髓位点,阻断疼痛信号上行传递而达到镇痛目的。

7. 神经破坏因子　应用无水酒精、酚等药物破坏相应神经轴索,可产生长期的止痛作用。可用于外周神经丛神经封闭、三叉神经痛等。

（六）微创介入疗法

该技术是在影像引导下或在电生理定位下,进行选择性、神经毁损性阻滞或精确的病灶治疗,阻断疼痛信号的传导或解除对神经的压迫。微创介入治疗对于慢性顽固性复杂性疼痛如三叉神经痛、癌痛、幻肢痛、中枢性疼痛等有较好的镇痛效果。临床常用臭氧注射、射频热凝靶点治疗等治疗技术。

（七）侵入性神经调控

侵入性神经刺激是根据不同症状将电极植入体内,植入电极与刺激发生器连接产生一定电刺激起到治疗疼痛的治疗方法,包括周围神经刺激、神经根刺激、脊神经刺激、大脑深部刺激、运动皮质刺激等。

四、康复评定

（一）评定目的

疼痛不仅仅是单纯的主观感觉异常,而且还受知识水平、环境和多种社会心理因素影响。对疼痛进行详细评定,可以帮助明确疼痛的原因,确定疼痛的部位、性质和程度,选择合适的治疗方案,评估治疗的效果以及开展疼痛相关的临床研究工作。

疼痛的评定除了包括病史、症状、体征、辅助检查等一般情况的评定,还应该依据患者实际情况选择合适的评定量表,评定疼痛的强度、性质和感受、心理因素、日常生活活动能力、生活质量和社会功能等。

（二）评定方法

1. 疼痛强度

（1）数字评分表（Numeric Rating Scale,NRS）:是一种方便、易行的疼痛测量方法,患者容易理解,可以口述或者记录。0代表没有疼痛,10代表无法忍受的疼痛,让患者用直尺上的11（0~10）个点来描述自己疼痛的程度（图11-1）。结果意义:0:无痛;1~3:轻度疼痛;4~6:中度疼痛;7~9:重度疼痛;10:剧痛。

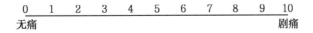

图11-1　数字评分法

（2）视觉模拟评分表（Visual Analogue Scale,VAS）:采用一条长约10cm直尺,在患者能看到的那面的两端,分别标有"无痛"和"最痛",在评定者能看到的那面,标有从"0"到"10"的数字。评定时,需先告诉患者,"0"表示无痛,"10"表示最剧烈的疼痛,让患者滑动尺子上的游标,放在符合自己疼痛程度的位置,然后,评定者可以在尺子的另一面读出相应的数值,即是患者疼痛的评分。

（3）面部表情测量图：用不同表情的面孔表示疼痛的不同程度，依次排列在标尺上（图11-2）。评定时，告诉患者选择符合自己疼痛情况表情，适用于不能对疼痛形容的成人或者儿童。

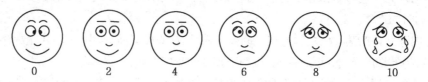

0　　　2　　　4　　　6　　　8　　　10

图11-2　面部表情测量图

2. 疼痛性质及感受　ID 疼痛表（ID Pain）、DN4 神经病理性疼痛量表（Douleur Neuropathique 4 Questionsnaire, DN4）可初步筛查有无神经病理性疼痛。麦吉尔疼痛问卷简表 -2（Short-form McGill Pain Questionnaire-2, SF-MPQ-2）可进一步评定神经病理性疼痛的性质和感受。简易疼痛量表（Brief Pain Inventory, BPI）等量表在临床中较少使用。

3. 疼痛范围　可用 45 区体表面积评分法，将人体表面划分为 45 区，体前有 22 区，体后有 23 区，标明区号。患者疼痛部位标注在相应图区里。1 区为 1 分，计算痛区占整体表面积的百分比（表 11-4），用于评定疼痛的范围及变化，适用于疼痛范围较广的患者，如颈椎病、腰背肌筋膜炎等。

4. 压力测痛法　一般应用于痛阈和耐痛阈的评定。是一种评定疼痛的客观手段，适用于肌肉骨骼系统疼痛的评定。有出血倾向、躯体感觉异常、周围神经末梢神经炎的患者禁用。

5. 焦虑和抑郁　可使用焦虑自评量表（Self-rating Anxiety Scale, SAS）、汉密尔顿焦虑量表（Hamilton Anxiety Scale, HAMA）、疼痛焦虑症状表（Pain Anxiety Symptom Scale, PASS）、疼痛态度评定（Survey of Pain Attitudes, SOPA）等评定患者的焦虑情况；可使用抑郁自评量表（Self-rating Depression Scale, SDS）、汉密尔顿抑郁量表（Hamilton Depression Scale, HAMD）、Beck 抑郁量表（Beck Depression Inventory, BDI）等评定患者的抑郁情况。

6. 情绪和个性　如有情绪等方面的问题，则可使用明尼苏达多相人格问卷（Minnesota Multiphasic Personality Inventory, MMPI）、90 项症状清单（Symptom Check List 90-revised, SCL-90R）、Millon 行为健康问卷等量表评定。

7. 生活质量和社会参与　可使用 36 项简明健康调查问卷（Short Form-36, SF-36）、疾病影响调查表（Sickness Impact Profile, SIP）、疼痛残障指数（Pain Disability Index, PDI）等评定疼痛患者的生活质量或社会参与。

（三）注意事项

评定应由经专业培训的评定者根据患者的主观感受进行评定，认知功能明显障碍的患者不适合进行疼痛评定，不应采用可能导致患者疼痛加重的评定方法进行评定。评定时周围环境要适宜，尽量安静，室温不可过冷、过热，以免对疼痛造成影响。

五、康复治疗

在积极治疗原发病同时，结合物理因子治疗、运动疗法、中医康复治疗及心理行为疗法等综合康复治疗方法，可提高止痛疗效，缩短病程，提高患者生存质量。

（一）物理因子疗法

物理因子包括自然物理因子与人工物理因子，此章节主要讲述人工物理因子在治疗疼痛中的应用。利用人工物理因子作用于人体产生刺激作用，使机体发生一系列变化，包括局部循环改善、血流加快、使局部组织温度上升、改变细胞膜通透性、加强组织营养、加速新陈代谢等，通过神经及体液调节机制，引起全身的继发反应，起到消炎、消肿、镇痛、缓解痉挛、改善症状等治疗作用。常用的有超声波疗法、光疗法、电疗法、磁疗法、冷疗法、传导热疗法等。

1. 电疗法　应用电流作用于人体治疗疾病的方法。常用的包括低频电疗法、中频电疗法及高频电疗法。

（1）低频电疗法

作用机制：低频电镇痛作用包括有即时镇痛作用及数次治疗后镇痛作用。

常用的低频电疗法有感应电、神经肌肉电刺激疗法、经皮神经电刺激疗法等。

适应证：各种神经痛、头痛、扭挫伤、关节痛、肩周炎、产痛、幻肢痛、癌性痛等。

禁忌证：高热、植有心脏起搏器者、局部急性化脓性炎症、出血倾向、皮肤破损、严重心衰竭、孕妇腰骶部。

（2）中频电疗法

主要治疗作用：镇痛作用明显，作用机制与低频脉冲电相似；改善血液及淋巴循环，促进渗出物吸收，使局部组织营养及代谢增强，减轻水肿，松解局部粘连，缓解肌肉痉挛。

常用中频电疗法有等幅中频电疗法、干扰电疗法、调制中频电疗法等。

适应证：各种软组织损伤、骨关节疾病、关节扭伤、风湿性关节炎、神经痛、瘢痕、硬结、局部血循环障碍性疾病等的治疗。

禁忌证：同低频电疗法。

（3）高频电疗法

治疗作用：扩张局部血管、血液循环改善、促进炎症消散、水肿吸收，改善组织营养；镇静、缓解痉挛、止痛，促进组织修复，改善内脏功能，对化脓性炎症消炎作用显著。常用高频电疗法分为短波、超短波、微波。

适应证：包括各期炎症、疼痛、急慢性损伤等，如软组织及内脏器官炎症感染、关节炎、扭挫伤、坐骨神经痛、腰椎间盘突出症、颈椎病等。

禁忌证：高热、恶性肿瘤（一般剂量时）、孕妇的腰腹部、心脏起搏器患者、体内局部金属异物、活动性肺结核、出血或有出血倾向者。

2. 磁疗法　包括有静磁法、动磁法。动磁法包括：低频交变磁、脉动磁、脉冲磁、磁振热等。

治疗作用：止痛、消炎、消肿、镇静、促进血肿及硬结吸收、促进骨折愈合。

适应证：常用于软组织扭挫伤、血肿、神经痛、神经衰弱、腱鞘炎、滑囊炎、软骨膜炎、骨关节炎、颞颌关节综合征、术后痛等。

禁忌证：目前尚无绝对禁忌证，但白细胞下降、高热、严重脏器衰竭及孕妇下腹部等应慎用或不用。

3. 超声波疗法　治疗作用：使脊髓反射幅度降低、反射传递抑制、神经生物电活动降低而起到明显镇痛作用；促进局部血液淋巴循环，加强新陈代谢，减轻水肿；软化瘢痕，松解粘连。

适应证：各种软组织扭挫伤、骨关节病、神经系统疾病等。如肱骨外上髁炎、肩峰下撞击综合征、腰痛、肩周炎、腱鞘炎、神经痛等。

禁忌证：活动性肺结核、严重心脏病、植有心脏起搏器者、急性化脓性炎症、出血倾向、孕妇下腹部、小儿骨骺部位等。

4. 光疗法

（1）红外线疗法：具有改善血液循环、促进致炎及致痛物质代谢，缓解肌肉痉挛，达到消炎、消肿及减轻疼痛的目的；红外线亦有降低神经的兴奋性，提高痛阈，止痛的作用。

适应证：神经痛、痉挛性疼痛、亚急性及慢性炎症性和缺血性疼痛等。

（2）红外偏振光疗法：通过神经细胞膜稳定作用、抑制刺激的传导及激活下行抑制系统，使血管扩张致局部血流改善，减轻炎性渗出，同时降低神经兴奋性，从而加速组织再生和致痛物质的代谢，起到消炎、止痛的作用。

适应证:各种运动系统急、慢性损伤、脊柱及骨关节疾病导致的疼痛;神经系统疾患疼痛。

5. 传导热疗法 包括石蜡疗法、泥疗法、地蜡疗法、湿热袋疗法、坎离砂疗法等。

石蜡疗法是利用熔解的石蜡将热能作用于人体治疗疾病的方法。其止痛作用是通过热作用改善血液循环,促进致炎致痛物质清除,并通过机械压迫使局部毛细血管轻微受压,减少组织内淋巴液和血液渗出,消除组织水肿,起到消炎和止痛的作用。

适应证:适用于软组织扭挫伤恢复期、慢性关节炎、肌纤维组织炎等。

6. 冷疗法 应用低于人体温度的物理因子(冷水、冰等)治疗疾病的方法称为冷疗法。作用机制主要通过低温作用导致局部血管收缩,抑制组织渗出和出血,同时降低炎性介质的活性,降低新陈代谢,达到止痛目的。

适应证:各种急性损伤、炎性等肌肉骨关节疾病导致的疼痛、痉挛状态。

7. 体外冲击波疗法 镇痛机制主要通过高能量冲击波作用于轴突,通过闸门控制学说发挥镇痛作用。

适应证:以软组织慢性损伤性疾病如足底筋膜炎、腱鞘炎、肱骨外上髁炎等,骨折延迟愈合、骨不连等为主。

8. 经颅磁刺激治疗 作用机制:高频重复经颅磁刺激作用于运动皮层 M1 时,通过改善血流和组织代谢,激活与疼痛相关联的神经递质系统,改变皮层的兴奋性,提高神经系统可塑性,达到止痛目的。

重复经颅磁刺激治疗对于神经病理性疼痛具有良好止痛效果但是长期疗效、安全性及治疗方案优化等诸多问题还需要临床工作者进一步研究论证。

(二) 运动疗法

运动疗法是患者主动或/和被动参与躯干、四肢的肌力、耐力及平衡、协调等针对性的治疗与训练,恢复或提高患者的运动功能,增强各脏器功能、提高机体免疫力及代谢能力的治疗方法。其种类较多,用于止痛的运动疗法重点介绍关节松动技术、麦肯基力学诊断治疗技术、神经松动术等。

1. 关节松动技术 关节松动术指选择性地进行关节的生理运动和附属运动以治疗疾病的手法操作技术,包括传统关节松动术及动态关节松动术。

关节松动术通过促进关节液的循环流动、改善关节软骨营养,同时通过抑制脊髓和脑干致痛物质的释放,提高痛阈,达到止痛的目的。

关节松动术手法分为 4 级:Ⅰ、Ⅱ级常用于治疗因疼痛引起的关节活动受限;Ⅲ级手法用于治疗关节疼痛并伴有僵硬;Ⅳ级手法用于治疗关节因周围软组织粘连、挛缩引起的关节活动受限。

适应证:关节内及周围组织粘连、关节疼痛、肌肉紧张及痉挛、进行性关节活动受限、脱位关节的复位、关节内组织错乱的复位等。

2. 麦肯基力学诊断治疗技术 针对人体脊柱和四肢疼痛和/或活动受限的力学原因进行分析和诊断,并应用恰当的力学方法进行治疗的技术,强调健康教育和自我治疗。

适应证:颈、肩、腰部应力性疼痛、软组织损伤、肌肉劳损,颈椎间盘突出症,颈椎病(神经根型),腰椎间盘突出症等、关节紊乱综合征等。

禁忌证:严重的病理问题(癌症、马尾综合征、脊髓受压、脊柱相关感染、血管性疼痛)等。此外,年龄 >55 岁、癌症病史、不明原因的体重下降、持续性、进行性的非力学性疼痛、长期使用激素、明确外伤史、潜在骨质疏松等慎用。

3. 神经松动术 神经松动术是基于神经解剖基础,利用肢体的运动,使神经组织在其周围组织中进行滑动、加压、延展,以期通过改善神经间的微循环、减轻神经周围压力及粘连,进而恢复神经功能、缓解疼痛的一类手法治疗技术。主要包括臂丛神经、正中神经、尺神经、桡神经、腓总神经、坐骨神经等松动技术。

（三）中国传统治疗

1. 针灸　运用经络与脏腑生理和病理上的联系，在腧穴上进行针刺等操作，取得"通其经络，调其气血"的作用。包括针刺疗法、灸法、耳针疗法、穴位注射等方法。

2. 推拿疗法　通过特定手法疏通经络、调整内脏平衡、行气活血、理筋散结，以及促进组织代谢、缓解肌肉紧张、正骨复位，是各种急慢性疼痛常用的传统治疗方法。

3. 针刀疗法　是一种闭合性松解术，结合中医理论及西医解剖理论为一体治疗疾病方法。主要作用：疏通经络、活血祛瘀、松解粘连、解除压迫、缓解疼痛。其适应证主要包括各种骨关节疾病及软组织损伤等。

（四）心理行为疗法

慢性疼痛患者常常伴随有认知和精神心理改变，常见问题包括有抑郁、焦虑、躯体化障碍、疑病症等。常用心理疗法方法包括：

1. 支持疗法　在医生与患者良好医患关系基础上，利用医生专业知识及患者的信任，采取劝导、鼓励、同情、支持、说服、消除疑虑和提供保证等多种交谈方法，使患者认识到自身问题、增强信心、改善情绪，帮助患者走出心理困境。

2. 认知疗法　通过帮助患者认识和改变容易导致持续疼痛和痛苦情绪的负面思维方式，阐明道理，放下心中疑惑，正确面对自己疾病，学会自我控制，树立正确的人生态度。

3. 精神分析疗法　又叫心理分析疗法，以精神分析理论为基础，运用自由联想、释梦、移情与反移情分析、阐释等技术，深度剖析患者潜意识中的矛盾与冲突，使患者了解自身心理问题之所在，让焦虑的情绪得到释放，并逐步改变其行为模式，从而达到治疗的目的。

4. 行为疗法　是基于实验心理学的理论，帮助患者消除或建立某种行为，以减轻或改善症状、消除不良行为为目的的心理治疗技术。通过引导和治疗，使患者确立健康行为，放弃或减少负面疼痛行为。在行为治疗中，患者的自我调节在治疗中起到主要作用。

5. 生物反馈治疗　通过现代电子仪器，使患者了解自身的机体状态，训练患者学习利用反馈信息调整自身心理、生理功能，让患者学会自我控制，达到自己对情绪的调整和控制，缓解疼痛，促进功能的恢复。

六、预后

疼痛作为常见的临床症状，与机体组织、器官的受损及各系统疾病密切相关，轻者可致患者精神痛苦、影响日常生活活动，重者导致其各系统功能失调，更有甚者致残或威胁患者的生命。因此对于各种原因造成的疼痛，在明确诊断的前提下，遵守有效控制疼痛的指导原则，通过药物、介入、植入及康复治疗、心理行为治疗等综合治疗，并通过进一步对患者及家属进行疼痛知识宣教，提高其依从性，缓解疼痛，改善并维护各系统功能协调关系，达到机体动态平衡，提高生活活动能力，提高生存质量。

（袁　华）

思考题

疼痛康复治疗措施如何选择？有哪些注意事项？

第二节　痉挛状态

【本节要点】

1. 痉挛是一种因牵张反射兴奋性增高造成的运动障碍,特征性表现为速度依赖性肌张力增高伴腱反射亢进。

2. 脑卒中后痉挛状态是指肌肉受到被动牵伸时产生的速度和肌肉长度依赖性的肌张力增加。它源于脑干下行兴奋性传导通路的兴奋性增高及由此产生的牵张反射亢进。

3. 痉挛的病理生理机制是脑和脊髓可塑性变化、脊髓内处理机制异常以及脊髓上位结构下行通路的调节失衡。

4. 可采用肌张力评定(行为学评定、生物力学评定和电生理评定)、运动功能评定、日常生活活动能力评定和生活质量评定。

5.痉挛的治疗主要包括去除诱因、非药物治疗、药物治疗和外科治疗四部分。

一、概述

痉挛(spasticity)又称痉挛状态,是一种因牵张反射兴奋性增高造成的运动障碍,特征性表现为速度依赖性肌张力增高伴腱反射亢进。脑卒中后痉挛发生率在 38%~42%,创伤性颅脑损伤为 13% 左右,脊髓损伤后约为 65%~78%,多发性硬化患者发生率则为 41%~66%,严重影响患者的功能康复与生活质量。

有关痉挛,目前并无统一的定义。对痉挛的认识经历了诸多演变。

1980 年 Lance 首次提出痉挛是一种因牵张反射兴奋性增高造成的运动障碍,是上运动神经元(upper motor neuron,UMN)综合征的一个组成部分,特征性表现为速度依赖性肌张力增高伴腱反射亢进。UMN 综合征是指累及 UMN 的病变所出现的临床症状及体征,常见于脑卒中、脊髓损伤、多发性硬化、创伤性颅脑损伤和其他中枢神经系统损伤后。其临床表现可分为阴性症状和阳性症状。阴性症状包括肌肉无力、运动产生或控制障碍、易疲劳等。阳性症状的特征性表现则包括肌肉过度活动、腱反射亢进、阵挛、折刀现象、屈伸肌痉挛、巴宾斯基征阳性和痉挛性肌张力障碍等。痉挛不仅影响功能恢复,还会造成继发损害,因此在 UMN 综合征中被较多关注。

随着对痉挛病理生理机制研究的深入,2005 年 Pandyan 将该定义更新为:由 UMN 损伤引起的感觉运动控制障碍,表现为间歇或持续的肌肉非自主性过度活动。该定义痉挛扩展为感觉运动控制障碍,而不仅仅是肌肉张力增加。认为痉挛的潜在机制是间歇性或持续性肌肉过度活动,而不仅仅归因于牵张反射过度兴奋。

2021 年 Sheng Li 等提出了脑卒中后痉挛状态的最新概念:痉挛状态是指肌肉受到被动牵伸时产生的速度和肌肉长度依赖性的肌张力增加。它源于脑干下行兴奋性传导通路的兴奋性增高及由此产生的牵张反射亢进。其他相关的运动障碍,包括联合反应、共同运动和共同收缩都与痉挛共存,并具有相似的病理生理学起源。

二、痉挛的病理生理机制

痉挛的特点是速度依赖的牵张反射亢进,其病理生理机制包括脑和脊髓可塑性变化、脊髓内处理机制异常及脊髓上位结构下行通路的调节失衡。

(一)脑和脊髓可塑性变化

发生 UMN 损害后,脊髓前角 α 运动神经元局部释放生长因子,促进邻近中间神经元发芽,其末端分支到失神经支配的 α 运动神经元膜上,占据了缺失的下行纤维留下的空间,从而导致新的异常反射通路的产生。

（二）脊髓内处理机制异常

1. 脊髓 γ 运动神经元的传入增加　当脊髓前角 γ 运动神经元兴奋时，肌梭梭内肌两端的运动纤维收缩，梭内肌中段的感受纤维被牵拉兴奋，此兴奋经传入纤维到脊髓 α 运动神经元，使 α 运动神经元支配的梭外肌收缩，这一反射活动称为 γ 环路。痉挛患者脊髓 γ 环路过度活跃，肌梭敏感性增加，牵张反射增强。

2. 脊髓中间神经元反射环路对运动神经元的抑制降低　Ⅰa 传入纤维的突触前抑制、非交互性 Ⅰb 抑制以及拮抗肌交互式 Ⅰa 抑制对脊髓 α 运动神经元的抑制减少，使 α 运动神经元处于亚阈值或自发性放电状态。

3. 脊髓 α 运动神经元内部特性的改变　下传冲动的中断导致 α 运动神经元激活了电压依赖的持续的内向电流，产生了平台电位，导致 α 运动神经元兴奋性增加。α 运动神经元过度兴奋被认为是脑卒中痉挛患者主要的脊髓内变化。

（三）脊髓上位结构下行通路的调节失衡

牵张反射弧由传入神经纤维、脊髓运动神经元和传出神经纤维组成，其兴奋性主要通过源自脊髓上方下行的兴奋和抑制信号进行调节。外侧网状脊髓束（reticulospinal tract，RST）对脊髓牵张反射产生强大的抑制作用。内侧 RST 和前庭脊髓束（vestibulospinal tract，VST）对脊髓牵张反射产生兴奋性作用。脑或脊髓损伤后，脊髓牵张反射下行兴奋和抑制通路的失衡被认为是牵张反射异常及痉挛的主要原因。在延髓下方，外侧 RST 和皮质脊髓束外侧束在背外侧索中相邻下行，因此皮质脊髓束受损极易伴随皮质网状束或外侧 RST 的损害。在皮质和内囊病损的脑卒中患者中，皮质对延髓抑制中心的兴奋性输入消失，不受皮质控制的兴奋性内侧 RST 丧失了外侧 RST 的对抗，脊髓反射失抑制，导致抗重力姿势的痉挛性偏瘫的出现。

三、痉挛对患者运动功能及运动模式的影响

中枢神经系统损伤后的运动恢复是部分或全部运动行为恢复到疾病前的正常状态。通常，这种恢复是指通过恢复或修复受损的神经组织（即神经可塑性），运用相同的肢体，以疾病前相同的运动方式，成功地执行运动任务。但由于人类运动系统的复杂性，患者通常使用不同的运动模式（即代偿模式）来完成相同的任务。痉挛患者的异常代偿模式较固定。

（一）异常的肌肉力量控制

在临床上，痉挛通常表现为休息和自主运动时间歇性或持续性的肌肉过度活动，但这种过度的肌肉活动并不能转化为功能性的动作，因此患者需要付出更多的努力，很容易疲劳。

（二）共同收缩

共同收缩是指痉挛改变了关节主动肌与拮抗肌之间正常的激活模式，导致两者不适当的共同收缩。如在有意做伸指的动作时，痉挛性手指屈肌非自主激活，手指伸肌力量不足以拮抗屈肌的力量，导致反常的手指屈曲。这种异常的共同收缩可进一步损害运动学习能力。

（三）联合反应

联合反应是指在非受累肌肉主动收缩或不随意运动（如打哈欠、咳嗽）时跨越多个关节的痉挛肌肉的不自主收缩。最常见的模式是上肢屈肌和下肢伸肌的协同收缩。

（四）共同运动

共同运动是指偏瘫患者在试图完成某一活动时所引发的患侧肢体一种半随意运动，表现为一种刻板的原始运动模式，无论从事哪种活动，参与活动的肌肉及反应的强度都是相同的，没有选择性运动。如试图屈肘时出现肩屈曲、前臂旋前以及腕屈曲的状态。共同运动是粗大的、原始的，在人类成长过程中逐渐消失，但发生中枢神经损伤后，共同运动这个原始反射重新出现，并影响随意运动的实施。

联合反应与共同运动的区别在于联合反应是在不同肢体发生的，而共同运动是发生在同一肢体；

联合反应不是随意的,共同运动是半随意的。

(五)继发机械特性变化

痉挛肢体肌张力增加,长度变短,出现肌腱顺应性下降和肌小节丢失,继发挛缩、肌肉僵硬和萎缩,关节活动度受限,进一步影响了患者运动功能的恢复。

(六)脑源性痉挛与脊髓源性痉挛的特点及区别

1. 脑源性痉挛　常在发病 3~4 周内出现,病变常累及大脑皮质、基底节、脑干及其下行运动通路的任何部位,特征性表现是抗重力肌如上肢屈肌、下肢伸肌过度兴奋形成偏瘫的异常姿势。痉挛主要影响脑源性病变患者的运动协调性、精确性,尤其表现为步态异常。

2. 脊髓源性痉挛　常在发病 3~6 个月内出现,病变累及上运动神经元及脊髓内与之形成突触联系的中间神经元。脊髓损伤患者皮肤刺激或疼痛导致的屈肌回撤反射明显,故不完全性脊髓损伤患者痉挛发生较完全性脊髓损伤更常见。痉挛影响脊髓损伤患者日常生活活动能力及生活质量的主要原因是痉挛导致的疼痛和睡眠障碍。

3. 脑源性与脊髓源性痉挛的区别　脑源性痉挛出现在偏瘫侧,基本固定影响上下肢的抗重力肌;且因为同侧未交叉的皮质脊髓前束的代偿,瘫痪较脊髓损伤容易恢复,痉挛程度也相对轻。而脊髓损伤造成神经损伤平面以下广泛的肌群瘫痪且缺少代偿,因此瘫痪及痉挛程度更重,部分不完全性脊髓损伤患者因感觉功能保留,疼痛刺激诱发的屈肌回缩反射尤其明显,严重影响患者的体位转移及站立。

四、痉挛的评估

痉挛评估既可了解患者是否存在痉挛,明确痉挛的严重程度及其对患者功能恢复影响的程度,为合理制订患者康复目标及康复治疗方案提供依据;又可观察痉挛治疗的效果,动态监测患者功能变化,及时调整及完善患者康复治疗计划。因此,痉挛的评估既要评估受累肢体的肌张力,又要评估痉挛对个体运动功能、日常生活活动能力及生活质量的影响。

(一)痉挛肢体的行为学评估

1. 改良 Ashworth 量表(Modified Ashworth Scale,MAS)　根据关节被动运动阻力来分级肌张力、评定痉挛的量表,是对英国 Ashworth 提出的 Ashworth 评分的改良版。运动速度是 1s 内完成关节活动,分为 6 级。MAS 在临床上容易实施,但检查者之间的可信度不高。

2. 改良 Tardieu 量表(Modified Tardieu Scale,MTS)　同时关注了肌肉阻力和诱发肌肉收缩的运动速度,因此评估更准确,对治疗后变化更为敏感。利用该量表可以测量出现痉挛的关节活动范围,即慢速牵拉时的末端关节角度与快速牵拉被肌肉收缩"卡住"的角度的差异。

3. Penn 痉挛频率量表　用于评定脊髓损伤患者每小时双下肢痉挛出现的频率,了解患者痉挛的程度。

4. 阵挛分级(Clonus 分级)　主要评定痉挛患者的踝关节,以踝关节阵挛持续时间作为分级标准。

(二)痉挛肢体的电生理评估

1. H 反射　H 反射是以低于 M 波阈值的强度刺激混合神经干,在该神经支配的肌肉上引出一个迟发性复合肌肉动作电位。H 反射最大波幅和 M 波最大波幅之比(Hmax/Mmax)可应用于上运动神经元损伤患者瘫痪肢体痉挛的评估。

2. F 波　运动神经纤维在受到刺激产生兴奋时,其冲动会向近端、远端双向传导。当冲动沿神经顺向传导至肌肉,直接使之兴奋产生动作电位即为 M 波;冲动逆向传至脊髓前角运动神经元使之兴奋,该兴奋冲动再顺向传导至肌肉,使之再次兴奋而产生一个迟发性动作电位,即 F 波。在上运动神经元损伤所致痉挛患者中,脊髓运动神经元池兴奋性增加,F 波出现率增加,振幅增大,Fmax/Mmax 增大。

3. **跟腱反射(achilles tendon reflex)**　跟腱反射是通过轻敲跟腱,刺激起源于肌梭处的Ⅰa类感觉传入纤维,神经冲动通过感觉神经元传入脊髓,再通过单突触结构传入α运动神经元而引发肌肉收缩。跟腱反射和H-反射的振幅比值(Tmax/Hmax)可用来评估γ运动神经元活性。

(三)痉挛患者的功能评估

对痉挛患者运动功能、日常生活活动能力及生活质量的评估所用的量表参见神经系统病变患者常用评估量表,如Brunnstrom运动功能评定量表、Fugl-Meyer评定量表、Rivermead运动指数、Holden步行功能分级(Functional Ambulation Classification,FAC)、Berg平衡量表(Berg Balance Scale)、改良Barthel指数、功能独立性评定量表(the Functional Independent Measurement,FIM)等。

五、痉挛的治疗

痉挛治疗的目标包括缓解疼痛、改善个人卫生清洁及提高肢体功能。治疗方案的选择应综合考虑患者病程、病变部位、严重程度、痉挛范围以及是否存在挛缩和认知障碍等。痉挛的康复治疗包括减少加重痉挛的不当刺激、非药物治疗、药物治疗和外科治疗四部分。对于全身性痉挛患者,口服药物或者鞘内药物治疗可能是最有效的,而局部性及局灶性痉挛最好的治疗方法应是局部注射治疗。

(一)减少加重痉挛的不当刺激

有害或潜在疼痛的传入可诱发或加重痉挛,这些刺激因素包括:异位骨化、深静脉血栓、尿路感染、尿路结石、便秘、压疮、骨折、关节脱位、足嵌甲、过紧的衣物或阴茎套引流等。早期发现和处理这些刺激因素常常可以缓解痉挛症状的恶化。

(二)非药物治疗

1. **肌肉牵伸(muscle stretching)**　肌肉牵伸是常用的痉挛康复治疗方法。牵伸方法包括良肢位摆放、被动及主动牵伸、等张牵伸(患侧肢体处于关节活动度最大位置)、等速牵伸(肢体持续运动)。尽管这些方法牵伸的速度、张力及力量不相同,所有牵伸方法的目标都是改善肌肉肌腱单位的黏弹性和降低运动神经元的兴奋性。牵伸时可以使用辅助设施,如石膏、夹板、矫形器等。

2. **肌力训练(muscle strength training)**　肌力训练并不能够增加痉挛及降低关节活动度。渐进性抗阻训练已经广泛应用于脑卒中后痉挛的治疗,但目前没有肌力训练方案的"金标准"。不是所有上运动神经元综合征的患者都适用肌力训练,急性关节损伤、严重骨质疏松症、关节严重受限、外科术后或神经系统症状不稳定的患者应避免进行肌力训练。

3. **经皮神经电刺激治疗(transcutaneous electrical nerve stimulation,TENS)**　TENS是一种物理治疗手段,包括对痉挛区域、脊髓或腓神经进行电刺激。这项技术已被证明可以减少拮抗肌痉挛。作用机制可能与β-内啡肽的产生有关,β-内啡肽可降低运动神经元的兴奋性,还可通过调节疼痛脉冲的传输来减少伤害性输入。此外,由于粗的Aβ纤维的刺激,TENS可以通过增加感觉输入促进皮质突触重组和运动输出。

4. **冲击波治疗(shock wave therapy)**　冲击波是指峰值压力高(100MPa)、压力上升快(<10μs)、持续时间短(10μs)的单脉冲超声序列。已有研究证实冲击波治疗可以缓解肌肉痉挛,可能的作用机制包括冲击波对痉挛肌肉的纤维化和流变学成分的直接影响,也可能与冲击波诱导的内皮细胞型一氧化氮合酶表达增加有关,该物质参与了周围神经系统中神经肌肉接头处的形成及中枢神经系统某些重要的生理功能,如神经传递和突触可塑性。

5. **超声波治疗(ultrasound therapy)**　超声治疗对目标组织具有热效应和机械效应,从而增加局部代谢、循环,改善结缔组织的延展性和促进组织再生。超声治疗不仅可以改变痉挛肌肉的黏弹性,而且还可以通过增加组织温度降低肌梭对拉伸的敏感性和运动神经元兴奋性。

6. **冷疗(cryotherapy)**　局部肌肉冷疗可暂时减少痉挛和阵挛,主要是通过降低肌梭对拉伸的敏感性。皮肤冷疗可通过提高疼痛阈值,继而降低阈值感觉传入的受体敏感性。实施局部冷疗用冰袋、冰块揉搓即可(不适用于冷敏感患者),也可使用氯化乙烷等蒸发性喷雾剂(不宜超过10分钟)。

冷疗的效果大概持续两小时。上肢冷疗要慎用,尤其是对冠状动脉疾病患者,避免心绞痛发作。

7. 温热疗法(thermotherapy) 温热疗法常用温度为41℃,其抗痉挛效应不仅因为放松了肌肉和软组织,而且减少了γ纤维的活动,这将导致来自肌梭脉冲的减少。

8. 振动(vibration) 振动刺激可分为局部振动和全身振动,研究显示振动刺激不仅可降低肌肉痉挛,还可改善肢体运动功能。

9. 生物反馈(biofeedback) 生物反馈是一种强化肌肉的治疗方法,它通过听觉或视觉提示,提醒受试者他们的努力已经激活了目标肌肉和特定的神经肌肉通路,从而使受试者获得对自主但潜在的神经元功能的有意识控制。尽管目前还不能确定它对上运动神经元综合征患者功能恢复的有效性,但有报道生物反馈与传统物理治疗或作业治疗相结合可以改善瘫痪的肢体肌力、步态及肢体功能。

10. 经颅磁刺激(transcranial magnetic stimulation,TMS) TMS是一种非药物神经调控技术,其治疗时产生的电磁场导致选定的神经元池去极化。根据不同的TMS的频率、振幅和模式可以帮助处理痉挛。

11. Bobath技术 Bobath技术的理论基础是通过注意躯干姿势以及控制肢体肌肉伸展,达到在瘫痪肌肉恢复自主运动之前,减少痉挛和促进姿势反射的目的。只有少数研究表明该技术能有效降低脑卒中患者的痉挛。

(三)药物治疗

痉挛的药物治疗需要根据患者病变的部位、痉挛的程度及药物的特点来选择。以下情况应首选药物治疗:患者伴有痉挛性疼痛,影响睡眠,伴随癫痫发作和张力异常;所有肌群均可见无目的性动作,伴有认知障碍的患者;四肢瘫患者。抗痉挛药物包括口服药物治疗、局部注射药物治疗及鞘内注射药物治疗。

1. 口服药物治疗 首选巴氯芬、替扎尼定及丹曲林钠。

(1)巴氯芬:巴氯芬(5~20mg/d,3~4次/d)作为γ-氨基丁酸(GABA)受体激动剂是最常用的抗痉挛药物。巴氯芬在突触前和突触后与GABAb受体结合,引起单突触和多突触反射的抑制。突触前结合也会导致钙流入突触前末端的减少,另外还会降低α运动神经元的活性。巴氯芬通过血脑屏障,经肝脏代谢并经肾脏排泄,伴有肾脏疾病的患者应按肾功能服药或逐渐停用药物。巴氯芬能够通过血脑屏障,因此特别适用于脊髓损伤后出现的痉挛,是脊髓源性痉挛的一线用药。其副作用包括镇静、嗜睡、共济失调、呼吸和心血管抑制。服药过量的症状包括虚弱、无反射、张力过低、呼吸抑制、癫痫发作和死亡。值得注意的是,巴氯芬的突然停药可能导致痉挛反弹、运动亢进、头痛、失眠、幻觉、癫痫发作和发热。

(2)苯二氮䓬类药物:苯二氮䓬类药物如地西泮(5~20mg/d,3次/d)和氯硝西泮(0.5~1.0mg,睡前服用),是最早应用的抗痉挛药物,可增加GABA与GABA受体复合体的亲和力,增加突触前抑制,从而抑制异常的脊髓反射通路,降低痉挛。苯二氮䓬类药物主要作用于屈肌痉挛,大剂量才能对伸肌痉挛起作用。其副作用是镇静和肌肉无力。而且研究表明,苯二氮䓬类药物对于脑卒中有一些副作用,目前已不推荐使用苯二氮䓬类药物控制痉挛。特殊的是,对于夜间发作阵挛影响睡眠的患者可以使用苯二氮䓬类药物。

(3)替扎尼定:替扎尼定(4~36mg/d,3次/d)作为中枢神经系统α₂-肾上腺素能受体激动剂,增强运动神经元突触前抑制,抑制多突触通路。其疗效同苯二氮䓬类和巴氯芬相似,潜在的副作用包括镇静、直立性低血压、肌肉无力、头晕、幻觉或肝毒性等。

(4)丹曲林钠:丹曲林钠(25~100mg/d,4次/d)是肌肉松弛药,与骨骼肌内质网/肌质网上ryanodine受体结合,影响钙离子释放,从而抑制兴奋/收缩偶联,降低痉挛。每日剂量超过200~300mg时有镇静副作用。

(5)加巴喷丁(240~360mg/d,3次/d):加巴喷丁是一种结构与GABA相似的抗惊厥药。尽管该药物常用于治疗神经病理性疼痛,大剂量(2 400~3 600mg/d)可以降低痉挛。其副作用有镇静、眼震、晕厥、共济失调、头痛、震颤等。

2. 局部注射治疗

（1）神经阻滞治疗：神经阻滞治疗是指采用物理或化学的手段阻断神经的传导，是神经短暂或长久失去功能的治疗方法。物理阻滞手段如射频，化学药品包括用于诊断性阻滞的短效的利多卡因、布比卡因、依替卡因等；酚（石炭酸）或者酒精的神经阻滞效果较利多卡因等维持时间长。酚常用浓度为 5%~7%，酒精常用浓度为 45%~100%。神经阻滞技术虽然价格低廉且起效快，但是可以引起感觉障碍及软组织纤维化。

（2）A 型肉毒毒素（botulinum toxin A，BoNT-A）局部注射：肉毒毒素能够抑制神经肌肉接头处乙酰胆碱的释放，降低肌肉收缩能力。肌肉内注射肉毒毒素可以治疗局限性痉挛，改善患侧上下肢的运动功能，提高生活自理能力（如修饰、步行等）。注射 A 型肉毒毒素时的肌肉定位技术包括徒手定位、肌电图引导、电刺激引导、超声波引导、计算机断层扫描引导等，其中超声波联合电刺激引导是强烈推荐的肌肉定位技术。BoNT-A 可以降低上肢（肘、腕及手指）肌肉痉挛（MAS 评估），改善功能活动（如Barthel 指数）。BoNT-A 也可以降低下肢肌肉痉挛。与口服替扎尼定相比，更安全、更有效，而且还有止痛作用。

在注射 BoNT-A 降低肢体肌张力前应充分考虑如下问题：

1）痉挛应在患者肢体运动功能和日常生活能力两个层面进行评估。

2）注射治疗策略应基于患者整体评估，包括病程、病情严重程度、痉挛分布范围（最有可能受益于 BoNT-A 治疗的是局灶性或多灶性痉挛）、家庭支持的可获得性和治疗的目的，制定个性化注射模式。

3）区分清楚肌张力增高是由痉挛引起的还是挛缩引起的。

4）肉毒毒素注射治疗应被视为神经康复计划的辅助治疗，在没有绝对禁忌证的情况下考虑，在痉挛阻碍治疗时开始，注射后要继续配合物理因子治疗和运动疗法等康复治疗措施。

5）需考虑肉毒毒素局部和全身扩散对其他器官结构的损伤风险。

6）治疗前患者及家属做到充分的告知，并取得他们的同意。

3. 鞘内治疗

鞘内治疗也是治疗痉挛的有效方法之一，特别是其他治疗无效时。鞘内治疗是通过程序化泵将抗痉挛药物直接注射到蛛网膜下腔中，脑脊液中药物浓度高，而且部分避免了口服药物的副作用。它的有效性已经在脊髓损伤和多发性硬化的病例中得到证实，但尚未在脑卒中患者中得到证实。它更常用于下肢和躯干痉挛的治疗。

常用的鞘内注射抗痉挛药物是巴氯芬。选择鞘内注射药物治疗必须慎重，过量使用时可出现注意力和呼吸系统紊乱，还可出现脑脊液泄漏、导管移位、断开或堵塞以及感染等副作用，而且价格昂贵，需要外科手术。

（四）外科治疗

痉挛的外科治疗主要用于严重痉挛或痉挛引起的后遗症，如足下垂内翻畸形。这些后遗症会导致患者功能损害。采取的手术治疗包括脊髓切开术、肌腱切开术和脊髓切除术以减少肌肉收缩。截骨术矫正关节畸形。调整肌腱如肌腱延长、释放或转移术，减轻痉挛副作用。选择性脊髓背根切断术主要用于治疗脑瘫儿童的痉挛。

（王　强）

思考题

1. 请简述痉挛的概念。

2. 请简述痉挛常用的药物治疗。

第三节　压　疮

【本节要点】

1. 压疮又称为"压力性损伤",定义为骨隆突处、医疗或其他器械下的皮肤和／或软组织的局部损伤。

2. 压疮部位皮肤可表现为完整的或开放性溃疡,可伴有疼痛,这种损伤是由强和／或持久的压力或者压力联合剪切力引起的。

3. 软组织对压力和剪切力的耐受性可受微气候、营养、灌注、基础疾病和软组织情况的影响。

4. 临床常用压疮的危险因素评定表有 Norton 压疮风险评定量表、Braden 危险因素评定表,对压疮的治疗和预后进行评定。

5. 压疮发生后,首先应明确并去除产生压疮的原因,避免继续受压加重原有病情。

一、概述

压疮是指局部皮肤长时间受压或者受到摩擦力与剪切力的作用后,受力部位出现血液循环障碍而引起局部皮肤和皮下组织缺血、坏死的一类临床疾病。多见于脊髓损伤、颅脑外伤、脑血管疾病急性期和年老体弱等长期卧床患者。好发部位多位于骶尾部、足跟、股骨大粗隆、枕骨隆突以及坐骨结节等骨性突起处。也可发生于身体软组织由于受到剪切力和摩擦力的作用,如来自夹板、矫形器、矫形固定物的压迫等。当作用于皮肤表面的机械压力和强度持续超过某一限值时会造成皮肤微循环障碍,为压疮的发生提供机会。另外,剪切力和摩擦力也可以使皮肤受损而发生压疮。通常来讲,当压力持续作用 30 分钟时,皮肤开始出现发红等颜色改变,如此时不进行干预,在受压 2~6 小时后就会发生局部皮肤组织缺血;而当持续时间大于 6 小时,局部皮肤出现颜色进一步加深变暗、坏死、皮肤破溃,继而出现压疮。此外,对于上述疾病患者而言,由于疾病造成其长期卧床、二便失禁、伤口引流等均会使受压部位长期处于一个较高的湿度环境中,使受压部位的皮肤会发生软化,造成皮肤自身张力下降,在此基础上如受到压力和剪切力时则更易发生破损,因此湿度也成为压疮发生的一个重要影响因素。

在 2014 版的国际《压疮预防和治疗:临床实践指南》中定义压疮为:皮肤和／或皮下组织的局限性损伤,通常位于骨隆突处。压疮又称为压力性损伤,指骨隆突处、医疗或其他器械下的皮肤和(或软组织)的局部损伤。压疮部位皮肤可表现为完整的或开放性溃疡,可伴有疼痛。软组织对压力和剪切力的耐受性受到微环境、营养、灌注、合并症以及软组织的情况所影响。本次修订更加准确地描述完整或溃疡皮肤处的压力性损伤这一概念。

二、解剖及病理生理

皮肤是人体最大的器官,总面积约 $1.5\sim2.0m^2$,因其覆盖部位的不同,厚度有所差异,约 0.5~4mm。皮肤的主要作用是屏障作用,一方面可以防止体内水分、电解质以及其他有益于人体的物质丢失,另一方面可以阻止外界有害物质的侵入,同时皮肤也参与人体的代谢过程。皮肤由外向内可以分为表皮层、真皮层和皮下组织,其中表皮层又可分为:角质层、颗粒层、棘细胞层和基底层。真皮富含血管、淋巴和神经,当压疮发生时受累血管主要位于此处(图 11-3)。

压疮的主要病理生理改变是由于局部皮肤发生缺血后引起坏死,局部微循环发生障碍导致的缺血缺氧性改

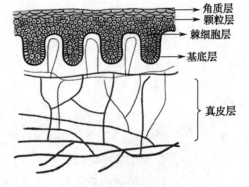

图 11-3　皮肤局部血管微循环

变。研究表明，人体的毛细血管内的压力为 10~30mmHg，当作用于皮肤的外力(压力，剪切力和摩擦力等)超过这一数值时，会导致毛细血管管腔的闭塞和局部淋巴回流受阻，引起局部皮肤组织的缺血、坏死(图 11-4/文末彩图 11-4)。通常来讲，局部皮肤受到的压力越高，产生压疮这一结果所需的时间越短。局部组织的微循环障碍(如瘢痕、血管硬化等)和神经敏感性降低(如糖尿病周围神经病变)均会增加压疮发生的概率。另外，除上述情况以外，对于长期维持同一姿势的坐位及卧位都会造成相应受压部位骨性突起处的皮肤长时间受压，进而造成局部缺血坏死，引发压疮(图 11-4/文末彩图 11-4)。

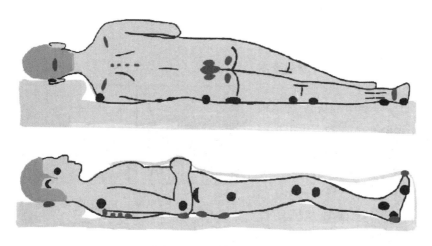

图 11-4　压疮的好发部位

不同体位下压疮的常见部位如下。

仰卧位:枕部、肩胛部、肘部、骶尾部、足跟部。

侧卧位:耳郭、肩峰、大转子、膝关节内外侧、内外踝。

俯卧位:前额、下颌、肩部、髂嵴、髌骨部、脚趾。

坐位:坐骨结节。

三、临床诊治

在局部缺血发生的早期，由于外力作用导致皮肤发红变白甚至发生破溃时即可以诊断为压疮。通过对其所处环境的湿度、皮肤颜色以及局部血运等量化评分来评定压疮的风险等级，并及时干预，在解除压疮发生的危险因素的同时积极恢复局部血运，避免压疮进一步发展。

压疮的治疗主要包括全身治疗和局部治疗两部分。

(一) 全身治疗

1. 营养支持　营养不良是压疮发生的危险因素之一，也是造成压疮不易愈合的主要因素。压疮是由于局部皮肤受到持续的压力所致的缺血坏死,造成局部微循环障碍引起营养物质运输和代谢产物排泄障碍而导致细胞水平的代谢障碍，继而发生细胞坏死、分解，而那些富含对人体有益的蛋白质、维生素和矿物质的体液也会经由压疮表面丢失。综上，我们需要对压疮患者提供高热卡(30~35kcal/kg)、高蛋白质的营养供给，同时根据患者状态适当增加液体摄入量。对于压疮处在 Ⅲ~Ⅳ 期的患者来讲，在传统补充蛋白质无法满足机体需求的时候应该予患者经静脉补充白蛋白、精氨酸和微量元素等,在补充上述营养物质的同时应该评定患者肾脏功能和心功能，做好疾病的综合管理，对于糖尿病的患者应注意积极控制患者的血糖。

2. 维生素与矿物质　首先应该为患者提供富含维生素与矿物质的平衡膳食，维生素 C 具有参与抗体和胶原蛋白的合成和组织修补等功能，每日可补充 800~1 000mg；锌是蛋白质合成和修复的重要物质，也可以加速创伤、烧伤和溃疡等皮肤创面的愈合，在明确机体缺乏后可应根据缺乏情况每日适当补充。

3. 贫血 压疮患者因食欲减退,经由创面丢失大量体液、电解质以及感染等因素,常常伴有贫血。压疮局部缺血一方面会造成血红蛋白的下降,引起氧合能力下降、局部组织乏氧、细胞有氧代谢下降和无氧酵解增加。另一方面,会影响代谢,最终加重局部代谢产物的堆积,不利于创面的愈合,需要予患者输入滤白红细胞等成分血积极纠正贫血。

4. 抗生素使用 对于出现全身感染症状,或压疮局部感染后出现蜂窝织炎、筋膜炎甚至骨髓炎时应积极给予抗生素全身治疗,给药前可予患者进行血细菌培养和创面分泌物细菌培养,并根据药敏结果选择合适的抗生素。

(二)局部治疗

1. 创面护理 换药是治疗压疮的基本措施,创面的愈合要求合适的温度、湿度,以及 pH 等(图 11-5/文末彩图 11-5)。可根据患者病情选择生理盐水或含有表皮生长因子类药物进行创面清洁,同时注意清除创面的异物、局部残留药物、脓性渗出和有害代谢产物等,必要时可予患者清除表面腐肉和坏死组织,此时可选用外科清创、机械清除、酶促清创和生物清创等。值得注意的是避免损伤正在生长的肉芽组织以免影响愈合。对于渗出较多的创面应保证每日 2~3 次换药,当分泌物逐渐减少或者出现新生肉芽组织时,减少换药次数。

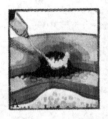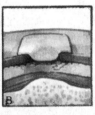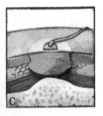

图 11-5   压疮创面换药示意图

A. 生理盐水进行局部渗出液体的清理,必要时剔除腐肉暴露新生肉芽组织;B. 表面覆盖清洁敷料,避免创面直接暴露于空气中造成二次感染可能;C. 根据局部创面渗透情况及时进行换药

2. 创面敷料 在压疮表面覆盖敷料有助于维持压疮处的生理完整性,避免破溃创面直接暴露于空气中引起二重感染。较为理想的敷料应该具有维持创面湿性环境的特点,保护创面避免直接暴露于外界环境,同时机体与敷料应该相适应。目前临床常用的敷料有纱布敷料、透明膜敷料、水凝胶敷料、泡沫敷料、阴离子敷料和生物敷料等。对于单纯使用纱布敷料的患者,应该尽量维持患者创面的湿润。对于亚临床感染或者严重细菌定植的压疮,可考虑使用阴离子敷料,当感染得到控制后,应该停止使用。此外,随着对干细胞研究的逐渐深入,外泌体作为干细胞旁分泌因子同样发挥着生物学效应,许多外泌体具有促进细胞增殖、血管生成和再上皮化等改善微环境的调节作用,通过使用外泌体敷料,可以促进压疮处皮肤修复和再生。

3. 局部抗生素及生长因子的使用 引起感染的细菌种类较多,其中假单胞菌为院内常见的机会致病菌,且耐药率逐年升高。控制感染的主要方法是加强局部换药,但对于已经感染需要使用抗生素时,应评定患者受益方面是否能超过药物的副作用及抗生素耐药情况。如果Ⅲ期、Ⅳ期创面延迟愈合,可考虑使用血小板衍生生长因子治疗。

四、康复评定

在进行压疮治疗前应对压疮的形状、部位、范围、分期、渗出液体量、创面组织形态、有无潜行或窦道、伤口边缘及周围皮肤状况,以及局部感染和疼痛情况进行评定,有助于指导进一步治疗以及治疗效果的对比。根据国际 NPUAP/EPIAP 压疮分类系统,根据压疮所侵袭皮肤深度的不同可将压疮分为 Ⅰ~Ⅳ期(图 11-6/文末彩图 11-6),图 11-7/文末彩图 11-7 为不同分期压疮的实例图。

(一)Ⅰ类/期

局部皮肤完好,受压处皮肤出现局限性红斑、指压后不褪色,常出现于骨性突起处。与邻近组织相比较,可能出现局部区域的疼痛发硬、柔软、发凉或发热等。本期可以提示为"风险",应该积极查明危险因素,并予以解决,避免进一步发展。

Ⅰ期	Ⅱ期	Ⅲ期	Ⅳ期	不可分期	可疑深部组织损伤
皮肤完整,局部可有按压后红斑; 与周围组织对比可有发凉、发热和疼痛; 皮肤颜色相较周围有明显改变; 有进一步组织损伤的风险	部分皮肤表层缺失可以表现为浅表处开放性溃疡; 创面呈粉红色,无腐肉; 也可以表现为完整的或开放/破损的浆液性水疱	全皮层缺失; 可见皮下脂肪,但尚未累及骨骼、肌腱和肌肉组织; 可见腐肉,可以出现窦道或潜行	全层组织缺失; 本期可表现为骨骼、肌腱和肌肉的暴露,在创面的基底部区域可见有腐肉或者焦痂覆盖; 通常会有窦道或潜行	深度未知; 全层组织缺失; 创面的基底部覆盖有腐肉和焦痂; 除非进行局部的清创,否则无法判断实际深度	深度未知; 在皮肤完整且褐色的局部区域出现紫色或者栗色。形成充血的水疱
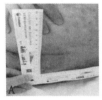					

图 11-6　压疮的分期

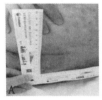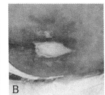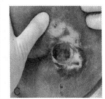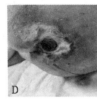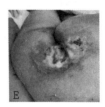

图 11-7　不同分期压疮的实例图
A. Ⅰ期;B. Ⅱ期;C. Ⅲ期;D. Ⅳ期;E. 不可分期。

（二）Ⅱ类/期

部分皮肤缺失。部分皮肤表层缺失可以表现为浅表处开放性溃疡,创面呈粉红色,无腐肉;也可以表现为完整的或开放/破损的浆液性水疱。

（三）Ⅲ类/期

全皮层缺失。可见皮下脂肪,但尚未累及骨骼、肌腱和肌肉组织。可见腐肉,可以出现窦道或潜行。本期的深度可因其解剖学位置不同而有所差异。对于皮肤覆盖较少的组织如鼻梁、枕骨和脚踝等皮肤菲薄部位,创面可表现为浅表状;对于脂肪覆盖较多的区域可以发展为较深的Ⅲ期压疮,骨骼和肌腱不可见或无法直接触及。

（四）Ⅳ类/期

全层组织缺失。本期可表现为骨骼、肌腱和肌肉的暴露,在创面的基底部区域可见有腐肉或者焦痂覆盖。通常会有窦道或潜行。与Ⅲ期相似,在皮肤覆盖较少的部位表现为浅表状,扩展至肌肉和/或支撑结构(如筋膜、肌腱或关节囊)可能引起骨髓炎,暴露的骨骼/肌腱肉眼可见或可直接触及。

（五）不可分期

深度未知。全层组织缺失,创面的基底部覆盖有腐肉(呈黄色、棕褐色、灰色甚至绿色)和焦痂(可呈棕褐色或黑色)。除非进行局部的清创,否则无法判断实际深度。

（六）可疑深部组织损伤

深度未知。在皮肤完整且褐色的局部区域出现紫色或者栗色,形成充血的水泡,主要是由于压力或者剪切力所致的皮下软组织受损,此部分与皮下组织邻近组织相比,最先出现疼痛、发硬、糜烂等改变。

此外,为了量化分析,同时也对治疗前后有精准的对比,以便对临床起到更准确的指导,我们可以通过 Braden scale 量表(表 11-1)和 Norton 压疮风险评定量表(表 11-2)进行评分。前者评定内容包括患者的肢体感觉、潮湿部位、患者自身活动状态和移动能力、营养状态以及所受压力等,分数越低风险越高。其中 15~18 分为轻度危险,13~14 分为中度危险,10~12 分为高度危险,低于 9 分为极度危险(表 11-1)。后者包括一般状态、精神状态、移动能力以及二便情况等,总分值范围为 5~20 分,分值越少,表明发生压疮的危险性越高。评分≤14 分,提示易发生压疮(表 11-2)。

表 11-1　Braden scale 评分简表

项目	1分	2分	3分	4分
感觉	完全受限	非常受限	轻度受限	未受限
潮湿	持续受限	潮湿	有时潮湿	很少潮湿
活动能力	限制卧床	可坐椅子	偶尔行走	经常行走
移动能力	完全无法行动	严重受限	轻度受限	未受限
营养状态	非常差	可能不足	足够	非常好
剪切力和摩擦力	有问题	有潜在问题	无明显问题	-

表 11-2　Norton 压疮风险评定量表

评分	身体状况	精神状态	活动能力	移动能力	失禁情况
1	极差	昏迷	卧床	不能活动	二便失禁
2	瘦弱	混乱	坐轮椅	非常受限	经常失禁
3	一般	冷漠	需协助	轻微受限	偶有失禁
4	良好	思维敏捷	可以走动	行动自如	无失禁

另外,在一些文献中也指出,在实施个性化压疮处理后,应该定期围绕压疮处理目标针对压疮愈合积分(pressure ulcer scale healing,PUSH)及压疮愈合趋势分(bates-jenson 计分)来评定,具体包括以下内容:

PUSH 为 1998 年由美国压疮专家组开发经过信效度检测的计分工具,使用此计分工具,以面积(长 × 宽)、渗出量和组织类型 3 项内容计分,可以提供一个压疮愈合或恶化的指标,最高分 17 分,表明压疮很严重,分数下降表明治疗有效正在愈合中,0 分表示愈合。分数上升表明伤口恶化,分数无改变表明治疗无效,需要修改措施;Jenson 计分修订于 1995 年,曾被称为压疮愈合趋势评定工具(BWAT),由 15 个条目组成,其中 13 个条目计分从 1~5 分(部位和形状不计分),总分数和评定日期可以在图表上标绘出,以提供一个伤口愈合或是恶化的趋势。伤口造口失禁护理协会(Wound Ostomy and Continence Nurses Society,WOCNS)2010 年更新的压疮预防和处理指南中推荐了该计分工具。

压疮的治疗过程漫长,治疗效果受多种因素影响而难以精准客观评定,但随着计算机应用的普及,开发和应用软件系统用于精确测量压疮转归和量化评定效果将是未来研究的方向。

五、康复治疗

压疮的康复治疗主要是指物理因子治疗,物理治疗的手段包括声、光、电、磁、热、冷等多种方法。物理因子治疗主要是改善局部组织微循环,促进炎性代谢产物的快速排泄,加速局部组织的愈合速度。目前可应用于本部分治疗的物理因子包括红外线疗法、紫外线疗法、短波疗法和超短波疗法等。

（一）红外线疗法

红外线可以分为两段：波长 1.5~1 000μm 的波段为远红外线（长波红外线），波长 760nm~1.5μm 的波段为近红外线（短波红外线）。红外线辐射机体组织后主要产生温热效应（辐射热），红外线穿透组织的深度很浅，近红外线可达皮下组织，远红外线只能达到表皮。产生热效应后引起局部组织升温，血管扩张，血流速度加快，改善了组织的血液循环，促进水肿的吸收和炎症的消散；此外红外线还有降低神经兴奋性的作用，可以起到镇静、解痉的作用。每日 1~2 次，每次 20~25 分钟，15~20 次为 1 个疗程。

（二）紫外线疗法

紫外线具有一定的杀菌、消炎、增加机体防御及免疫功能等作用，小剂量的紫外线照射可刺激 DNA 合成和细胞分裂，促进肉芽组织和上皮组织生长，加快伤口愈合。对于新鲜伤口创面，可用亚红斑量局部照射，每次增加 1/2~1MED（此处 MED 指生物剂量，又称最小红斑量，是紫外线照射的剂量单位，以秒表示），以促进伤口愈合；分泌物较多、创面不干净可用 Ⅱ ~ Ⅲ 级红斑量局部照射；范围大、炎症重者多采用中心重叠照射法，病灶局部用 Ⅲ 级红斑量，正常周围皮肤用 Ⅱ 级红斑量。每日或隔日 1 次，4~6 次为 1 个疗程。但紫外线不应用于极易受损伤的皮肤或创口周围组织严重水肿的患者。需要指出的是大剂量的紫外线照射会破坏 DNA 合成，抑制细胞分裂，对于压疮患者使用紫外线照射治疗时应根据患者自身年龄、肤色、压疮部位以及压疮创面实际情况，通过观察其红斑反应强度及时调整紫外线使用剂量。

（三）超声波疗法

超声波可很好地降低神经兴奋性，减慢神经传导速度，从而起到很好的镇痛解痉作用；可以加强组织的局部微循环，提高细胞的通透性，改善组织营养，促进水肿的吸收。但对于急性感染性创口或伴发骨髓炎的压疮患者，应慎用或禁用超声波。3MHz 超声波用于治疗表浅创口，1MHz 超声波用于治疗深部创口。需要注意的是，在使用超声波治疗 Ⅱ 期及以上的压疮时，应对创面进行适当清除处理，避免在治疗时对感染创面造成二次污染的可能。

（四）短波与超短波疗法

短波与超短波作用于人体时均可产生明显的温热效应，小剂量或脉冲短波治疗时无明显温热效应，但可引起生理功能或病理过程的变化，为非热效应。短波与超短波作用于人体后可使毛细血管、小动脉扩张，通透性增加，组织血液循环改善，水肿减轻，炎症代谢产物的排泄，降低感觉神经的兴奋性，提高患者痛阈，通过减轻组织缺血缺氧和水肿、清除致痛物质而减轻疼痛。压疮部位组织通过改善血供，促进成纤维细胞增殖，加快肉芽和结缔组织生长，从而加速组织愈合。超短波对于病灶局部，可使用对置法，无热量 ~ 微热量，10~15min/ 次，每日 1 次，10 次为 1 个疗程。

（五）体外冲击波疗法

冲击波是一种机械性脉冲波，利用压缩气体产生能量，以脉冲方式冲击压疮周围组织，可利用其空化效应以及代谢激活作用治疗压疮。冲击波在人体组织中传导时，一些微小气泡会产生微喷射流，并伴有气泡体积膨大的现象，这些改变有助于疏通闭塞的微小血管，使压疮部位周围的微循环加速，改善局部血运，刺激组织修复；同样地，冲击波作用于组织时改变该部位细胞膜的通透性和极性，加速膜内外离子交换，加快代谢分解产物的清除与吸收。综上我们认为，在对压疮患者实施冲击波治疗时，可以改善其受损部位的组织微循环，促进有害代谢产物的排出，加速其皮肤屏障功能的恢复。操作时用无菌透明敷料贴在压疮表面，覆盖整个创面，将超声耦合剂均匀涂抹在敷料上，然后用体外冲击波进行治疗，从创面外周开始逐渐至创面中心，选择脉冲次数为 1 000~3 000 次，压力 0.15~0.3MPa，频率 8Hz，能流密度 $0.08mJ/mm^2$，每周 1~2 次，冲击波治疗后局部换药并去除坏死组织。

（六）负压伤口治疗

负压伤口治疗（negative pressure wound therapy,NPET）是近年来提出的伤口治疗新方法,通过填充和封闭创口,并为其提供连续或间断的负压以达到充分引流渗出液,促进伤口处血液循环,减轻伤口及周围水肿,促进细胞增殖以及各种生长因子表达的效果,最终促进伤口愈合。在1997年由美国外科医生 Argenta 和 Morykwas 首次应用于压疮,尤其对前文所提到的处于Ⅲ期或Ⅳ期等较难治愈的压疮更适合。

（七）手术治疗

Ⅲ期和Ⅳ期压疮虽然可以通过非手术治疗得到痊愈,但耗时较长,对患者及家属造成较大的心理及经济负担。因此,对于长期不能愈合的压疮,创面肉芽老化,边缘有瘢痕组织形成,合并有骨关节感染或者深部窦道形成的患者,应予患者采取手术措施。对于干燥稳定的焦痂下出现发红、压痛、水肿、脓液、波动感及异味等,说明压疮已经发展,甚至可能已经出现全身感染,应积极予患者行急诊外科引流或清创术。

六、压疮的预防

压疮的预防应该是在对充分了解其病因学的基础上进行的,尽快解除影响患者损伤的危险因子,另外,良好的卫生状况和皮肤护理也很重要。对于院内患者我们应该做到以下几点。

（一）定期改变患者体位

对于所有存在压疮风险的患者,应对患者家属积极宣教,体位变换的频率应根据局部皮肤组织的耐受程度、活动及移动能力、皮肤状态等多种因素决定。教会患者使用减压方法等。正确体位的目标是使压力均匀地分布在最大体表面积上,并避免骨性突起处受压。

（二）皮肤管理

定期进行皮肤检查与护理是预防压疮的基础。检查时应着重对骨性突起处皮肤进行评定,对于肥胖、偏瘫以及糖尿病等高危因素的患者来讲,应做到每天至少两次检查。家属应做到保持患者皮肤清洁干燥,对于压迫处皮肤除变换体位外应避免按压。

对于早期发现的压疮,经过积极的干预是可以得到治愈的。在这一过程中首先是基于对压疮病因学的治疗,即及时解除患者压疮部位的压迫,改善局部微循环;对于处在Ⅱ~Ⅳ期的压疮的患者在上述措施之外应积极予患者进行定期换药及营养支持,必要时行清创术及外科手术解除局部感染灶,避免压疮造成全身的感染危及患者生命。压疮多见于颅脑损伤、脊髓损伤、年老体弱长期卧床者,具有发病率高、病程发展快、难以治愈及易复发的特点,一直是医疗和护理领域的难题,不仅降低了患者的生活质量,而且消耗了巨大的医疗资源,给患者及其家属带来了沉重的心理及经济负担。若长期不愈合可引发感染、菌血症、脓毒血症、骨髓炎,甚至鳞状上皮细胞癌等,严重影响患者受损功能的恢复,甚至危及生命。针对压疮,我们需要做的是防大于治,应积极宣教,正确早期康复指导,早识别出压力性损伤的高危险人群,掌握压力性损伤的预防措施,减少压疮的发生。作为一名临床医生,在治疗患者疾病的同时应该积极预估其可能发生的风险与并发症,并为之尽早进行干预,加快其康复进程。

（张立新）

思考题

根据压疮发生的不同部位,在日常管理此类患者应该注意什么?

第四节　神经源性膀胱与肠道

【本节要点】

1. 神经源性膀胱和肠道是指由于神经系统病变导致的膀胱尿道功能或肠道功能障碍。

2. 神经源性膀胱的诊断应包括：病因诊断、并发症诊断和其他相关系统功能障碍诊断。

3. 对于神经源性膀胱和肠道患者，在病史采集、体格检查及辅助检查基础上，还需要通过康复评定进行功能及生活质量的评定。

4. 神经源性膀胱治疗首要目标为保护上尿路功能，次要目标为恢复下尿路功能。神经源性肠道管理计划包括饮食及排便管理、临床干预、并发症的预防处理。

5. 推荐针对神经源性膀胱和肠道患者进行长期规律的随访。

第一部分　神经源性膀胱

一、概述

神经源性膀胱（neurogenic bladder，NB）是一类由于神经系统病变导致膀胱和/或尿道功能障碍（即储尿和/或排尿功能障碍），进而产生一系列下尿路症状及并发症的疾病的总称。对于 NB，国际尿控协会、欧洲泌尿外科学会及加拿大泌尿外科学会在新版指南中均使用了神经源性下尿路功能障碍（neurogenic lower urinary tract dysfunction，NLUTD）一词。NLUTD 被定义为神经控制机制紊乱引起的下尿路功能障碍。

引起 NB 的常见疾病包括脑血管意外（脑卒中）、痴呆、帕金森综合征、脑肿瘤、脑性瘫痪、创伤性脑损伤、脊髓损伤（spinal cord injury，SCI）、脊柱裂、腰椎退行性疾病、医源性盆腔神经损伤、周围神经病变及神经脱髓鞘病变（多发性硬化症）等。

一般人群中 NB 的总体患病率目前没有确切的数据，但潜在疾病者发生 NB 的相对风险的数据是可用的。以 SCI 患者为例，神经源性逼尿肌过度活动（neurogenic detrusor overactivity，NDO）和逼尿肌括约肌协同失调（detrusor sphincter dyssynergia，DSD）的发生率极高，逼尿肌活动不足也有很高的发生率，这些均取决于损伤的节段和程度。

NB 长期管理不当会导致一系列远期并发症，最严重的是上尿路损伤、肾功能衰竭。对 NB 患者泌尿系症状的识别，并正确评定后续并发症的风险，对疾病的有效诊断和治疗至关重要。

二、解剖及病理生理

（一）正常排尿的生理学基础

排尿控制是一个由自主反射和意志控制组成的复杂生理学过程，有膀胱、尿道、盆底肌群以及相关神经通路的共同参与。解剖上，下尿路由膀胱、尿道、内括约肌和外括约肌构成。正常排尿循环（图 11-8）包括储尿期和排尿期。储尿主要是一个交感神经作用的过程，来自交感神经纤维的刺激舒张膀胱逼尿肌并收缩膀胱颈和尿道。而排尿可被视为是副交感神经作用的过程，其神经刺激使膀胱逼尿肌发生收缩，膀胱颈及尿道松弛。排尿的神经调控（图 11-9）如下。

1. **大脑高级中枢调控**　皮层、下丘脑、中脑、脑桥等多个重要脑区参与了对下尿路的控制。脑桥背外侧盖中间部为排尿中枢，兴奋膀胱逼尿肌，脑桥背外侧盖腹外侧部为储尿中枢，兴奋尿道外括约肌。前额叶皮质与中脑导水管周围灰质存在纤维联系，在启动或抑制排尿反射过程中起协调作用。岛叶能够识别内脏神经信号，并将其转化为自我意识，损伤后排尿感或排尿急迫感均消失。丘脑是联系脑桥与大脑皮质的中继站，能够在储尿或排尿时控制情绪。扣带回及杏仁核均可能与排尿相关的认知及情绪调控相关。小脑可能在储尿过程中起抑制作用。

2. **脊髓调控中枢**　脊髓存在 3 个与排尿相关的低位中枢，即副交感中枢、交感中枢和阴部神经中枢。副交感中枢位于 S_2~S_4 脊髓中间内侧柱,为逼尿肌初级控制中枢,兴奋后引起逼尿肌收缩和尿道松弛。阴部神经中枢位于 S_2~S_4 脊髓前角 Onuf 核,为尿道外括约肌的初级控制中枢,控制尿道外括约肌和盆底肌等骨骼肌的舒缩。交感中枢位于 T_{11}~L_2 脊髓侧角,兴奋后引起膀胱逼尿肌松弛和内括约肌收缩。

3. 外周神经支配　膀胱逼尿肌由副交感神经(M2、M3 胆碱能)和交感神经(β1、α1D 肾上腺素能)共同支配,膀胱颈部分平滑肌及尿道近端平滑肌共同组成尿道内括约肌,由 α1A 肾上腺素能交感神经支配。盆腔及尿道周围横纹肌构成尿道外括约肌,由阴部神经支配。

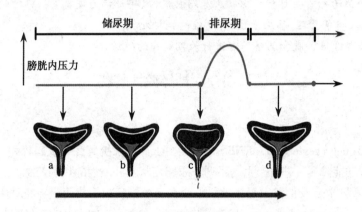

图 11-8　正常排尿循环

a:膀胱充盈;b:膀胱充盈感;c:排尿感;d:膀胱再次充盈。

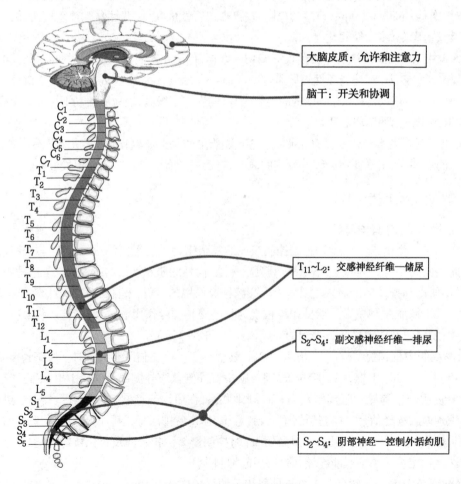

图 11-9　排尿的神经调控

储尿期,膀胱和尿道的兴奋上传至中脑导水管周围灰质,随着膀胱的充盈增强,当神经冲动超出正常阈值时,兴奋下传至脑桥排尿中枢(pontine micturition center,PMC),PMC 兴奋脊髓副交感中枢、抑制交感和阴部神经中枢,逼尿肌收缩、尿道括约肌舒张,进入排尿期。

(二)病理生理

1. 脑桥及脑桥上病变　尽管下尿路神经反射通路完整,但大脑皮质无法感知膀胱充盈,对低位排尿中枢的抑制作用解除,常表现为逼尿肌过度活跃(detrusor overactivity,DO),不能随意控制排尿,往往出现尿失禁。此类病变者很少发生逼尿肌 - 尿道括约肌协同失调,因此对上尿路的损害较小。

2. 脊髓(脑桥下 ~ 骶髓上)病变　不同节段、不同程度的 SCI 会导致不同类型的膀胱、尿道功能障碍。脊髓病变导致的最常见的下尿路障碍模式为 DO 以及 DSD。常有残余尿增多,膀胱内压力增高,上尿路损害风险高,严重者可导致肾功能衰竭。

3. 骶髓及骶髓下病变　可累及支配膀胱的交感和副交感神经,或同时累及支配尿道括约肌的神经。最常见的异常模式为逼尿肌收缩无力伴 / 或不伴尿道内外括约肌控尿能力减低,常表现为尿潴留、压力性尿失禁,当伴有尿道括约肌力量减弱时,可同时伴有潴留和失禁。

三、临床诊治

(一)临床表现

1. 泌尿生殖系统症状　最常见的为下尿路症状,包括储尿期症状、排尿期症状和排尿后症状。储尿期症状含尿急、尿频、夜尿、尿失禁、遗尿等;排尿期症状含排尿困难、膀胱排空不全、尿潴留、尿痛等;排尿后症状含尿后滴沥等。性功能障碍也比较多见,男性需注意是否存在勃起功能障碍、性高潮异常、射精异常等,女性需注意是否存在性欲减退、性交困难等。其他可能症状包括,有无膀胱感觉异常,有无会阴部感觉减退或者丧失,有无腰痛、盆底疼痛、血尿等。

2. 肠道症状　常见的包括便秘、大便失禁、直肠感觉异常、里急后重感等。

3. 神经系统症状　包括神经系统原发病起始期、进展期及治疗后的症状,注意肢体感觉运动障碍、肢体痉挛、自主神经反射亢进等症状。

4. 其他症状　如发热等。需注意不同原因引起的 NB,其临床特点不同。

(二)临床分类

理想的 NB 分类标准应包含以下内容:①以尿流动力学检查结果为基础;②分类应反映临床症状;③分类应反映相应的神经系统病变。

欧洲泌尿外科学会按照 NB 患者逼尿肌与括约肌的功能状态将其分为四类:逼尿肌与括约肌过度活跃、逼尿肌与括约肌活动不足、逼尿肌过度活跃伴括约肌活动不足、逼尿肌活动不足伴括约肌过度活跃(图 11-10)。国际尿控协会将下尿路功能障碍分为储尿期和排尿期,并基于尿动力学结果将下尿路功能障碍分为尿潴留、尿失禁、尿潴留合并尿失禁 3 类,较好地反映了膀胱尿道的功能及临床症状,但未能反映上尿路功能状态。廖利民在既往神经源性膀胱分类方法的基础上,提出了一种能够全面反映 NB 患者上、下尿路功能障碍的分类方法(表 11-3)。

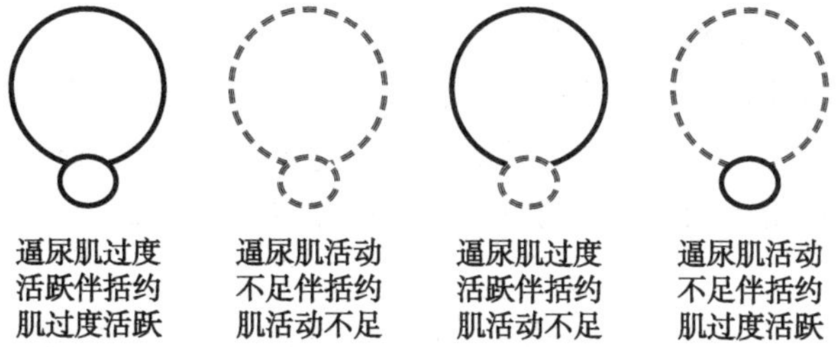

逼尿肌过度活跃伴括约肌过度活跃　逼尿肌活动不足伴括约肌活动不足　逼尿肌过度活跃伴括约肌活动不足　逼尿肌活动不足伴括约肌过度活跃

图 11-10　欧洲泌尿外科学会 NB 分类
实线表示肌肉过度活跃,虚线表示肌肉活动不足。

表 11-3　廖氏神经源性膀胱患者全尿路功能障碍分类

下尿路功能		上尿路功能
储尿期	排尿期	
膀胱功能	膀胱功能	膀胱输尿管反流
逼尿肌活动性	逼尿肌收缩性	无
正常	正常	有:单、双侧
过度活动	收缩力低下	程度分级:Ⅰ / Ⅱ / Ⅲ / Ⅳ / Ⅴ
膀胱感觉	无收缩	
正常	膀胱感觉	肾盂输尿管积水扩张
过敏或增加	正常	无
不敏感或减退	梗阻	有:单、双侧
缺失	机械性梗阻	程度分级:1 / 2 / 3 / 4 / 5
膀胱容量	功能性梗阻(尿道过度活动)	膀胱壁段输尿管梗阻
正常 / 增大 / 减小	逼尿肌 - 外括约肌协同失调	无
膀胱顺应性	逼尿肌 - 膀胱颈协同失调	有:单、双侧
正常 / 增高 / 降低	括约肌过度活动	肾脏功能
尿道功能	括约肌松弛障碍	正常
正常		肾功能不全
功能不全		代偿期
膀胱颈		失代偿期
外括约肌		

①膀胱输尿管反流分级标准:Ⅰ级为反流至不扩张的输尿管;Ⅱ级为反流至不扩张的肾盂肾盏;Ⅲ级为输尿管、肾盂肾盏轻中度扩张,杯口变钝;Ⅳ级为中度输尿管纡曲和肾盂肾盏扩张;Ⅴ级为输尿管、肾盂肾盏重度扩张,乳头消失,输尿管纡曲。②肾盂输尿管积水扩张分级标准:1 度为肾盂肾盏轻度扩张输尿管无扩张;2 度为肾盂肾盏中度扩张,杯口变钝,输尿管轻度扩张;3 度为肾盂肾盏中度扩张和输尿管中度扩张纡曲;4 度为肾盂肾盏重度扩张、乳头消失,输尿管重度扩张纡曲。

(三) 诊断

NB 的诊断主要包括三个方面:①导致 NB 的神经系统病变的诊断,如病变的性质、部位、程度、范围等;②NB 和泌尿系并发症的诊断,如是否合并泌尿系感染、结石、肿瘤、膀胱输尿管反流、肾积水等;③其他相关器官系统功能障碍的诊断,如是否合并性功能障碍、便秘或大便失禁等。

1. 病史采集　应涵盖既往史、现病史、特殊的泌尿系病史、性功能病史、肠道病史、神经系统病史,具体应包括发病时间、部位、致伤原因、伤后排尿情况和处理方式、应用的药物、患者的生活方式、生活环境及医疗和经济条件等。

2. 排尿日记(voiding diary)　从排尿日记中可得出包括排尿次数、尿失禁次数、单次尿量以及24 小时总尿量等重要数据。建议连续记录 3 天以上,以便得到相对客观可靠的记录结果,具有无创性和可重复性的特点。

3. 体格检查　体格检查时应尽可能完整地描述神经泌尿系统的状态,必须对泌尿生殖区域的所有感觉和反射、肛门括约肌和盆底功能进行详细检查。

(1)一般体格检查:注意患者精神状态、意识、认知、步态、生命体征等。

(2)泌尿及生殖系统检查:注意腰腹部情况及泌尿生殖区域的皮肤损伤情况,男性应常规进行前列腺触诊、注意阴茎的大小及是否存在,女性要注意是否合并盆腔器官脱垂等。

(3)神经系统检查

1)感觉和运动功能检查:对于 SCI 的患者,通过皮肤关键点感觉检查和关键肌的肌力检查等确定感觉平面、运动平面、脊髓损伤平面(详见脊髓损伤章节)。

2)神经反射检查:包括膝腱反射、跟腱反射、提睾反射、球海绵体反射、Babinski 征等。

3）会阴部感觉及肛门括约肌检查:高度推荐,用以明确双侧 S_2~S_5 节段神经支配的完整性,包括针刺觉/轻触觉、受累皮肤节段、肛门括约肌压力及自主收缩(详见脊髓损伤章节)。

4. 辅助检查

（1）实验室及影像学检查

1）尿液分析:用以确定是否存在泌尿系感染并间接反映肾功能状况。

2）尿细菌化验:能够明确病原菌种类,进而可针对性选择与使用抗菌药物。

3）肾功能化验:定期监测肾功能,必要时调整相关药物剂量。

4）泌尿系超声:便于了解肾脏、膀胱及输尿管的解剖情况,监测残余尿量。

5）磁共振泌尿系水成像技术,可以清楚显示肾盂输尿管扩张情况、输尿管走行和纡曲状态以及膀胱形态,尤其适用于肾功能恶化患者。

（2）尿动力学评定(详见本节康复评定)

（3）神经电生理检查:主要的检查项目有尿道括约肌或肛门括约肌肌电图、球海绵体反射潜伏期、阴部神经体感诱发电位、阴部神经传导速率等。

（4）其他特殊检查:为了确定有无逼尿肌反射存在,以及鉴别是上位神经元还是下位神经元损伤,可在尿动力学检查的充盈期膀胱测压过程中行诱发试验。逼尿肌过度活动往往可以通过增加腹压、改变体位、快速灌注刺激性介质、注射拟胆碱药物等诱发出来。如冰水实验(IWT)、氯贝胆碱超敏实验(BST),此类检查结果具有局限性,需结合其他检查项目对结果进行解释。

5. 功能评定(详见本节康复评定)

(四) 临床处理

NB 的治疗包括首要和次要目标:首要目标为保护上尿路功能,确保储尿期和排尿期膀胱压力处于安全范围内;次要目标为恢复/部分恢复下尿路功能,提高控尿/排尿能力,减少残余尿量,预防泌尿系感染,提高患者生活质量。

NB 的治疗原则包括:①积极治疗原发病,在原发的神经系统病变未稳定以前应以保守治疗为主;②选择治疗方式应遵循逐渐从无创、微创、再到有创的原则;③单纯依据病史、症状和体征、神经系统损害的程度和水平不能明确尿路功能状态,影像尿动力学检查对于治疗方案的确定和治疗方式的选择具有重要意义。制定治疗方案时还要综合考虑患者的性别、年龄、身体状况、社会经济条件、生活环境等,结合患者个体情况制定治疗方案;④NB 患者的病情具有临床进展性,因此应定期随访,随访应伴随终生。主要的治疗方法包括:

1. 非手术治疗

（1）手法辅助排尿:大多数 NB 患者不适宜手法辅助排尿,应严格指征、慎重选择患者。常用的包括 Crede 手法排尿、Valsalva 排尿、扳机点排尿。由于手法辅助排尿可能导致膀胱压力超过安全范围,该类方法存在诱发或加重上尿路损害的潜在风险,因此不推荐常规使用此类方法,使用前患者需要专门的教育,并且在实施期间需进行密切的尿动力学和泌尿系统监测。

（2）康复治疗(详见本节康复治疗)

（3）药物治疗

1）治疗逼尿肌过度活动的药物:M 受体阻断剂是治疗逼尿肌过度活动的一线药物。托特罗定、奥昔布宁、盐酸曲司氯铵等治疗逼尿肌过度活动具有肯定疗效,但均显示出不同程度的口干等副作用;而新一代 M 受体阻断剂索利那新等以较高的 M 受体亚型及膀胱组织选择性,展现出良好的应用前景。上述药物具有不同的耐受曲线,若一种药物无效或副作用过大,仍可尝试另一种该类药物或更换给药途径,如膀胱内药物灌注。该类药物在减少逼尿肌过度活动的同时,也可能引起逼尿肌收缩无力导致残余尿量增加,因此部分患者需要加用间歇导尿。

米拉贝隆作为首个 β_3 肾上腺素受体激动剂,在改善逼尿肌过度活动方面具有较好的治疗结果,尤其是 β_3 肾上腺素受体激动剂和 M 受体阻断剂联合治疗可能获得更显著的疗效,但目前尚缺乏相关的大型临床研究证据支持。

2）治疗逼尿肌收缩无力的药物：对于无膀胱出口梗阻的逼尿肌无反射患者使用氯贝胆碱，可以有限地改善逼尿肌收缩力、减少残余尿量。但神经源性膀胱患者残余尿量增多可能源于逼尿肌 - 括约肌协同失调，因此对于存在逼尿肌 - 括约肌协同失调的患者不推荐使用。

3）降低膀胱出口阻力的药物：α 受体阻滞剂如坦索罗辛、奈哌地尔和西洛多辛等，竞争性结合尿道内括约肌 α_1A 受体，抑制尿道内括约肌收缩、降低膀胱出口阻力，降低逼尿肌漏尿点压力，减少残余尿量。因此类药物可能引起血压降低，在用药期间应注意监测血压，特别是合并服用其他降压药物时，直立性低血压患者慎用。

4）增加膀胱出口阻力的药物：目前尚无有效药物能够治疗神经源性尿道括约肌功能不全。有研究显示，多数药物对选择性的、轻度压力性尿失禁患者有疗效，但对于神经源性膀胱患者而言，尚无高质量证据支持。

（4）导尿治疗

1）间歇导尿：间歇导尿（intermittent catheterization，IC）包括无菌间歇导尿和清洁间歇导尿（clean intermittent catheterization，CIC）。CIC 对于 NB 患者近期和远期都是安全的，无菌间歇导尿更有助于减少泌尿系感染和菌尿的发生。对于无法排空膀胱的患者，尽可能使用 IC 作为标准治疗方法。推荐导尿频率 4~6 次 /d，导尿时膀胱容量不应该超过 400~500ml。推荐患者制订饮水计划，定时定量饮水，每日饮水量应限制在 1 500~2 000ml。推荐对患者进行 IC 的教育与训练，使其掌握并坚持间歇导尿。间歇导尿的患者推荐每年至少随访一次。

2）留置导尿和膀胱造瘘：留置导尿和膀胱造瘘仍是发展中国家治疗尿潴留和尿失禁的重要方法。对于 NB 患者而言，原发神经系统疾病急性期时短期留置导尿是安全的。长期留置导尿或膀胱造瘘均有较多并发症，应尽量避免长期使用这两种导尿方式，推荐在阻塞或感染发生前定期更换尿管。

3）外部集尿器：男性尿失禁患者可选择使用阴茎套和外部集尿器，对于已经接受尿道外括约肌切断术的男性患者可使用外部集尿器，但过度肥胖、阴茎萎缩或回缩的患者佩戴外部集尿器会比较困难。长期使用外部集尿器会导致菌尿，通过定期更换器具、维持膀胱低压、良好的卫生护理能够减少合并症的发生。

（5）A 型肉毒毒素注射治疗

A 型肉毒毒素（botulinum toxin-A，BTX-A）是肉毒杆菌在繁殖中分泌的神经毒素。其注射于靶器官后作用在神经肌肉接头部位，通过抑制周围运动神经末梢突触前膜乙酰胆碱释放，引起肌肉的松弛性麻痹。

BTX-A 膀胱壁注射适用于保守治疗无效但膀胱壁尚未纤维化的逼尿肌过度活动患者。合并肌萎缩侧索硬化症或重症肌无力的患者、怀孕及哺乳期妇女、过敏性体质者以及对本品过敏者禁用。使用 BTX-A 期间禁用氨基糖苷类抗生素。大多数患者术后需配合间歇导尿，因此术前应告知患者术后需行间歇导尿、并提前加以训练。接受注射 1 周左右起效，疗效平均维持 6~9 个月，随着时间推移治疗效果逐渐下降，目前的文献表明重复注射治疗不影响临床效果。

尿道外括约肌注射一定剂量的 BTX-A 可治疗逼尿肌 - 外括约肌协同失调（DSD），剂量依据患者实际情况而定，一次注射疗效可以持续几个月，而后需再次注射。有临床研究显示，该方法有效性较好且不良事件少。然而还需要更多 RCT 研究以评定 BTX-A 外括约肌注射的有效性，明确最佳的注射剂量及注射方式。

2. 手术治疗　在经上述所有保守治疗无效的情况下，可考虑进行手术治疗。依据下尿路功能障碍的类型，手术治疗分为治疗储尿障碍的术式、治疗排尿障碍的术式、同时治疗储尿和排尿障碍的术式和尿流改道术式四大类，具体包括：①膀胱颈和尿道手术，如尿道吊带、人工尿道括约肌、功能性括约肌增大术、膀胱颈尿道重建术、内镜技术治疗解剖性膀胱出口梗阻、膀胱颈切开术、尿道支架植入术;②神经调节技术,如骶前根刺激术、骶神经根切断术等;③横纹肌覆盖膀胱术;④膀胱增大术;⑤尿流改道术等。

（五）并发症的处理

随着病程进展,NB 患者可能会出现一系列泌尿系并发症,早期预防、及时处理并发症对于改善 NB 的预后具有重要意义。

1. 尿路感染（urinary tract infection,UTI）　NB 患者 UTI 的发病机制是多因素的,包括男性、机体内在防御机制变化、冲洗和导管插入术等。最常见的症状和体征是发热、新发或尿失禁增加,其他还包括痉挛加剧、嗜睡或不安感、尿液混浊伴尿味增加、肾脏或膀胱不适或疼痛、排尿困难或自主神经反射异常。

不推荐对 NB 患者进行无症状菌尿的筛查和治疗。对于有症状的 UTI,一般建议 5~7 天的抗生素治疗,根据感染程度可延长至 14 天。抗生素治疗的选择应基于微生物检测结果。如果必须立即治疗（如发热、败血病、不可耐受的临床症状、自主神经反射异常）,则应根据个体耐药情况选择治疗方法。NB 患者的 UTI 预防需要个体化,不推荐预防性应用抗生素。

复发性 UTI 常提示潜在功能问题的处理不佳,例如储存和排尿期间膀胱压力高、残余尿增加或膀胱结石。必须优化治疗改善膀胱功能,并尽早清除尿路异物（如结石、留置导管）。避免对复发性 UTI 患者长期使用抗生素。

2. 尿路结石　NB 患者发生尿路结石的风险增高,尤其是存在反复尿路感染、留置导尿管和制动性高钙尿症的患者。推荐以下措施:①尽量缩短尿管留置时间;②积极预防 UTI;③每周更换尿管可以减少结石发生;④大量饮水;⑤残余尿超过正常膀胱容量的 20% 时建议间歇性导尿;⑥不推荐常规膀胱冲洗,当尿液存在血块或有残渣时建议使用 50mL 注射器进行冲洗。

3. 膀胱输尿管反流（vesicoureteral reflux,VUR）　膀胱输尿管反流可能源于膀胱高压力和复发性 UTI。影像尿流动力学检查可以确诊有无 VUR、判断反流程度、确定反流时膀胱压力、了解膀胱功能障碍类型。在实施抗反流治疗前或抗反流治疗时应纠正导致 VUR 的诱发因素。在诱因去除后 VUR 仍不消失者,应进行外科治疗。定期影像学随访,每年至少应进行 2 次泌尿系超声、1 次影像尿流动力学检查,根据具体情况决定进一步检查。

4. 肾功能不全　与肾功能不全相关的常见因素包括膀胱输尿管反流、肾结石、反复肾盂肾炎和高龄等。密切监测上尿路和下尿路状况结合有效的膀胱管理方式可以明显减少肾衰竭的发生率。

5. 膀胱癌　有报道称,留置尿管或膀胱扩大的 SCI 患者发生膀胱癌的风险高于正常人群。可能的原因包括 UTI 慢性炎症刺激、尿液淤积、膀胱结石、膀胱扩大或尿道改流后肠道黏膜暴露尿中。血尿是膀胱癌患者常见的临床表现,留置尿管超过 10 年的患者应该每年进行一次膀胱镜检查。

四、康复评定

（一）尿动力学评定

尿动力学检查可揭示 NB 患者下尿路功能障碍的病理生理改变,对下尿路功能状态进行科学、客观和定量的评定,在 NB 患者的诊疗和随访中具有不可替代的重要地位。检查前,确保直肠壶腹部粪便的完全排空;对潜在的自主神经反射亢进的患者,检查期间需监测血压。常用的检查项目如下:

1. 尿流率　可客观反映下尿路的排尿状态,对排尿功能进行初步评定,但不能反映病因和病变部位,可作为一线筛查项目。

2. 残余尿测定　应用导尿法或 B 型超声进行残余尿测定,有助于评定膀胱排空功能,可作为一线筛查项目。建议排尿后即刻进行测量。

3. 充盈期膀胱压力、容积测定　主要用于评定充盈期膀胱压力-容积关系、膀胱感觉、膀胱顺应性、逼尿肌稳定性及最大膀胱容积等,而且会同时反映膀胱充盈过程中是否伴有漏尿、尿急、自主神经反射亢进及疼痛等异常现象。正常膀胱在充盈过程中只有很小的压力改变,在诱发条件下也不发生非自主收缩。逼尿肌过度活动是指在充盈期自发或诱发产生逼尿肌无抑制性收缩。膀胱顺应性可反映膀胱容量变化（ΔV）和逼尿肌压力变化（$\Delta Pdet$）之间的关系，其计算方法为 $\Delta V/\Delta Pdet$，单位为 ml/cmH_2O，通常应在 20~40ml/cmH_2O。

4. 漏尿点压测定

（1）逼尿肌漏尿点压（detrusor leak point pressures，DLPP）测定：指在无逼尿肌自主收缩及腹压增高的前提下，测量膀胱充盈过程中出现漏尿时的最小逼尿肌压力，可预测上尿路损害风险。当 DLPP ≥ 40cmH_2O 时，上尿路继发性损害的风险显著增加。相对安全膀胱容量是指在没有逼尿肌自主收缩及改变腹压的前提下，灌注过程中逼尿肌压达到 40cmH_2O 时的膀胱容量；如果在逼尿肌压力达到 40cmH_2O 之前出现反流，则相对安全膀胱容量为开始出现反流时的膀胱容量。

（2）腹压漏尿点压（abdominal leak point pressure，ALPP）测定：指鼓励患者逐渐增加腹压，同时测量发生漏尿时的膀胱腔内压力。该指标用于监测尿道括约肌对抗腹压增加的能力。

5. 压力 - 流率测定　监测膀胱出口梗阻的唯一指标，适合于解剖性因素或机械性因素导致尿道梗阻程度的评定。由于神经源性膀胱尿道功能障碍多为尿道外括约肌或膀胱颈松弛障碍或逼尿肌 - 括约肌协同失调所致的功能性梗阻，因此单纯的压力 - 流率测定在神经源性膀胱患者中的应用价值有限。

6. 肌电图（electromyography，EMG）检查　用于评定如下肌肉的功能状态：盆底横纹肌、尿道旁横纹肌、尿道外括约肌、肛门括约肌等。尿动力检查中的肌电图一般采用募集电位肌电图来反映整块肌肉的收缩和舒张状态。检查同时进行充盈期膀胱测压或压力 - 流率测定，可反映出膀胱压力变化与尿道外括约肌的关系、排尿期逼尿肌收缩与外括约肌的协调性，对于诊断 DSD 有意义。

7. 尿道测压　分为尿道压力描记和定点尿道压力测量，在反映尿道括约肌功能和膀胱出口阻力方面具有一定价值。但干扰因素较多，结果存在较大变异。

8. 影像尿动力学检查　该项目将充盈期膀胱测压、压力 - 流率测定等检查项目与 X 线、B 超等影像学检查相结合，可采取同步和非同步两种形式，用于确诊 DSD，明确膀胱输尿管反流和漏尿点压，明确膀胱形态异常、尿道状态变化和膀胱尿道结石等重要病理生理改变，是目前尿动力学检查中评定 NB 最准确的方法，具有其他方法不可替代的价值。

（二）生活质量评定

生活质量（quality of Life，QoL）是 NB 患者整体管理的一个重要方面。近年来，评定症状和生活质量的问卷数量激增。特定条件问卷可用于评定症状严重程度和症状对生活质量的影响。在 SCI 患者中，Qualiveen 量表是经过验证的，可用于泌尿系统症状评定。神经源性膀胱症状评分（Neurogenic Bladder Symptom Score，NBSS）已在神经系统疾病患者中得到验证，用于测量尿路症状及其后果。患者的总体生活质量可以使用一般问卷进行评定，最常用的是尿失禁生活质量量表（Incontinence Quality of Life Instrument，I-QoL）、King 健康问卷（King's Health Questionnaire，KHQ）或简式 36 项和 12 项健康调查问卷（SF-36、SF-12）。此外，质量调整生命年（QALY）可通过衡量特定健康状态下的生命年数进行量化评定。

五、康复治疗

1. 行为训练　主要包括定时排尿和提示性排尿。定时排尿是指在规定的时间间隔内排尿，主要适用于因认知或运动障碍导致尿失禁的患者，同时也是针对大容量、感觉减退患者的首选训练方法。提示性排尿是指教育患者想排尿时能够请求他人协助，需要第三方的协助方能完成，该方法适用于认知功能良好、但高度依赖他人协助的患者。推荐将行为训练作为其他治疗方法的辅助。

2. 盆底肌功能训练　主要包括 Kegels 训练和阴道锥训练。对于不完全去神经化的神经源性尿失禁及神经源性逼尿肌过度活动的患者，推荐使用该类方法以增强盆底与括约肌力量，从而改善尿失禁、抑制逼尿肌过度活动。

3. 盆底肌电生物反馈　盆底肌电生物反馈是一种评定和治疗盆底功能障碍高级训练方法。反馈的形式包括视觉、触觉、听觉和语言。推荐应用肌电图生物反馈指导训练盆底肌,能够加强肌肉收缩后放松的效率和盆底肌张力,巩固盆底肌训练的效果。

4. 电刺激治疗　电刺激是通过激活传入纤维起作用,主要包括外周短暂性电刺激(膀胱区电刺激、盆底电刺激、外周神经电刺激和经皮电刺激)、膀胱内电刺激、直接神经电刺激和脊髓电刺激等。

膀胱感应电可作用于膀胱区,增强膀胱平滑肌的张力,减少括约肌的张力。盆底电刺激以低频间歇式电流刺激盆腔脏器或其支配神经,促进盆底肌肉的反射性收缩,其结合生物反馈治疗可以在增加盆底肌肉觉醒的同时使肌肉被动收缩。外周电刺激治疗,尤其是联合盆底肌训练和肌电生物反馈,能够改善神经源性泌尿系症状。经皮神经电刺激是包括经皮膀胱电刺激、经皮阴茎背神经电刺激和经皮胫后神经电刺激等,刺激通过完整的皮肤调节下尿路功能。

膀胱内电刺激(intravesical electrical stimulation,IVS)是将带有刺激电极的尿管插入膀胱内,通过逼尿肌与中枢尚存在的传入神经联系通路,诱导膀胱排尿时的感觉,从而继发性增加传出通路神经冲动,促进排尿或提高控尿能力。IVS既能够改善膀胱感觉功能,又能够促进排尿反射;只有当逼尿肌与大脑皮质之间的传入神经通路完整,并且逼尿肌尚能收缩时,IVS才能有效。由于技术所需治疗周期长,尚没有标准的治疗方案,临床应用较少。

直接神经电刺激是将电极直接植入神经或神经附近的组织,通过直接刺激神经来影响靶器官功能,如骶神经电刺激等。

脊髓电刺激是通过选择性刺激脊髓的逼尿肌中枢,控制逼尿肌兴奋性收缩,可以改善患者排尿功能。但脊髓电刺激对治疗人员技术要求高,并发症多,只能作为治疗神经源性膀胱的一种补充方法。

电刺激治疗神经源性下尿路功能障碍可能是有效和安全的,但是需要更多设计严谨的、高质量的随机对照临床研究证据以获得明确的结论。

5. 磁刺激治疗　尽管有研究显示,重复经颅磁刺激(repetitive transcranial magnetic stimulation,rTMS)能够改善帕金森病(Parkinson disease,PD)和多发性硬化(multiple sclerosis,MS)患者神经源性泌尿系症状,提示经颅磁刺激可能对于某些神经系统损伤引起的排尿问题起到一定的治疗作用。虽然后续进行的一些随机对照试验和设备研发仍在继续,但由于目前证据有限,仍不推荐将磁刺激作为神经源性膀胱常规治疗的一部分。

6. 中国传统治疗　目前中国传统治疗主要以针灸为主,常见的有单纯针刺、电针、艾灸。以针灸等方式作用于下腹部及腰骶部等部位的腧穴,通过神经、内分泌的生理调节机制达到治疗作用,改善患者的排尿功能。但现有研究样本量少,多以临床疗效评定结局,仍有待进一步研究明确其疗效。

六、预后

NB患者的预期寿命受性别、年龄、功能障碍的程度、医学水平、护理技术和经济等因素的影响。随着尿动力学检查的广泛应用,NB患者的预后有了明显的改善。近年来,随着CIC技术和相关药物的应用,在发达国家,SCI后因泌尿系并发症而死亡的比例逐步下降,但在发展中国家,泌尿系并发症仍然是导致SCI患者死亡的主要危险因素。膀胱输尿管反流、尿潴留和尿路感染,长期反复容易引起肾结石和肾衰竭。研究表明,NB患者泌尿系肿瘤的发病率高于正常人。

上述问题严重影响NB患者的生存质量和预期寿命,现有证据表明可以通过饮水计划、药物、定期肾功能和膀胱功能检查来防治这些问题。因此,高度推荐对NB患者进行长期规律的随访。通过随访可以了解膀胱尿道功能状况和泌尿系统有无并发症发生,并根据随访结果对治疗方案作出相应调整:①高度推荐尿常规、泌尿系超声、残余尿量、肾功能、尿动力学检查作为基础随访检查项目;②推荐根据患者病情进展复查影像尿动力学,并相应调整随访间隔时间。应使患者主动参与膀胱的管理,同时推荐使用间歇导尿代替留置尿管。

第二部分　神经源性肠道

一、概述

神经源性肠道功能障碍(neurogenic bowel dysfunction,NBD)指控制肠道的中枢神经或周围神经受到损害而引起的肠道功能障碍,主要表现为排便困难,便失禁较少见。康复医学临床实践中,SCI后发生的NBD最具代表性。绝大部分患者至少需要一种治疗方法刺激排便,半数患者需要在别人的帮助下上洗手间,需要超过30分钟的时间完成肠道护理,少数SCI患者需进行长期治疗。本节拟以SCI后NBD为例,对其解剖及生理、临床诊治,康复评定及治疗等进行阐述。

二、解剖及病理生理

结肠、直肠肛门的主要功能是吸收水分和电解质,形成、贮存和排泄粪便。水和钠的吸收主要在右半结肠,而降结肠和乙状结肠也吸收一些水分,但主要为贮存和排泄粪便。正常情况下,当储存于乙状结肠的粪便经肠蠕动下行到直肠内时,使直肠下端膨胀产生便意,同时外括约肌松弛,肛提肌收缩使粪便排出。

肠道神经系统可分为三个层次:①传入神经,收集感觉信息并传到中间神经元。②中间神经元,处理局部信息、整合传入的感觉信息和协同局部运动和分泌反应。③传出神经元,对靶细胞施加影响。所有的传出神经,除了支配咽环状软骨肌和肛门外括约肌(即α运动神经元)的神经或神经纤维外,在达到效应细胞前均与肠道中间神经元形成突触联系。失去外源性神经控制(即神经源性肠道)的影响主要表现在胃肠管的两端,患者失去的主要是排便的自主控制功能。

(一) 消化吸收功能

此功能主要由迷走神经及肠壁内的神经丛负责。SCI时,因这些神经通常并未直接受损,消化吸收功能大致正常。但颈髓或高位胸髓急性损伤时,可能出现短暂的麻痹性肠梗阻。研究表明,SCI后食物残渣排出体外的总时间要长于正常人,同时对药物的吸收也比正常人慢,这些因素可能导致慢性腹胀和便秘。

(二) 排便功能

食物进入胃或十二指肠引发结肠反射性蠕动,将食物残渣向大肠远端推挤。当有残渣进入直肠时,肠壁被牵张并刺激肠壁感受器,冲动经盆神经和腹下神经传入至骶髓(S_2~S_4)初级排便中枢。同时上传到大脑皮层,引发短暂的直肠收缩、肛门内括约肌反射性松弛,产生里急后重感,即引发排便反射,产生强烈的直肠收缩。最后需要大脑发出指令,将外括约肌放松,配合深呼吸、憋气、腹部用力,直肠肛门角变直,肛管阻力减小,最终将粪便排出体外。

(三) SCI后排便障碍机制

NBD是一个复杂的病理生理过程,涉及排便的初级中枢(S_2~S_4)、高级中枢(大脑)及排便器官及其间的相互联系等一系列问题。中枢神经主要通过交感和副交感神经系统参与肠道运动的调节。

1. 神经学机制　骶髓以上水平SCI后,大脑皮层与S_2~S_4的副交感神经的联系中断。神经传导功能受损,大脑对骶髓排便中枢的控制机能丧失,排便活动失去大脑皮层的控制,排便行为只有通过脊髓反射来进行,当直肠充盈时会发生反射性排便,肛门结肠反射消失,适应性调节反应也消失。如果排便反射弧的某个环节被破坏,如腰骶段脊髓或阴部神经受损伤、肛管直肠环断裂等,就会导致排便反射障碍,产生排便困难。

2. 直肠-肛管压力差机制　正常人自主排便过程中,直肠压力增加,肛管压力平均下降(20.2±12.2)mmHg,二者之间形成较大的压力梯度差(32.4±16.3)mmHg,大便容易通过。而SCI患者用力排便时,直肠平滑肌收缩与盆底横纹肌松弛之间的协调性出现问题,肛管压力下降幅度极小,平均下降(5.1±1.2)mmHg,形成的直肠-肛管压力差为(-10.2±1.7)mmHg。这种反向压力梯度会阻碍大便排出。

三、临床诊治

(一) 临床表现

SCI 后 NBD 患者常见的问题为排便困难和不能准确定位腹部疼痛,患者通常把这种感觉描述为身体特定部位受到压迫的感觉,部分患者早期可表现为便失禁。临床上还需要注意一些因素如体位、食物、肠道护理、药物和尿路功能对症状的影响,同时注意有无自主神经过反射、腹壁痉挛、发热和体重改变等表现。必须认识到 NBD 的症状对患者生活活动能力的影响。

(二) 临床分类

1. 上运动神经元性损伤　多发生在 $S_2\sim S_4$ 节段以上的 SCI,脊髓上传至大脑皮质的通路中断,不能产生便意,但第一和第二阶段反射保留完整,故脊髓的排便反射存在。但研究表明,仍有一部分 SCI 患者会有模糊不清的不适感。另外,多数患者由于食物残渣在肠道内滞留时间较长,水分吸收多而导致粪便太硬,虽然上述排便反射存在,但不足以完全排空,导致乙状结肠处积粪仍然是大概率事件。另一种情况是,如果病变在 $L_2\sim L_4$ 节段,则大肠失去抑制性调节,表现为结肠张力增加,由肌间神经丛介导的结肠集团运动将产生排便,即表现为失禁。

2. 下运动神经元性损伤　多发生于 $S_2\sim S_4$ 节段及以下的 SCI,远端结肠(降结肠)失去副交感神经的支配,直肠和乙状结肠部分因缺乏从圆锥发出的神经支配,均出现严重的肠蠕动减慢甚至消失;且内外括约肌均松弛,因此,常见的现象是粪便堆积在直肠内,甚至从松弛的肛门口就可见里面的粪便。此时,每天定时用手指将直肠远端的粪便挖出,再配合未受累的腹肌主动收缩增加腹压,还是能有效清除粪便的。因腹肌正常,而括约肌松弛,大便较稀软时易发生便失禁。

(三) 诊断

1. 病史采集　对 NBD 患者的病史评定应包括以下几个方面:①发病前的胃肠道功能和医疗状况;②当前的肠道治疗方案;③现有症状,包括腹胀、呼吸窘迫、早饱感、恶心、排便困难、非计划排便、直肠出血、腹泻、便秘和疼痛;④排便或肠道护理频率和大便特点;⑤使用的药物和对肠道治疗方案的潜在作用。

2. 体格检查

(1) 腹部检查:通过听诊确定肠鸣音有无异常,触诊腹部有无压痛、强直、有无触及降结肠、乙状结肠部位坚硬的粪块。

(2) 肛门直肠检查:观察肛门外括约肌形态,在下运动神经元损害时外括约肌呈平整或扇形,评定做 Valsalva 动作,如大笑、打喷嚏、咳嗽时能否节制大便排出、是否有便意及排便的紧急感等。触摸肛门皮肤可引起肛门外括约肌收缩,如果 $S_2\sim S_4$ 反射弧未受损,则该反射存在。检查肛门周围的皮肤轻触觉及针刺觉。直肠指诊评定感觉、随意收缩、耻骨直肠肌张力、直肠穿窿和粪便硬度。

(3) 球海绵体反射:快速弹击或挤压阴茎龟头或阴蒂可触及直肠收缩。随着挤压阴茎头或压迫阴蒂识别出肛门括约肌张力增加,引出球海绵体反射。该反射在上运动神经元病变表现活跃,而在下运动神经元病变和脊髓休克期则消失。

3. 实验室检查　可常规行粪便常规及潜血检查。

4. 胃肠动力学检查　对于临床表现提示较为严重的神经源性肠道功能障碍者,特别是常规的饮食管理、肠道管理和常规药物治疗 2~4 周仍效果不佳的,推荐行胃肠动力学检查。

(1) 胃肠道传输试验:服用不透 X 线的标志物(如钡餐)后拍腹部平片。根据标志物的分布和排出率,判断是否存在结肠慢传输、出口梗阻。如大于 20% 的标志物潴留在结肠,提示传输延缓;标志物聚集在结肠远端提示排便障碍。

(2) 直肠动力学检查:直肠动力学检查尚处于研究阶段,用来测量直肠肛管排空和阻止排空的力量平衡情况,与研究膀胱排空的尿动力学相似。分别在静息和刺激直肠肛门时测量,通常采用手指刺激、直肠快速扩张、缓慢持续向直肠球囊灌注盐水等刺激方法,同时记录直肠、肛门压力和外括约肌的肌电图。

5. 其他检查　会阴神经潜伏期或肛门括约肌肌电图检查,可鉴别肌源性或神经源性肠道与功能性便秘;肛门测压结合超声检查可显示肛门括约肌有无局部张力缺陷和解剖异常,可以帮助评定长期神经源性肠道功能障碍的继发性损害。

（四）治疗

1. 饮食管理　可以通过调整饮食结构控制大便的性状,增加水分摄入可以软化大便,从而促进食物残渣在肠道内的传输,增加膳食纤维的摄入则有助于大便成形而防止大便失禁。

推荐液体摄入量,以每天 2 000~2 300ml 为宜。对于同时存在神经源性膀胱需间歇导尿的患者,其液体摄入量受膀胱功能及导尿次数限制,还需个体化评定。有关纤维素的摄入量有待进一步研究,目前推荐的膳食纤维摄入量是每天 25~30g。

2. 排便管理　使患者养成规律排便习惯是科学管理 NBD 的一项主要内容。排便频率保持 2~3 天一次即可,每次排便的具体时间取决于患者的习惯或需要,但尽量保持每次在同一时间段进行。一般建议早餐后协助患者排便,此时训练排便容易建立条性反射。排便的姿势以蹲位或坐位为佳,此时肛门直肠角能达到最佳的排便角度,借助重力作用粪便易于通过,同时方便腹部加压。如果不能取蹲、坐位,则以左侧卧位为好。

在进行排便之前,首先要排空膀胱,目的是防止膀胱中的尿液反流。除肠道日常管理以外,应避免滥用 Valsalva 手法,以防止肠道不良反应的发生。对于肛门括约肌痉挛的患者,可尝试肛门牵张技术进行缓解。操作中应注意动作轻柔,避免造成皮肤黏膜撕裂或括约肌损伤,尤其是对于有感觉障碍的患者。

3. 药物治疗　目前临床上药物治疗 NBD,主要是针对便秘的治疗,包括减少食物在胃肠道通过时间的药物(如西沙必利、普鲁卡必利等)和缓泻剂,但其疗效尚值得探讨,部分药物的副作用也应引起注意。

常用的口服缓泻剂包括:①容积性缓泻剂,又称膨化剂,可增加肠内渗透压和阻止肠内水分被吸收,增强导泻作用,包括多纤维素食物,如小麦麸皮、魔芋、琼脂等。②渗透性缓泻剂,包括盐类和糖类渗透性缓泻剂。盐类渗透性缓泻剂如硫酸镁等,可使肠内渗透压增高,阻止肠道回吸收水分,增加肠内容物的容积,从而刺激肠壁蠕动,多用于肠道检查前。糖类渗透性缓泻剂如乳果糖,可在肠道内被细菌分解为单糖,增加渗透压,刺激结肠蠕动。③刺激性缓泻剂,如番泻叶、比沙可啶,可增肠道的动力以缩短水分的再吸收时间,增加肠腔内液体量,引起小肠和结肠的节律性收缩。④润滑缓泻剂,如多库酯钠,可润滑粪便、刺激肠蠕动,引起反射性收缩而排便。

长期使用缓泻剂可发生泻药性结肠炎,严重者可能引发如巨结肠等远期并发症,此外也可发生剂量依赖性副作用,如腹泻和电解质乱等。另有直肠栓剂,如开塞露、比沙可啶栓剂等,可刺激肠壁引起排便反应并起到局部润肠的作用。在等待栓剂起效时,可使用手指刺激,但容易引发自主神经过反射,要注意监测血压。有报道采用肉毒毒素对肛门括约肌痉挛者予以局部注射,有较好的效果。

4. 康复治疗　详见本节康复治疗。

5. 灌洗技术　经肛门灌洗(transanal irrigation,TAI)是经肛门将灌洗液灌入直肠和结肠以辅助粪便从肠道排出。但长期使可产生灌肠依赖、肠穿孔、电解质紊乱等。一般用于其他排便手段失败后。

6. 外科措施　对于顽固性便秘或失禁者,经综合康复治疗无效时,常需要外科干预。常用方法有选择性骶神经后根切断配合骶神经前根电刺激和肠造瘘。

（五）并发症的处理

1. 直肠出血　创伤性表面黏膜侵蚀是直肠出血最常见的原因,通常表现手套或大便带血,需与痔疮引起的出血相鉴别。对于年龄超过 50 岁的患者,如果大便带血应当常规行大便潜血、肠镜等检查,以排除结肠直肠癌。

2. 肛管直肠过度扩张　括约肌过度松弛张开、直肠脱垂常为大且硬的粪便慢性压迫所致。软化大便,且进行人工排便时手法应轻柔,以防过度牵拉括约肌使肛管直肠过度扩张。

3. 自主神经反射障碍　常发生于 T_6 以上 SCI 患者。粪便的嵌塞是引起自主神经过反射常见的原因,其次是大面积腹胀和手指直肠刺激。

四、康复评定

进行知识、认知、功能和能力的评定来决定由患者自己完成肠道护理,还是指导照护者完成护理。评定内容包括:学习能力、指导别人的能力、是否能实现坐位、坐位平衡情况、上肢力量和本体感觉、手和手臂的功能、痉挛状态、转移能力、是否存在皮肤损伤和潜在的危险、家庭环境的便利性和设备需要。可通过康复医学相关量表对以上功能进行评定(详见康复评定章节)。

针对 SCI 的患者,可采用神经源性肠道功能障碍评分(Neurogenic Bowel Dysfunction Score,NBDs)评定 NBD 的严重程度。与肠道管理相关的生活质量评分工具(QoL BM)也可用于评定 SCI 患者的肠道功能障碍。

五、康复治疗

(一) 电刺激治疗

临床常用的电刺激主要包括经皮电刺激疗法、经直肠电刺激疗法、经膀胱电刺激疗法、骶神经调节疗法。目前的研究报道,电刺激疗法在一定程度上能提高患者的肠道控制能力,改善患者的症状。

(二) 磁刺激治疗

Morren 等通过实验研究证实,对骶神经进行磁刺激可以增加 SCI 患者的直肠肛门压力,减少直肠腔内容积。但 Gallas 等人认为磁刺激对肠道功能的治疗效果有待于进一步研究。

(三) 盆底肌肉训练

腹肌和骨盆肌肉在排便动作中发挥着重要作用。一方面,应协助患者进行腹肌训练和吸气训练,如仰卧起坐、腹式深呼吸和提肛运动等。另一方面,对于有部分盆底肌肉控制能力的患者,可指导行盆底肌肉训练。

(四) 生物反馈治疗

生物反馈治疗是一种生物行为治疗方法,对于便秘的患者可通过生物反馈治疗训练骨盆底肌肉放松和模拟练习排便。

(五) 中国传统治疗

腹部是联络肛门直肠经络的敏感反射区,局部针刺可帮助胃肠道功能恢复,利于排便排气。下腹部按摩有促进排便的功效,但注意不要用力过度,以免损害膀胱和肠道功能。

六、预后

NBD 很少威胁生命,但会限制患者的日常生活活动,影响生活质量。因 NBD 妨碍患者可控制性排便和便后清洁的自我管理,常会导致恐惧或害怕便失禁,进而限制了患者的生活自理能力。以 SCI 后存在 NBD 的患者为例,推荐进行系统、全面的评定,并制定一个肠道管理计划,推荐在随后的长期管理中,至少每年随访评定一次。在没有不良反应和潜在医学并发症指征时,一个肠道管理方案应该保持 3~5 个肠道护理周期。对于频繁发生直肠出血或者年龄大于 50 岁的 NBD 患者,需进行结直肠癌筛查,可行大便潜血、肠镜等检查。

(张立新)

思考题

　　1. 请简述骶髓完全性损伤后最可能出现的神经源性膀胱的类型及发病机制。

　　2. 请从导尿时机及频率、安全导尿量、导尿前评估、导尿期间的饮水计划及排尿日记、患者健康宣教及长期随访 8 个方面简述长期间歇导尿患者的处理策略。

扫码获取
数字内容

第五节　性功能障碍康复

【本节要点】

　　1. 常见性功能障碍类型包括男性性欲减退、勃起障碍、早泄、射精延迟、女性性兴趣/唤醒障碍、女性性高潮障碍、盆底疼痛、物质/药物引起的性功能障碍、其他特定的性功能障碍和未特定的性功能障碍。

　　2. 阴茎勃起同时受自主神经系统和躯体神经调控。脊髓 T_{12}~L_1 节段是心理性勃起的脊髓控制中枢；S_{2-4} 节段是反射性勃起的脊髓控制中枢；阴部神经源于 S_{2-4} 神经根，支配外生殖器及会阴区感觉传入和盆底肌肉包括球海绵体肌和坐骨海绵体肌的收缩。

　　3. 勃起功能障碍的药物治疗包括 5 型磷酸二酯酶抑制剂（PDE5i）、雄激素治疗和其他口服药物治疗。

　　4. 勃起功能障碍临床常用评定量表包括国际勃起功能问卷（IIEF）、简化国际勃起功能问卷（IIEF-5）和勃起硬度评估，对病程较长者同时评估抑郁自评量表（SDS）和焦虑自评量表（SAS）。

　　5. 勃起功能障碍常用物理治疗方法包括低能量体外冲击波及真空负压装置。

一、概述

(一)定义

　　性功能障碍（sexual dysfunction, SD）是多种不同症状的总称，主要指性行为和/或性感觉的障碍，常表现为性心理和生理反应的异常或缺失。

　　常见的性功能障碍包括：男性性欲减退、勃起障碍、早泄、射精延迟、女性性兴趣/唤醒障碍、女性性高潮障碍、盆底疼痛、物质/药物引起的性功能障碍、其他特定的性功能障碍和未特定的性功能障碍。

(二)分类

　　男性性功能障碍（male sexual dysfunction, MSD）：男性性欲产生、阴茎勃起、性交、性高潮、射精过程中任何一个环节出现异常均可导致男性性功能障碍。最常见的男性性功能障碍包括勃起障碍和射精障碍，其中早泄是最常见的射精障碍。

　　女性性功能障碍（female sexual dysfunction, FSD）：根据症状的不同，女性性功能障碍可分为性兴趣或性唤起障碍、性高潮障碍、盆底疼痛或性交障碍、药物引起的性功能障碍和其他性功能障碍五种类型。其中，性兴趣和性唤起障碍指女性没有性欲或性欲无法被唤起。性高潮障碍指在性生活中性高潮显著延迟，性高潮频率显著减少，或没有性高潮，或性高潮强度显著降低。

(三)流行病学

　　性功能障碍发病率呈逐年增长趋势。女性性功能障碍的国内外总体患病率在 30%~50%。其中，性欲低下、性唤起障碍和性高潮障碍最为常见。男性性功能障碍患病率约 20%~52%。其中，早泄(premature ejaculation,PE)患病率约 20%~30%;勃起功能障碍(erectile dysfunction,ED)患病率约 17%~78%,且随年龄增长明显增高。

(四)病因及危险因素

性功能障碍的危险因素多样,其中男性性功能障碍的危险因素包括:年龄;环境因素如电离辐射、重金属;药物包括抗肿瘤药、抗高血压药等;慢性病如糖尿病、高血压、肥胖、激素紊乱、压力和焦虑;不良生活方式如吸烟,缺乏运动。女性性功能障碍危险因素与健康状况、心理因素、居住环境和夫妻关系相关,其中心理因素是主要影响因素。

导致勃起障碍的病因复杂多样,其中不乏精神心理因素和诸多的器质性因素,也有可能存在多种危险因子的混合性病因,导致勃起障碍的病因列表见表 11-4。

表 11-4　勃起障碍病因列表

勃起障碍病因分类	具体可能原因
血管源性	心血管疾病(高血压、冠状动脉疾病、外周血管病等)、糖尿病、高脂血症、吸烟等
神经源性	神经退行性疾病(多发性硬化症、帕金森病、多发性萎缩等)、脊髓外伤或疾病、脑卒中、中枢神经系统肿瘤、多发性神经病等
医源性	骨盆手术(根治性前列腺切除术)或放疗(骨盆或腹膜后)、尿道手术(尿道狭窄、尿道成形术等)等
激素	性腺机能减退、高催乳素血症、甲亢和甲减、皮质醇增多症和皮质醇增多症(库欣病等)、全垂体功能减退和多种内分泌失调
解剖或结构	尿道结构异常、小阴茎、纤维性海绵体炎、阴茎癌、包茎等
药物诱导	抗高血压药(噻嗪类利尿剂等)、抗抑郁药(选择性 5HT 再摄取抑制剂、三环类抗抑郁药)、抗精神病药(抗精神病药等)、抗雄激素(GnRH 类似物和拮抗剂)、成瘾性药物(可卡因、美沙酮、酒精等)等
心因性	一般因素(缺乏性欲和性亲密障碍)、情感因素(与性伴侣的关系、对性功能的担心,焦虑等)等
创伤	阴茎折断、骨盆骨折等

注:引自 2017 版 EAU 指南。

射精功能障碍常见表现包括:早泄(premature ejaculation)、不射精(anejaculation,AE)及逆行射精,相关病因列表如下(表 11-5):

表 11-5　射精障碍病因列表

射精障碍病因分类	具体可能原因
心因性	焦虑、抑郁、精神紧张、缺乏技巧、手淫过度、疲劳等
功能性	尿道结构异常、小阴茎、纤维性海绵体炎、阴茎癌、包茎等
器质性	脑脊髓损伤、交感神经损伤、垂体功能低下、膀胱颈松弛、精阜肥大、阴茎外伤、尿道异常、药物(镇静安定类、α 受体阻滞剂等)、长期酗酒、逆行射精等
先天性疾病	尿道瓣膜、膀胱颈部挛缩、脊柱裂等
获得性疾病	膀胱颈部炎性、尿道狭窄、膀胱结石、脊髓损伤、糖尿病、甲状腺功能亢进、前列腺炎、精阜炎、勃起功能障碍、阴茎异常(如包茎、系带过短等)、不射精等
医源性因素	双侧腰交感神经切除术、膀胱颈和前列腺切除术、其他盆腔手术、药物(胍乙啶、利血平等)等

二、勃起和射精生理过程

(一) 勃起

阴茎勃起是一个复杂的心理 - 生理过程,本质是一系列神经血管活动。勃起主要存在三种类型:心理性、反射性、夜间生理性。各种类型的性刺激最终作用于阴茎勃起组织,主要包括阴茎海绵体平滑肌、小动脉以及动脉壁的平滑肌等,导致勃起发生。这一生理过程主要受血流动力学机制和神经调控机制影响。

1. 血流动力学机制　性刺激(性心理刺激、感官刺激)可引发海绵体神经末梢释放递质(如 NO),导致阴茎海绵体内小动脉及血管窦的平滑肌细胞舒张松弛,动脉血流量增加,海绵窦充血膨胀,压迫白膜下静脉丛,使静脉回流减少。同时,白膜伸展,容积增加,阴茎海绵体导静脉闭塞,进一步减少静脉回流,阴茎从疲软状态逐渐变为坚硬的勃起状态。阴茎海绵窦膨胀、动脉扩张及静脉受压是阴茎勃起的血流动力三要素。盆底肌收缩可压迫阴茎海绵体,使之进一步胀大而加强勃起。

2. 神经调控机制　大脑皮层是调节勃起反射的最高中枢,也是性生理活动的最高控制中心。皮层以下的神经中枢以及分布于性器官的周围神经则是完成性生理功能的必备条件。

(1) 脊髓上中枢:勃起中枢主要位于大脑边缘系统(如前扣带回、枕颞区等),其基本功能是感受视、听、味、嗅觉等性刺激而诱发性冲动,经过思维分辨,诱发性欲和情感。前脑的内侧杏仁核和终纹可调节性唤起动机,梨状皮质可抑制性欲,右侧岛状叶和下部颞叶皮质可增加视觉性刺激活动。视前叶内侧区是性冲动和勃起的重要整合中枢,下丘脑室旁核是调控勃起的皮层下中枢,可释放多种神经递质,辅助调节勃起过程。

(2) 脊髓及周围神经:阴茎勃起同时受自主神经系统(交感、副交感)和躯体神经(阴部神经)调控。脊髓 $T_{12}\sim L_1$ 节段(交感中枢)是心理性勃起的脊髓控制中枢;$S_{2\text{-}4}$ 节段(副交感中枢)是反射性勃起的脊髓控制中枢;阴部神经源于 $S_{2\text{-}4}$ 神经根,支配外生殖器及会阴区感觉传入和盆底肌肉包括球海绵体肌和坐骨海绵体肌的收缩。阴茎背神经是阴部神经的感觉支,调控直接刺激生殖器诱发的反射性勃起。反射性勃起需要完整的骶反射弧($S_{2\text{-}4}$),完全性上运动神经元损伤患者不能发生心理性勃起但保留反射性勃起;而完全性下运动神经元损伤,患者反射性勃起及心理性勃起均会消失。两者的传导通路如表 11-6 所示。

表 11-6　支配阴茎勃起的中枢和外周神经

阴茎勃起的神经支配	传入	脊髓	传出
反射性	阴部神经	$S_{2\text{-}4}$	盆神经
心理性	大脑皮层(视、听、想象)	$T_{12}\sim L_1$	盆神经

副交感神经(盆神经)兴奋不仅介导阴茎勃起,还为男性的输精管、精囊和前列腺或女性的阴道海绵体提供兴奋性输入以促进泌精及腺体分泌。虽然大多数副交感神经节后递质是乙酰胆碱,但导致阴茎勃起的递质主要由一氧化氮介导。一氧化氮刺激阴茎海绵体平滑肌细胞内的鸟苷酸环化酶(GC),使 5- 三磷酸鸟苷(GTP)转化为 3,5- 环磷酸鸟苷(cGMP),后者在细胞内累积并结合受体蛋白(cGMP 依赖的蛋白激酶 PKG),介导细胞内 Ca^{2+} 外流,引起小动脉及海绵体平滑肌松弛,诱发阴茎充血勃起。

3. 夜间自主性勃起　睡眠时的阴茎勃起,又称夜间性阴茎勃起(noctural penile erection,NPE),见于健康男性,主要发生在快速动眼睡眠期。勃起功能正常的男性平均每晚有 3 次以上的夜间勃起。阴茎夜间勃起的机制及生理学意义尚未明确。

(二) 射精

射精是男性性高潮的表现,是一种主要由交感神经控制的复杂生理现象。正常射精受中枢神经、交感和副交感神经的调控,也依赖性腺、内分泌和生殖器官功能的完整。

1. 射精的生理过程　射精是一个连续的过程,包含输精、启动、泌精、射精和高潮五个环节,各个环节紧密衔接。输精是指精液自附睾、输精管转运至输精管壶腹部的连续性过程;启动由脊髓射精启动区介导;泌精指精子自输精管壶腹、精囊腺和前列腺转运至尿道前列腺部的过程;射精时尿道前列腺部压力室形成,尿道内括约肌收缩而外括约肌舒张,精液自尿道外口喷出;性高潮指身体与心理对于性愉悦的反应。

2. 射精的神经调控　阴茎背神经不断传递性交过程中性感受区所接受的感觉信息,通过骶丛传入脊髓低级射精中枢,再上传至下丘脑及皮质前庭叶的高级射精中枢。

射精信号经高级中枢整合后,首先由交感神经节后纤维发出信号,促进附睾、精囊腺和前列腺收缩而泌精,尿道内括约肌收缩关闭尿道内口,防止精液逆行进入膀胱;副交感神经兴奋继续维持阴茎勃起;阴部神经运动纤维将射精信号传至球海绵体肌、坐骨海绵体肌及耻骨尾骨肌,使其发生节律性收缩,将贮存于前列腺部尿道内的精液经尿道外口射出。以上通路的任何环节的器质性或功能性异常,均可导致射精障碍。

三、临床诊治

(一) 勃起功能障碍

勃起功能障碍是指在性生活过程中,阴茎不能达到和维持足够的勃起并完成满意的性生活。勃起功能障碍是成年男性的常见疾病,严重影响患者及其配偶的生活质量和心理健康。

1. 诊断

(1)勃起功能障碍的诊断主要依赖患者的病史。病史采集时应鼓励患者性配偶参与,采集内容包括起病时间、病情的发展与演变、婚姻情况、性生活情况、伴随症状、伴随疾病、个人情况、有无相应的手术及创伤史、精神心理及家庭情况等。

(2)实验室检查应根据患者情况进行个体化检查,推荐检查项目为雄激素水平测定,必要时可选择血糖、黄体生成素、催乳素、卵泡刺激素、雌二醇等。

(3)评估阴茎勃起的常规检查包括阴茎夜间勃起硬度测定,视听刺激阴茎硬度测试,阴茎海绵体激发试验,阴茎彩色多普勒超声检查,神经诱发电位检查等。

(4)评估阴茎勃起的特殊检查包括阴茎海绵体灌注测压、阴部内动脉造影等。

2. 治疗

(1)基础治疗:生活方式调整,如戒烟,戒酒,改变久坐等生活习惯,控制体重是治疗勃起障碍的首要事项。积极治疗导致勃起障碍的原发病;酌情停用可影响阴茎勃起功能的药物;心理治疗、行为干预也应伴随整个治疗过程。

(2)药物治疗:①5型磷酸二酯酶抑制剂(PDE5i):PDE5i为治疗勃起障碍的一线用药,通过抑制平滑肌细胞内cGMP降解来改善阴茎海绵体舒张功能,增加海绵体血流灌注,常见药物包括西地那非等。②雄激素治疗:雄激素治疗仅限于内分泌功能异常的勃起障碍患者。当血清睾酮水平持续低下,应将睾酮补充至正常水平。③其他口服药物治疗:高催乳素血症时,排除垂体肿瘤后可采用多巴受体激动剂治疗。

(3)阴茎海绵体注射:为治疗勃起障碍的二线治疗,常用药物为前列腺素E1,其治疗效果较好、副作用较少。

(4)手术治疗:血管手术治疗和假体植入治疗,适用于口服药物及其他治疗无效或不能接受已有治疗方法的患者。

(二) 射精功能障碍

射精障碍指男性性生活过程中精液的排出异常,常表现为不射精、逆行射精和早泄。

1. 诊断

（1）射精障碍的诊断主要依据病史,尤需关注射精和排尿的特征(夜间是否遗精,在特定环境下的射精情况)以及性心理特征(情感特征,心理疾病);另需关注既往有无糖尿病、神经系统疾病等病史。

（2）体格检查包括血管、内分泌和神经系统,以筛查与性功能障碍相关的基础疾病,如慢性疾病、内分泌病、自主神经病、阴茎硬结症、尿道炎、慢性前列腺炎等。

（3）实验室检查采用较少,可采用射精后尿液分析,尿四杯试验等。

（4）特殊检查包括神经生理学试验(球海绵体反射和阴茎背神经体感诱发电位),自主神经病变的检查(如足部温度调节的评价),问卷评价如中国早泄问卷调查表等。

2. 治疗

（1）病因治疗:①停用干扰射精的药物;②治疗泌尿生殖道感染;③心理治疗;④纠正代谢紊乱。⑤存在尿道解剖结构异常予以外科矫正。

（2）逆行射精:在无脊髓损伤和尿道解剖学畸形及其他药物干扰的情况下,可用药物诱导顺行射精,常用药物为 α 受体激动剂,如丙米嗪。可鼓励患者在膀胱充盈时射精,以加强膀胱颈的闭合。

（3）不射精症:震动刺激诱发射精为首选的治疗方式。如震动刺激射精失败,可通过插入直肠的电极刺激前列腺周围神经而射精。实施该治疗时需注意实施麻醉,以免诱发自主神经异常反射。

（4）早泄:可采用心理 / 行为治疗、药物治疗。常用于早泄的药物有①局部麻醉药物;②选择性 5- 羟色胺再摄取抑制剂(SSRIs):SSRIs 因可延迟射精而被用于早泄的治疗,包括西酞普兰、达帕西汀等;③5 型磷酸二酯酶抑制剂可通过改善勃起功能而减少患者焦虑感 ④其他药物如曲马多因具有阿片受体激活以及 5- 羟色胺和去甲肾上腺素再摄取抑制双重作用,也具有改善早泄的作用。

（5）除上述药物外,其他常用药物有:①DA 及 DA 受体激动剂:美多芭,可改善不射精和射精延迟,提高性欲;卡麦角林和溴隐亭,可抑制垂体催乳素分泌,增强性欲;②5-HT 再摄取抑制剂:丁螺环酮可提高性欲,加快射精速度,促进射精;安非他酮,可增强性欲;③雌激素受体拮抗剂:氯米芬或他莫昔芬,可上调性腺轴,促进 LH 和 FSH 分泌,增加内源性睾酮水平;④芳香化酶抑制剂:来曲唑,可促进射精与精子生成。

（三）女性性功能障碍

1. 诊断　女性性功能障碍的诊断包括病史、临床表现和辅助检查。

（1）病史:详细的病史应包括症状的开始、性质和持续时间;自我用药或其他减轻症状的措施;伴侣因素等。在病史采集过程中应该注意宽松的就诊环境和隐私保密。

（2）临床表现:性欲障碍,即低性欲或性厌恶;性唤起障碍,如持续缺乏性快感和性兴奋,性交时阴道不能湿润;性交疼痛。

（3）体格检查:包括内、外生殖器和盆腔检查。还应注意其他部位,如口腔、肛门、全身皮肤、淋巴结等,必要时还应包括心血管、神经系统、骨关节等系统性检查。

（4）辅助检查:血、尿常规、肝肾功能、血糖等检测有助于寻找可能的病因,其他检查还包括性激素测定、阴道 pH 测定等。

2. 治疗

（1）心理治疗:心理治疗是分析和引导纠正患者不正确的性观念、以达到治疗的目的。

（2）一般治疗:提供有关性的基本知识和技巧,性生活时双方相互沟通,推荐使用润滑剂。

（3）行为疗法:行为疗法是指根据条件反射学说和社会学理论,纠正患者的不正确行为,常用的方法包括:性感集中训练,脱敏疗法等。

（4）药物治疗

1）女性性兴趣 / 唤起障碍:总体而言尚缺乏特效的治疗药物。可考虑使用选择性 5- 羟色胺再摄取抑制剂提高性欲。雄激素在治疗中也起辅助作用。

2）对于围绝经期泌尿生殖综合征（genitourinary syndrome of menopause，GSM）所致的性交痛：低剂量阴道用雌激素是首选的方法。雄激素常与雌激素联合应用，用于缓解绝经后妇女性欲减退、性交痛和阴道干涩。

3）生殖器-盆腔疼痛和插入障碍（genito-pelvic pain/penetration disorder，GPPD）：绝经后女性可使用阴道用普拉睾酮、低剂量阴道雌激素和奥培米芬治疗。

4）女性性欲低下：多巴胺激动剂通过增加多巴胺在脑内活性和多巴胺神经兴奋性，提高性欲，如溴隐亭、司来吉兰等。

四、康复评定

（一）评定量表

为准确采集患者信息及其心理状态，建议采用性功能问卷和心理评估量表，并在舒适、安静的环境中进行。临床评估以国际勃起功能问卷（IIEF）、简化国际勃起功能问卷（IIEF-5）和勃起硬度评估等作为病史收集的重要工具。对病程较长的患者建议进行精神心理评估，常用抑郁自评量表（SDS）和焦虑自评量表（SAS）（参见第六章第一节）。

（二）特殊检查与评估

多数患者可以通过询问病史、体格检查及实验室检查明确诊断并选择治疗方案。少数患者需通过特殊检查以明确诊断。如视听性刺激勃起检测、阴茎夜间勃起试验、阴茎海绵体血管功能检测、海绵体血管造影检查及神经反射检查等，其中最常用的是视听性刺激勃起检测和阴茎夜间勃起试验。

1. 视听性刺激勃起检测（audio visual sexual stimulation，AVSS） 视听性刺激勃起检测是指在清醒状态下通过视听性刺激诱导阴茎勃起，同时采用阴茎硬度测量仪进行硬度检测，客观评估阴茎勃起功能。作为诊断工具，该检测耗时少、简便易操作，但缺乏统一的判定标准，多用于勃起功能障碍的筛查及初步鉴别诊断。

2. 夜间勃起功能和硬度检查（nocturnal penile tumescence and rigidity，NPTR） 对于视听性刺激勃起检测勃起反应不充分甚至无勃起反应者，应进一步行夜间阴茎勃起试验。NPT是目前鉴别功能性阴茎勃起和严重器质性勃起功能障碍的最佳的非损伤性方法。其机制是清醒时抑制阴茎勃起的心理因素在睡眠时不起作用，心理性性功能障碍患者能出现夜间阴茎有效勃起；而器质性性功能障碍患者，在睡眠时病因仍然存在，故不出现夜间阴茎有效勃起。NPT是临床上鉴别心理和器质性性功能障碍的"金标准"，为提高检查的准确性，勃起检测需要重复2~3个晚上，以克服首夜效应。

阴茎夜间勃起试验监测的是阴茎勃起质量，而非夜间睡眠质量。需注意器质性性功能障碍患者早期也可能有阴茎夜间勃起，而焦虑、饮酒等因素影响睡眠质量时可出现不正常的夜间勃起，药物或心理性精神障碍也会影响夜间勃起。

五、康复治疗

在性功能障碍治疗前，需进行疾病宣教，让患者对性功能障碍有充分的认识。目前针对性功能障碍的康复治疗手段主要包括低能量体外冲击波及真空负压装置等。

（一）低能量体外冲击波

低能量体外冲击波治疗（low-intensity extracorporeal shockwave therapy，Li-ESWT）是一种主要治疗血管源性勃起功能障碍的物理治疗方法，其疗效和安全性较高，是血管源性勃起功能障碍的一线治疗。

1. 作用机制　低能量体外冲击波可导致细胞微损伤,从而刺激血管生成因子的释放,促进血管形成和缺血组织新血管化。此外,它还能通过募集循环系统中的干细胞和祖细胞定植于缺血组织来协助内皮细胞修复,促进血管形成。

2. 适应证与禁忌证

（1）适应证

1）PDE5 抑制剂治疗有效的轻中度性功能障碍。

2）PDE5 抑制剂或 ICI 治疗无效,合并心血管疾病、高脂血症和糖尿病等。

3）阴茎硬结症或慢性盆痛综合征合并性功能障碍。

4）保留神经前列腺癌根治术后的性功能障碍的康复。

（2）禁忌证:出血性疾病。

（二）真空负压装置

真空负压装置（VED）对普通的性功能障碍患者效果较好,且副作用少,治疗费用低,是勃起功能障碍口服药物治疗失败时的一线治疗方案选择。不使用收缩环的负压助勃康复训练也可提高阴茎自发性勃起能力。

1. 作用机制　真空负压装置是通过人工创建负压梯度使血液进入海绵体引起阴茎勃起,然后将收缩环套于阴茎根部,防止静脉回流以维持勃起。正常生理性勃起需要神经传入,血管开放和激素分泌之间有复杂的交互作用。真空负压装置诱导的阴茎膨胀不同于生理性勃起,而是来源于静脉血和动脉血的混合性被动充盈,真空负压装置通过应用负压使海绵窦扩张,使阴茎内血流提高,诱导动脉血向海绵窦内流动,有助于海绵体的氧合作用。为防止阴茎出现缺血性损伤,收缩环不应保留超过30 分钟。

2. 适应证、禁忌证及不良反应

（1）适应证:所有病因导致的性功能障碍。可同时与 PDE5 抑制剂、海绵体内自我注射、尿道内给药和心理治疗联合使用。

（2）禁忌证

1）绝对禁忌证:出血性疾病或正在进行抗凝剂药物治疗的患者;自发性阴茎异常勃起或间歇性长时间勃起倾向的患者、严重阴茎异常（先天性或获得性）的患者;可通过教育和采取预防措施加以克服的性功能障碍患者。

2）相对禁忌证:文化禁忌;缺乏操作灵活性的颈椎、高位胸椎脊髓损伤;神经源性疾病、退行性关节病等。

（3）不良反应:阴茎皮肤出现瘀斑、瘀点或麻木;阴茎轻微疼痛;痛性射精、射精障碍等,发生率低于 30%。

六、预后

性功能障碍严重影响着家庭的生活质量并给患者带来巨大的心理负担。心理性性功能障碍大多是由于精神心理、环境因素导致,经积极治疗后预后较好。器质性男性性功能障碍患者病因多样,需积极治疗原发疾病,其中神经源性勃起及射精障碍预后较差。

大多女性性功能障碍患者,因传统观念、临床医生重视不足、诊治经验相对匮乏、健康观念认知差异,使其临床就诊率较低,因此在女性性功能障碍的规范化治疗方面仍存在不足。女性性功能障碍带来的生理、心理、社会问题应得到相应的重视。

（白玉龙）

思考题

高位脊髓损伤与圆锥马尾损伤导致的勃起功能障碍有何区别？

第六节　淋巴水肿

扫码获取
数字内容

【本节要点】

1. 淋巴水肿是因各种原因导致淋巴回流受阻，淋巴液在组织间堆积，局部蛋白质含量增加导致渗透压显著升高，从周围组织包括血管内吸水，造成的局部水肿。

2. 淋巴水肿分为原发性淋巴水肿和继发性淋巴水肿。继发性淋巴水肿更常见，世界范围内最常见为丝虫病，在发达国家继发最常见为乳腺癌治疗后并发。

3. 淋巴水肿常见的临床表现包括肿胀、疼痛及关节活动受限、无力、情绪异常、皮肤改变、恶性肿瘤转移、穿着困难和充血性心力衰竭。

4. 淋巴水肿常见体征包括凹陷征和 Stemmer 征，受累肢体的围度增加。可通过 B 超、淋巴结闪烁成像和淋巴管造影帮助明确诊断。

5. 虽然淋巴水肿并不能治愈，但大多数患者能通过保守治疗取得较好的疗效而不需要手术治疗。非手术治疗包括：健康教育、药物治疗和综合消肿治疗。

一、概述

(一) 定义

淋巴系统是与心血管系统平行的脉管系统。它包含淋巴器官、淋巴管和淋巴液。它只通过单向系统进入循环系统。

淋巴水肿是指因为各种原因导致淋巴回流受阻，淋巴液在组织间堆积，局部蛋白质含量增加导致渗透压显著升高，从周围组织包括血管内吸水，造成的局部水肿。

(二) 分类、病因及危险因素

淋巴水肿分为原发性淋巴水肿和继发性淋巴水肿。

原发性淋巴水肿根据发病时间，遗传特点，分为先天性淋巴水肿（Milroy 病），青春期进行性淋巴水肿（praecox 淋巴水肿），成年人淋巴水肿（trada）。原发性淋巴水肿，女性比男性发病率要高两倍以上，并且多出现在下肢。有 30% 的原发性淋巴水肿患者有可识别的基因突变。散发性原发性淋巴水肿约占原发性淋巴水肿的 60%，最常见的类型是 Meige 病，往往在青春期发病。

继发性淋巴水肿是最常见的淋巴水肿，继发于淋巴系统直接或间接损伤。世界上最常见的继发性淋巴水肿是丝虫病，主要是因为感染班氏吴策线虫导致。而在发达国家最常见的是乳腺癌治疗后并发的淋巴水肿。据估计近 1/3 的乳腺癌患者会出现淋巴水肿。但是，淋巴水肿并不局限于乳腺癌术后患者。最近的研究显示，近 1/6 的实体瘤（如黑色素瘤，肉瘤，和妇科恶性肿瘤）的患者也会有淋巴水肿。即使是淋巴活检（只对极少的淋巴结进行抽样检查确定肿瘤阶段）这种对于淋巴系统相当小的损伤，在 5%~7% 患者中也会引起淋巴水肿。淋巴水肿也会出现在那些手术切除大块皮肤而没有淋巴结活检（比如肉瘤或黑色素瘤治疗过程中）的患者中，尤其是当这个手术治疗后还需接受放疗。这说明淋巴系统广泛损伤不论深（淋巴结）浅（真皮）都会导致淋巴水肿的发生。

重要的是,淋巴水肿的发展往往在淋巴管损伤后延迟发生的。虽然事实上所有患者在术后都经历了小的肿胀,大多数患者的肿胀在术后 4~6 周都能够缓解。但是有一部分患者会在其后一定时间反复肿胀,多出现在术后 6~12 个月中(77% 是在前三年内)。淋巴水肿甚至会在风险人群中出现在术后很久,有报道最长的时间为术后 30 年发生淋巴水肿。此时通常会有一个刺激性的因素,如感染或损伤,出现在进行性肢体肿胀和淋巴水肿前。

引起继发性淋巴水肿的因素有以下几个方面:

1. 基因突变　Feingold 等通过对 59 个乳腺癌相关淋巴水肿患者和 159 个健康对照者的研究中发现,乳腺癌术后患者损伤后的淋巴管再生受损是因为 HGF/MET 信号无功能,从而导致淋巴水肿发生风险增加。

2. 肥胖　肥胖会降低淋巴系统的功能。肥胖人群发生淋巴水肿的比率普遍比正常人高。在乳腺癌术后患者中,BMI 大于 30 的患者发生淋巴水肿的概率是 BMI 小于 25 的患者的 3 倍。通过控制饮食及营养咨询后,多数肥胖患者的淋巴水肿程度会有所减轻。

3. 放疗　放疗广泛用于各种癌症的补充治疗,尤其是针对淋巴结集中的区域。尽管能够非常有效的抑制或杀死肿瘤细胞,但是放疗会显著增加局部组织的损伤和纤维化。随着放疗技术的不断进步及标准化,总剂量、后部淋巴结加强以及重叠技术的应用都与淋巴水肿的发生显著相关。也有其他大样本研究表明放疗会使淋巴水肿的风险增加约 10 倍。

4. 感染　淋巴结摘除的患者受到感染的风险会增加。感染往往会早于淋巴水肿的发生,并且可能会导致进行性淋巴管系统的破坏。通过皮肤护理及保护,保证皮肤完整性能够有效减少感染的发生。

二、解剖及病理生理

淋巴系统包含淋巴器官、淋巴管和淋巴液。淋巴器官包含胸腺、脾脏和淋巴结。胸腺在 15 岁前主要负责生成 T 细胞,参与免疫;脾脏主要负责免疫、调节血容量、吞噬衰老细胞;淋巴结主要负责免疫应答。淋巴管是一个开放的线性结构。在肢体上分为两层:皮肤表面是毛细淋巴管层,主要负责对组织间蛋白的重吸收,皮下层主要是淋巴管层,主要负责将毛细淋巴管重吸收的蛋白向肢体近端回流,再通过胸导管终端的淋巴与静脉连接处排入静脉系统。由于组织间的大分子物质只能通过淋巴管重吸收,再经由淋巴管回流进入循环系统,因此淋巴管功能障碍、淋巴管堵塞或淋巴结摘除都会导致淋巴水肿。

毛细淋巴管由一层并置的淋巴管内皮细胞围成,每个毛细淋巴管内皮细胞外侧都有纤丝将其与周围皮肤或筋膜层相连。由于不具有基底膜或平滑肌样的周细胞,使其对间质液体和大分子物质有很高的通透性。毛细淋巴管正常情况下是塌陷的,间质压力的增大会导致锚定纤丝牵拉淋巴内皮细胞分离,打开毛细管,淋巴液就能够引流入毛细淋巴管。

前集合淋巴管和二级集合淋巴管:毛细管与前集合淋巴管相连,而这些前集合淋巴管最终会并入二级集合淋巴管。集合淋巴管控制阀门抑制淋巴液的倒流。肌肉收缩可促进淋巴液通过集合管。

胸导管是身体主要的淋巴集合管,它摄取除右侧头、颈、胸部和上肢外身体其他部分的淋巴液。胸导管约 45cm 长和 5mm 宽。胸导管分为三个部分:腹部、胸部和颈部。腹部胸导管起源于乳糜池,向上延伸形成胸部胸导管,穿过横膈大动脉间隙进入后纵隔膜。胸导管继续在沿着食管后方上直到抵达第五胸椎椎体,开始沿食管左侧继续向上。胸导管的颈部部分跨越锁骨下动脉从第七颈椎椎体开始。颈部胸导管是三部分里面最宽的,颈部胸导管比其他部分有更多的瓣膜。

右侧淋巴导管引流身体右侧上半部分的液体,包括右侧头部、颈部、右侧上肢、右侧膈肌、右肺、左下肺,心脏大部分和部分肝右叶。

乳糜池是一个 2~5cm 的瘦长囊,位于腹膜后大致第二腰椎椎体水平,是胸导管的起点,引流右侧和左侧腰淋巴干、肠干和最下肋间管的淋巴液。

上肢淋巴液回流路径:尺侧束引流内侧手臂的液体并伴随贵要静脉进入腋下淋巴结。部分尺侧束在贵要静脉间断处分支,并通过穿通支与上肢深部淋巴管系统相连。桡侧束引流外侧手臂的液体,并与头静脉伴行最终注入胸大肌下缘的腋淋巴结。随后淋巴液会从腋淋巴结引流至锁骨上或锁骨下淋巴结,随后再引流至胸导管(左侧上肢)或右淋巴导管(右侧上肢)。

下肢淋巴液回流路径:下肢淋巴引流路径分为腹侧正中束和背外侧束。背外侧束与小隐静脉并行,通过腘窝淋巴结,在大腿前侧皮下上行,并且终止于深部腹股沟淋巴结或者髂前淋巴结。腹侧正中束与大隐静脉并行,但是其终点变异较大,多数止于腹股沟深淋巴结。皮下淋巴系统与胫骨前后脉管系统伴行,并最终在腘窝淋巴结注入背外侧束。这些集合管引流下肢肌肉和筋膜的淋巴液。

淋巴管功能:淋巴管系统协助静脉运回体液入循环系统。有助于免疫应答,还参与胃肠道消化。每天约有 55%~100% 的血浆进入间质系统并且给周围组织提供营养,90% 会通过静脉再循环;剩下的液体中因为有大分子,无法穿过血管。周围组织和淋巴管之间静水压和胶体渗透压会迫使大质量分子血浆通过集合淋巴管,而后被运送回心血管系统。淋巴管同样在免疫系统中有一定功能,包括在淋巴内皮细胞内激活炎症反应和交换淋巴细胞和抗原提呈细胞至淋巴结。淋巴管也能辅助消化道完成食物消化,乳糜管是特化的淋巴管,位于间质,它们能运载形成乳糜微粒的脂肪和脂质。

三、临床诊治

(一) 临床表现

1. 肿胀　原发性淋巴水肿发生一般较早,多见于两个生长高峰期,幼儿期和青春期。此时由于液体代谢需求显著增加,但淋巴管发育异常导致液体瘀滞,引起水肿。由于是淋巴管发育异常,肿胀主要是从肢体远端往近端发展,下肢较为常见。继发性淋巴水肿一般多见于感染后或手术后 3 年内,由于淋巴回流阻塞,因此水肿从阻塞的近端开始向远端发展。丝虫感染主要以下肢肿胀为主,而肿瘤治疗后的水肿主要发生在手术肢体。

2. 疼痛及关节活动受限　单纯淋巴水肿一般不会有疼痛。肿胀伴整个肢体的刺痛,往往是感染,同时会有红肿热痛,需要辅助检查排除感染。肿胀伴牵拉痛,牵拉从淋巴结聚集区延伸至肢体远端,可能是腋网综合征。肿胀伴关节活动时疼痛,往往跟手术瘢痕和关节本身不适当的运动有关系,可通过辅助检查排查。

3. 无力　早期无力主要与术后患侧肢体活动减少有关,中后期无力主要与肿胀程度持续增加,合并肌肉萎缩有关。

4. 情绪异常　由于肢体外观异常,导致患者自卑,出现抑郁等情绪。水肿治疗是个漫长的过程,虽然肿瘤治疗结束了,但是水肿的肢体仍会提醒患者自己是肿瘤患者,从而长期影响患者情绪。

5. 皮肤改变　淋巴水肿患者多数皮肤正常。但是个别患者会累及皮内淋巴管,有时会造成出血或漏出液(淋巴溢)。皮肤同样会变得过度角质化。溃疡很少会影响淋巴水肿患者,因为他们的动脉和静脉循环是完整的。水泡和过角质化最容易在下肢远端出现,尤其是足和趾。阴茎和阴囊也会出现淋巴性水泡。

6. 恶性肿瘤转移　尽管风险极低(0.07%~0.45%),但是慢性淋巴水肿容易使患者受累肢体发生淋巴管肉瘤。

7. 穿着困难 对于水肿较重的患者,普遍会抱怨找不到合适的衣服或裤子。而其中问题最大的是脚,没有办法找到尺寸合适并且舒适的鞋子。

8. 充血性心力衰竭 最严重的患者会因淋巴水肿引起充血性心力衰竭。

9. 淋巴水肿分期 不论原发性或继发性淋巴水肿,症状出现的时间是多变的。淋巴水肿的分期系统种类较多,许多传统分期依赖于体检。最常用的分期是国际社会淋巴学分期,将淋巴水肿分为四期。

(1)0期或潜伏期:这些患者中虽然淋巴管受到了损害,但是他们并没有临床可见的肿胀或水肿。这些患者可能会有沉重感、不适感或患肢活动后易疲劳等主观症状。查体:Pitting 征(凹陷征)(±),Stemmer 征(±)(Stemmer 征又叫捏皮征,捏起双侧肢体同一个部位的皮肤,如两次捏起的皮肤厚度一样,Stemmer 征阴性,如果有一侧皮肤明显变厚或不能捏起,则该侧 Stemmer 征阳性)。

(2)1期淋巴水肿或者自发性可逆性淋巴水肿:开始出现可以评估的肿胀。1期淋巴水肿患者主要是肢体组织间液的堆积,因此类似挤压或完全性充血治疗这类保守方式能够取得很好的反应。查体:Stemmer 征(+),Pitting 征(+)。

(3)2期淋巴水肿或者自发性非可逆性淋巴水肿:脂肪堆积和纤维化使保守治疗的疗效变得很差,因此患者压力治疗的疗效变得很一般。查体:Pitting 征(-),Stemmer(+)。

(4)3期淋巴水肿:为最严重的一期,也就是象皮肿期,这一期的特征是:没有明显的凹陷性水肿、纤维脂肪沉积、高度角质化以及棘皮症。一般保守治疗对这些患者没有效果,往往病情会持续进展。查体:Pitting 征(-),Stemmer(+),肢体显著变粗,皮肤变硬变粗糙,可有多发瘤样肿块。

Campisi 等提出了另一个不太常用的淋巴水肿分期体系,简述如下:1 期:水肿初期或不典型水肿;2 期:持续淋巴水肿;3 期:持续淋巴水肿合并淋巴管炎;4 期:纤维淋巴水肿(柱状肢);5 期:象皮肿。

(二)临床诊断

1. 病史

(1)原发性淋巴水肿:多在两个生长发育高峰发生,成年后发生较少。水肿发生多以肢体远端向近端发展。以下肢多见。

(2)继发性淋巴水肿:有明确病因,淋巴管炎,丝虫病,累及淋巴结区域的相关手术或放疗,淋巴管或淋巴结外伤等。发生部位与病因累及区域相关。我国目前以乳腺癌术后淋巴水肿发生率最高。

2. 体征 Pitting 征(±),Stemmer 征(+)。受累肢体的围度显著增加。

3. 辅助检查及影像学

(1)血常规及炎症指标:如果感染相关指标升高,同时伴有上肢红肿热痛,首先考虑急性淋巴管炎。

(2)B超:排查血管因素引起的水肿。如深静脉血栓,闭塞性脉管炎等。其次可以在双侧特定骨性标志,评估皮肤厚度,从而客观评估水肿程度。

(3)淋巴结闪烁成像:淋巴结闪烁成像是决定患者是否存在淋巴水肿的"金标准"检查。用于获取明确诊断和淋巴功能障碍评估。淋巴结闪烁成像识别淋巴水肿特异度 100% 和敏感度 92%。测试是安全的,并不会诱发并发症(比如感染,过敏反应,或加重淋巴水肿)。同位素标记的胶质从手或足的背侧注入,由于蛋白质尺寸较大,只能通过淋巴管转运。造影剂至区域淋巴结的转移时间延迟(>45 分钟),皮肤淋巴液反流的出现,以及间接淋巴途径出现,代表异常的近端淋巴转运和淋巴水肿。如果患者临床高度怀疑原发性淋巴水肿,这个检查为淋巴功能失常程度提供一个客观证据,通过检查结果可以指导临床治疗。

（4）淋巴管造影：虽然淋巴结闪烁成像作为一线确诊淋巴水肿测试，已经替代了淋巴管造影。但是淋巴管造影主要用于追溯淋巴回流受阻的原因，而不太用于评价淋巴水肿的程度。因为：①技术上很难实现；②染色剂会发生过敏反应；③淋巴管炎常发生；④可能会加重淋巴水肿。如果想要计划做旁路手术，淋巴管造影术可以用于识别胸导管局部组织学阻碍。

（5）MRI 和 CT 对识别淋巴水肿既不敏感也不特异。主要目的包括：①如果要进行抽吸手术，可以明确皮下脂肪组织的数量；②如果淋巴管造影未见异常，可评估其他原因造成的水肿。

（三）鉴别诊断

（1）全身性水肿：有明确全身性疾病病史，如心血管功能不全，甲状腺功能减退，肾功能不全，水肿一般双侧对称，往往肢体远端起病，均为凹陷性水肿。排查心肌标志物，甲状腺功能，肾功能等检查可鉴别。

（2）静脉水肿：患者往往有静脉功能障碍或静脉栓塞，单侧起病，皮肤肤色会较暗，水肿为凹陷性水肿，行局部静脉超声可排除。

（3）脂肪水肿：不常见于亚裔人群，水肿多见于双侧臀部及下肢，不累及足部，水肿部位存在按压痛，并且容易损伤形成淤青。典型患者可见盔甲征。皮肤活检可见皮下充斥变异的脂肪细胞。

四、康复评定

1. **围度测量**　通过对比双侧肢体固定部位的围度，初步确定水肿范围及程度。上肢一般测量双侧腋窝水平，肘横纹水平，腕横纹水平，以及肘上、肘下 10cm 水平，通过 5 个点来初步评价水肿程度。

2. **体积测量**　通过各种方法对水肿肢体进行三维测量，包括排水法，激光扫描成像技术等，计算双侧肢体体积差，从而通过百分比来确定水肿程度。

3. **程度评估**　采用国际社会淋巴学分期对双侧皮肤的查体来确定淋巴水肿的病理程度。详见淋巴水肿分期。Stemmer 征不但能够确定淋巴水肿的程度，还能通过双侧对比，识别患肢皮肤增厚的区域，从而快速确定水肿范围。

4. **成分测试**　通过电生理检查，识别每段肢体的电阻抗，计算肢体内水分、脂肪及蛋白质含量，从而较客观及数字化地确定肢体水肿的程度。

5. **心理测试**　排查焦虑抑郁程度，及早识别心理障碍。可用汉密尔顿抑郁量表及汉密尔顿焦虑量表。

6. **肩关节活动度**　排查肩关节主被动关节活动度，筛查肩关节功能障碍。

7. **疼痛评价**　判断疼痛部位，疼痛性质及疼痛程度，筛查疼痛原因。常用量表为 VAS 评分。

8. **日常生活活动能力**　严重的淋巴水肿患者会影响步行，穿衣等日常生活能力。因此日常生活能力的评定也是需要的。常用的量表为改良 Barthel 指数。

五、康复治疗

（一）非手术治疗

虽然淋巴水肿并不能治愈，但大多数患者能通过保守治疗取得较好的疗效而不需要手术治疗。非手术治疗包括健康宣教、药物治疗、综合消肿治疗。

1. **健康宣教**

（1）患侧肢体保持湿润，预防干燥及皮肤破损，避免引发蜂窝织炎。

（2）穿保护性衣服来预防皮肤意外的损伤，皮肤损伤有可能会引起蜂窝织炎（比如患者存在下肢淋巴水肿的患者就需要避免赤脚走路）。

（3）当倚靠或睡眠时,推荐把患肢抬高。

（4）避免患侧肢体卧位以及在患侧肢体测量血压或进行注射。

（5）极端气温下注意保护患侧肢体不直接接触极端温度。过热过冷均会诱发或加重淋巴水肿。

（6）鼓励患者运动,并且允许患者参加所有非竞技性体育活动。

（7）患者应该保持正常身体指数,肥胖会加重和引起淋巴水肿,建议将体重指数控制在 18~24。

（8）虽然对淋巴水肿患者并没有明确的饮食限制,但是均衡饮食,不要暴饮暴食还是有益的。

（9）过多摄入水分有可能会增加淋巴水肿的程度。

2. 药物治疗

（1）利尿剂:对淋巴水肿而言,利尿剂的效果非常有限。只有患者水肿较重,肿胀严重影响睡眠或日常活动的,可以短期使用,同时需要配合手法治疗及压力治疗,多方配合,才能避免利尿剂停药后的反弹。由于利尿剂对电解质的影响,因此不鼓励长期应用利尿剂。恶性淋巴阻塞引起的周围淋巴水肿患者短期利尿剂治疗也可获益。

（2）苯并吡喃酮:据报道口服苯并吡喃酮类药物也许可以水解组织蛋白及促进吸收,同时刺激淋巴器官。

（3）抗生素:抗生素不作为常规使用,只在出现淋巴管炎症情况下才会应用。

（4）抗丝虫病药物:是消除淋巴丝虫病患者血液中的微丝蚴,常用推荐药物有乙胺嗪、苯唑、伊维菌素等。

3. 综合消肿治疗

（1）压力治疗:淋巴水肿治疗的支柱之一就是压力治疗。其主要作用包括:①通过弹性袖套或绷带,限制水肿体积,减少受累区域的尺寸;②通过最小化组织间隙的高蛋白液体(促进脂肪沉积)减缓淋巴水肿的进展。压力治疗之所以能够减少体积,主要通过:①增加淋巴转运;②减少毛细血管渗出;③打开塌陷的血管壁;④最小化组织间压力;⑤直接压迫迫使血管壁开放。

一般手臂套的选择是个体化的,需要根据患者的淋巴水肿程度以及手臂的尺寸进行选择或定制。手臂套原则上对于手臂从远端到近端,压力由大到小。并且一般手臂套选择要较水肿的区域要更远端(比如上臂水肿的患者,手臂套需要到腕部)。淋巴水肿 0~1 期的轻度水肿患者可以选择一级压力的手臂套进行维持手臂尺寸,一般佩戴时间为白天佩戴,晚上去除。淋巴水肿 1~2 期的中重度水肿的患者可以先进行手法治疗配合平面绷带治疗,尺寸稳定后佩戴二级压力的手臂套进行维持手臂的尺寸。2~3 期重度以上患者,建议立体绷带配合手法治疗,稳定后改用二级压力袖套或立体可调节袖套维持手臂尺寸。所有袖套佩戴一般需维持至少 3 个月,建议佩戴时间为 6~12 个月。有部分患者需终身佩戴袖套。

（2）手法治疗:手法淋巴引流是治疗淋巴水肿的另一个支柱治疗。其通过轻柔的手法,直接作用毛细淋巴管,促进组织间瘀滞淋巴液的重吸收,同时通过毛细淋巴管直接将重吸收后的液体引流至近端健康淋巴结,最终回归体循环。主要作用包括:液体引流、迷走神经激活、促进细胞再生和维持内环境稳定。

（3）间断气泵治疗:应用特制的淋巴水肿气泵治疗仪进行间断、有压力梯度的气泵排水治疗,能够短期快速减轻早期轻症患者水肿程度。

（4）运动:患者关节活动以及肌耐力运动是必要的。其一,关节活动能够促进筋膜及皮肤的活动,促进毛细淋巴管的功能。其二,维持足够的肌容量能够有效促进静脉及淋巴管的回流,改善水肿程度。游泳对于继发性淋巴水肿特别有帮助,因为患者能够同时使用双手双脚,改善心肺功能及上下肢肌耐力的同时,水中的压力也会限制水肿的增加,从而安全有效的情况下增强心肺功能及肌耐力,改善淋巴水肿及日常生活能力。

（5）贴扎治疗：特殊爪形和交叉形贴法，增加贴布下方的间隙，促进液体回流，作为手法治疗但不能忍受上肢压力治疗的补充。

（6）冲击波：主要用于淋巴水肿患者硬化的皮肤局部，促进纤维化组织的松动和消散，减轻淋巴水肿的程度。

（7）心理治疗：治疗期间，门诊期间需穿插心理咨询，时刻了解患者心理状态，及早识别，及早介入。

（8）其他治疗：包括低剂量激光治疗、热疗及超声波治疗可用于非肿瘤治疗后的淋巴水肿患者，改善局部水肿。

（二）手术治疗

1. 普通手术　包括抽脂/抽吸辅助脂肪切除术联合压力治疗、皮下分层切除术、Charles 手术（切除包括皮肤，皮下组织以及筋膜直到下层肌肉表面）和截肢手术。

2. 微创手术　包括淋巴管静脉吻合术、血管化淋巴结移植和组织工程/淋巴-血管重建。

（三）分子学治疗

分子治疗（血管内皮生长因子-C 或其他淋巴管靶向的分子治疗）并未被很好地转化到临床，应当谨慎使用。

六、预后

虽然淋巴水肿并不能治愈，但大多数患者能通过保守治疗取得较好的疗效。具有淋巴水肿发生高危因素的患者应注意对高危因素进行预防，从而尽可能减少淋巴水肿的发生。

（白玉龙）

思考题

请简述针对淋巴水肿患者的综合消肿治疗。

推荐阅读

［1］励建安,毕胜,黄晓琳.物理医学与康复医学理论与实践.5版.北京:人民卫生出版社,2013.

［2］黄晓琳,燕铁斌.康复医学.6版.北京:人民卫生出版社,2018.

［3］励建安,黄晓琳.康复医学.北京:人民卫生出版社,2016.

［4］吴毅,谢青.医师考核培训规范教程 康复医学分册.上海:上海科学技术出版社,2020.

［5］李晓捷.儿童康复学.北京:人民卫生出版社,2018.

［6］黄国志.疼痛康复.北京:人民卫生出版社,2019.

［7］SARA J.CUCCURULLO.康复科医师进阶精要.李放,译.北京:人民军医出版社,2016.

［8］励建安,许光旭.实用脊髓损伤康复学.北京:人民军医出版社,2013.

［9］戴维·希福.BRADDOM'S 物理医学与康复医学.励建安,毕胜,黄晓琳,译.北京:科学出版社,2018.

［10］吴江,贾建平.神经病学.3版.北京:人民卫生出版社,2016.

［11］裴福兴,陈安民.骨科学(住院医师规范化培训规划教材).北京:人民卫生出版社,2016.

［12］岳寿伟,黄晓琳.康复医学.2版.北京:人民卫生出版社,2021.

［13］LISA MAXEY.骨科术后康复.3版.蔡斌,蔡永裕,译.北京:人民卫生出版社,2018.

［14］安德鲁·格林.AAOS骨科术后康复.王雪强,王于领,译.北京:北京科学技术出版社,2021.

［15］奥克森.颞下颌关节紊乱病及其咬合的诊断与治疗.6版.王美青,刘晓东,译.北京:人民卫生出版社,2012.

［16］何成奇,吴毅.内外科疾病康复学.3版.北京:人民卫生出版社,2018.

［17］艾登斌,谢平,许慧.简明疼痛学.北京:人民卫生出版社,2016.

［18］王玉龙.康复功能评定学.3版.北京:人民卫生出版社,2018.

［19］倪朝明.神经康复学.北京:人民卫生出版社,2018.

［20］梁廷波.加速外科康复:理论与实践.北京:人民卫生出版社,2018.

［21］朱毅,纪美芳,刘浩.加速外科康复核心问题处置策略.北京:电子工业出版社,2021.

［22］岳寿伟,何成奇.物理医学与康复医学指南与共识.北京:人民卫生出版社,2015.

［23］DONALD A.NEUMANN.Kinesiology of the musculoskeletal system: foundations for rehabilitation.2nd ed.St.Louis: Mosby, 2009.

［24］LISA MAXEY,JIM MAGNUSSON.Rehabilitation for the Postsurgical Orthopedic Patient.3rd ed.St.Louis: Mosby,2013.

［25］ENRICO CLINI, ANNE E. HOLLAND, FABIO PITTA, et al.Textbook of Pulmonary Rehabilitation.Cham: Springer,2017.

［26］SARA J. CUCCURULLO.Physical Medicine and Rehabilitation Board Review. 4th ed. New York: Demos Medical,2019.

［27］CAROLYN KISNER,LYNN ALLEN COLBY,JOHN BORSTAD. Therapeutic exercise: foundations and techniques,7th ed.Philadelphia: F.A. Davis Company,2018.

［28］WALTER R. FRONTERA,JOEL A. DELISA. DeLisa's physical medicine and rehabilitation: principles and practice. 6th ed. Philadelphia: Wolters Kluwer,2020.

［29］PETER C. NELIGAN,JAUME MASIA,NEIL B. PILLER. Lymphedema: Complete Medical and Surgical Management.New York: Thieme Medical Publisher,2015.

［30］DEBORAH RIEBE,JONATHAN K.EHRMAN,GARY LIGUORI,et al.ACSM's guidelines for exercise testing and prescription. 10th ed. Philadelphia,PA: Wolters Kluwer Health,2018.

中英文名词对照索引

彩　　图

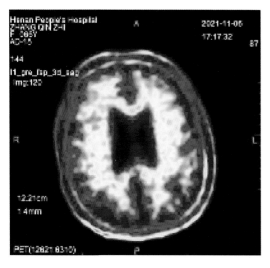

彩图 6-8　PET 显示脑内 Aβ 蛋白沉积

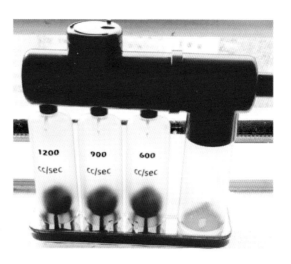

彩图 8-2　三球呼吸训练器

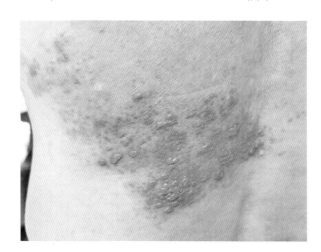

彩图 10-5　带状疱疹（腰背部）

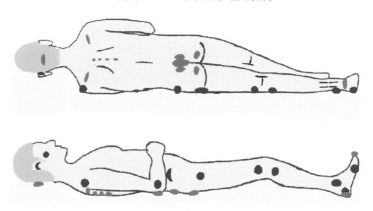

彩图 11-4　压疮的好发部位

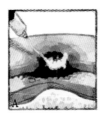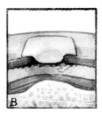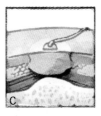

彩图 11-5　压疮创面换药示意图

A. 生理盐水进行局部渗出液体的清理,必要时剔除腐肉暴露新生肉芽组织;B. 表面覆盖清洁敷料,避免创面直接暴露于空气中造成二次感染可能;C. 根据局部创面渗透情况及时进行换药

Ⅰ期	Ⅱ期	Ⅲ期	Ⅳ期	不可分期	可疑深部组织损伤
皮肤完整,局部可有按压后红斑; 与周围组织对比可有发凉、发热和疼痛; 皮肤颜色相较周围有明显改变; 有进一步组织损伤的风险	部分皮肤表层缺失可以表现为浅表处开放性溃疡; 创面呈粉红色,无腐肉; 也可以表现为完整的或开放/破损的浆液性水疱	全皮层缺失; 可见皮下脂肪,但尚未累及骨骼、肌腱和肌肉组织; 可见腐肉,可以出现窦道或潜行	全层组织缺失; 本期可表现为骨骼、肌腱和肌肉的暴露,在创面的基底部区域可见有腐肉或者焦痂覆盖; 通常会有窦道或潜行	深度未知; 全层组织缺失; 创面的基底部覆盖有腐肉和焦痂; 除非进行局部的清创,否则无法判断实际深度	深度未知; 在皮肤完整且褐色的局部区域出现紫色或者栗色。形成充血的水疱
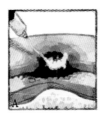					

彩图 11-6　压疮的分期

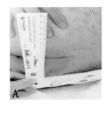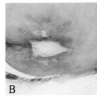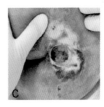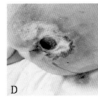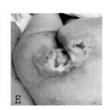

彩图 11-7　不同分期压疮的实例图
A.Ⅰ期;B.Ⅱ期;C.Ⅲ期;D.Ⅳ期;E.不可分期。